初學者自我練習的最佳選擇

體感按摩

運用體感精準找出痠痛源頭

李侑青 著

從辨別**痠**、**痛**、**緊**開始的體感觸覺&按摩訓練

楓樹林

推薦序

從受傷再出發

有人說：「運動是一生的朋友，也是一輩子的財富！」運動的好處不勝枚舉：減少肌肉萎縮、減緩骨質疏鬆、增加心肺活量……但是隨之而來，幾乎相伴而生的運動傷害，讓許多人在遺憾中不得不中斷好不容易培養的興趣，更是所有運動選手最怕的噩夢。

我想所有的運動傷害，除了劇烈的意外事件，幾乎都來自於錯誤的使用加上長期積累。在遇見李博士之前，我經歷過所有的治療，每日都痛苦地舉步為艱。

因為熱愛桌球，有將近十年，幾乎每天都至少打兩小時以上的桌球，包括與教練的強度訓練，或到處征戰的比賽。由於缺乏可能運動傷害的意識，又想達成更有力的速度，變造成了膝關節的傷害。但最大的錯誤是，為了矯正膝關節的傷害，竟找錯了執行手術的骨科醫師，以致膕肌被完全切斷。此後由於膝蓋的極不穩定，逐漸導致半月軟骨破損。除了傳統復健、一對一復原治療，也做了很多的關節腔內玻尿酸甚至是PRP（高濃度血小板血漿）的注射皆無法改善。

因為是罕見嚴重病例，台大復健科副教授將我收入教學門診，讓我有幸接受超音波及完整的檢查與評估，在研究生的操作與分析下，我更了解原來膝關節周圍的每一條肌肉、韌帶的附著點，都關係著膝蓋的穩定，某一條肌肉的無力或過度收縮，都會導致另外肌肉產生問題。這對我極度榮寵的門診時光，在他們資料收集完資料後就必須結束了，我必須自己回去繼續他們所教導的訓練課程。

就在我經朋友介紹，來到李博士的工作室，非常訝異地發現他所按壓的位置、方式，居然與台大幫我診斷的一模一樣！經過他的「體感按摩」，從膝蓋延伸擴散出去，皆受到緩解。更重要的是他發現我的膝蓋承受著不正常的扭轉，這是因也是果。於是在接下來每週的治療中，每一次我都是踏著輕快的步伐離開。

這樣的治療延續著，從開始的逐步緩解到完全正常，到現在已經成為一種依賴，全因為自己仍難忘情於運動！三毛的文章曾提到：「運動與不運動的人，隔一天看，沒有任何區別；隔一年看，有差異但實質無改變；隔五年看的時候，就是身體和精神狀態上的巨大差別；等到十年之後再看，也許就是兩種不同的人生。」我非常感謝李博士讓我重拾了運動的人生，現在每場高爾夫球都能舒服地走萬步以上，偶有痠痛不適，或許是揮桿不夠流暢，總能在得到調理放鬆後，修正自己擊球姿勢的錯誤，再度快樂的下場。

李博士將他集大成的手法稱為「體感按摩」，有點直接且謙虛了些。這樣的「體感」，是以明確的解剖結構為基礎，加以科學的理論分析，配合病人的「痠痛體感」，剩下的就是最重要的：操作者的敏銳感覺與精確手法，包含不同方向、深度與力道。這些除了努力經驗外，個人覺得他過人的天分其實是非常重要的。

李博士年輕時曾經是運動員，近年更是許多專業運動員的特約治療師，特別能夠明白平時照護的重要性！許多身體可能不自覺的某種程度的緊繃，在長期反覆性的動作下，必需立即適當的給予緩解，才能避免積累的運動傷害，充分達到肌肉訓練的目的，而完成更進一步的技巧性的演出。

體感按摩其實結合了中西醫的理論與治療，在藥物與侵入性的手術之外，提供了極其重要的治療方式，也是另一種預防醫學的概念。

這本書的問世，可謂是非常難得的創舉，完全打破現有參考書籍的窠臼。李博士多年來涉獵極廣，舉凡中醫、中藥、針灸、太極皆有深厚基礎，又以現代科學精神，深入解剖、生理、藥理與病理的研究，以醫學的角度觀之，印証無誤。不論是理論文字，加上20年多種手法實體經驗的累積實驗，方能成就如此精闢的傳承紀錄。猶為難得的是，中國歷來各家心得手法不立書、不外傳，侑青卻極其仔細完整呈現與大家分享，並囊括所有的肢體關節，這樣的內容厚度，已經完全是經綸濟世的經典！

藉由這本巨作，必能造福更多的人，並藉正確調養保護身體的觀念，帶給大家更健康美好的人生！

台安醫院心肺科主任　何栴芳

前言

身體感覺緊繃與痠痛，可能是每個人都有過的經驗。例如手舉不起來，也許是因為肩膀緊繃、僵硬，也許是因為舉起來時會感覺到肩膀痠軟無力，也可能因為肩膀同時感覺到緊繃與痠痛。緊繃與痠痛的現象可能發生在身體各處，發生在哪裡就會造成哪裡不舒服、活動不流暢，會有「卡卡的、緊緊的、痠痛的、重重的、無力感」各種異樣的感覺。

我在求學的過程熱愛運動，也因此讓身體累積了許多痠痛問題。國中時，右膝因打籃球未做好防護而變成天氣預報機，每當寒流或季節鋒面來襲時，膝蓋部位就會抽搐痠痛。高中時，左胸有心絞痛的問題，發作時彷彿有根針往心臟刺，胸口緊繃無法呼吸，做了許多檢查都找不出原因，只知道不能再做伏地挺身與往左側睡，否則可能會發作。大學時，右膝外側韌帶部位只要跑步超過兩公里就會痛到無法走路，肩膀、腰部變得容易痠痛，頸部更因為練習後空翻時失誤挫傷造成無法向左轉。

為了解決過去累積下來的種種緊繃痠痛問題，在我大學時，每星期大約有二至三天在尋求解決問題的方案。無論是正規醫療、替代療法還是各種按摩，只要聽說能解決痠痛我都去嘗試。正規醫療，如中醫的針灸、拔罐、刮痧、推拿、敷藥；中藥的活血化瘀、行氣溫痺；西醫的物理治療、復健治療；西藥的止痛藥、肌肉鬆弛劑、消炎藥、抗組織胺、類固醇。替代的療法，如反射區療法、拍打功、撥筋術、整脊、淋巴引流、激痛點療法、肌筋膜釋放。各種按摩，如指壓、瑞典按摩、薰香按摩、泰式按摩。這些技術不能說沒有用處，每次被操作完，緊繃或痠痛都有獲得一些緩解。然而，快則半天，慢則一週，往往不舒服的感覺又會重複發生。我很懷疑自己是不是罹患了不治之症。

最後遇到一位身具家傳絕學的老先生 —— 嚴師傅，他的技術獨一無二，特色是處理過程非常痠痛。記得第一次處理我的痠痛問題時，他敲打我的肩膀、揉捏我的頸部產生強烈的痠痛感，這份痠痛讓我幾次從椅子上跳起來逃開他的手。我接受過各種按摩，沒有令人這麼痠痛的。我也遇過技術不良的醫療使我受傷，但受傷的感覺與被嚴師傅按摩的痠痛感不一樣。我覺得被按摩時強烈的痠痛感不是受傷，所以，我選擇讓嚴師傅繼續完成他的處理流程，雖然這過程需要咬緊牙根忍受痠痛。終於，嚴師傅停下他的手，跟我說問題解決了。我抱持著懷疑的心情離開。雖然在當下的肩頸是輕鬆的，頸部也能正常左右旋轉，但以我過去所接受的醫療經驗，我猜在接下的幾日後，頸部會再次無法向左看。然而，神奇的事發生了。在一週後，我的頸部至今都可以正常向左轉、向右轉。我發現嚴師傅的技術雖然聞所未聞，且處理過程令人非常痠痛，但他確實解決了我多年來頸部無法正常轉動的困擾。

我決定去給嚴師傅處理我身上所有的痠痛問題，並向他學習技術。在我開始攻讀博士學位時，身上種種多年的問題已被他全數解決，我終於重新體驗少年時身體輕鬆少痠痛的記憶。在做博士論文的研究時，我一直在想如何把軟體研究領域的工程方法，應用在人體軟組織的緊繃與痠痛問題上。我想知道為何過去我的種種痠痛問題一直無法治癒，我想知道老先生將我的痠痛問題解決的原理。在取得博士學位後，我持續鑽研緊繃與痠痛的主題。

從開始向嚴師傅學習至今已二十年。從嚴師傅與其女婿陳師傅的教導出師後，我陸續學習針灸、經絡、穴道、推拿、刮痧、拔罐等東方醫學、解剖學；運動生理學、運動傷害防護、徒手治療、整脊、足部反射區療法等西方醫學與替代療法，以及薰香療法、精油按摩、泰式按摩。最後在工程方法的協助下，我發現有效解決痠痛問題的共通機制，並應用在實際開業服務中，解決個案的各種痠痛問題。我將這二十年來解決痠痛問題的研究成果命名為「體感按摩」。現行的各種療法大多以廣義的解剖學為切入點，如經絡、穴道、反射區、激痛點、肌筋膜經線等，均和我所謂的體感按摩有別。我要強調的是以所操作個案的體感為出發點，再加上按摩師的體感及判斷，透過二者之間不斷地互動，和隨時調整的按摩手法，即可有效地解決痠痛問題。

這本書分為四個部分。第一部分介紹體感按摩的原理，從科學的角度來認識痠與痛的成因，並理解按摩與解決痠痛的機制。第二部分介紹體感按摩的基礎，我們將認識可能發生在個案身上的各種緊繃和痠痛的感覺與軟組織變化，接著學習解除緊繃以消除痠痛的手法原則，最後講解按摩師臨床上須具備的觸覺體感。第三部分介紹體感按摩的應用，詳細說明全身各部位痠痛問題的解決辦法。第四部分介紹體感按摩的延伸應用，運用體感按摩來解決各種疑難雜症。

人體部位用詞與圖例說明

本書不用繁雜艱澀的解剖術語，而用簡單的口語描述佐以大量圖示，幫助讀者學習。

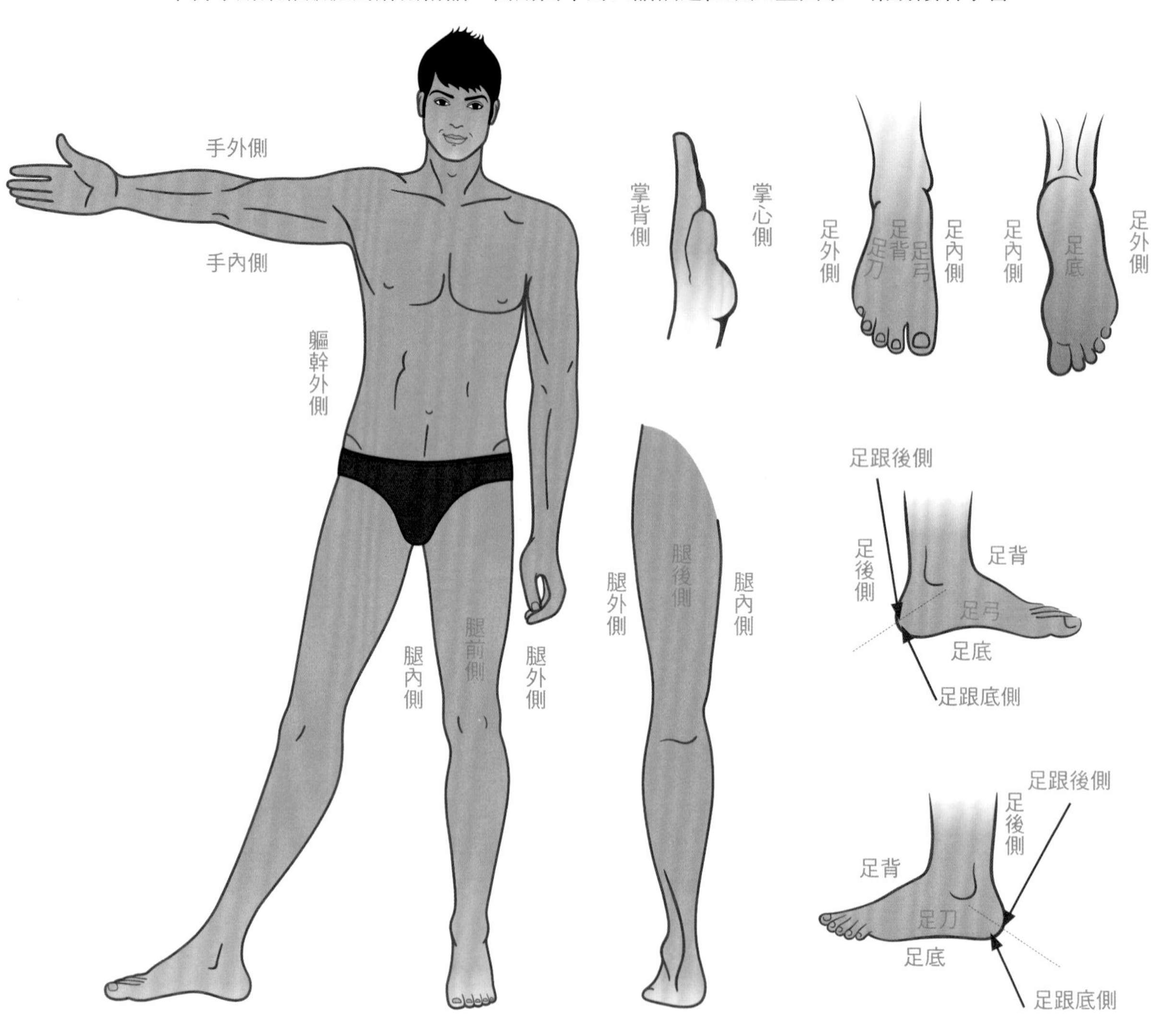

本書圖例說明。紅色代表痠痛位置或軟組織緊繃，藍色代表按摩放鬆的位置和方向。

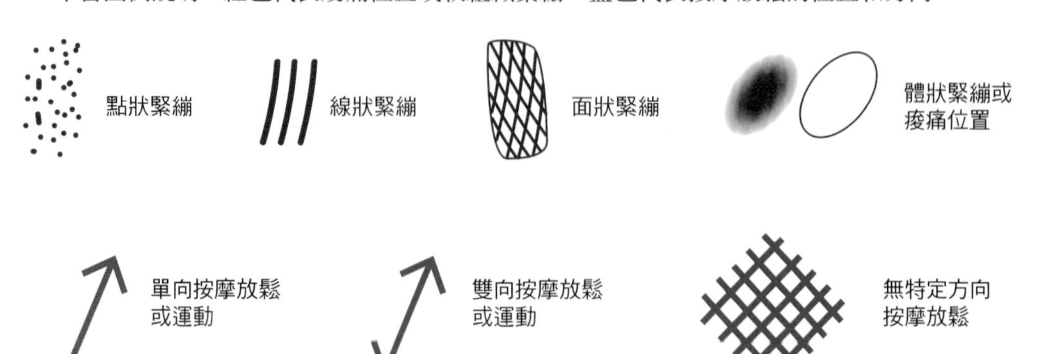

目錄 Index

推薦序 …… i
前言 …… 2
人體部位用詞與圖例說明 …… 4

理論篇 關於緊繃痠痛你要知道的事

第 1 章 **認識痠與痛** …… 10
認識痛 …… 10
認識痠 …… 11
壓痛與緊痠痛 …… 13

第 2 章 **認識按摩** …… 16
按摩的多元性 …… 16
按摩的物理觀點 …… 17
按摩的科學觀點 …… 21

第 3 章 **認識緊繃與放鬆** …… 23
肌肉緊繃 …… 23
肌肉收縮 …… 26
肌肉放鬆 …… 27

基礎篇 關於體感按摩你要知道的事

第 4 章 **如何判斷緊痠痛** …… 32
判斷與診斷 …… 32
緊痠痛的變化 …… 33
緊痠痛傳遞 …… 35
人體的張力一體化結構 …… 36
軟組織透視 …… 38

第5章 **如何解決緊痠痛** …… 41
廣義緊繃 …… 41
系統化的解決辦法 …… 44
關於按摩操作時的壓痛 …… 46
解除緊繃的過程 …… 46

第6章 **操作前須知** …… 48
了解發炎 …… 48
體感按摩的目的 …… 49
體感按摩的效果 …… 49
該按摩還是醫療 …… 50
體感按摩的流程 …… 50
其他須知 …… 52

第7章 **體感按摩手法原則** …… 54
按摩手法總論 …… 54
推拉手法個論 …… 59
工具用法個論 …… 62
關節活動手法個論 …… 64

第8章 **觸覺訓練** …… 65
觸覺空間模型 …… 66
軟組織的觸覺訓練 …… 68
可動關節的觸覺訓練 …… 69

應用篇 運用體感按摩解決緊繃痠痛

第9章 **手肘以下** …… 72
手指感覺緊緊卡卡的 …… 72
拇指根部至手腕痠痛 …… 74
手掌用力時痠痛 …… 78
手腕彎曲時痠痛 …… 79

前臂痠痛 …… 82
手肘外側痠痛 …… 83
手肘內側痠痛 …… 86

第10章 **膝蓋以下** …… 88
足趾關節痠痛 …… 88
拇趾根部內側痠痛 …… 90
足背內側痠痛 …… 92
站立時足掌、足心痠痛 …… 95
站立時足弓痠痛 …… 96
站立時足刀痠痛 …… 98
站立時足跟痠痛 …… 99
站立時阿基里斯腱痠痛 …… 102
足踝在彎時、站立時、蹬步時、天氣濕冷就痠痛，
或活動卡卡的、容易扭傷 …… 104
足脛痠痛 …… 109
小腿痠痛 …… 110
膝上、膝下痠痛 …… 111
膝內側痠痛 …… 113
膝外側痠痛 …… 116
膝關節深層痠痛（膕窩痠痛） …… 118

第11章 **頭頸部** …… 122
額頭痠脹 …… 122
頭頂痠脹 …… 123
頭側痠脹 …… 124
頭後痠脹 …… 126
眼眶、臉頰痠脹 …… 127
頸側痠痛 …… 129
頸後痠痛 …… 132

第12章 **大腿、臀部、腰、腹與下背** …… 135
大腿後側痠痛 …… 135
大腿內側痠痛 …… 137

大腿外側痠痛 …… 139
大腿前側痠痛 …… 141
腹股溝痠痛 …… 144
臀部痠痛 …… 146
髂嵴外側部位痠痛 …… 149
髂嵴後側、薦椎、下背中央部位痠痛 …… 151
尾椎部位痠痛 …… 154
下背外側痠痛 …… 156
腹側痠痛 …… 158
腹部痠痛 …… 160

第 **13** 章 **上臂、肩膀、胸與上背** …… 163
上臂後側痠痛 …… 163
肩前、頸前或胸部痠痛 …… 166
上背痠痛（膏肓痠痛） …… 168
肩膀痠痛 …… 170
上臂外側痠痛 …… 172

擴展篇 運用體感按摩解決疑難雜症

第 **14** 章 **疑難雜症** …… 184
麻痺、麻木、發麻、手腳麻 …… 184
退化性關節疾病 …… 186
不寧腿症候群 …… 187
經痛 …… 188
腹脹 …… 190
搏動性耳鳴 …… 191
三叉神經痛 …… 192
偏頭痛 …… 193
顏面神經麻痺 …… 195
心絞痛 …… 198
氣喘 …… 199
纖維肌痛 …… 201

相似炎症速查表 …… 204

理論篇

關於緊繃痠痛你要知道的事 

1 認識痠與痛

大部分的人都有痠或痛的經驗。可能在跑步後腿痠，可能在讀書後腰痠，可能在一整天的上班後肩頸痠。鐵腿是種強烈的痠，通常在重度運動後的隔天才開始覺得肌肉緊繃、僵硬、痠痛。有些人的痠只在做某些動作時才發生，例如舉手時肩膀才痠、從椅子上站起來的瞬間膝蓋部位痠。有些人在白天活動時身體不覺得痠，但在休息時才覺得痠，往往在睡醒時痠得最嚴重。有些人在環境氣溫變動大時會覺得關節痠。在前段文字裡，我將各個舉例中的感覺一律稱為痠。然而在實際生活中，人們可能會把比較輕微的不舒服稱為痠，比較強烈的不舒服稱為痛，或者一律稱為痠痛，又或者一律稱為痛。

作為一位工程研究學者，痠與痛是兩個不同的字引起了我的注意。雖然這兩個字在口語上常常被替代使用，然而，面對疾病、受傷、組織病變所引起的身體不適，人們通常只使用痛來形容他們的感覺。我開始思考，痠與痛的本質是什麼？如果痠與痛的本質相同，只是感覺程度不同，那麼各種治療痛的醫療行為應該也能對痠有效。如果痠與痛的本質不同，那麼我們就必須修正對待痠的方式，不能直接沿用過去對治疼痛的各種療法。

認識痛（Know the pain）

當身體有不適感時，人們會評估自己不健康。不適感當中，疼痛是人類應對外界危險或自身疾病的重要機制。同時，疼痛又是一種非常個人化的體驗，每個人對於疼痛的耐受度不同。在健身房內，有些人樂於享受這種過度訓練後全身發炎疼痛的感覺，有些人則是一點痠或痛都無法接受。在台灣，有些人接受「拍打功」民俗療法將表皮拍打至瘀青，相信這樣能排除體內毒素帶來健康，有些人則只接受瑞典式油壓按摩的輕柔撫摸。

疼痛的感受可能會以這些詞彙形容：灼燒、碾碎、切割、啃咬、夾緊、沉重、激烈、壓力、多刺、燙傷、鋒利、射擊、分裂、刺傷、刺痛等。醫師可以依據病人對疼痛的敘述，診斷病人疼痛的原因。國際疼痛研究學會定義疼痛為：

> 疼痛是與實際或潛在的組織損傷相關之
> 不愉快的感覺和情緒體驗，或描述為此類損傷。[1]

依據國際疼痛研究學會的定義，疼痛的核心是組織損壞。根據這個定義我們可以理解到，疼痛在醫學上較嚴格，而在口語上的疼痛可能只是感覺上的形容，並不涉及組織損壞。例如，我們用手指輕輕捏住耳垂，有的人可能會說捏耳垂的感覺是疼痛的，然而，這樣的力量並不會造成耳垂組織損壞。

---

① H. Merskey and N. Bogduk, "Part III: Pain Terms, A Current List with Definitions and Notes on Usage," in Classification of Chronic Pain, 2nd ed. Seattle: IASP Press, 1994, pp. 209-214.

導致組織損壞的原因有三種：受傷、中毒以及生病。受傷與中毒就如同字面上的意義。生病的意思包含罹患疾病、生理病態或感染疾病。當組織遭受損壞時，免疫系統將啟動發炎反應以對抗感染並促進受損組織復原。發炎的症狀有紅、腫、熱、暫時性機能障礙以及疼痛。為了止痛，醫師可能使用類固醇或非類固醇消炎藥，藉由抑制發炎來止痛，或直接使用止痛藥暫時緩解病人的不舒服感覺。若不使用消炎藥或止痛藥，身體在正常的情況下，疼痛會隨著損壞的組織一直存在，直到組織復原完畢。

身體不舒服的感覺有很多種，許多英文單字描述的感覺與疼痛相關，並且在口語上，這些字所形容的感覺都有可能被稱為疼痛，整理在**表1.1**。

表1.1 痛的詞彙表

詞彙	定義
Ache	說不出明確位置的隱隱作痛。
Colic	也稱為嬰兒腸絞痛，發生原因不明，有些人認為這是由於胃腸痙攣引起的腸胃不適。
Pain	身體特定部位的明顯疼痛，不需按壓就會痛。
Pang	短暫的痙攣刺痛，如分娩痛。
Prick	被針刺的痛。
Soreness	痠痛，肌肉過度使用、過度勞累或過度緊繃的不舒服感。
Sting	痛苦地刺穿所引發的疼痛。
Tenderness	壓痛，在醫學上專指按壓了才引發的痛。
Throes	臨死時的劇痛。

這些字形容的症狀大部分都與組織損傷有關。然而，從這個表格整理可以發現痠痛（soreness）與壓痛（tenderness）不同於疼痛。痠痛與壓痛雖然也是身體不舒服的感覺，卻不必伴隨組織損傷或發炎症狀。這似乎為痠與痛可能是不同本質提供了一點開端。

認識痠（Know the soreness）

不像疼痛的種類有許多樣式，痠痛只有兩種：一種是急性肌肉痠痛，另一種是延遲性肌肉痠痛。

急性肌肉痠痛是劇烈運動時或運動後不久，立即感受到的肌肉痠痛。這種類型的肌肉痠痛發生得快，消退得也很快。目前有三種學說解釋引發急性肌肉痠痛的原因[②③]。第一種學說認為急性肌肉痠痛是肌肉細胞累積了運動時的化學終產品，如乳酸，這些化學終產品刺激細胞產生急性肌肉痠痛的感覺。第二種學說認為急性肌肉痠痛是激烈運動讓血漿轉移到肌肉組織，從而引起水腫與痠痛。第三種學說認為急性肌肉痠痛是肌肉疲勞，也就是肌肉累到無法再收縮了。這三種學說都沒有提及組織受傷與發炎。讓我有理由相信**急性肌肉痠痛不是組織受損或發炎**。

延遲性肌肉痠痛是運動後24至72小時才感覺到的痠痛。這通常發生在您以不習慣的方式使用肌肉之後，例如接受新的鍛鍊或更強烈的訓練課表。延遲性肌肉痠痛會使行走困難、減少力量，或讓您的生活在幾天內感到不舒服。延遲性肌肉痠痛的機制尚不完全清楚，目前有三種學說較被接受[④⑤⑥]。第一種學說認為延遲性肌肉痠痛是微創傷，這是一種非常小規模的機械損傷。第二種學說認為延遲性肌肉痠痛是微創傷後引起的輕微發炎症。第三種學說認為延遲性肌肉痠痛不是因為肌肉細胞受損，而是肌肉強化過程中細胞膨脹，因為膨脹的細胞壓迫神經才導致痠痛。簡單來說，延遲性肌肉痠痛可能與組織受損或發炎有關，也可能無關。假如延遲性肌肉痠痛與組織受損或發炎有關，那麼延遲性肌肉痠痛就是疼痛的一種，因此消炎藥、止痛藥應當可以有效治療延遲性肌肉痠痛。然而，研究文獻顯示消炎止痛藥並未減少延遲性肌肉痠痛[⑦]。所以我決定不採納延遲性肌肉痠痛是微創傷或微炎症的學說，換句話說，我支持**延遲性肌肉痠痛不是組織受損或發炎**的論點。

透過以上的研究文獻探討，讓我們有理由支持無論急性肌肉痠痛或延遲性肌肉痠痛，都不是疼痛。或者更簡短地說，**痠痛不是疼痛**。讓我們來看**表1.2**，比較痠與痛的相似和差異。

---

② W. L. Kenney et al., Physiology of sport and exercise, Human Kinetics, 2008, pp. 213.

③ Springhouse Corporation, Physical therapist's clinical companion, Springhouse Corporation, 2000, pp. 265.

④ S. M. Roth, "Why does lactic acid build up in muscles? And why does it cause soreness?" ScientificAmerica.com, January 23, 2006.

⑤ K. Cheung et al., "Delayed onset muscle soreness: treatment strategies and performance factors," Sports Medicine, vol. 33, pp. 145-164, 2003.

⑥ D. A. Connolly et al., "Treatment and prevention of delayed onset muscle soreness," Journal of Strength and Conditioning Research, vol. 17, pp. 197-208, 2003.

⑦ D. C. Nieman et al., "Ibuprofen use, endotoxemia, inflammation, and plasma cytokines during ultramarathon competition," Brain, Behavior, and Immunity, vol. 20, no. 6, pp. 578-584, 2006.

表1.2　痠痛比較

	痛	痠
身體感覺	強烈的不舒服	強烈的不舒服
心理感覺	危險、必須停止	疲勞、可以忍耐
按壓	壓了更痛	壓了更痠
原因	受傷、中毒、生病造成的組織損害、發炎	持續疲勞、運動後產生的組織疲勞、緊繃
炎症	有，明顯	無，或過於微小
非類固醇消炎藥	有效止痛	無效
醫療介入	是，控制損害與發炎	否，痠是健康正常反應
感覺疲勞（註）	無，持續痛	有，漸漸無感
按摩效果	宣稱有，但證據受質疑	有，廣泛被世界承認

註：感覺疲勞是因為感覺受器連續接受刺激，造成受器對該刺激產生疲勞或習慣的現象。痠痛如嗅覺，聞著相同味道後，將漸漸聞不到該味道。痛覺則如視覺，看到光亮後，可以持續看見光亮。

由**表1.2**的比較可知，雖然痠與痛是相似的感覺，但在成因上兩者截然不同。痠與痛都令人不舒服，而且按壓了都會更痠或更痛，所以人們在口語上常常會把痠痛形容為疼痛。疼痛代表著組織損害與發炎。相反地，痠痛僅是健康身體在肌肉疲勞或肌肉緊繃時的正常反應。

按摩是否有止痛、修復組織、消炎以及促進運動表現的療效，仍是熱門的醫學研究題目。有些國家甚至禁止按摩宣稱療效。然而，按摩在消除延遲性肌肉痠痛、恢復肌肉疲勞、釋放肌肉緊繃的效果，則被研究證實[⑧]。

種種研究文獻讓我越來越確信，痠與痛是本質上不同的生理現象。這樣就能解釋為何過去我接受了各種醫學治療卻無法治癒身上的種種痠痛。痠痛無法被治癒的原因在於，因為我不是疼痛，所以醫療理所當然地無法治癒我沒有受損、沒有發炎的組織。那麼，又要如何解釋按摩可以解決我的痠痛問題呢？讓我們繼續看下去。

壓痛與緊痠痛（Tenderness and tendersoreness）

疲勞造成痠痛，所以只要適當休息，痠痛就會解除。嗯……通常如此。然而以我的例子來說，除了急性肌肉痠痛與延遲性肌肉痠痛之外，還要有一種慢性的痠痛，也就是即使休息也不會解除的疲勞，才能解釋我身上的痠痛。急性肌肉痠痛大約在休息數十分鐘到數小時就會解

⑧ H. L. Davis et al., "Effect of sports massage on performance and recovery: a systematic review and meta-analysis", BMJ Open Sport & Exercise Medicine, vol. 6, pp. e000614, 2020.

除，延遲性肌肉痠痛大約在休息數日到數週後就會解除。然而我身上的慢性痠痛可以持續數週、數月不會自然消失，還可能變得更嚴重。這種慢性痠痛擁有一切痠痛的特徵：沒有紅、腫、熱、痛等發炎反應，沒有外傷與疾病史，接受疼痛治療的改善效果有限，有感覺疲勞現象，以及痠痛部位被按壓時會產生更明顯的痠痛。由於感覺疲勞會讓痠痛部位平時不覺得痠痛，在疲勞時痠痛更加嚴重，所以我必須尋找一個方法，能有效檢測出已發生感覺疲勞現象的慢性痠痛。

醫學上，壓痛（tenderness）是醫師以觸診檢查患者有無局部病變的重要反應。一般來說，觸診不會引起正常的腹部疼痛。在觸診時，醫師的手由淺入深按壓患者的腹部。如果發生疼痛，稱為壓痛。出現壓痛的部位表示所在內臟器官或腹膜可能發生病變，如發炎、結核、結石、腫瘤。當疑似患部的疼痛不明顯時，可以透過按壓患處，以產生壓痛、放大疼痛，透過清楚疼痛的位置來確認患處。

痠痛的軟組織有個特性，就是被按壓時會產生更明顯的痠痛。這個特性讓我覺得可以將觸診尋找壓痛的作法應用在檢測感覺疲勞的慢性痠痛。同時，在多年的臨床按摩中我發現另一個特性，就是痠痛的組織或其周圍軟組織摸起來的觸感比正常的軟組織緊繃。也就是說，正常的軟組織觸感柔軟、有彈性，被按壓時不會引發強烈痠痛感；相對地，疲勞的軟組織觸感緊繃、無彈性，被按壓時必然引發強烈痠痛。我們可以透過這些特性，準確地偵測出潛在的疲勞組織，無論該組織未被按壓時是否痠痛。這種透過觸覺來偵測潛在疲勞組織的方法，成為我建構體感按摩的基礎。

各種不同的學問領域對於壓了會疼痛或痠痛的軟組織有各自的命名。例如肌肉痠痛、氣結、結點、阿是穴或激痛點。然而，這些名稱皆無法準確地描述慢性痠痛的現象。肌肉痠痛，無法代表韌帶、肌腱、筋膜及其他軟組織的痠痛。氣結、結點是按摩師在摸到緊繃部位時的描述，沒有正式的定義。阿是穴是中醫把壓痛點視為臨時的針灸穴位，並不專指痠痛，亦不一定在緊繃的軟組織上。激痛點是肌肉微傷害與微發炎的疼痛[9]，不是肌肉痠痛。所以激痛點的治療應屬於疼痛醫療。

由於目前的學理欠缺對於慢性痠痛的良好敘述，因此我首先提出這個新名詞：緊痠痛，來定義急性肌肉痠痛與延遲性肌肉痠痛之外的慢性痠痛。

---

⑨ D. Kostopoulos and K. Rizopoulos, The Manual of Trigger Point and Myofascial Therapy, Slack, 2001.

緊痠痛（tendersoreness）這個字由壓痛（tenderness）與痠痛（soreness）二字組成。緊痠痛是疲勞或緊繃造成的非損傷、非發炎的急性或慢性生理不適感，緊痠痛的軟組織可能呈現痠痛感，可能按壓了才感覺痠痛，可能移動時才感覺痠痛。緊痠痛的組織或其周圍組織必然呈現較正常組織緊繃的觸感。

緊痠痛是一種痠痛，而痠痛是疲勞所引發的現象，所以解決緊痠痛的方式就與消除疲勞一樣。關鍵在於，如何讓長期無法靠自行休息就復原的疲勞組織重新恢復正常。答案呼之欲出。如果在一般情況下，不需要，也不應該採用醫療行為或藥物來處理疲勞，那麼，面對疲勞，我們該做的就是解決疲勞，例如休息、放鬆與按摩。是的，按摩有效地解決我長年的痠痛問題。

過度疲勞不僅會令人痠痛，還令人容易生病或受傷。所以過度疲勞的人身上除了有緊痠痛問題，可能還帶有疲勞導致的種種不適，如頭痛、背痛，或帶有疲勞導致的受傷，如肌肉拉傷、關節壓迫。我的經驗是，當緊痠痛解決後，由疲勞反覆引發的疼痛、疾病或受傷通常也會減少發生。所以按摩對我來說，不僅是消除緊痠痛的方法，更是促進健康的解決方案。

2 認識按摩

為了解決我自己的痠痛問題，我做了許多嘗試。包含各種醫療、藥物、替代療法、宗教，以及按摩。在深入研究痠痛的本質是疲勞後，才明白為何按摩是各種方法裡最有效消除身體疲勞的一個。然而，當我們在討論按摩時，可能我們各自對按摩的印象以及我們被按摩的經驗都不一樣。有人認為按摩是休閒娛樂的一種，有人認為按摩可以幫助舒壓放鬆，有人認為按摩是一種醫療。喔！娛樂與醫療？這兩個印象也差太遠。它們背後有相同的按摩本質嗎？我在這個章節裡，將由按摩的多元性談起，然後從物理與科學的觀點帶大家認識按摩的本質。

按摩的多元性（Diversity of massage）

在世界上料理是多元的，每個地區、文明都有各自的料理文化。料理的核心是食譜，依照不同的食譜烹飪出來的結果，就是不同的料理。按摩就像料理一樣地多元，翻開世界各地的歷史，每個文明都有各自的按摩文化。按摩的核心是操作，執行不同的操作內容，就呈現出不同的按摩形式。

古印度的阿育吠陀成書於西元前1000年，推估其按摩療法可能源於西元前3000年。中國的《黃帝內經》成書於西元前700年至西元前200年，書中記載中國大約在西元前2700年即有按摩療法。西元前2500年的埃及墳墓繪畫也表明按摩是其當代醫學的一部分。西元前8世紀的希臘，運動員在比賽前使用按摩來調節身體。西元前5世紀，西方醫學之父希波克拉底就提出按摩可以促進健康的論點。西元前3世紀，印度的瑜珈隨著佛教傳入泰國，逐漸形成泰式按摩。按摩不像人類有單一的起源，由非洲遷徙到世界各地。相對地，按摩在世界各地區的文明被獨自發展，在數千年以前，各個文明就創造了各自的按摩。

直到今日，按摩演化出不同特色的操作內容。有使用工具的操作：

- **刮痧**　在潤滑的皮膚上，用光滑邊緣的鈍器重複刮擦。
- **拔罐**　以熱力或抽氣等方法造成罐杯內負壓，使罐杯吸附於體表。
- **物理治療**　包含運動、徒手與儀器，其中儀器療法使用聲、光、冷、熱、電、牽引來實現治療目標。

強調對身體特定組織的操作：

- **腳底按摩**　刺激腳（或手）上的反射區域，以改變身體其他部位的疼痛或帶給身體益處。
- **淋巴引流**　使用特定量的壓力和有節奏的循環運動來刺激淋巴流動。
- **整脊**　強調神經肌肉骨骼系統的保守管理，不使用藥物或手術，特別強調脊柱對身體功能和天生自癒能力的影響。

- **整骨**　通過移動、拉伸和按摩肌肉與關節，使骨骼、肌肉、韌帶和結締組織順利協作，促進人的健康。
- **肌筋膜釋放**　以放鬆收縮的肌肉、改善血液和淋巴循環、刺激肌肉的伸展反射，來治療骨骼肌疼痛和無法作動。
- **激痛點療法**　專注於檢測和釋放觸發點，其位於骨骼肌中，是在壓縮時產生疼痛的斑點，並且在許多情況下是由於肌纖維的創傷而產生。

有特別形式的操作：

- **指壓**　基於經絡學說，運用手指、手掌、手肘或各種裝置對穴位施加物理壓力，以刺激穴位或暢通經絡的運行。
- **瑞典按摩**　在最頂層肌肉上進行柔軟、長時間的揉捏和輕盈、有節奏的輕拍，以緩解肌肉緊張。
- **薰香按摩**　在按摩過程中在室內散發精油，或在按摩乳液中加入幾滴油，直接塗抹在皮膚上。
- **泰式按摩**　兩千多年前泰國佛教僧侶開發的一種古老按摩形式；使用被動拉伸來緩解肌肉和關節張力，並平衡身體的能量系統。
- **阿育吠陀按摩**　阿育吠陀醫學的一種形式，以草藥浸泡油按摩身體。

中國的操作包含處理軟組織受傷與基於中醫學說治療疾病等部分，不同朝代對於操作有不同的名稱：

- **按蹻**　秦漢時的稱呼。
- **按摩**　唐朝後改稱。
- **推拿**　明朝後改稱，沿用至今。

以上各種操作都是按摩的多元面向。有些操作可能會使用薰香、精油、礦物敷料、草本敷料，或傳遞熱、光、電、磁能，不過一般而言，**按摩被視為是無使用藥物與非侵入式的操作**。

按摩的物理觀點（Physical views on massage）

按摩的操作形式非常多元，不過它們還是有些共通的本質，例如讓身體放鬆或有益於健康。你可能不曾聽聞過有人是為了讓身體更緊繃或更虛弱而去按摩。身為一位工程研究學者，我對按摩如何放鬆身體與促進健康的機制感興趣。不過跑去問按摩師為何按摩可以促進健康時，來自不同操作的按摩師給予的答案都不一樣。

「不知道耶！按摩不就是這樣嗎？」

「書上寫的，按摩這個經絡、穴道、反射區，就有對應的功效。」

「教科書上教導這樣操作會有那樣的療效。應該有醫學實驗當根據。」

「客人都說按摩後感覺輕鬆、舒服許多，這不就是證明嗎？」

聽到的答案大多類似這樣。這代表說，按摩的功效在按摩師的心中就像喝水可以解渴一樣，大家很熟悉喝水可以解渴，很專業地知道身體在什麼狀況下喝多少電解質濃度的水可以解渴，卻不一定會深究為何喝水可以解渴。有時候看似不證自明的事，要證明起來反倒不是件容易事。就像1＋1＝2，我們都會計算，但羅素的《數學原理》寫了360頁才介紹1，寫到379頁才能證明1＋1＝2。這還真是個龐大的工程。回來說按摩的功效，要研究它的機制，可能需要更多經費與儀器做嚴謹的科學實驗。退而求其次，我需要建立一個可以說服我自己的學說，好讓我能用簡短的幾句話讓人們更接受按摩對健康的益處。

從工程的角度來講，按摩的一切應該都可以用物理來解釋。比如按摩師的手以某個速度、力量推出去，就可以計算手的動能。當個案的身體被按摩師的手推動時，表示有動能傳遞到個案身上，如**圖2.1**所示。再比如按摩師為個案操作被動伸展時，個案的身體像彈簧一樣被拉伸。身體結構受到改變，就可以計算按摩師改變了個案身體多少彈性勢能，如**圖2.2**所示。動能與勢能，與健康之間有什麼關係呢？

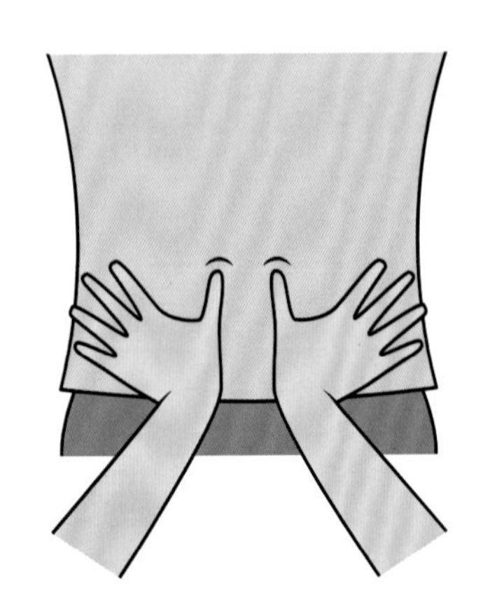

圖2.1　身體被推動，表示動能由手傳遞至身體。

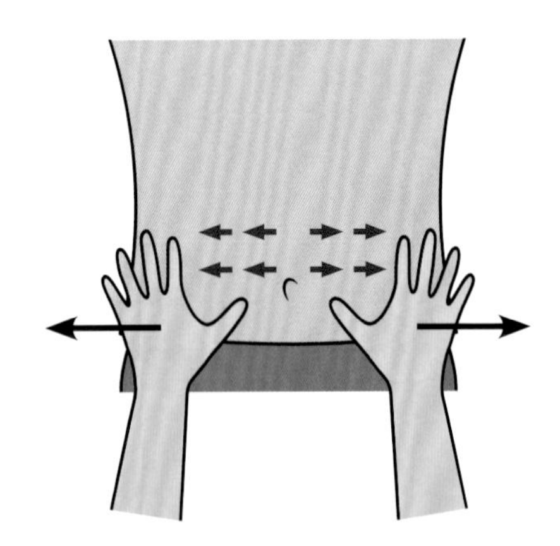

圖2.2　組織被拉伸，表示組織的彈性勢能被改變。

身體要維繫健康，需要獲得養分、排除代謝物，以及保持正常的肢體結構。當我們吃進食物獲得營養後，身體將賦予營養動能，以將營養遞送至細胞，讓細胞獲得養分。當細胞消耗養分產生代謝物與各種毒素時，也需要賦予這些廢棄物動能以排除到體外。所以健康的身體，一定有流暢的動能傳遞，如**圖2.3**所示。人的身體結構像是由彈簧連接的組織，可以壓縮與伸展，由微觀來看是細胞與細胞的連接，由宏觀來看是軟組織與骨骼的連接。當身體被壓縮而沒

身體攝入養分，並賦與營養
動能，將營養傳遞至全身各
細胞利用。細胞消耗養分產
生的代謝物與毒素，也被賦
與動能，再由屎、尿、汗、
呼氣等方式，排除至體外。

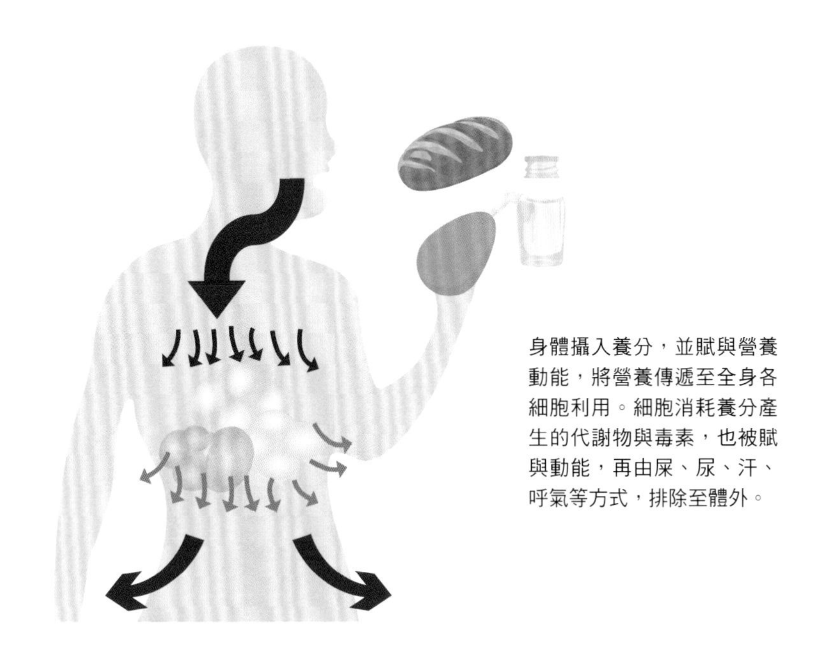

圖2.3　健康的身體，有流暢的動能傳遞。

有反彈回正常狀態，可能造成局部血壓攀升或血栓等問題。當身體被拉伸而沒有收縮回正常狀態，可能造成軟組織鬆弛或拉傷、扭傷。所以身體組織要保持在正常的相對位置，才能維持健康的狀態，如**圖2.4**所示。身體的勢能就是組織間的相對位置，只要相對位置改變，就等同於改變了連接組織的彈簧勢能。這些勢能包含微觀的勢能與宏觀的勢能。例如，微觀上的勢能，指的是生物化學電位能、肌纖維內細肌絲與粗肌絲的相對位置。宏觀上的勢能，指的是連接著的軟組織與骨骼的相對位置。所以健康的身體，組織之間一定保持著適當的勢能。

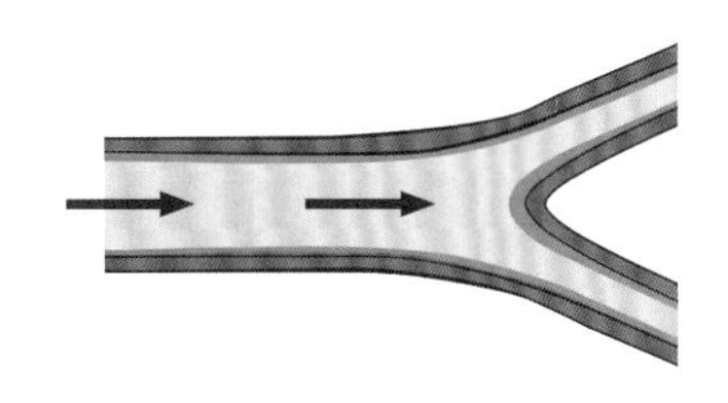

血管組織維持正常相對位置，所以血流暢通。

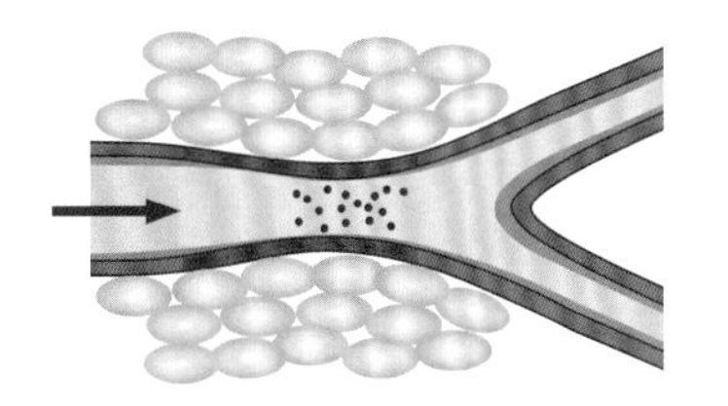

血管組織的相對位置太過接近，可能導致血栓。

(a) 身體被壓縮而沒有反彈回正常狀態

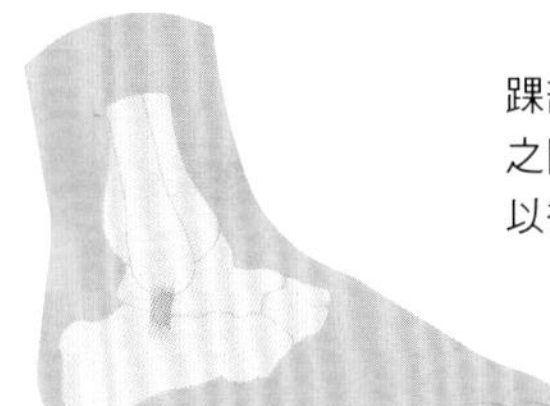

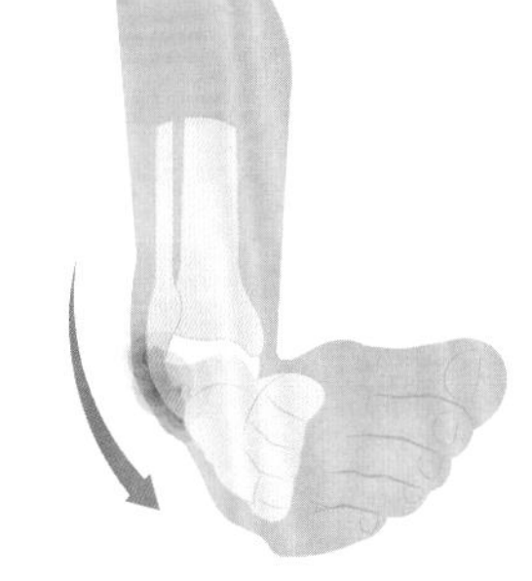

(b) 身體被拉伸而沒有收縮回正常狀態

圖2.4　健康的身體，組織間保持適當的勢能（相對位置）。

按摩促進健康的機制，可以從物理的觀點歸納為兩種作用：賦予動能和改變勢能。舉例來說，假設某種原因（如低血壓）導致四肢末稍循環不良、冰冷、缺乏血色，透過按摩適當的操作賦予血液動能，可以將更多血液移動至四肢末稍，並帶走末稍的代謝物，使手腳恢復體溫，呈現正常紅潤的血色。再舉例，假設某種原因（如肌肉緊繃）導致肌纖維內細肌絲與粗肌絲持續保持在緊密的相對位置無法鬆開。緊繃的肌肉可能無法運動並且痠痛，透過按摩適當的操作改變肌肉組織間的勢能，可以讓細肌絲與粗肌絲回復到較鬆弛且正常的相對位置，使肌肉柔軟恢復彈性、消除痠痛。

當我們瞭解按摩促進健康的機制後，就明白按摩的操作其實不存在著超自然的神祕療癒力，因為**任何操作都由三種力學機制構成：推、拉、活動。**例如，整骨的操作有許多關節運動，捏拿是兩手指對推肌肉然後手拉起來，熱療則是在分子尺度的推（藉由分子碰撞），如**圖2.5**所示。按摩的操作雖有各種形式並使用各種媒介，但透過物理的觀點，我們可以將多元化的按摩操作統一為微觀或宏觀尺度上執行推、拉、活動三種力學機制。然後運用這些力學機制產生賦予動能和改變勢能兩種作用，達到促進健康的目標，如**表2.1**所示。

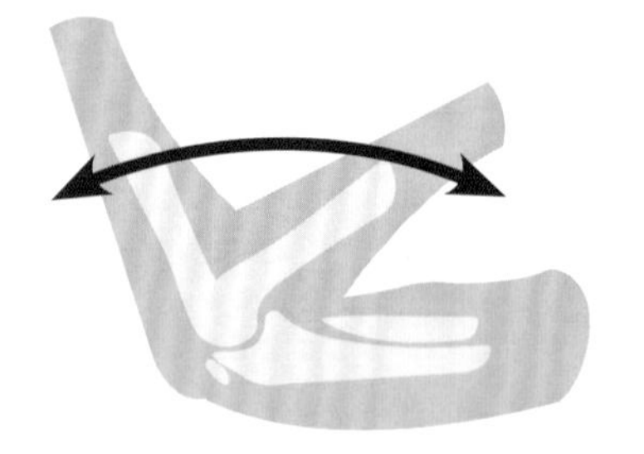
移動前臂，可視為手肘關節的活動。

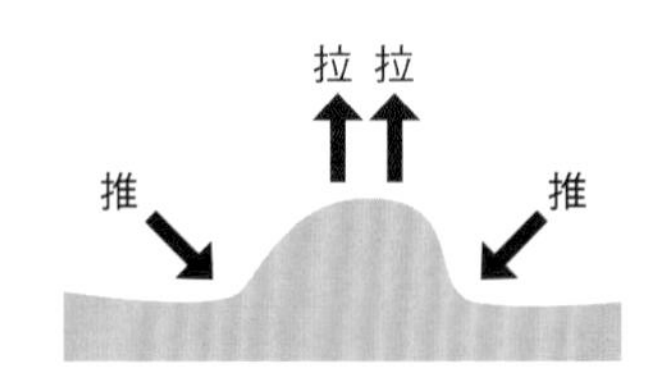

捏拿操作，可視為對推後再拉起。

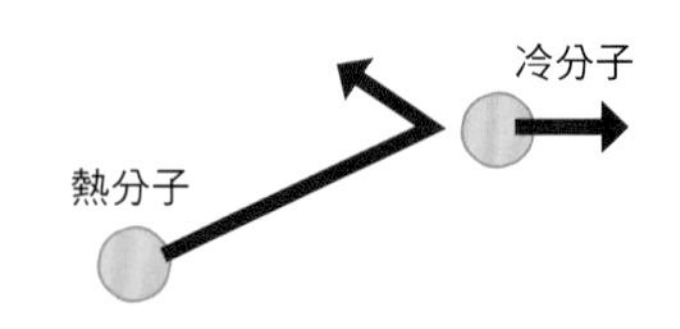

熱療，可視為分子尺度的推。

圖2.5　任何操作都由「推、拉、活動」三種力學機制構成。

表2.1　按摩物理觀點

目標	促進健康	
作用	賦予動能、改變勢能	
機制	推、拉、活動	
尺度	微觀	宏觀
媒介	光、熱、電、磁、聲波、草藥	直接：身體（掌、肘等）；間接：工具、設備
操作	藥浴、芳香療法、儀器治療等	刮痧、拔罐、按摩、運動、瑜珈、武術等

按摩的科學觀點（Scientific views on massage）

在前面的討論裡，我嘗試以物理的觀點為按摩促進健康的機制建立學說。然而，要證實按摩有療效並不容易。懷疑論者甚至質疑按摩是偽科學，他們認為按摩的效果只不過是一種心理安慰劑。這一節，我將說明設計按摩實驗的困難。接著提出一些檢驗按摩療效的科學方式。

根據循證醫學的「黃金標準」，大規模、隨機、雙盲、安慰劑對照試驗提供最高品質的科學證據。嚴謹的科學期待用這個黃金標準來證實按摩的療效。然而，**操作多樣性與體感差異性讓黃金標準的按摩試驗變得困難**。操作多樣性指的是各式各樣的操作都被稱為按摩。例如，瑞典人認為按摩是瑞典按摩，泰國人認為按摩是泰式按摩，中國人認為按摩現在稱為推拿。無法明確地定義什麼操作是按摩，什麼操作不是按摩。體感差異性指的是每位按摩師的體感、每位被按摩者的體感都不同。有些按摩師的手感細膩，可以清楚解析每一吋觸碰到的身體。有些按摩師的指力足夠，可以運用手指按摩到深層肌肉，有些按摩師只能用手肘或腳才按摩得到深層肌肉。即使這些按摩師執行相同的操作，隨著彼此力氣與體感的不同，他們會得到不同的操作經驗。並且，每位被按摩者對操作的偏好、對按壓力量大小的接受度都不同。因此，即便接受同一位按摩師的相同操作，不同的被按摩者可能會有不同的按摩體驗。

將黃金標準用在按摩實驗時，首先，是難以大規模的。因為要招募大量相同體感且執行相同操作的按摩師很困難。要徵求大量相同體感且有相同操作偏好的被按摩者，也非常困難。其次，是難以隨機化的。隨機試驗是為了確保按摩或某種操作的療效不因人的差異而影響，然而，按摩師的臨床經驗與被按摩者適合的操作配方，本質上就因人而異。隨機配對按摩師與被按摩者，可以預期結果將是有的人說按摩有效，有的人說按摩無效。第三，是難以盲測的，特別是對熟練的按摩師或老經驗的被按摩者。當按摩師接觸被按摩者身體時，按摩師會知道被按摩者的身體緊繃與否。相同地，被按摩者也會知道按摩師是否技術熟練。第四，是難以安慰劑對照的。因為按摩師在執行操作時，需要依照被按摩者的身體變化即時調整操作，如力量大小、方向、位置、速度、手法。對於安慰劑對照組實驗，固定的操作與固定的安慰劑操作，並不符合按摩時的臨床現實。

根據實證醫學的標準，有專長與經驗的臨床醫師之觀察，其證據力等級相對較低（雖然不是毫無科學價值）。所以，沒有嚴謹的科學證據顯示，一定要用降落傘來預防高空落下造成的傷害與死亡[①]。這是對過度推崇黃金標準的一個諷刺。**要科學地研究按摩的療效，黃金標準不該是唯一的選擇。對於按摩，與其強調黃金標準，也許採用科學的基本是更務實的標準：可否證性與再現性**。可以使用這兩個基本標準來檢驗按摩的療效與修正按摩的操作。

---

① Smith, G. and J. Pell (2003) Parachute use to prevent death and major trauma related to gravitational challenge: systematic review of randomised controlled trials. The BMJ, 327, 1459-1461.

可否證性簡單來說是：一個能被證據反駁的猜想，才是可以用來逼近真理的猜想。當我說「這張紙是純白色的」，你可以嘗試在這張紙上尋找污漬，假如在紙上找到任何白色之外的顏色，即可反駁「這張紙是純白色的」這句話。對於科學，就是不斷提出猜想，然後反駁，再提出新的猜想，再反駁，逐漸建立起可以容納各種證據的猜想。如果對科學的進程有興趣，可以進一步去閱讀波普爾的名作《猜想與反駁》②。

再現性簡單來說是：在相同的條件下執行相同的步驟，要能得到相同的結果。在地球上，把手上的一顆球扔出去，無論由誰來執行，我們都能預期這顆球會落到地面。再現性讓科學可靠，每次執行實驗步驟都能得到期望的結果。

可否證性應用在按摩中，就是按摩師在操作前應觀察被按摩者的身體狀況，並預期操作後的身體反應。例如，按摩師觀察個案的小腿肌肉緊繃僵硬，預期在按摩後可讓小腿肌肉恢復為放鬆狀態並具有彈性。於是，按摩師與被按摩者都可以在操作後檢驗該預期反應是否為真。再現性應用在按摩中，就是每次按摩的預期反應都被按摩師與被按摩者雙方檢驗為真。例如，每一次緊繃的小腿肌肉，被按摩後都能獲得放鬆與彈性，就是再現性。如果按摩師在按摩前預期的按摩療效，一再在操作後由被按摩者確認為有療效，則對於按摩師、被按摩者、科學家來說，都得到繼續支持按摩功效的理由。即使按摩實驗的證據力不符合循證醫學的黃金標準，至少符合科學的兩個基本標準。至於如何設計嚴謹的科學實驗排除心理安慰劑效應，不在本書討論範圍內。

本書第三部分為體感按摩的臨床應用，內容涉及大量的按摩操作與預期結果，為本人以科學方法（滿足可否證性與再現性）累積二十年按摩經驗所獲心得。歡迎按摩師、被按摩者以及科學家檢驗。對於學習體感按摩的按摩師，建議在按摩個案之前，務必要有操作前預期、操作後回饋，以及對操作的學習與修正，使按摩師的操作對促進健康的效果越來越可靠。對於接受體感按摩的個案，建議要認識自我體感、擁有更多被按摩的經驗以及比較多種按摩操作。因為對被按摩者而言，按摩師的名聲或操作的療效報告都不重要，重要的是被按摩者要確實感受到適合自己的按摩操作，確實獲得按摩帶來的身體舒服與健康促進。對於研究按摩的科學家，建議要有更多臨床觀察按摩、更多親身體驗按摩以及更多體感記錄。**也許統計能讓論文更有證據力，但按摩就像是音樂或藝術，個人的感受才是對個人而言絕對的證據。**

② Karl Popper (2002). *Conjectures and Refutations.*

3 認識緊繃與放鬆

在前面的章節裡我們提到，疲勞與軟組織緊繃會引發痠痛，透過按摩可以有效消除疲勞和放鬆軟組織。這一章要來探討一個更深入的問題：什麼是緊繃？在通常的認知裡，休息就能消除疲勞、恢復體力。工作或運動後，如果身體哪裡有緊繃感，也只要伸展與充分休息，過幾天身體就能恢復柔軟度。然而，我的研究發現有些緊繃會造成慢性痠痛的現象，無法單純地靠休息、伸展、熱療等方法就獲得完全恢復。也許休息能讓慢性痠痛感獲得暫時改善，但只要繼續使用痠痛部位，痠痛問題就會持續累積、惡化，使身體越來越容易感覺到疲勞與痠痛，直到強烈的痠痛不適感影響生活作息。好消息是，體感按摩能準確地找出痠痛的根源，以適當的操作排除緊繃問題，使身體回復正常的恢復力，也就是休息後就能消除疲勞恢復體力的正常狀態。讓我們一起來認識痠痛的根源：緊繃。

肌肉緊繃（Muscle tightness）

在談論按摩與緊繃（tightness）的關係之前，有必要先釐清一些可能與緊繃混淆的術語。這些相關的詞彙意思與緊繃相近，症狀與緊繃相似，但形成的機制截然不同，整理在**表3.1**。由**表3.1**可知，神經受損、病變或遺傳因素皆可能造成肌肉緊繃、痙攣與強直等症狀。然而，疾病或損傷的治療不在本書討論範圍，讀者有興趣可以去參考醫療按摩（或應用按摩於醫療）的相關書籍。體感按摩關注的是機械因素引起的肌肉緊繃，也就是過度疲勞造成的肌肉緊繃。當緊繃狀況輕微時，引起的肌肉僵硬可以在休息後完全恢復肌肉彈性。當緊繃狀況嚴重時，引起的肌肉僵硬即使休息也不會獲得完全恢復。嚴重緊繃就是造成身體慢性痠痛的原因。那麼，為何會有緊繃無法在休息後完全恢復肌肉彈性的現象呢？這需要從肌肉收縮的理論來說起。

表3.1　肌肉緊繃相關詞彙

詞彙	說明
Tightness	肌肉緊繃，由機械因素引起，肌肉處在收縮狀態，無法放鬆。
Tension	肌肉緊繃，由神經因素引起，大腦持續命令肌肉收縮。
Stiffness	肌肉僵硬，休息後會恢復肌肉彈性。
Rigidity	肌肉僵硬，即使休息也不會獲得緩解。
Spasticity	肌肉痙攣，控制肌肉運動的神經通路受損所導致。
Myotonia	肌強直，醫學專有名詞，指先天性遺傳或後天性中毒所造成肌肉收縮後不易放鬆的現象。

骨骼肌的分級組織（由大尺度到小尺度）分別是：肌肉、肌束、肌纖維、肌原纖維、肌節，如**圖3.1**所示。每個肌節由細肌絲和粗肌絲組成。根據1969年Huxley提出肌肉收縮的肌

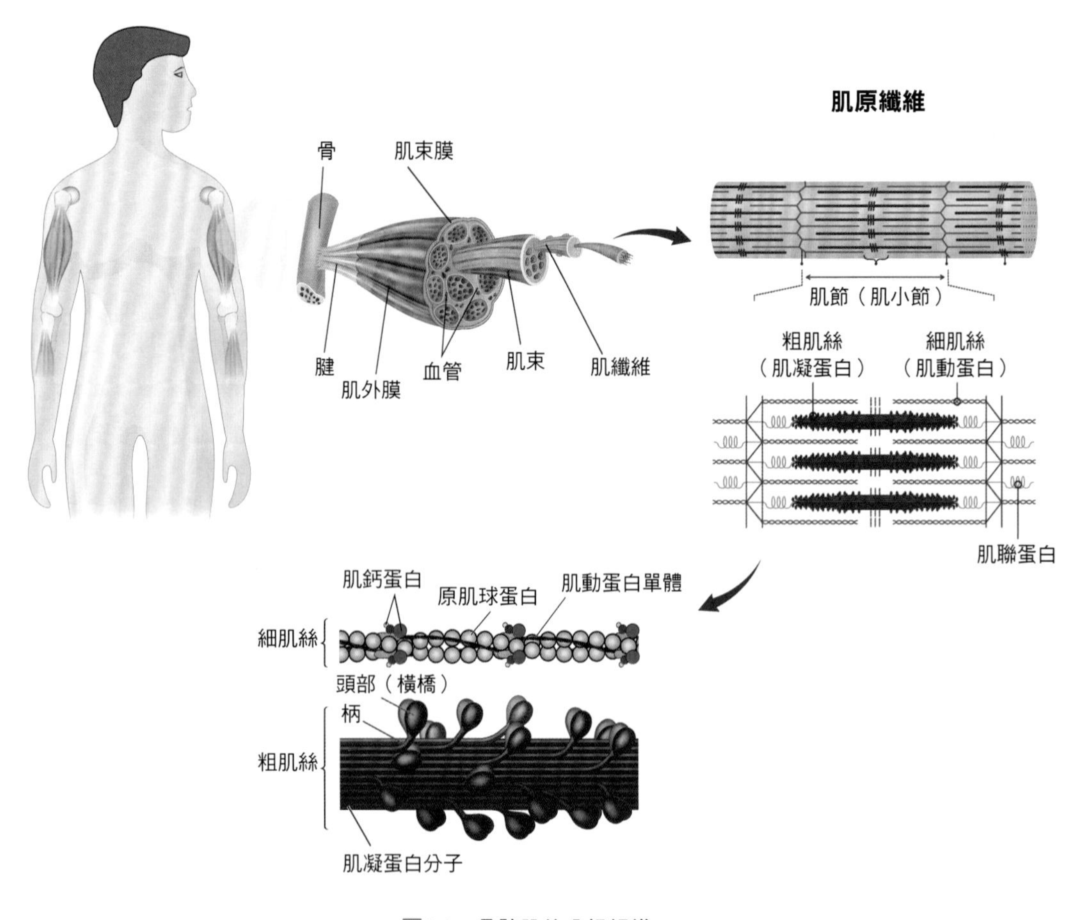

圖3.1　骨骼肌的分級組織。

絲滑動理論[①]，肌肉收縮由相鄰細肌絲和粗肌絲的相互滑動所驅動。肌肉未收縮時，肌節內細肌絲和粗肌絲的相對位置稀疏，如**圖3.2(a)**所示。肌肉收縮時，細肌絲和粗肌絲相互滑動成緊密的相對位置，如**圖3.2(b)**所示。肌肉力量來自肌節收縮產生的拉力，而不是肌節伸展產生的推力。神經刺激使肌節收縮，神經停止刺激則肌節停止收縮。然而，收縮的肌節無法自己復位，肌節復位必須靠外在力量的幫忙，例如拮抗肌的收縮、重力或按摩，肌節才能回到收縮前的位置[②]。運動時，執行收縮的肌肉稱為作用肌（也稱為主動肌），配合作用肌的運動而放鬆或被拉長伸展的肌肉稱為拮抗肌。當作用肌收縮後，要靠拮抗肌收縮才能將收縮的作用肌伸展回作用前的位置，如**圖3.3**所示。當肌肉收縮後，也可以靠著身體的重量將肌肉往地心方向伸展開來，或靠著按摩的外力將肌肉直接伸展，如**圖3.4**所示。

---

① G. Smith , and J. Pell (2003) Parachute use to prevent death and major trauma related to gravitational challenge : systematic review of randomised controlled trials . The BMJ , 327 , 1459-1461 .

② J. H. Clay and D. M. Pounds, Basic Clinical Massage Therapy - Integrating anatomy and treatment, Lippincott Williams & Wilkins, 2002.

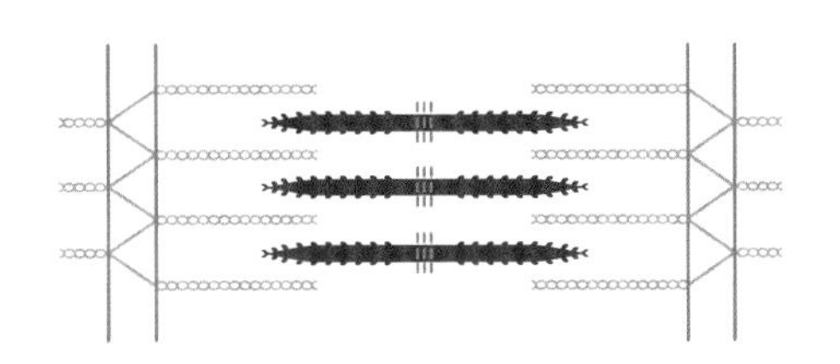

(a) 肌肉未收縮時，粗肌絲與細肌絲的相對距離較稀疏。

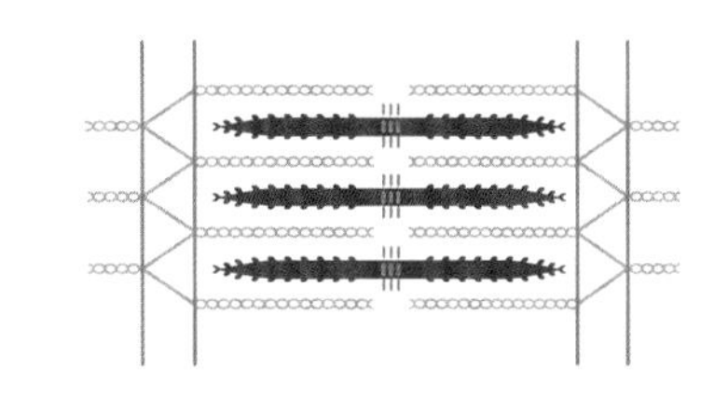

(b) 肌肉收縮時，粗肌絲與細肌絲的相對距離較緊密。

圖3.2 肌肉收縮的肌絲滑動理論。

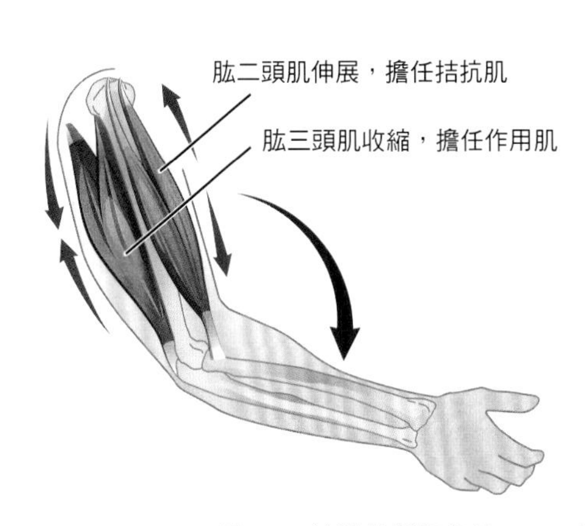

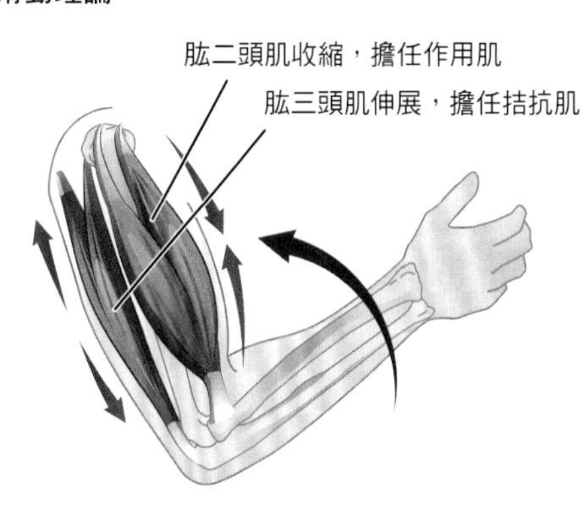

圖3.3 前臂的舉起與放下，示範拮抗肌收縮使作用肌伸展。

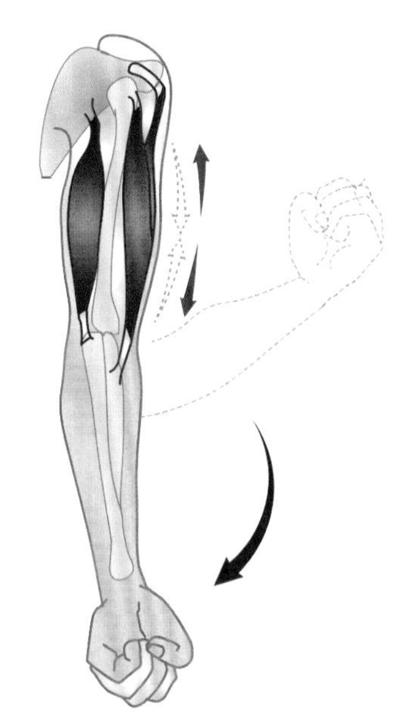

因重力將手臂向下拉，使收縮的肱二頭肌伸展。

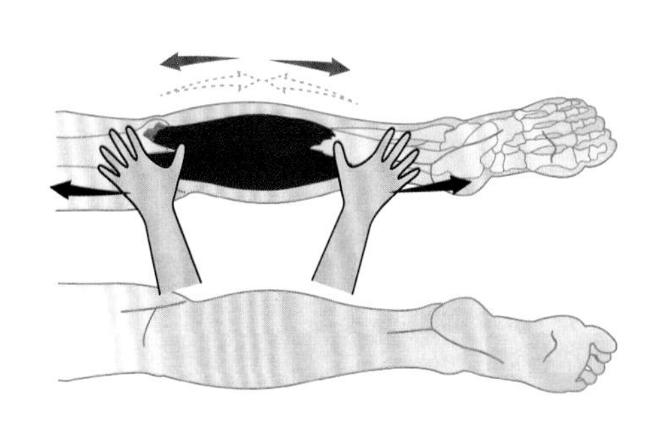

抽筋攣縮的小腿肌肉，因按摩的外力使肌肉伸展。

圖3.4 收縮的肌肉，靠重力或按摩恢復成伸展狀態。

肌節保持在收縮的位置就是肌肉緊繃的真相。緊繃的肌肉無法更進一步收縮產生力量，這就是肌肉疲勞，會讓人感覺用不出力量、全身沉重。對收縮的肌肉施以按摩操作，將給予細肌絲和粗肌絲動能，使它們彼此滑動，並改變它們的勢能，讓它們回到肌節收縮前的位置。這就是按摩透過賦予動能、改變勢能解決緊繃問題的機制。

與運動相關的重要組織除了骨骼肌還有肌腱和韌帶。肌腱和韌帶雖然無法以自主意識隨意控制收縮，但它們在肌肉運動時像彈簧一樣，透過改變自身的張力將運動的動能儲存成彈性勢能。受傷可能造成肌腱、韌帶鬆弛；疲勞可能造成肌腱、韌帶緊繃。肌腱緊繃會使肌肉因肌腱的牽扯而不易收縮，韌帶緊繃則會使關節僵硬活動不流暢。所以緊繃的問題不僅屬於骨骼肌，還屬於肌腱與韌帶等締結組織。

因此，在本書裡以「軟組織」一詞泛指肌肉（骨骼肌）、肌腱、韌帶、肌筋膜等與運動收縮、舒張相關的組織。心肌與平滑肌等不隨意肌，不在討論範圍。

肌肉收縮（Muscle contraction）

前一節從微觀的肌節收縮來探討緊繃，可能讀者難以想像在生活中的表現。這一節讓我們由宏觀的肌肉收縮來認識緊繃。肌節收縮時，肌節的長度會縮短。肌節不收縮時，肌節可以被拉伸而舒張。肌肉的力量來自肌節收縮。所謂的「肌肉收縮」，指的是肌肉處於某種發力的狀態，而不是肌肉的所有肌節都收縮。肌肉收縮是包含肌節收縮與肌節舒張的複雜動作。

肌肉收縮被歸納為三種：等張收縮、等長收縮以及等動收縮。等張收縮的意思是，動作進行的過程中，肌肉張力（肌肉內的拉力）在動作過程保持不變。肌肉的張力不變，但肌肉的長度會改變。如果產生力量的肌肉縮短，這個肌肉動作稱為向心收縮。如果產生力量的肌肉伸長，這個肌肉動作稱為離心收縮。等長收縮的意思是，肌肉用力時其長度不變且沒有動作。等動收縮的意思是，在肌肉出力的過程中，動作的速度維持不變。肌肉收縮整理如**表3.2**，動作如**圖3.5**所示。

表3.2 肌肉收縮

收縮種類	等張收縮		等長收縮	等動收縮
	向心收縮	離心收縮		
出力肌肉張力	不變	不變	不變	改變
出力肌肉長度	縮短	伸長	不變	改變
動作範例	上提啞鈴，肱二頭肌縮短。	下放啞鈴，肱二頭肌伸長。	持著啞鈴不動，肌肉長度不變。	等速地上提與下放啞鈴。

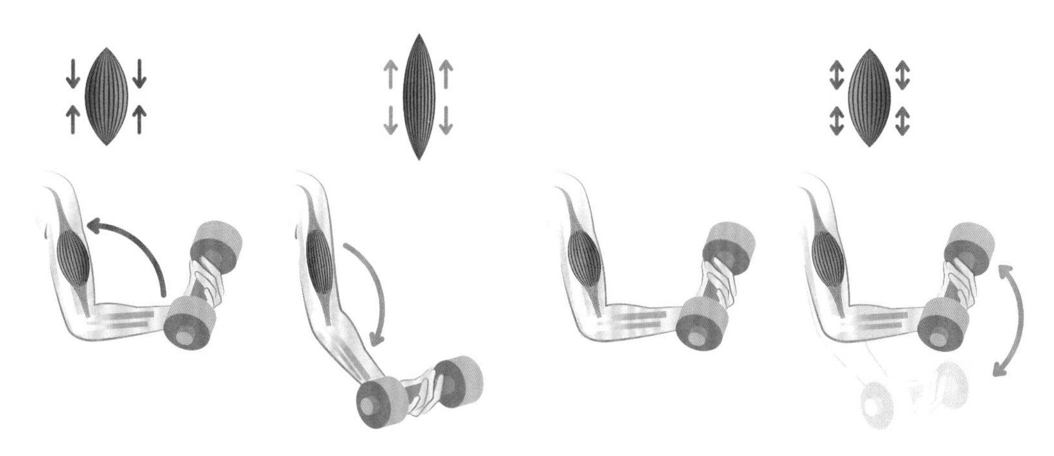

等張收縮之向心收縮上提啞鈴，肱二頭肌縮短。

等張收縮之離心收縮下放啞鈴，肱二頭肌伸長。

等長收縮，持著啞鈴不動，肱二頭肌長度無變化。

等動收縮，等速地上提與下放啞鈴，肱二頭肌長度隨動作伸縮變化。

圖3.5　三種肌肉收縮。

隨著不同的肌肉收縮方式，肌肉內的肌節有不同的變化。向心收縮時，肌肉內大部分的肌節收縮，所以肌肉長度縮短。離心收縮時，肌肉內大部分的肌節舒張，小部分的肌節收縮，所以肌肉長度伸長。由此可知，當肌肉收縮時，其實在肌肉內部的張力是不均勻的。收縮的肌節有較大的張力，舒張的肌節有較小的張力。從全身的觀點來看，當身體處於靜止狀態時，身體肌肉的張力也可能不均勻。例如，放鬆的肌肉張力小，疲勞緊繃的肌肉張力大。肌肉張力讓本體感覺神經感覺到肌肉緊繃。因此，疲勞緊繃的肌肉，令人覺得有緊繃感。緊繃的肌肉需要按摩、拮抗肌的力量、重力或其他力量，以放鬆肌肉、平衡肌肉的張力並消除緊繃。

這邊為肌肉收縮做個整理。肌肉收縮指的是肌肉的用力方式，也稱為肌肉的動作方式，分為等張收縮、等長收縮以及等動收縮三種。肌肉用力時，勢必帶有肌節收縮。有些動作方式可能有部分肌節收縮，部分肌節舒張。然而，肌肉不用力，不代表肌節舒張。肌節舒張需要靠外力，包含拮抗肌的力量、重力、按摩或其他力量。由於在微觀上，肌肉不用力不代表肌節舒張，所以肌肉不用力，也不代表肌肉放鬆。我們可能因為肌肉用力過度，導致肌肉疲勞緊繃，所以當停止用力的動作時，肌節仍處於收縮的位置。下一節，將針對肌肉放鬆做更深入的說明。

肌肉放鬆（Muscle relaxation）

由微觀來看緊繃的肌肉，其肌絲處於收縮的狀態，或說肌絲之間的相對位置較緊密。相對地，放鬆的肌肉，其肌絲處於舒張的狀態，或說肌絲之間的相對位置較分離。所以肌肉放鬆不是肌肉不用力，而是讓肌絲回到正常的相對位置才是肌肉放鬆。對按摩來說，肌肉放鬆就是解決肌肉緊繃。或者廣義地講，解決肌纖維、肌肉、肌群或韌帶、肌腱等軟組織的緊繃。由張力的觀點來看，緊繃的軟組織其張力較大。按摩放鬆肌肉的物理機制，就是運用操作，將具有不均勻張力且張力大的軟組織處理成張力均勻且張力小的軟組織。

也許有人會聯想到一些藥物，打算使用藥物來放鬆緊繃的肌肉，例如耳熟能詳的肌肉鬆弛劑。於骨科、神經科或復健科，肌肉鬆弛劑常用來減輕關節炎或運動傷害所引起的疼痛及不適。肌肉鬆弛劑有兩種類型，一種是非去極化抑制劑，另一種是去極化抑制劑。非去極化抑制劑和神經傳遞物質（乙醯膽鹼Ach）競爭接受器。非去極化抑制劑減少了肌肉的動作電位，從而使骨骼肌無法用力。去極化抑制劑模擬乙醯膽鹼的作用讓肌肉去極化，以導致去敏感化。使用去極化抑制劑，臨床上會觀察到一段肌肉興奮期，接著是完全的肌肉癱瘓。這兩類肌肉鬆弛劑都可以阻止未收縮的肌節收縮，進而阻止未緊繃的肌肉變得緊繃。然而，對於已收縮的肌節或已緊繃的肌肉，「鬆弛劑」並不會使肌節或肌肉放鬆。所以，肌肉鬆弛劑並不是用來減輕肌肉緊繃的好選擇。肌節放鬆需要物理的力量，使細肌絲與粗肌絲獲得動能滑動到較稀疏的相對位置，恢復正常的勢能。由於按摩可以有效賦予軟組織動能與改變軟組織勢能，因此，我推薦以按摩來處理軟組織緊繃。

小範圍肌肉緊繃引發的輕微痠痛，可能由於痠痛的感覺疲勞而被忽略。持續使用緊繃的肌肉將增加肌肉緊繃的張力或擴大肌肉緊繃的範圍。接著，張力不均勻的程度太大將導致疼痛，或緊繃的範圍太廣將導致運動不便。從小範圍緊繃到大範圍緊繃就是緊繃問題的惡化模式。反之，肌肉放鬆就是讓軟組織從大範圍緊繃逐漸縮小成小範圍緊繃，直到使全身都放鬆。按摩師在處理軟組織緊繃時，應當要檢視個案被按摩後的效果，是否緊繃的範圍越來越小、放鬆的範圍越來越廣，如此才能確保緊繃的軟組織確實被放鬆。

我將緊繃惡化的程度歸納為幾種幾何分布。隨著緊繃的大小與形狀不同，有不同的形容方式，如點、斑點、帶狀、條索狀、片狀、整面、球狀、團、塊與區。雖然軟組織緊繃有各種形容，其實所描述的，都是不均勻大張力的某種幾何分布。可能是零維的點狀分布、一維的線狀分布、二維的面狀分布、三維的體狀分布以及隨時間變化的四維分布。緊繃的各種分布整理如**表3.3**。臨床上，為個案放鬆肌肉時，要在高維度解決肌肉緊繃，才不至於放鬆了緊繃的點，整個身體卻依舊緊繃。

表 3.3　緊繃的各種分布

維度	分布	數學表達	舉例
0	點	純量	阿是穴、氣結、壓痛點、激痛點
1	線	向量	經絡氣滯、帶狀痠痛、條索狀肌肉
2	面	矩陣	大面積緊繃
3	空間	張量	關節組織群緊繃
4	時空	張量流	移動的緊繃、形狀變化的緊繃

不僅肌肉疲勞需要肌肉放鬆，肌肉受傷在癒合後也需要肌肉放鬆。以腳踝扭傷為例，如**圖3.6**所示。扭傷的腳踝，一側受傷，另一側正常。當傷口癒合後，因為一側緊繃而另一側鬆弛，腳踝張力不均勻，不能順利行走。透過肌肉放鬆使腳踝的張力均勻，解除腳踝痠痛並使行走活動順暢。

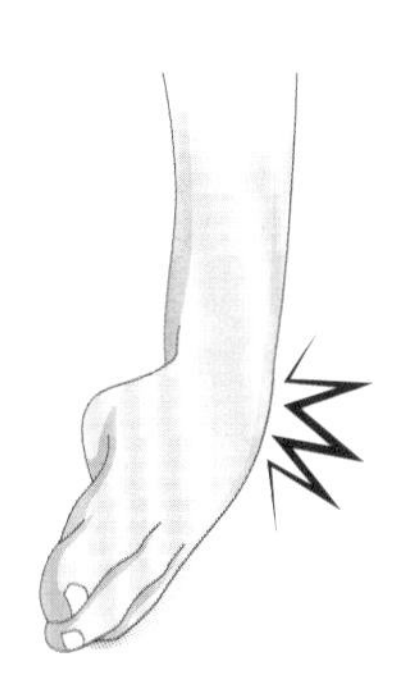

腳踝扭傷。

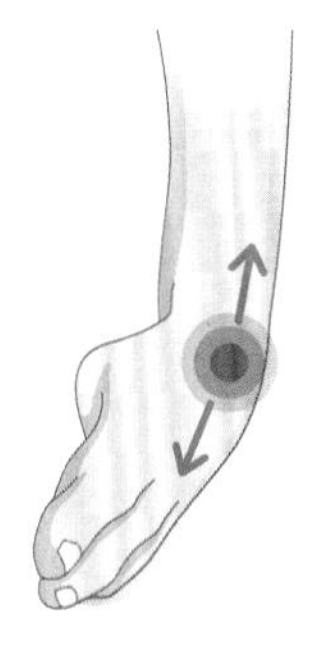

腳踝傷口已癒合，但因張力不均勻，故行走時依舊容易痠痛。

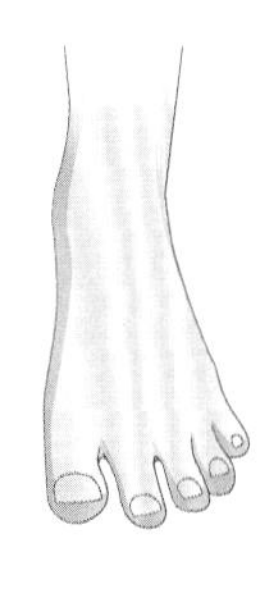

按摩放鬆，使腳踝與周圍整體張力均勻。

圖 3.6　扭傷的腳踝完成醫療治癒後，仍須按摩解決軟組織張力不均勻造成的痠痛問題。

疲勞的肌肉既緊繃又痠痛，癒合的傷口其張力不均勻。這些緊繃的軟組織既無損壞也無發炎，所以不會覺得疼痛。然而，這些軟組織卻會痠痛，並且若無放鬆這些軟組織的話，即使獲得休息，這些軟組織依舊會覺得痠痛。所以按摩對於放鬆肌肉緊繃是必要的。健康的肌肉，可以收縮變緊繃以產生力量，也能鬆弛以恢復均勻的肌肉張力。當肌肉緊繃無法自行恢復均勻張力時，按摩可以放鬆肌肉，讓肌肉獲得健康。

基礎篇

關於體感按摩你要知道的事

4 如何判斷緊痠痛

我們可能因為痠痛而去找某種操作的按摩，接受多次操作之後，打算評估接下來是否要繼續接受這個按摩。如果痠痛明顯減少或明顯惡化，我們很容易可以決定是否要繼續或尋找其他按摩。然而，也有可能每次按摩完後有獲得暫時舒緩，但是幾天後又再次痠痛，或者按摩完後暫時更不舒服，但幾天後痠痛越來越少。遇到這些難以憑有無痠痛感做決定的狀況，就需要一些專業準則幫助我們做決定。

對於按摩師來說，不能等服務對象抱怨或中止服務了，才開始檢討操作內容。最好是在操作的當下就能透過體感回饋操作的效果，即時調適操作內容。對於需要時間讓身體恢復的狀況，也要能在按摩前，檢討上一次按摩的效果，藉此調適本次操作的程序。

在前面的章節裡，我們認識了痠痛的成因是緊繃，再把按壓緊繃處才察覺的痠痛一起考慮，統稱為緊痠痛。所以，雖然我們要解決的問題是痠痛，但臨床上要處理的對象是緊痠痛。這一章將教導大家判斷緊痠痛的各種嚴重程度、感覺變化與各種型態。學習完本章之後，就具備能力去分辨按摩是否有效。只要在一段時間內經過多次按摩操作後，緊痠痛的程度未改善，即可知目前的操作流程無助於改善痠痛問題。相對地，只要在多次操作後改善了緊痠痛的程度，即有改善痠痛問題的確據。

本章接下來的部分，首先要釐清判斷與診斷的差異，確立體感按摩的專業與目標。接著認識緊痠痛的感覺變化，瞭解各種體感與緊痠痛程度的關係。然後認識緊痠痛的惡化過程與原理，瞭解各部位痠痛的因果關係。最後學習兩種視覺化記錄與描述緊痠痛的工具，彌補文字敘述與解剖圖在表達緊痠痛方面的不足。

判斷與診斷（Determine vs diagnose）

臨床上，來按摩的人都有各自的緊痠痛。每個人緊痠痛的部位、範圍、程度都不相同。所以，按摩師需要依照個案的狀態做判斷，規劃最適合放鬆個案的流程，如部位、方向、施力、操作手法。然而，「按摩師判斷」不是「醫師診斷」，雖然兩者都以對健康有正面助益為目標，且都有理論與證據基礎。診斷是醫師專業，以解決個案的疼痛（治療損傷、疾病、中毒和發炎）與各種傷病為目標，面向高危險性任務的決策，如用藥、侵入性療法、物理治療、徒手療法，稍有不慎即可能造成病人二次傷害。另一方面，

判斷是按摩師專業，以解決個案緊痠痛為目標，
面向以按摩促進個案健康及紓解個案緊繃等非醫療行為的任務。

由於目的與風險性與醫療行為不同，所以我將按摩師蒐集資訊、依個案的需求與身體狀況擬定操作內容的決策過程稱為判斷，以與醫師診斷做區別。

緊疼痛的變化（Changes in tendersoreness）

緊疼痛的原因是緊繃，緊繃產生的感覺卻不只是疼痛。軟組織隨著疲勞累積變得越來越緊繃，緊疼痛的感覺和分布也會逐漸變化。這一節將從感覺變化以及型態分布的差異來介紹緊疼痛的嚴重程度。讀者學習體感按摩後，可以根據個案所經歷的疼痛感，來判斷個案緊繃問題的嚴重程度。

緊疼痛的嚴重程度從輕微到嚴重，對應的疼痛感覺分別是癢、疼、痛、麻、痺。這個「癢」指的不是蚊蟲叮咬的搔癢，而是軟組織輕微緊繃時，身體感覺到類似蟲爬行在皮膚上或皮膚下的輕微疼痛，專業上稱為蟻走感。「疼」就是一般的疲勞疼感。這個「痛」指的不是受傷的疼痛，而是軟組織較強的緊繃時，強烈的疼痛可能讓人感覺那是疼痛。「麻」的感覺可能包含針刺感、無力感、本體感覺變得不敏銳、彷彿被蟲咬的種種不舒服感。「痺」的組織已緊繃到使活動能力下降，且可能偶爾感覺不疼痛，偶爾發作時痛到令人難以忍受。要偵測軟組織是否有輕微疼痛的「癢」或嚴重疼痛的「痺」，可以透過按摩軟組織是否造成壓痛來偵測。若有緊繃與壓痛感，表示軟組織有緊疼痛；若無壓痛且觸感柔軟有彈性，表示軟組織無緊疼痛。

臨床上還有更嚴重的症狀：僵。在這種症狀，神經對疼痛感產生感覺疲勞現象，所以感覺不到疼痛，軟組織失去彈性與活動能力。然而，就我個人二十年所見，尚未有由輕微緊疼痛惡化至僵的個案。我所遇到僵的個案都是中風患者，或者罹患其他心血管疾病的患者，因為疾病才造成軟組織僵硬，肌肉彷彿變成木棍般硬化，完全無彈性，無法活動。僵的肌肉被按壓時沒有壓痛感，甚至是無感，且僵的肌肉被按摩後沒有一般緊繃的肌肉應有的放鬆反應，僵的肌肉被按摩後依舊僵硬。種種跡象顯示僵可能不是緊疼痛，而是疾病造成的生理症狀。

緊繃問題的嚴重程度從輕微到嚴重，對應的分布分別是點、線、面、空間、時空，如**圖4.1**所示。點分布指的是軟組織中有某些緊繃點。線分布指的是軟組織中有線形緊繃，或由多個軟組織的緊繃部分形成一條線。面分布指的是接近體表區域的部分軟組織群緊繃。空間分布指的是部分鄰近軟組織群集體緊繃。時空分布指的是緊繃狀態經過一段時間惡化，由小的緊繃軟組織持續將鄰近的軟組織拉在一起形成大的緊繃軟組織。

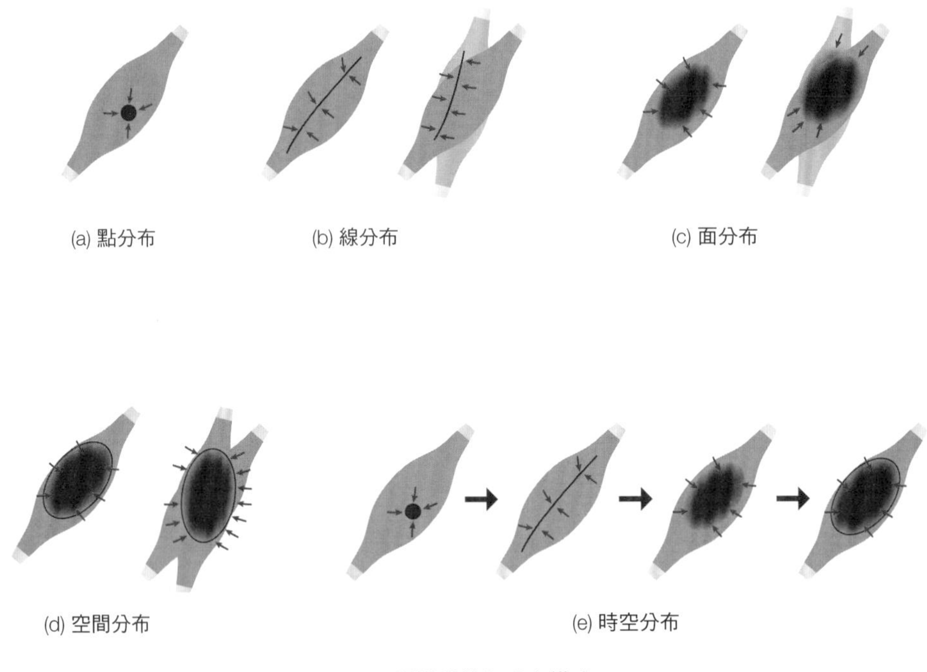

圖4.1　緊繃的幾何分布模式。

要偵測軟組織的緊繃分布，需要靠體感按摩師靈敏的觸覺。事實上，目前常用的醫學影像檢查，如X光片、電腦斷層掃描、超音波、正子發射斷層掃描、核磁共振成像以及內視鏡，都不適合用於偵測軟組織是否緊繃。並且將醫學檢查技術用於偵測非受傷、非疾病的軟組織疲勞，恐怕成本過於昂貴。欲判斷按摩的效果，可由緊痠痛的感覺是否越來越正常、分布範圍是否越來越少作為依據，如**圖4.2**所示。如果按摩後，個案的緊痠痛往**圖4.2**的左下角方向變化，就代表好轉。反之，如果個案的緊痠痛往右方、上方、右上方變化，就代表惡化。

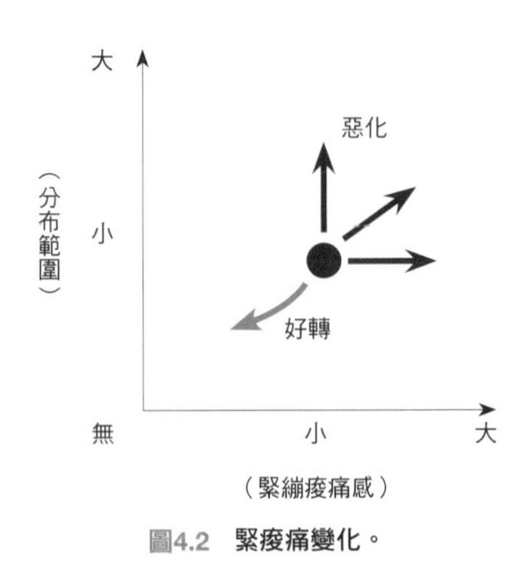

圖4.2　緊痠痛變化。

緊痠痛傳遞（Tendersoreness transmission）

緊痠痛不是感染性疾病，不會傳染給他人。然而，緊痠痛卻像感染性疾病一樣，可能由一個部位開始緊繃，逐漸影響周圍的部位，讓痠痛的程度越來越嚴重，緊繃的範圍越來越廣。這一節，我將介紹緊痠痛由身體的一個小部位蔓延到大範圍的方式。下一節再解釋為何緊痠痛會有擴散蔓延的現象。

軟組織緊繃的範圍若隨著時間移動或擴大，稱為緊痠痛的時空分布。若擴大的範圍跨越關節，稱為緊痠痛傳遞。緊痠痛傳遞的意思指緊繃在空間上會由一個部位影響到另外一個部位，並且在程度上通常會越來越嚴重。緊痠痛傳遞有大致的方向性。原則上，由四肢往軀幹傳遞，由肩頸往頭部傳遞，並且在軀幹至大腿間相互傳遞。緊痠痛傳遞的方向如**圖4.3**所示。**圖4.3**中的箭號方向代表傳遞的原則。

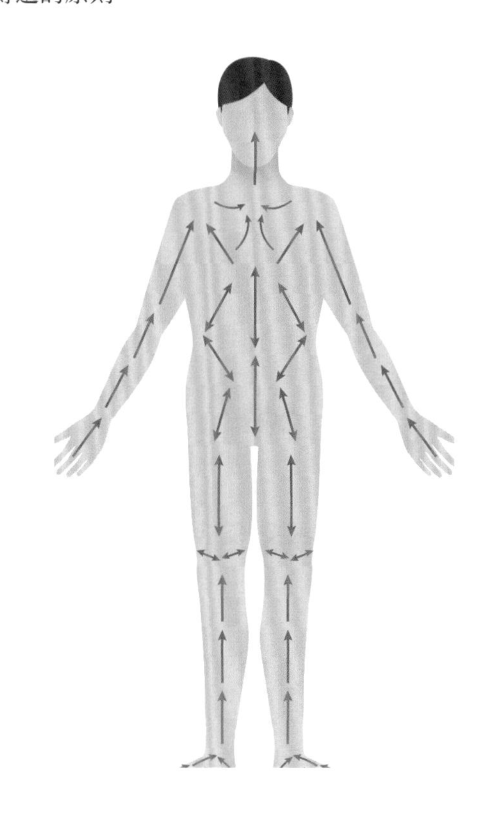

圖4.3　緊痠痛傳遞。

舉例來說，一名運動員習慣以腳拇趾而不是腳底跑步。當腳拇趾緊繃時，將引起拇趾外翻。繼續下去，他的腳底或腳背將變得緊繃且容易痠痛，然後逐漸影響腳踝。另一個例子，肩膀長時間緊繃可能導致頸部緊繃和痠痛。接著長時間的頸部緊繃將會導致頭部不舒服。

再舉一個複雜的例子，緊痠痛在軀幹至大腿間相互傳遞。也就是說，從膝蓋到肩膀之間，各關節連結的軟組織都可能因為緊痠痛傳遞而讓鄰近的軟組織緊繃。一個個案可能自述肩膀痠痛，體感按摩師卻發現該個案不僅肩膀緊繃，上背、下背、腰、臀、後大腿、膕窩也都是緊繃的。所以為了解決個案的肩膀痠痛，體感按摩師要放鬆從膕窩到肩膀的所有緊繃。或許有人會聯想到中醫經絡的「循經取穴」。是的，身體背後的這些部位都是屬於膀胱經的路徑。在古代針灸醫師臨床經驗的總結《四總穴歌》中，有一句話：「腰背委中求。」意思是要解決身體背部的問題，就要從膕窩裡的委中穴開始解決。

然而，我的臨床經驗顯示，除了從背部到膝蓋緊繃，也可能從胸部、脅肋、腰、臀、後大腿到膕窩之間都是緊繃的。也就是緊繃由身體的正面，經過身體的側面，然後延伸到腳的後方。在這樣的例子裡，緊繃跨越了中醫經絡的胃經、膽經、膀胱經。或者，緊繃跨越了肌筋膜經線的螺旋線、側線、淺背線，如**圖4.4**所示。這表示，緊痠痛傳遞途徑既不沿著中醫經絡，也不沿著肌筋膜經線。它可以跨經絡、跨肌筋膜經線。換句話說，經絡學說與肌筋膜經線學說不足以解釋緊痠痛傳遞。下一節將說明緊痠痛傳遞的機制。

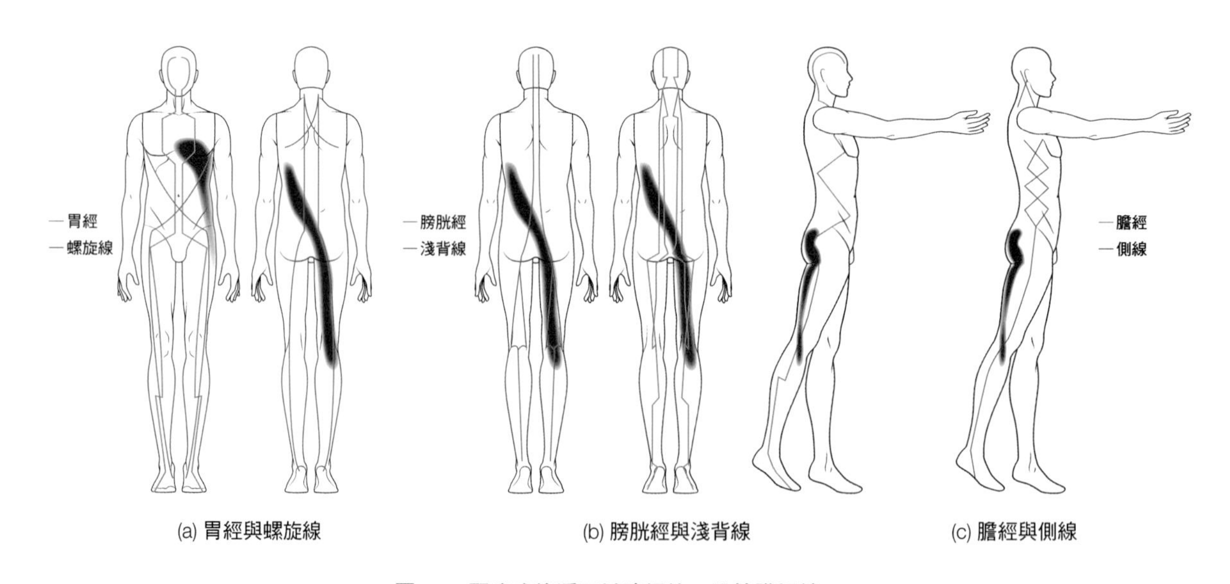

圖4.4　緊痠痛傳遞可以跨經絡、肌筋膜經線。

人體的張力一體化結構（Human body tensegrity）

要解釋緊痠痛傳遞的現象，就得從人體的結構說起。學術上有許多種分析身體結構的方式。解剖學將人體的軟組織拆解成獨立的元件。中醫將人體相關連的軟組織歸納為十二經絡與奇經八脈[①]。肌筋膜經線將人體相關連的軟組織歸納為七條線[②]。本書採取整體觀，認為人體是一種張力一體化結構（tensegrity）。張力一體化結構最初由Richard Buckminster Fuller提出，其英文字是張力整體（tension integrity）兩字的縮寫。張力一體化結構指的是物體藉由內部相互交織的總張力與總收縮力而達到平衡，並藉此維持其完整性[③]。**圖4.5**展示了發明家Tom Flemons的概念，用簡單的張力一體化結構來模擬人體[④]。木頭骨架模擬人體骨骼，彈力繩模擬肌肉、韌帶等軟組織。拉動結構中的任一條彈力繩，張力會沿著彈力繩傳遞出去，影響每條繩的張力分布。

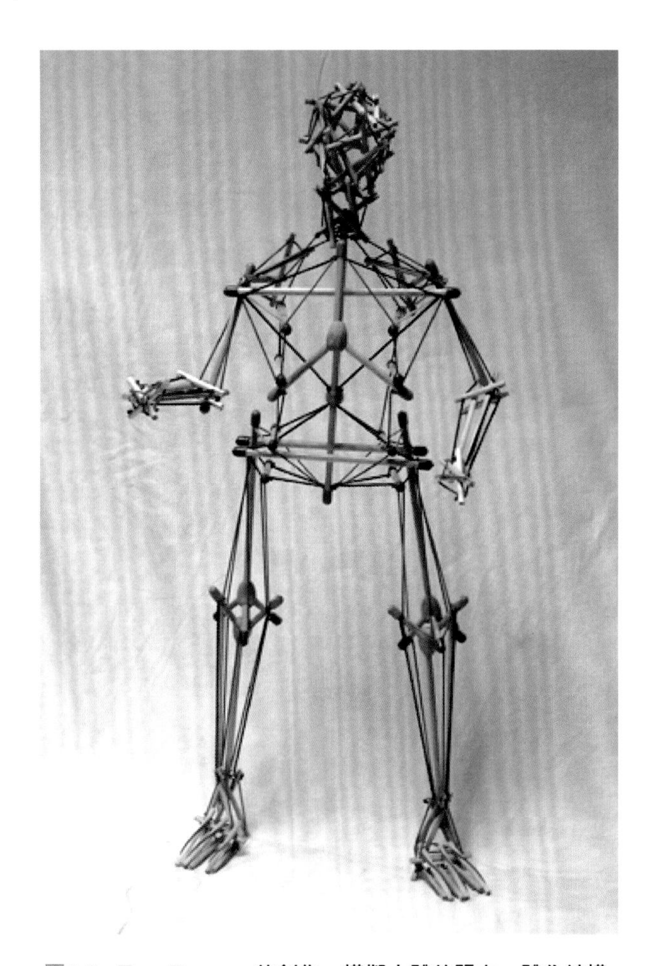

圖4.5　Tom Flemons的創作，模擬人體的張力一體化結構。

---

① 十二經絡：肺經、大腸經、胃經、脾經、心經、小腸經、膀胱經、腎經、心包經、三焦經、膽經、肝經。奇經八脈：督脈、任脈、沖脈、帶脈、陰蹻脈、陽蹻脈、陰維脈、陽維脈。

② 肌筋膜經線：淺背線、淺前線、側線、螺旋線、手臂經線、功能線、深前線。

③ T. W. Myers, Anatomy Trains - Myofascial Meridians for Manual and Movement Therapists, 3rd ed., Churchill Livingstone, 2014.

④ 圖 4.5，來自 (https://tensegritywiki.com/wiki/File:Albert_Full_Skeleton_by_Flemons.jpg)，作者為 Tom Flemons (https://tensegritywiki.com/wiki/Flemons,_Tom)，本圖有 CC BY-SA 4.0 授權 (https://creativecommons.org/licenses/by-sa/4.0/)。

可以使用張力一體化結構來解釋緊痠痛傳遞。人體的肌肉韌帶像是一條條的彈力繩。這些繩子可能透過關節串連，或者透過鄰近的筋膜與結締組織，相互黏結，最後編織出一個張力網。張力網中有一處緊繃時，張力將會沿著網絡線傳遞，使得鄰近的區域緊繃。因此，痠痛傳遞的過程是：一處的肌肉緊繃，牽拉鄰近的肌肉，使鄰近的肌肉容易累積疲勞，直到鄰近的肌肉也變得緊繃。

張力一體化結構也給予體感按摩的操作流程最重要的指引：整體張力均勻。由於一個部位的緊繃會造成鄰近部位容易累積疲勞，最終導致緊繃範圍擴大，所以按摩時不是只針對個案表示痠痛的位置去操作，而是根據緊痠痛傳遞理論，將可能受到緊繃影響的範圍都執行操作，使整體軟組織的張力均勻，避免殘留的緊繃使痠痛問題復發。

舉例來說，對於手腕痠痛的個案，不同的按摩有不同的操作。可能針對痠痛部位施予刮痧、拔罐、針刺、電刺激、體外震波等工具操作，或對手腕附近的穴道、反射區、肌肉、筋膜施予徒手操作。體感按摩面對手腕痠痛，不是只操作手腕，而是根據緊痠痛傳遞理論，由手腕往上尋找相關連的緊繃部位。假如前臂緊繃，則前臂也要被放鬆。假如手肘緊繃，則手肘也要被放鬆。依此類推，體感按摩要求將相關連的緊繃部位全數操作，使相連的軟組織整體張力均勻。

軟組織透視（Soft tissue perspective）

在做按摩前的判斷或按摩後的記錄時，使用圖示來表達或記錄緊瘦痛的資訊，會比僅用文字記錄方式呈現更多內容。你可能看過類似這樣的傳統簡略圖示記錄，如**圖4.6**所示。用簡單的圖示，配上一些文字敘述，幫助記錄瘦痛的位置與描述問題。

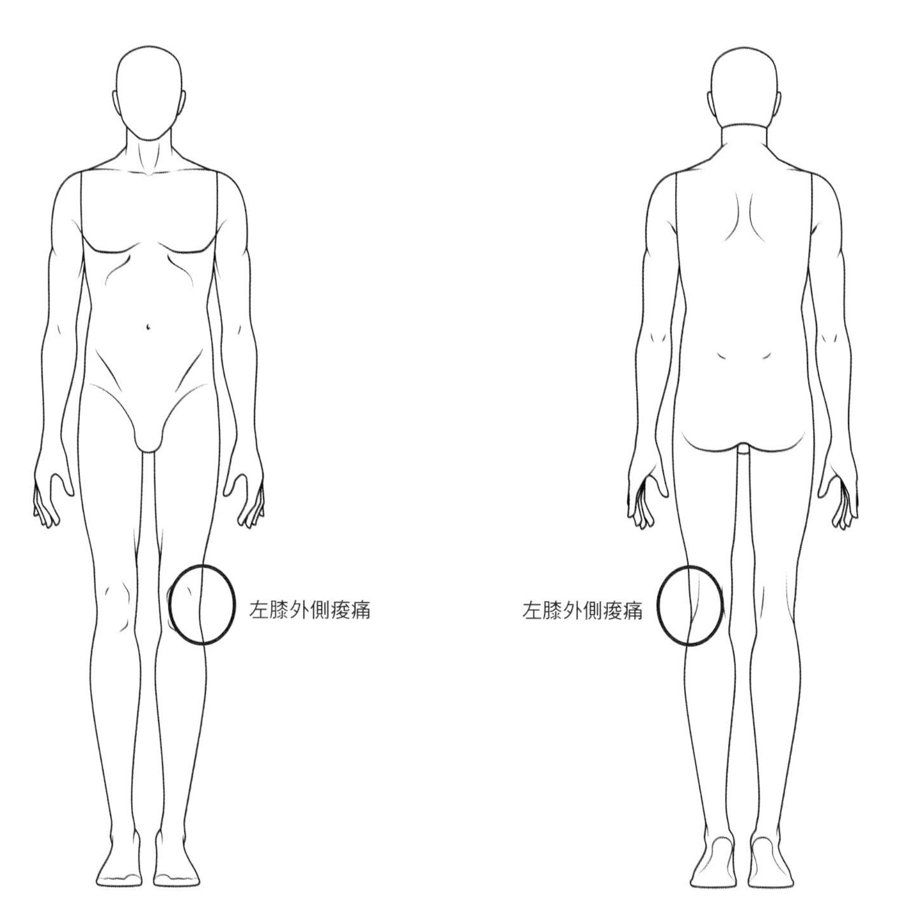

圖4.6　傳統的圖示記錄。

多按摩教學書籍運用解剖學的圖示來介紹人體組織。透過人體解剖圖，讓讀者認識206塊骨骼與650條肌肉，並學習各關節與肌肉的操作方式。然而，因為解剖學將肌肉、韌帶拆解為獨立的元件，所以不適合用來呈現人體的張力一體化結構。中醫經絡或肌筋膜經線將數個相關的軟組織歸納為一個經絡，經絡可以部分地呈現人體的張力一體化結構。為了完整地呈現人體張力一體化結構，建議以軟組織透視方式來呈現人體組織，並於軟組織透視圖上記錄緊繃瘦痛的位置。

軟組織透視，將覆蓋骨骼的肌肉和韌帶以不同顏色做區別，然後同時呈現，如**圖4.7 (a)**所示。肌肉和韌帶一層又一層地覆蓋骨骼，藉由軟組織透視，可以同時觀察淺層與深層的軟組織。若將個案的痠痛位置標記在軟組織透視上，如**圖4.7 (b)**所示，便能一次掌握所有可能緊繃的軟組織。對個案來說，他只知道哪裡痠痛，無法確知是哪個軟組織緊繃。由於痠痛位置的軟組織有許多層且互相牽引，因此要按摩師指出哪條肌肉或韌帶的緊繃造成痠痛是不切實際的。臨床上，體感按摩師關注的目標是放鬆所有可能緊繃的軟組織。當緊繃的軟組織都被放鬆了，個案的痠痛問題才能獲得解決。

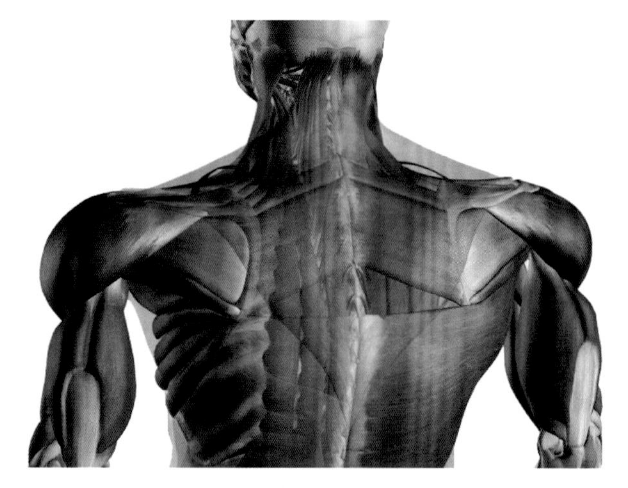

(a) 藉由軟組織透視同時觀察淺層與深層的軟組織。

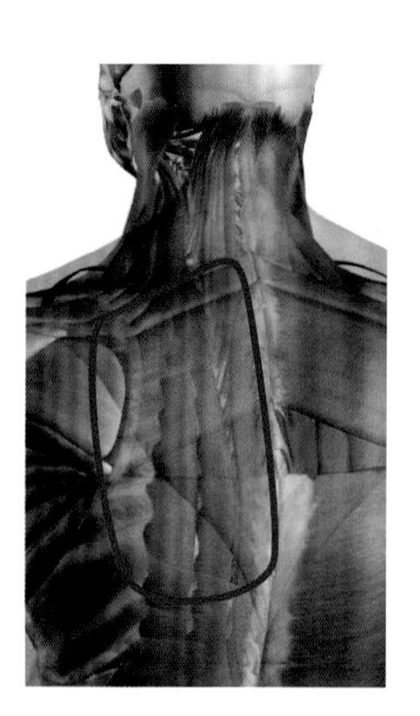

(b) 藉由軟組織透視呈現局部所有緊繃的軟組織。

圖4.7　軟組織透視。

5 如何解決緊痠痛

前面的章節介紹了緊痠痛的各種不舒服感覺變化，也介紹了緊繃的各種分布。大家可能會思考：「痠痛就表示有緊繃嗎？」這個問題的答案很難直接說對或錯。臨床上可能有個案長期肩頸痠痛，已持續接受儀器式或非儀器式的操作數個月，卻都只能暫時緩解痠痛感，過幾天又會再度復發，無法根本地解決肩頸痠痛問題。當個案來找我時，我觸摸個案的肩頸會感覺到個案肩頸部位的軟組織柔軟有彈性，並非緊繃的狀態。所以就痠痛的位置而言，不一定是緊繃的。然而，前面的章節也說到，疲勞造成緊繃，緊繃造成痠痛。那麼，有痠痛應該就有緊繃吧！不是嗎？

在這一章裡，將引入廣義緊繃一概念。廣義緊繃將緊繃的涵義拓展到一般化的情況，使痠痛與緊繃的關係更為密切，可以解釋前述個案痠痛的位置不一定是緊繃的現象。造成廣義緊繃的原因有多種，所以接著，我再以系統化的方式，帶大家逐步解決一般化的各種痠痛問題。最後，介紹以體感按摩解決個案的緊繃問題時，個案可能會經歷的痠痛體感過程。

廣義緊繃（Generalized tightness）

前面提到痠痛的部位不一定緊繃的現象，讓人思考是否痠痛總是伴隨著緊繃。關於這個疑惑，可以用上一章的張力一體化結構來解答。由於人體軟組織互相連結形成一個張力一體化結構，所以一部位的軟組織緊繃，可能因為牽引到鄰近軟組織的神經，而使鄰近軟組織感覺到痠痛，例如轉移痛。也就是說，雖然痠痛部位本身並未緊繃，但鄰近部位的緊繃牽引著痠痛部位，就造成了痠痛。因此不是緊繃本身造成痠痛，而是緊繃造成的張力牽扯鄰近的軟組織才造成鄰近的軟組織痠痛。如**圖5.1**所示。那麼，緊繃就一定會痠痛嗎？事實上，緊繃的位置也不一定痠痛。例如，健康強壯的人，他的肌肉較一般人緊實。所以緊繃本身也不是痠痛的絕對條件。

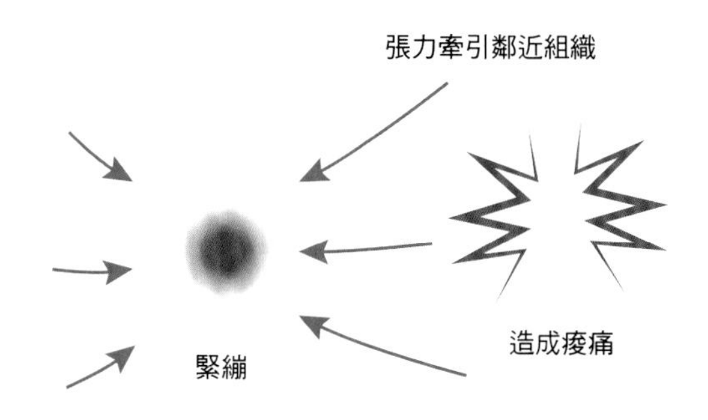

圖5.1　緊繃造成的張力牽扯鄰近的軟組織造成痠痛。

為了解開痠痛問題的謎底，讓我們暫時先討論一個感覺水溫的實驗。實驗需要準備三盆溫度不同的水，分別是冰水、室溫水、熱水（勿超過攝氏45度，以免燙傷）。實驗流程，首先受試者將一手置於冰水盆中，另一手置於熱水盆中，靜置30秒。然後，兩隻手再一起置入室溫的水盆裡。此時，原本放置在冰水盆中的手將感覺室溫的水是溫的，原本放置在熱水盆中的手將感覺室溫的水是涼的。這個實驗讓我們知道，人體對溫度的感受，只能感覺到溫度的差異，無法感覺絕對的溫度數值。

我想藉由這個感覺水溫的實驗讓大家理解，人體對於緊繃的感受，只能感覺到軟組織張力的差異，無法感覺絕對的張力數值。所以，神經感覺到痠痛，不是因為軟組織緊繃（張力大）就痠痛，軟組織張力小就不痠痛。而是由於神經周圍軟組織的張力差異，才是造成痠痛感覺的原因。軟組織的相對緊繃，在神經周圍產生不均勻的張力，使神經產生痠痛感。因此我定義

廣義緊繃為軟組織的不均勻張力。

藉由廣義緊繃的定義，讓我們將按摩的目標由放鬆緊繃的軟組織，修飾為均勻化軟組織的張力。換句話說，**解決局部軟組織的緊痠痛，相當於解決局部軟組織與周圍軟組織之間的張力不均勻。**

造成局部軟組織與周圍軟組織之間的張力不均勻的原因有四種，各種狀況下的軟組織觸感也不同。第一，局部軟組織疲勞，這是我們熟知的狀況，也就是疲勞使軟組織緊繃與痠痛。緊繃的局部軟組織觸感堅硬無彈性，正常的周圍軟組織觸感柔軟有彈性。第二，周圍軟組織疲勞，由於周圍軟組織的疲勞造成緊繃，緊繃的張力牽引局部軟組織，造成局部軟組織痠痛。正常的局部軟組織觸感柔軟有彈性，緊繃的周圍軟組織觸感堅硬無彈性。第三，局部肌肉退化，過度使用後不僅造成局部軟組織疲勞，由於周圍肌肉又較局部肌肉強健，增加兩者之間的張力不均勻，引發痠痛。緊繃的局部軟組織觸感堅硬無彈性，正常的周圍軟組織觸感柔軟有彈性。第四，鍛鍊周圍肌肉卻缺乏鍛鍊局部肌肉，這會造成周圍肌肉疲勞緊繃，同時又因周圍肌肉較局部肌肉強健，使兩者之間的張力不均勻，引發痠痛。局部未鍛鍊的軟組織觸感柔軟有彈性，緊繃的周圍軟組織觸感堅硬無彈性。以上四種原因整理如**圖5.2**所示。

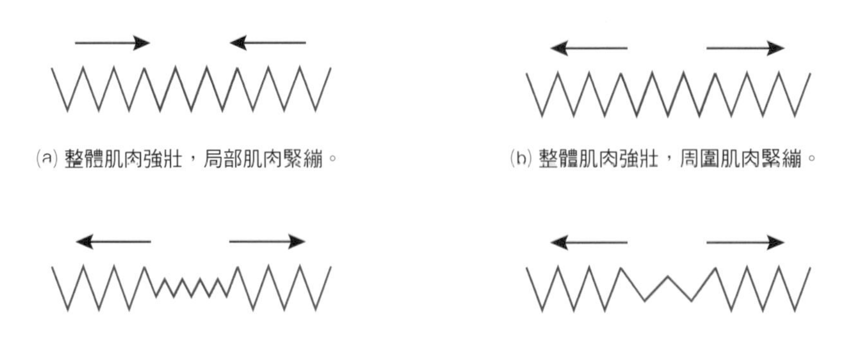

圖5.2　造成局部軟組織緊痠痛的四種張力不均勻狀況。

對於這四種軟組織張力不均勻的原因，要有相對應的解決辦法。解決疲勞與緊繃造成的局部軟組織張力不均勻，要靠按摩與休息。解決局部軟組織被周圍緊繃的軟組織拉動所導致的張力不均勻，要按摩並使周圍的軟組織休息。解決局部軟組織的退化造成周圍軟組織較局部肌肉強健所導致的張力不均勻，要按摩並鍛鍊局部軟組織，使其正常的張力就能與周圍軟組織的張力平衡。解決周圍軟組織較局部軟組織疲勞且強健所導致的張力不均勻，要鍛鍊局部肌肉，也要按摩並使周圍的軟組織休息。

這些造成局部軟組織痠痛的原因與解決辦法整理在**表5.1**。總結來說，解決局部軟組織與周圍軟組織之間張力不均勻的辦法，就是以按摩與休息將緊繃的軟組織放鬆，並且要鍛鍊相對弱小的軟組織。

表5.1　局部肌肉痠痛的原因與解決辦法

	整體肌肉強壯，局部肌肉緊繃	整體肌肉強壯，周圍肌肉緊繃	局部肌肉弱小且緊繃，周圍肌肉強壯	局部肌肉弱小，周圍肌肉強壯且緊繃
肌肉疲勞	局部	周圍	局部	周圍
局部肌肉觸感	無彈性、硬	有彈性、軟	無彈性、硬	有彈性、軟
周圍肌肉觸感	有彈性、軟	無彈性、硬	有彈性、軟	無彈性、硬
解決辦法	局部肌肉需要按摩與休息	周圍肌肉需要按摩與休息	局部肌肉需要按摩與鍛鍊	局部肌肉需要鍛鍊，周圍肌肉需要按摩與休息

到此為止，我們討論的廣義緊繃都是身體在靜止狀態下的張力不均勻。最後要討論的是身體在活動狀態下的張力不均勻，讓廣義緊繃完整涵蓋身體在靜態與動態下的各種痠痛原因。

有些人在活動後容易肌肉痠痛。活動後容易肌肉痠痛，表示肌肉強度無法負荷活動，需要降低活動強度或鍛鍊肌耐力。有些人在做某些姿勢時，可能會引起相關的肌肉痠痛，或者某些動作可能無法流暢地做。做某些姿勢會引發痠痛，或某些動作做起來不流暢。這意味著活動的肌群中有部分肌肉緊繃，牽引並妨礙了其他肌肉的活動；或意味著活動肌群中有部分肌肉退化，導致肌力不足以流暢地完成動作。這些痠痛都是身體在活動狀態下才發生的，也就是說，身體活動到某些姿勢時才會發生軟組織張力不均勻，如**圖5.3**所示。

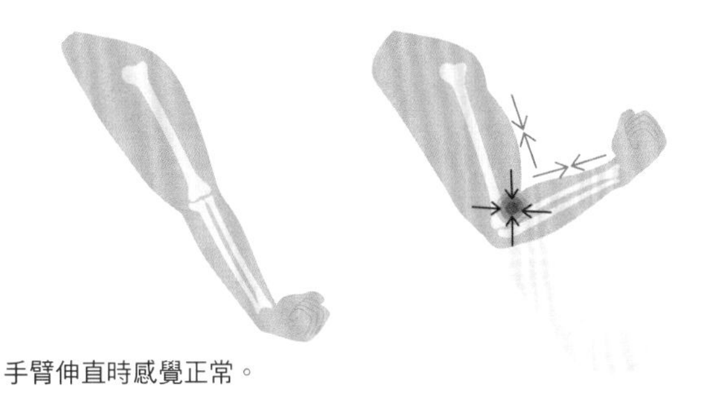

圖5.3　活動時才發生軟組織張力不均勻。

解決身體活動狀態下的軟組織張力不均勻的方法，大致與解決身體靜止狀態下的軟組織張力不均勻的方法相同，就是以按摩與休息將緊繃的軟組織放鬆，以及鍛鍊相對弱小的軟組織。此外還多一項，就是要練習正確的活動姿勢，以避免錯誤活動姿勢造成局部軟組織的異常負擔，然後才能有效預防軟組織受傷或痠痛。

系統化的解決辦法（Systematic solution）

這一節將逐步為緊痠痛問題整理出系統化的解決辦法。軟組織疲勞或軟組織張力不均勻將導致緊痠痛，如**圖5.4**所示。疲勞型緊痠痛可能來自於肌肉或韌帶過度使用，也可能來自於肌肉或韌帶本身過於容易疲勞與痠痛。過度使用的軟組織需要放鬆休息才能恢復疲勞。容易疲勞與痠痛的原因，則可能與活動的姿勢或與身體耐力有關。如果活動的姿勢給身體帶來太多內耗與負擔，就會容易疲勞。如果身體耐力不夠充分，則活動一下子就容易疲勞。所以要以適當的姿勢來活動，並培養身體耐力，才能防止容易疲勞痠痛的狀況。疲勞型痠痛的成因與解決辦法整理如**圖5.5**所示。

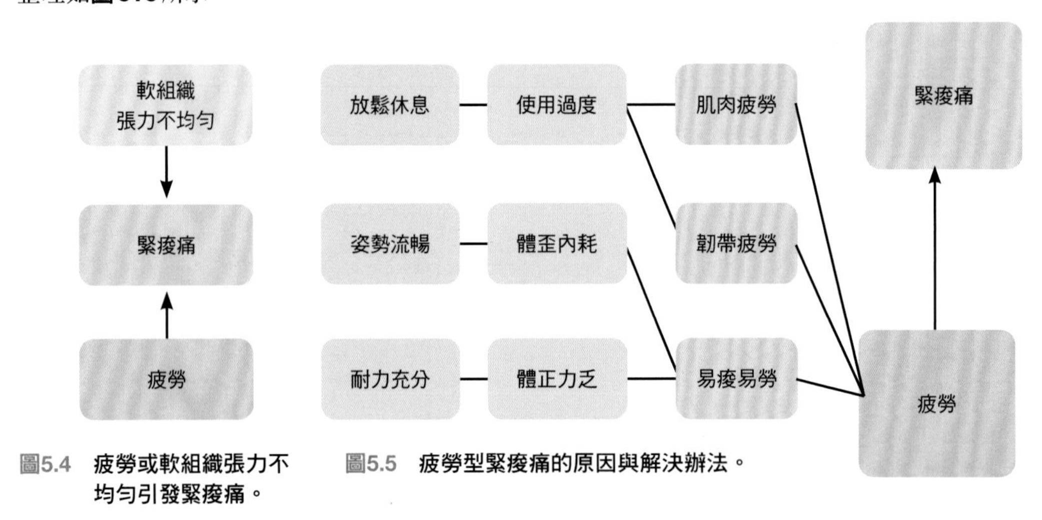

圖5.4 **疲勞或軟組織張力不均勻引發緊痠痛。**

圖5.5 **疲勞型緊痠痛的原因與解決辦法。**

軟組織張力不均勻的緊痠痛，包含身體在靜止狀態下痠痛，以及身體在活動狀態下痠痛。造成痠痛的原因，有軟組織緊繃造成身體在靜止狀態下的痠痛，以及活動肌肉的張力不均勻造成身體在活動狀態下的痠痛。緊繃的軟組織需要按摩與伸展來恢復收縮能力和彈性。對於肌肉群不均勻的肌力，則需要鍛鍊退化的肌肉或鍛鍊整個肌肉群，以便肌肉群在使用時能有均勻的張力。另外，全身性的活動可以預防部分較少使用的肌肉退化，且全身平均地訓練可以避免部分肌肉過度鍛鍊而失去與鄰近肌群的肌力平衡。軟組織張力不均勻的痠痛成因與解決辦法整理如**圖5.6**所示。

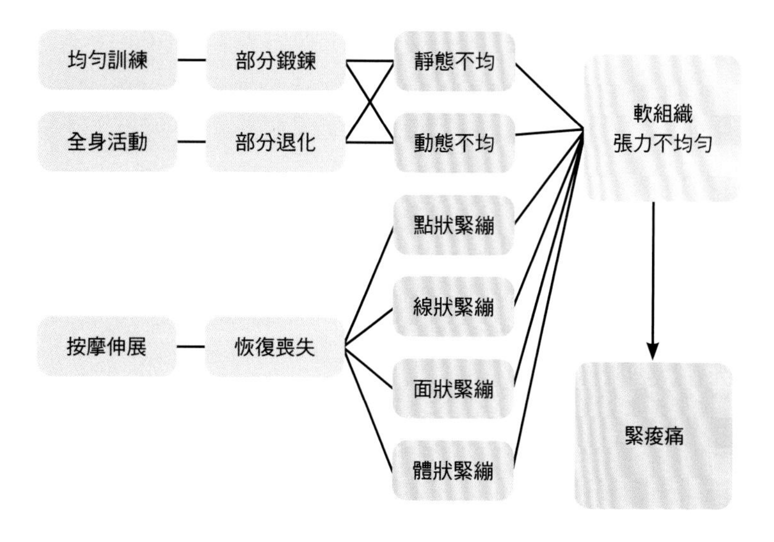

圖5.6 軟組織張力不均勻的痠痛成因與解決辦法整理。

綜合以上的解決方案，解決緊痠痛的辦法可歸納為三種。第一，鍛鍊與均衡，讓全身活動以避免肌肉退化，並且鍛鍊要均衡以避免僅強化部分肌肉。第二，按摩與休息，讓身體休息避免過度使用、累積疲勞，以及按摩以放鬆緊繃的軟組織。第三，姿勢與耐力，以適當的姿勢來運動才能避免內耗、受傷，且訓練耐力才不會容易疲勞。完整的系統化解決辦法如**圖5.7**所示。

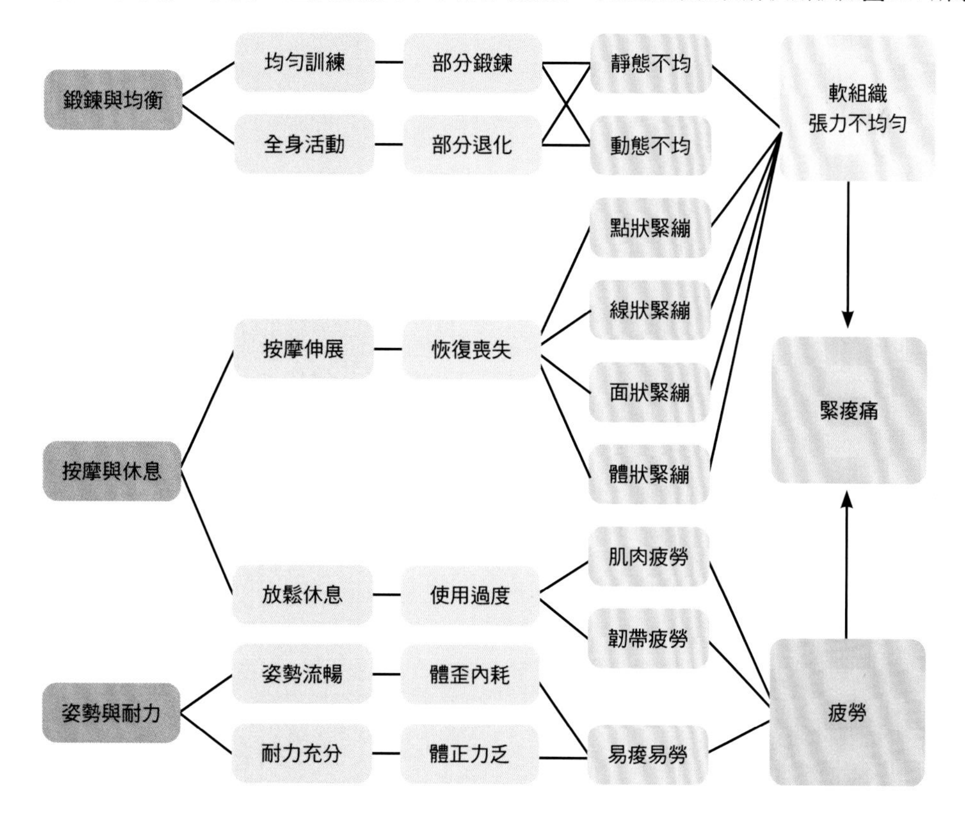

圖5.7 系統化的解決辦法。

若以系統化的解決辦法為標準，那麼一位優良的體感按摩師，不僅要熟悉各種手法操作，還要能給予個案合適的鍛鍊計畫以及教導個案正確的活動姿勢。如此才能確保各種痠痛的問題都能被解決。

關於按摩操作時的壓痛（About tenderness of massage）

知道如何解決緊痠痛後，您可能會開始想嘗試為緊痠痛的個案按摩。然而，當緊繃的軟組織被按摩時，往往會有令人不適的強烈痠痛，此即按摩操作時的壓痛。這種壓痛感有時候會強烈地令人感到不舒服。所以一些文獻主張按摩不該造成被按摩者疼痛[①]。中醫的經典也說：「法之所施，使患者不知其苦，方稱為手法也[②]。」因此，一般的按摩師為了避免壓痛，可能在按摩之前會先給予熱敷、冰敷或電刺激，使軟組織休息或讓感覺較不敏感之後再按摩。或者，以不會造成壓痛的力量來按摩，甚至是避開緊繃的軟組織不給予按摩，以避免按摩時的壓痛。

然而，緊痠痛不是疼痛，緊痠痛的壓痛也不是疼痛。我的臨床經驗顯示，即使按摩過程會造成個案壓痛，適當壓痛的按摩比避免壓痛的按摩更快解除個案的緊痠痛。反而，許多標榜「無痛」的輕柔按摩，由於太輕的力量不足以拉開緊繃的軟組織，造成無效的操作。雖然操作後似乎讓痠痛獲得暫時舒緩，但不久後又再度痠痛。

事實上，當軟組織處於緊繃的狀態時，按摩才會造成壓痛。當軟組織被按摩成鬆弛狀態後，按摩並不會造成壓痛。因此，我主張在不造成個案受傷的前提下，體感按摩師應以正向態度面對個案的壓痛。鼓勵個案在安全且可承受的範圍內，為了獲得更好的放鬆效果，忍受適當的壓痛。

解除緊繃的過程（The process of resolving tightness）

引發緊痠痛的原因很多。臨床上，緊繃是造成緊痠痛的最常見原因。緊繃的軟組織在接受按摩時會有壓痛反應。並且，原本不痠痛的緊繃軟組織，可能在按摩之後才開始痠痛。這種痠痛不是症狀惡化的反應，而是組織在修復的反應。俗稱的「返痠」指的就是按摩後因修復反應產生的痠痛感。輕微的緊繃可能在接受一次按摩後就解決了。然而，嚴重的緊繃可能在被按摩後的一段時間後，會從放鬆的狀態稍微變回一點緊繃的狀態。需要幾次反覆過程才能解決嚴重的緊繃。（附註一提，止痛藥對正常的痠痛無效。不過對於在此提到的按摩後修復反應的痠痛，非類固醇消炎止痛藥可以有效緩解。）

---

① Jane Johnson 著作，林世澤等人譯，《深層組織按摩》，禾楓書局，2012。
② 吳謙（清朝），《醫宗金鑑－正骨心法》。

典型解除緊繃的過程如**圖5.8**所示。這個例子裡有兩次按摩。一開始，痠痛的程度高。接受按摩時，因為壓痛反應會暫時更痠痛。當按摩結束後痠痛程度會降低。接下來幾天可能會有修復的痠痛反應，痠痛將隨著康復漸漸減少。如果尚未痊癒，痠痛症狀可能會稍微反彈。再次接受按摩，此時的壓痛反應已不像先前的壓痛那樣強烈。然後再次經過修復的痠痛反應。最後，隨著修復反應結束，痠痛完全消失。

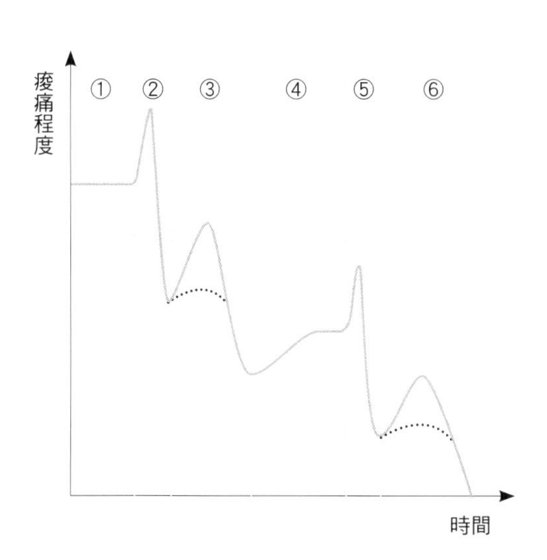

圖5.8　典型解除緊繃的過程。

許多身有痠痛的人都會想問按摩師：「還要多久痠痛才會好？還要按摩幾次才不痠痛？」事實上，難以準確地預估完整解除個案的痠痛所需的時間與按摩次數。按摩師的操作好壞固然會影響解除緊繃的效果，並且個案身體的自癒力也決定了康復的速度。所以，典型解除緊繃的過程，是在一次次的按摩後漸漸解除緊繃、降低痠痛。讓緊繃越來越少，讓痠痛越來越少，直到完全不痠痛。

6 操作前須知

在前面的章節裡，我們學習體感按摩理論，系統化地討論緊痠痛的各種成因與解決辦法。有了理論基礎，就對按摩可以有效解決痠痛問題產生信心。並且將來在臨床實務上面對各種類型的個案時，可以藉由理論的引導，判斷最適合個案當下狀態的操作流程。

在學習體感按摩的操作之前，有些觀念要告訴體感按摩的學習者。發炎屬於組織受傷或疾病的反應，並且治療組織發炎屬於醫療行為。所以在操作之前，務必判斷個案的不舒服是緊痠痛還是發炎疼痛。體感按摩不是醫療按摩。體感按摩的目的在於解決個案的緊痠痛，而不在於醫治傷病。體感按摩的操作為個案提供動能或改變勢能，讓個案的身體獲得能量。身體獲得能量後在健康上的助益能否稱為療效，仍有待更多資金投入以進行嚴謹的醫學實驗證實。為個案操作之前，務必評估個案適合按摩還是醫療，若有發炎、傷害、疾病等症狀，務必優先讓個案接受醫療處置。最後，體感按摩師應該熟悉操作的完整流程，包含操作前訪談、操作以及操作後隨訪。關於按摩的禮儀、衛生、環境、隱私與安全性，也應有專業表現。

了解發炎（Know the inflammation）

炎症（Inflammation，來自拉丁語：inflammatio）是人體免疫系統對刺激物的反應。發炎的功能是消除引起細胞損傷的有害刺激物，清除損傷和發炎過程中受損的壞死細胞和組織，並開始組織修復。發炎的五種經典症狀是發熱、疼痛、發紅、腫脹和功能喪失[①]。醫學上，可以經由同時發生這五種典型症狀來確診炎症，或者透過血清蛋白電泳（Serum protein electrophoresis, SPE）、C-反應蛋白（C-reactive protein, CRP）、紅血球沉降率（Erythrocyte sedimentation rate, ESR）、血漿黏度或其他血液檢查來確診炎症。

關節痠痛、肌肉痠痛被當成關節發炎、肌肉發炎，這是非常大的謬誤。因為痠痛來自於軟組織疲勞與緊繃，疼痛則來自於組織損傷與發炎。雖然嚴重的痠痛感覺起來很類似疼痛，卻沒有炎症的典型症狀。

臨床上，如果個案有五種發炎的典型症狀，就不應接受按摩操作，而應當接受醫療處置。如果個案沒有發熱、發紅、功能喪失等發炎的典型症狀，那麼，按摩師就有根據做進一步的判斷，以決定個案適不適合接受按摩。首先是關於疼痛的判斷。按摩師可以在個案表示疼痛的位置附近執行輕微的按壓，以產生壓痛感為度，然後詢問個案被按壓的感覺。藉由個案對痠痛與疼痛感覺的描述，來判斷個案所說的疼痛是確實的疼痛，還是把強烈的不舒服或痠痛感稱為疼痛。接著是關於腫脹的判斷。緊繃疲勞的軟組織，外觀上可能比正常狀態的軟組織略為腫

① D. L. Kaspers et al., Principles of internal medicine, 19th ed., New York: McGraw-Hill Companies, 2015.

脹。軟組織因受傷或疾病而導致腫脹，外觀上會比正常狀態的軟組織明顯肥大。所以，如果個案的軟組織既疼痛又明顯肥大化，就不適合接受按摩。如果個案只是習慣把痠痛稱為疼痛，且痠痛的軟組織只有稍微比正常的軟組織大，那麼，按摩師判斷個案的痠痛不是發炎疼痛就有充分的證據支持。既然是痠痛，就適合以按摩來解決。

體感按摩的目的（The purpose of the somatosensory massage）

由按摩目的的觀點來比較各種按摩的差異，體感按摩與醫療按摩和一般按摩都各有其目的。醫療按摩的目的，在於取得患者同意後提供確實的治療，如醫治受傷、發炎、疼痛以及疾病等。一般按摩則以滿足客人對舒適感的需求為目的。體感按摩既非醫療，亦非休閒娛樂，它是解決緊痠痛（健康身體的緊繃反應）的專業，並以解決緊痠痛為目的。

當我們想要解決痠痛問題時，在醫療按摩、一般按摩與體感按摩之間該選擇哪一種按摩呢？只要瞭解緊痠痛不是受傷或疾病，這個選擇問題的答案就呼之欲出。緊痠痛如同睏倦感，都是健康身體的正常現象。人們在睏倦時既不該尋找醫師治療睏倦，也不該尋找娛樂以刺激提神。睏倦時，就該尋找一張合適的床、一個安寧的環境，好好地睡眠。所以，睡眠是「治療」睏倦的最佳處方。雖然睏倦不是疾病，但是不睡覺會讓身體失去健康。相似地，人們在痠痛時既不該尋找醫師治療緊痠痛，也不該以休閒娛樂來壓抑痠痛。痠痛時，就該找出緊繃的軟組織，透過合適的操作方式解除緊繃，並使軟組織張力均勻。所以，體感按摩就是解決緊痠痛的最佳方案。

體感按摩的效果（The effects of the somatosensory massage）

體感按摩的各種操作都可以為個案提供動能或改變勢能，所帶來的效果大致上可分為三類：物理性效果、生理性效果、心理性效果。物理性效果包括放鬆緊繃的軟組織、促進淋巴液循環、促進身體末稍血液循環、減輕手腳局部水腫、移動腸道內容物、去除皮膚老化角質層等。生理性效果來自物理性效果的生理反應，包括解決痠痛、加速消除疲勞、增加體能恢復力、促進養分輸送、改善肌膚活化等。心理性效果來自於身體接受操作所獲得的舒適感，進而使心理獲得放鬆、抒解壓力等。不過體感按摩師也需要注意與個案互動的內容，在言談與操作上要謹慎，以免引起個案不愉快的情緒。

由於體感按摩的目的是解決緊痠痛，而非醫療按摩的治療傷病，所以，在按摩師與被操作者的主觀認定上，都不應將體感按摩的效果視為療效。也許我們在客觀的事實上會看到被操作者的健康獲得顯著改善，然而，要宣稱療效就必須在科學上提供更嚴謹的證據。假如有人質疑健康改善並非操作的療效，而是心理安慰劑效應，那麼，除非已有安慰劑對照組實驗排除了心理因素，否則依舊不能宣稱按摩的療效。

回想第2章對於按摩醫學實驗的討論。要為按摩設計符合黃金標準的實驗來驗證按摩療效是本質上非常困難的。所以，我們期待科學界對於按摩的療效有更多的關心與資源投入。按摩在人類的文明已有數千年的歷史。我相信按摩確實具有療效，不是一種迷信。也許有天能見到科學家發表研究論文，驗證按摩數千年來未被嚴謹證實的療效。

該按摩還是醫療（Suitable for massage or medical）

紅、腫、熱、痛、暫時性機能障礙，是發炎的症狀。發炎表示組織可能有受傷、感染、生病或中毒等狀況，應當尋求醫療處置，而非由一般按摩或體感按摩處理。除了發炎需要治療以外，還有許多禁忌症應尋求醫療治療。按摩的一般禁忌症列如**表6.1**。至於醫療按摩屬於醫療行為，處理這些禁忌症有其他的專業技術，不在本書討論範圍。

表6.1　按摩的一般禁忌症

禁忌症	舉例
急性感染	病毒感染、細菌感染、微生物感染
皮膚感染	病毒疣、足癬、接觸性皮膚炎
欲操作部位有腫瘤	各種癌症
欲操作部位受傷	開放性傷口、內出血、骨折
血管疾病	腦血管拴塞、心肌梗塞
其他症狀	血友病、腎水腫、全身過敏、懷孕

排除了禁忌症之後，對於個案的痠痛問題，只要痠痛的部位沒有伴隨紅、腫、熱、痛、暫時性機能障礙等症狀，通常就是緊痠痛。對於緊痠痛，無論是疲勞痠痛、延遲性肌肉痠痛、軟組織張力不均勻引發之痠痛、關節活動不順、動作無力或動作姿勢痠痛等等痠痛問題，也無論緊繃的程度與形狀是固定位置的點、線、面、空間，或隨時間越來越擴大的緊繃範圍，只要是緊痠痛就適合以體感按摩解決。

體感按摩的流程（The process of the somatosensory massage）

完整的體感按摩流程，包含操作前訪談、操作，以及操作後隨訪。體感按摩師在操作前訪談時詢問個案的基本資料、痠痛開始時間、痠痛部位，並詢問個案過去是否曾罹患重大疾病或遭受嚴重傷害，避免對有禁忌症的個案進行操作。在訪談過程中，體感按摩師還要注意個案當下的症狀變化、個案的動作姿勢，以及個案的臉部表情與坐姿。藉由更多掌握個案的身體狀況，讓體感按摩師與個案之間建立起融洽的關係。體感按摩師也應當讓個案清楚地知道體感按摩的目的、操作時需配合項目，以及操作後的身體反應。使個案能安心接受體感按摩操作，並對體感按摩的效果有正確的預期。

關於操作前訪談與操作記錄，可能會讓人聯想到病歷。然而按摩記錄與醫療病歷是不一樣的。病歷是醫師追蹤病患疼痛、受傷、發炎、生病原因，並檢討病患病史的重要記錄。因為目前的疾病可能與過去的疾病相關，所以病歷可以幫助醫師做出正確的醫療診斷。不同於醫療病歷，體感按摩不探討過去的疲勞或痠痛，而是更關注當前的組織緊繃。臨床上的痠痛，往往無法追溯半年前、一年前的什麼事件造成軟組織緊繃。並且無論是慢性痠痛或急性痠痛，解決辦法都是透過按摩消除緊繃。再者，過去發生的痠痛與目前發生的痠痛往往為獨立事件。個案的一些習慣可能容易造成某些部位痠痛。這不表示過去已解決的痠痛問題復發，而是個案重複讓相同部位過度疲勞緊繃造成痠痛。因此，體感按摩的訪談與操作記錄只是為了檢討改進體感按摩的操作效果，不用於醫療診斷與醫療病歷。

接著是操作的過程。體感按摩師在操作時，先以手指或手掌輕輕地觸碰個案痠痛的部位。一方面測試個案所能接受的壓痛程度，一方面尋找造成痠痛的緊繃軟組織位置。體感按摩師應當與個案保持「觸感與壓痛感的同步」。也就是，體感按摩師要向個案訴說觸摸到的緊繃軟組織位置、形狀、深度；同時，個案要向體感按摩師回饋被觸碰後所感覺到的壓痛程度與自己是否還能忍受當下的壓痛。體感按摩師透過觸碰過程判斷出造成緊痠痛的緊繃軟組織，有了這個判斷，體感按摩師再即時規劃放鬆緊繃軟組織的操作。然後，執行操作以解決個案的緊痠痛。操作完後，要檢查是否還有緊繃的軟組織尚未被放鬆。如果還有緊繃的軟組織，則重複操作；如果軟組織都被放鬆，個案也表示痠痛程度減少許多，就可以結束操作。

此外，若在操作過程中發生突發狀況或個案對操作效果不適應，應暫時中止操作。與個案充分溝通後，再決定是否繼續操作。雖然所有的按摩都要經過個案同意，然而疼痛是主觀的，唯有雙方互信才能避免法律的問題。

關於操作時間的長短與操作力量的大小，要依照臨床個案的狀況決定。原則上，又硬又緊的軟組織，需要較大力且較久的時間才能使軟組織放鬆。若使用的力量遠小於緊繃組織的張力，往往操作了許久卻毫無放鬆效果。使用的力量若過大（專業的按摩師懂得控制安全力量，因此以下討論的施力，皆不會造成個案受傷），則產生的壓痛感可能超過個案的忍受程度。所以操作的力量至少要能放鬆緊繃，但不可大於個案對壓痛的耐受程度。

如果緊繃的位置在軟組織的深處（或者說深處的軟組織緊繃），則操作施力不僅要大力，還要確實將力量送到軟組織深處，使深處的緊繃獲得動能或被改變勢能，才能有效放鬆緊繃。否則，個案可能接受了大力的按摩，忍受了壓痛，卻沒有獲得最重要的放鬆效果。所以體感按摩師的操作，不是直接往個案身體的某個部位施力，而是先觸碰個案身體尋找緊繃位置，才逐漸加強施力強度。並且在操作過程時，如果緊繃轉移位置，體感按摩師要立即發現，然後調整施力方向，再針對轉移位置的緊繃繼續操作。

對於嚴重緊繃的狀況，往往無法一次就使軟組織放鬆。這種狀況就要分多次操作，每次都讓緊繃的範圍縮小一點，讓緊繃的程度減輕一點，每隔幾天就操作一次，直到軟組織完全恢復鬆弛。至於間隔時間，原則上一週按摩一次。因為身體被按摩後需要時間進行修復反應，若間隔時間過短，比如每天都按摩，身體就缺乏自癒的時間，反而降低了按摩的效果。對於恢復速度快的人，也許可以三天或四天按摩一次。對於恢復速度慢的人，也許需要九天或十天再進行下一次按摩較適合。

對於容易受傷的高齡者或兒童，以及怕痛的個案，操作的力量要輕，速度要慢。較輕的力量，在單位時間內傳遞給緊繃的動能較少。所以更長的操作時間也只能放鬆少量的緊繃，也因此需要更多次按摩（更久的日程）才能讓身體完全恢復。

許多個案會詢問按摩師：「解決痠痛問題需要花多久時間？」我誠實地回答，無法預估。因為每個人對於痠痛、壓痛的接受度不同，身體恢復速度不同，平時生活飲食運動習慣也不同，所以實在難以保證多久時間可以解決個案的緊痠痛。我給體感按摩師和被按摩個案的建議是，將關心的焦點放在是否每次操作後都有獲得改善。如果操作後只有暫時緩解痠痛的效果，緊繃的範圍沒有越來越小，緊繃的程度沒有越來越輕，痠痛的症狀沒有越來越少，那就表示上一次的操作效果不佳。顯然，需要調整操作內容才可能改善緊痠痛。反之，假如每次操作後都有獲得部分改善，那麼雙方就有信心，只要持續進步下去，痠痛問題必然有望獲得完全解決。

體感按摩師執行完操作後，應詳實記錄操作時觸摸到的緊繃位置、操作內容以及個案反應。並在一週內進行操作後隨訪，關心個案的操作後修復反應痠痛與修復完痠痛減輕的效果。確保每次操作的預期反應都被體感按摩師與個案雙方檢驗為真。有操作記錄與操作後隨訪，才能檢討改進操作，並讓體感按摩師的專業更加精進。

其他須知（Other instructions）

為了使體感按摩師與個案快速地建立互信關係，關於操作的禮儀、環境、耗材品質與器材消毒都很重要。體感按摩師的穿著必須乾淨整潔。服裝最好有伸縮彈性，以便於體感按摩師施行操作。體感按摩師要修剪指甲、卸下手錶與戒指，並保養手部的皮膚，避免粗糙的手掌或異物刮傷個案。工作前避免食用有強烈氣味的食物，如大蒜、洋蔥、臭豆腐，以免口中的氣味影響個案。由於體感按摩師將與個案有肢體接觸，務必做好個人的衛生清潔工作，並且在接觸個案的身體之前務必告知，取得個案同意之後再觸碰，避免造成個案心理不舒服。

有些操作接受個案穿著便服。個案應穿著柔軟的棉質衣物或聚酯纖維衣物，避免牛仔褲或有裝飾硬物的衣服，方便讓體感按摩師執行操作。絲綢或毛料的衣物較脆弱，容易在操作過程中破損。有些操作提供個案換穿按摩專用衣，或提供拋棄式內衣褲。專用衣在每次使用後務必徹底清潔消毒，有油脂酸敗味或霉味的衣物是絕對不容許的。拋棄式內衣褲務必交由個案拆封，可讓個案確保拋棄式內衣褲的清潔性。

隱私與舒適的環境有助於讓個案放鬆接受操作。操作空間應避免被窺視，並做好隔音，避免個案在操作過程中被打擾。操作空間應當有空調系統，依個案的舒適度調整空氣濕度、溫度。個案的穿著輕薄時，較容易受到室內溫度的影響。體感按摩師可以為個案蓋上薄毯或毛巾，或使用電毯為按摩床升溫，營造適合個案的環境溫度。昏暗的照明幫助個案放鬆、入睡，明亮的照明帶給個案精神、清醒的感覺。體感按摩師可以依照操作的需要調整室內照明。建議使用間接照明，避免讓個案直視燈光造成眼睛不舒服。室內背景音樂也帶給個案不同感受，靜音無聲代表認真與專業，輕柔的音樂代表放鬆與舒適，活潑的音樂代表活力與喜悅。

使用工具的操作，務必在操作前做好器材、設備或儀器的保養與消毒。接觸個案的工具不可有缺損，以免工具不平整的接觸面刮傷或刺傷個案。接觸過個案的工具，在接觸下一位個案之前，務必徹底清潔消毒，以避免將前一位個案皮膚上可能有的汗水、皮脂、脫落角質、髒污或病菌，透過工具傳播到另一位個案身上。

有些操作會使用薰香、精油、按摩油或草本敷料。所有耗材都需要注意保存方式與保存期限。油類耗材要密封存放在陰暗處避免氧化與油脂酸敗。草本敷料要在使用的前一刻才調配，以保持新鮮。滋生細菌或霉菌的草本敷料往往會造成個案的皮膚起疹、發癢，乃至於出水泡、接觸性皮膚炎。由於耗材會與體感按摩師和個案雙方直接接觸，體感按摩師在使用耗材前務必確認品質後再用於個案身上。

7 體感按摩手法原則

在多元的按摩世界裡，每種按摩都有各自的操作方式。有的按摩從頭操作到腳，有的按摩從腳操作到頭。有的按摩主要以手指接觸個案，有的按摩主要以手掌接觸個案。有的按摩以徒手慢速擊打、拍震，有的按摩以電動工具高頻擊打，以超音波提供高速震動。每一種操作方式都有它的效果。只要操作效果適合達到按摩的目的，對該按摩來說就是好的操作方式。

體感按摩以體感為主，不拘操作方式。在操作過程中，即時根據當下的體感來調整最適合放鬆緊繃的按摩手法。雖然體感按摩沒有固定的操作流程，但在實務上，根據人體的特性來安排操作順序，可以讓放鬆緊繃的過程更流暢。本章首先總論體感按摩的手法，包含操作的方向、次序以及手法的種類。接著逐一介紹推拉手法類別當中的各個手法。然後介紹使用工具的觀點。最後介紹關節活動手法。

按摩手法總論（General description of massage techniques）

體感按摩以消除緊痠痛為目的，由操作到消除緊痠痛的概念如**圖7.1**所示。體感按摩藉由適當的操作，賦予身體組織動能和改變勢能。運用這些能量可以讓身體進行三種作用。第一是使組織產生形變，也就是讓軟組織間不均勻的張力變得均勻。第二是（微觀上）使組織分離，也就是讓肌肉緊密的細肌絲與粗肌絲回復到較鬆弛且正常的相對位置。第三是關節活動，也就是讓錯位的關節回歸到正常結構。當身體的結構正常，沒有緊繃且組織張力均勻，緊痠痛就會漸漸消失。

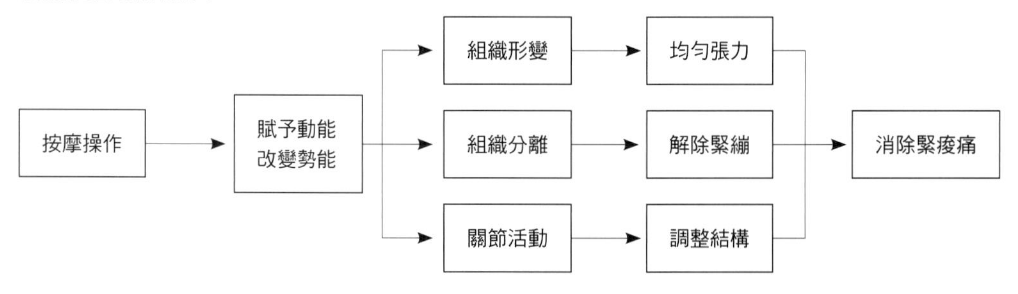

圖7.1 體感按摩由操作到消除緊痠痛的概念。

按摩操作的方向，有部分學說主張向心方向，有部分學說主張離心方向，如**圖7.2**所示。向心操作的主張是，將身體末稍的缺氧血液與淋巴液往心臟方向推送，藉此改善末稍水腫、手腳冰冷、缺乏血色的症狀。離心操作的主張是，將心臟充滿氧氣與養分的血液輸送到身體末稍，以促進血液循環功能。傳統中醫則認為向心為補、離心為瀉，不強調操作要依循特定方向。

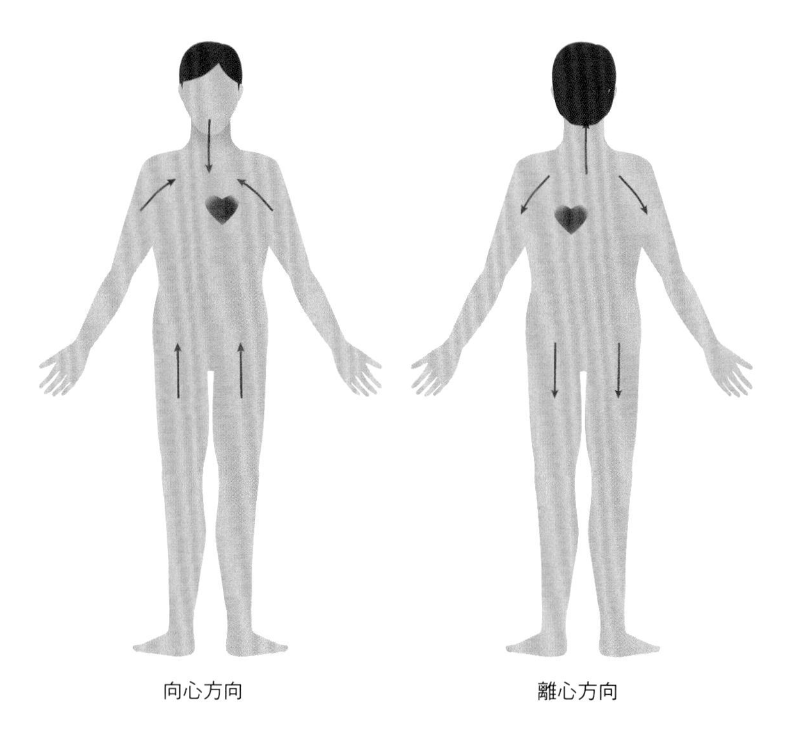

圖7.2　一般按摩操作方向。

不同於向心操作或離心操作以及中醫補瀉的主張，我認為解除組織緊繃的操作方向，應從活動度小的部位往活動度大的部位來按摩，也就是由頭往軀幹，由軀幹往末端，如**圖7.3**所示。以活動度大小來決定操作方向的理由在於組織之間是互相連接影響的，不是分離獨立的。各部位的活動範圍，以頭頸部位的活動範圍最窄，軀幹其次，手腳四肢的活動範圍最

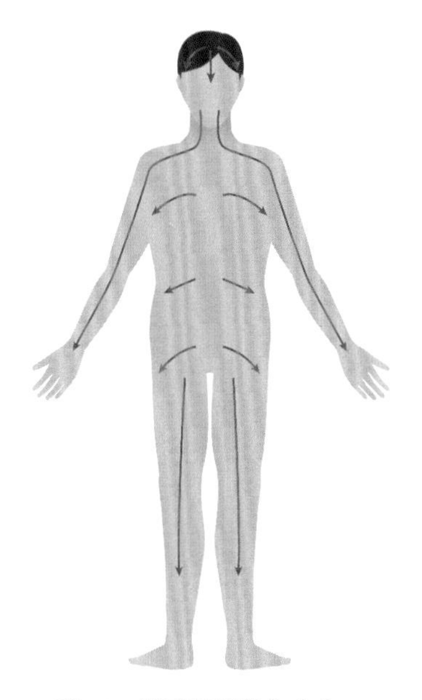

圖7.3　體感按摩操作方向。

廣，如**圖7.4**所示。所以若由四肢往軀幹方向按摩，相當於將四肢的緊繃送往活動範圍小的軀幹。往往造成按摩後胸悶、腹脹、腰痠、背部沉重感等種種不舒服的後遺症。相反地，若由軀幹往四肢方向按摩，即便按摩後仍有部分緊繃停留在四肢末稍，也會因為末稍的活動能力大而對緊繃有較多的容許程度。舉例來說，我們可能常常聽到肩、頸、背、腰等活動範圍窄的部位痠痛，卻很少聽到前臂與小腿痠痛。前臂與小腿的痠痛，一般來說休息幾天就會復原，很少演變成慢性痠痛。

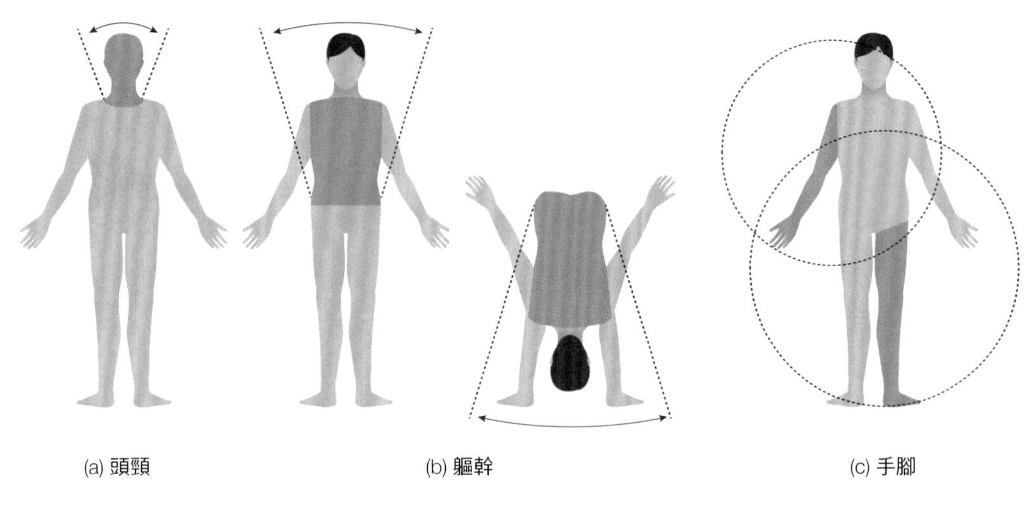

圖7.4　各部位的活動範圍。

此外，臨床上建議操作順序由四肢部位優先處理，其次軀幹，最後頭頸部，如**圖7.5**所示。理由在於，讓末稍組織優先放鬆，才能讓軀幹組織的緊繃往四肢組織釋放。這樣的順序操作，效果比較好，也比較不會有按摩後不舒服的後遺症。以上是操作手法在全身的方向與次序原則。

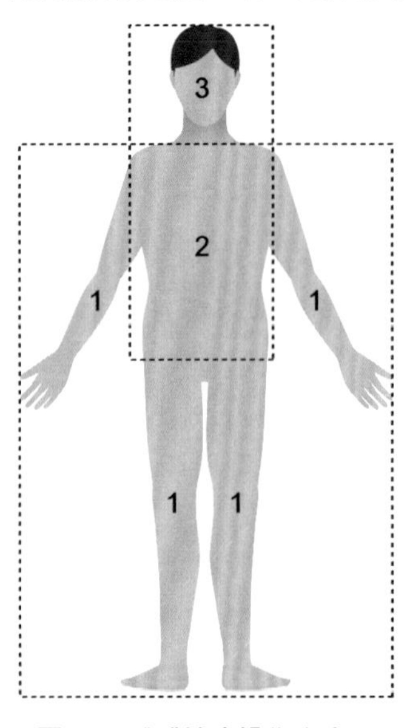

圖7.5　體感按摩操作次序。

回想第2章所說，任何按摩操作都是由三種力學機制構成：推、拉、活動。有的操作使用工具或儀器，有的操作手腳並用。接下來將介紹的是容易入門的操作，以運用上肢施力的操作技術為主，也就是各種操作都透過體感按摩師的手指、手掌、拳頭、前臂、手肘來完成。手指的技法以手指最末指節接觸個案，如**圖7.6**所示。手掌的技法包含以全掌、掌根、手刀接觸個案，如**圖7.7**所示。拳頭的技法包含以拳面、拳輪、指髁接觸個案，如**圖7.8**所示。前臂與手肘的技法分別以前臂與手肘接觸個案，如**圖7.9**所示。

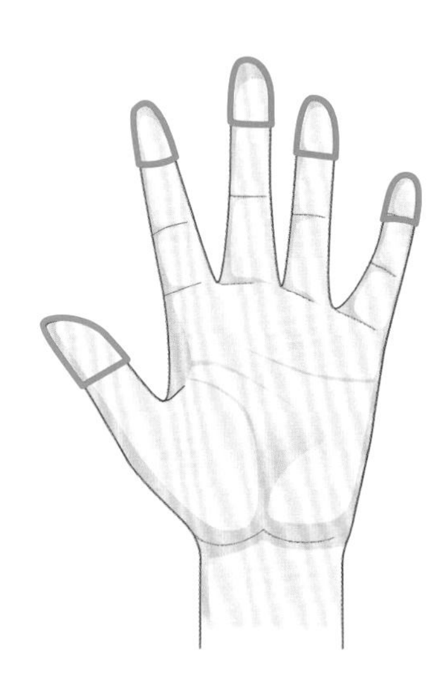

圖7.6　手指技法使用最末指節。

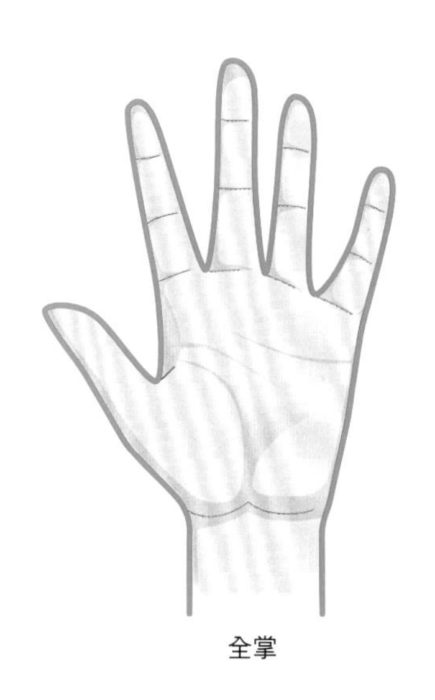

全掌

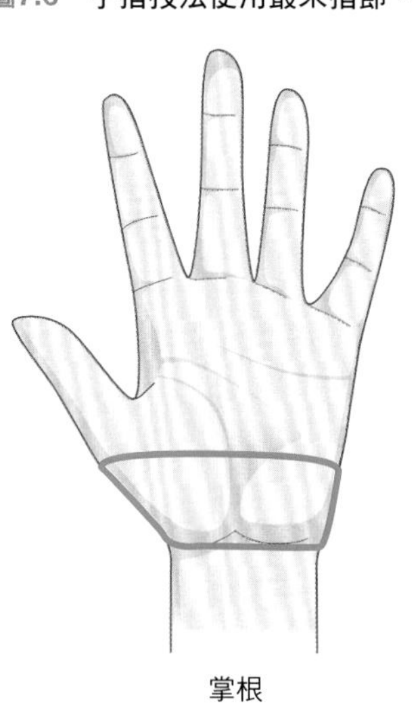

掌根

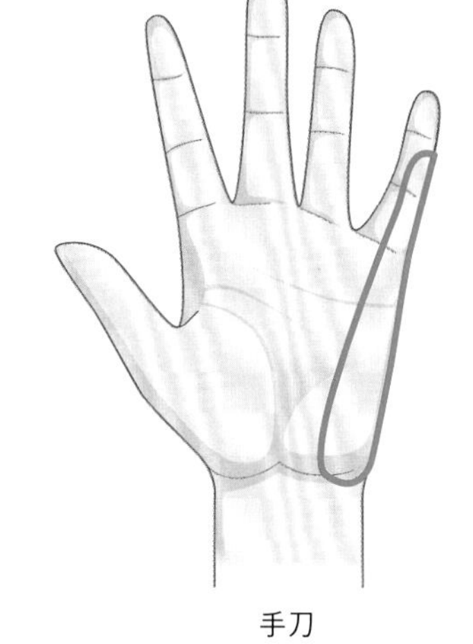

手刀

圖7.7　手掌技法使用位置。

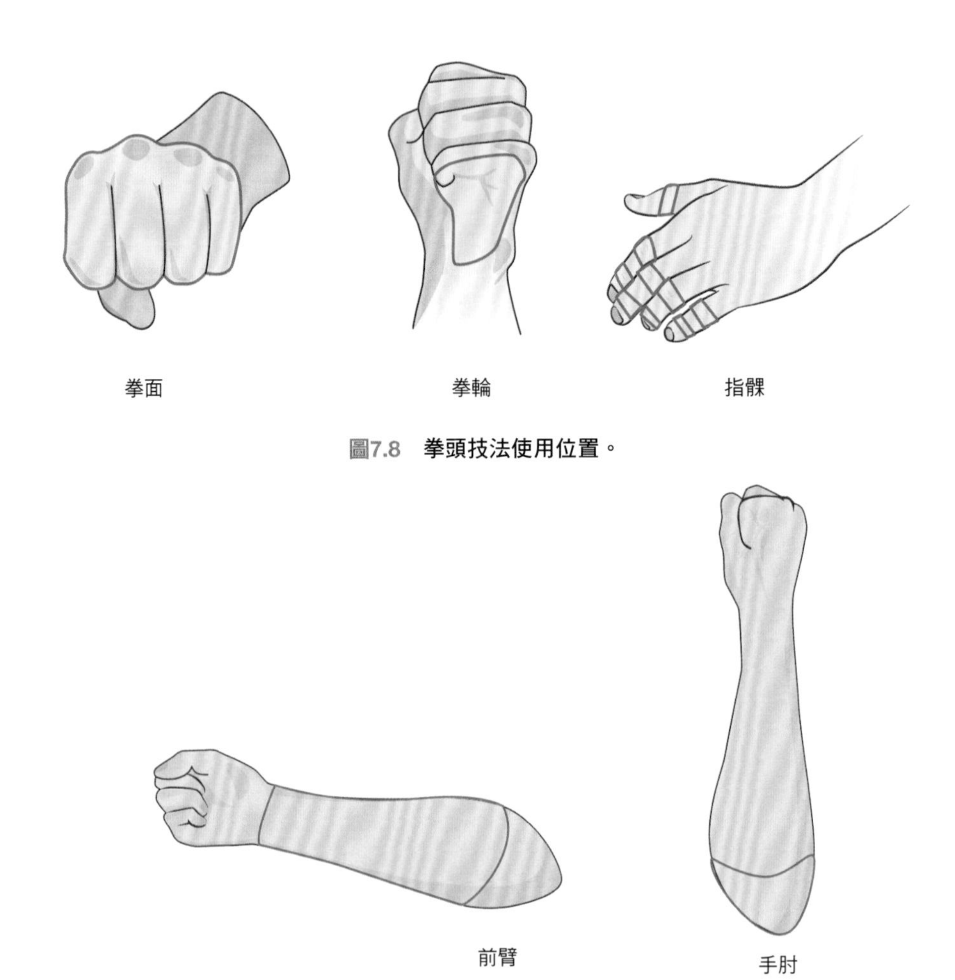

圖7.8　拳頭技法使用位置。

圖7.9　前臂與手肘技法使用位置。

基本的操作手法整理在**表7.1**。手法分為兩類，一類是推與拉，有三十種手法；另一類是關節活動，有四種手法。有文獻整理了二百種手法[①]，不過種種手法都是**表7.1**基本手法的變型。我將上百種衍生手法歸納為這些基本手法。例如，推與拉類的點法，可衍生出拇指點、疊拇指點、食指點、劍指點（食指疊中指點），至少四種手法，如**圖7.10**所示。關節活動的拉法，衍生出拉手指、拉手腕、拉手肘……，每拉一種關節就有一種手法。如果面對不同個案的性別、年齡、體格、坐臥姿勢……等都要刻意發明一種手法，那手法的種類恐怕多到令人無法全部熟悉。我的建議是，將基本的手法練熟，掌握住操作的原則，在臨床上已足夠使用。我不認為拇指點、疊拇指點、食指點、食指疊中指點這四種手法在臨床上的使用效果會有多大差異。實務上，同類型的技術任選一種自己運用起來最順手的技術即可，全部都學起來未必有用處。

① 沈國權，嚴雋陶編著，《圖解推拿手法》，靈活文化，2003。

表7.1　基本操作手法

手法分類	使用部位	單向力	雙向力
推與拉	手指	點、啄、戳、刺、鑽、撥	捏、抓、扣
	單掌	按、拍、剁、推、擦	拿、握
	雙掌	搓、刨	擠、分
	拳頭	捶、擊、滾、揉、刮	—
	前臂	磨、捲	夾
	手肘	壓、碾	—
關節活動	開、扳、旋、轉		

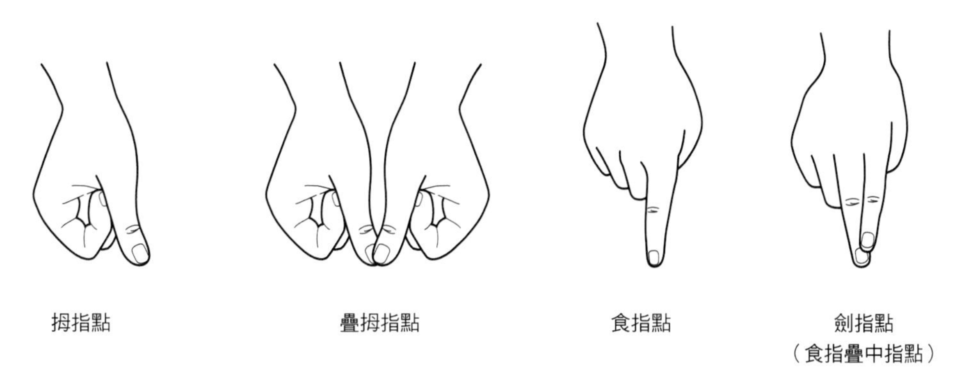

圖7.10　點法的變型。

臨床上，個案的痠痛狀況千變萬化，固定的手法無法涵攝所有可能性。因此，我雖然支持體感按摩師學習多種手法，但更鼓勵體感按摩師活用自己熟悉的手法應用在各種變化的痠痛狀況。

推拉手法個論（Description of push-pull techniques）

手指		
	點	以指尖輕敲部位，在輕輕按摩的同時檢查部位的緊繃。常作為按摩頭、面、脅肋等敏感脆弱部位的起手勢。適合處理淺表、面積微小的緊繃組織。例如頭頂部位的緊繃，寬度可能只有2mm，要用點法才容易找出如此小的緊繃組織。
	啄	集合手指成鳥嘴形敲打部位。相較於點，有較大的接觸面積與較強的敲擊力。適合在點法找到緊繃組織後，接續以較強力道按摩，以放鬆組織。

圖示	手法	說明
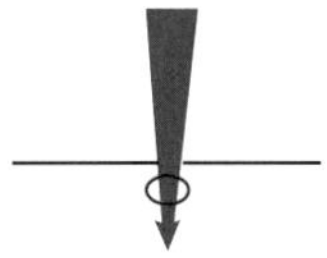	戳	以指腹直推部位，壓迫緊繃組織數秒後放開。適合用在手背、腳背、腋下、膕窩等關節銜接處。這些部位的肌肉、韌帶力量大，需要用較強的力道才按得到深層的緊繃。
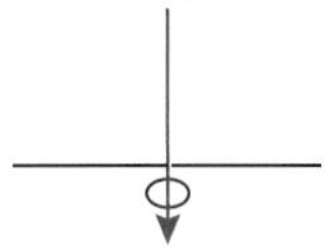	刺	以手指尖直推部位，推到被骨頭擋住才停止。適合用在肘關節、肩關節、膝關節、踝關節等部位。這些部位的骨頭形狀不平整，需要以手指尖端推刺，才能按摩到關節內的緊繃韌帶。
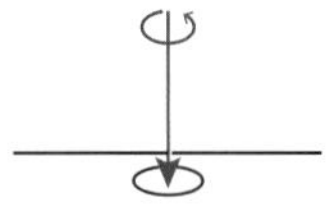	鑽	以手指腹或指尖推進，並帶旋轉。當部位的緊繃組織無法以戳或刺放鬆時，可改用鑽增加旋轉力量，將緊繃組織放鬆。
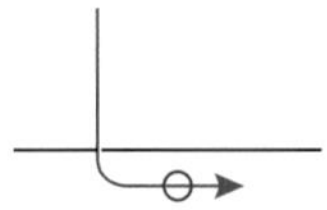	撥	以指腹推進部位後，橫向對緊繃組織施力。此技術可以應用在全身各部位的軟組織。然而，用在髖部、臀部、大腿內側的緊繃組織時，按摩師需要有較大的指力才有辦法撥動深層的緊繃。
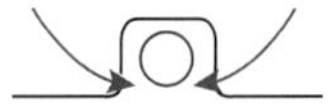	捏	以拇指與食指將部位捏起。適合用在淺層、體積小的緊繃組織。
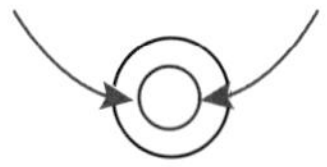	抓	以五根指頭將部位抓起。適合用在淺層、體積大的緊繃組織。
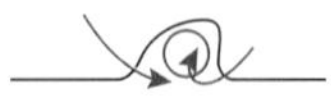	扣	以拇指支撐，其餘四根指頭挖入部位並撥動。適合用在淺層、體積大的緊繃組織，與中層、體積小的緊繃組織。
單掌		
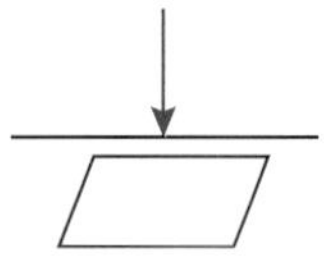	按	以手掌按壓部位。適合用在淺層至中層、面積大的緊繃組織。
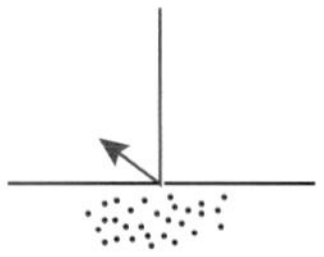	拍	以手掌拍打部位。適合用在淺層、分散的緊繃組織。注意，拍打過程較痛，且力量大時容易產生瘀血症狀。若要大力拍打個案，務必充分告知個案，並獲得個案同意後才執行。
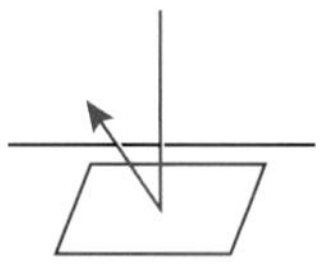	剁	以手刀剁部位。適合用在中層、特別緊繃的組織。遇到四肢肌肉厚實的個案時，往往手指的力量按摩不到肌肉深層。這時改用剁，即可輕鬆地將力量帶入深層組織。

	推	以掌根推部位。適合用在淺層至中層、面積大的緊繃組織。若體感按摩師力氣夠大，可以直接以推法按摩深層的緊繃組織。注意，如果體感按摩師的手腕力氣不足，則長期使用推法可能會讓按摩師的手腕受傷。
	擦	以手掌在部位表面擦，給予部位旋轉的力量。實務上可以搭配推，邊旋轉邊前進，給予組織更多鬆弛效果。
	拿	以全手指與手掌將部位夾起。此技術類似於抓，但抓僅靠末端指節的指腹接觸部位，拿則是整根手指都接觸部位。適合用在中層、體積大的緊繃組織。
	握	以全手掌握住部位，給予部位向內收縮、擠壓的力量。適用於前臂、手腕、手掌、腳掌等一個手掌可以握住的部位。
雙掌		
	搓	以雙手掌對搓部位，給予部位向內摩擦、旋轉的力量。適用於四肢、圓柱形的部位。
	刨	一手用於固定部位，另一手握住部位前後移動。給予部位握與推的效果。適用於前臂、小腿等一個手掌可以握住並前後移動的部位。
	擠	以雙掌向部位擠壓，給予部位向內收縮、擠壓的力量。適用於膝蓋、大腿、髖關節、肩關節等無法以一個手掌握住的部位。
	分	以雙掌相反方向推部位，給予部位向外分開、拉扯的力量。
拳頭		
	捶	以拳輪捶打部位。適合肩膀、腰、臀部、大腿等部位，特別是深層又僵硬的緊繃組織。
	擊	以拳面擊打部位。當部位的肌肉太厚，以致於手掌剁不到深處時，可以使用拳頭擊打，讓力量透入肌肉深層。

	滾	旋轉手腕，讓指髁在部位上滾動。適用於淺層、大面積的緊繃。當緊繃組織特別堅硬時，手指或手掌往往推不鬆。這時可以用指髁施力，利用指髁堅硬的骨頭將緊繃的組織放鬆。
	揉	以拳輪在部位上揉動。適用於中層至深層的緊繃。
	刮	以指髁在部位上刮。隨著力量輕重，可以按摩表面也可以壓入深層組織，是泛用性很廣的技術。
前臂		
	磨	以前臂在部位上磨擦。適合淺層至中層的大面積緊繃。
	捲	以前臂在部位上直推，然後旋轉前臂，靠著摩擦力將部位組織捲起。適合淺層至中層的大面積緊繃。
	夾	以前臂與上臂夾部位。當雙手掌力量不足以擠時，可用手臂夾來替代。
手肘		
	壓	以手肘直接壓入部位。適合中層至深層的緊繃，常用於肩、腰、臀、大腿等肌肉堅硬厚實的部位。
	碾	以手肘壓入部位後旋轉。適合中層至深層的緊繃，常用於肩、腰、臀、大腿等肌肉堅硬厚實的部位。

工具用法個論（Description of tool techniques）

每位按摩師的力量與體格都不同。有的人力氣大，用手指就能戳入個案臀部深層肌肉。有的人力氣小，用手肘都壓不到臀部深層肌肉。有的人身材嬌小，需要用腳踩踏個案代替手肘壓碾。有的人手指太寬，無法鑽、刺到個案的關節內的韌帶。按摩師為了解決體型與力量的差異，可以使用工具來替代徒手直接接觸個案。

乾針　相當於手指的刺、鑽、戳、點。針就像是既硬又細的手指，按摩師可以透過針輕鬆地將力量傳遞至組織深層，特別是「胖手指」按摩不到的關節接縫內的韌帶。

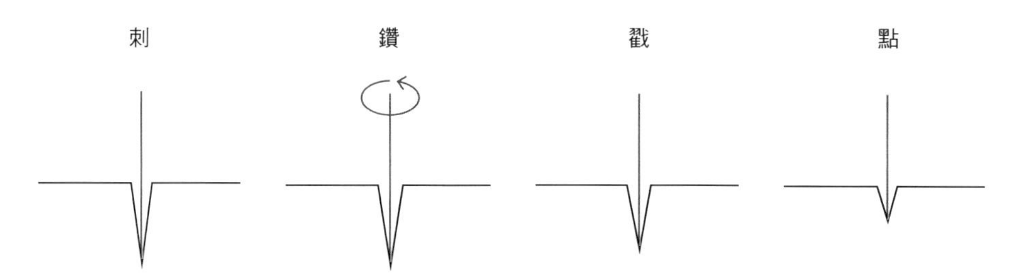

棍棒　相當於手指的啄與拳頭的捶、擊、滾。棍棒就像是硬而有力的拳頭，按摩師可以透過棍棒輕鬆地將力量傳遞至組織深層。當力氣小的按摩師需要按摩厚實的肌肉時，棍棒會是方便的工具。

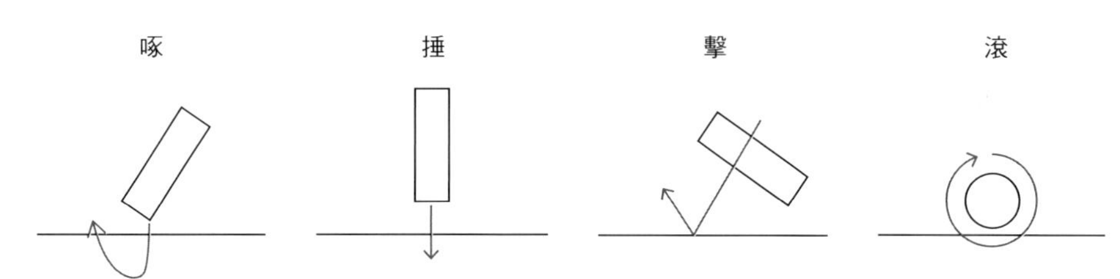

拔罐器　相當於手指的捏、單掌的拿。使用小罐子拔罐相當於捏，使用大罐子拔罐相當於拿。拔罐相當於長時間將部位捏起來，走罐技巧相當於到處捏。如果個案需要較多的捏時，按摩師使用拔罐技術可以省下許多功夫。

閃罐、留罐如捏拿

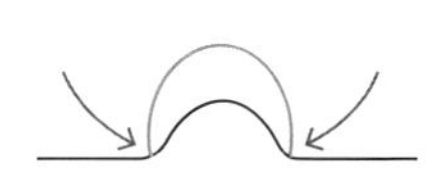

滑罐、走罐如到處捏拿

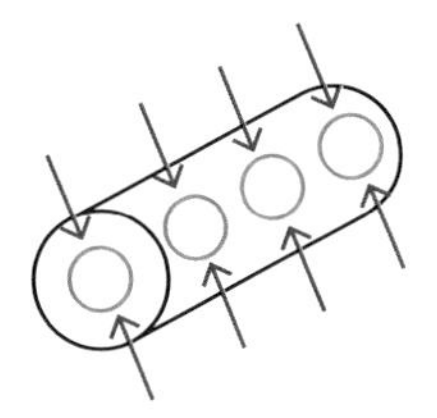

刮痧板　相當於拳頭的刮。刮痧工具有許多種材質與樣式，但原理都是以堅硬物體替代指髁去刮部位。當個案需要被刮的面積大時，如整個頭、整面背，按摩師使用刮痧板來刮痧方便又簡單。

刮痧板

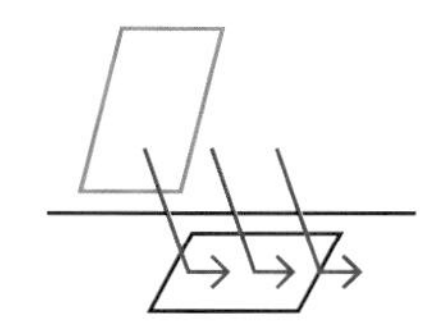

使用工具來替代按摩師的手，雖然有許多好處，卻也不是容易辦到的事。按摩師以手直接接觸個案，可以用手細緻地感受個案身體組織的緊繃狀態。按摩師若要透過工具來感受個案身體組織的狀態，需要接受長時間的訓練。能夠把工具化為手的延伸，才能避免使用工具時施力不當而傷害到個案。因此，有些國家規定需要技術證照，甚至是醫師執照才能操作工具。

由於工具只是一種代替手給予動能或改變勢能的方式，工具本身並不帶來療效。基於方便、安全以及合法，本書建議體感按摩師優先熟悉基本徒手技術，再去學習使用工具（以及依當地法律取得使用工具的授權）。

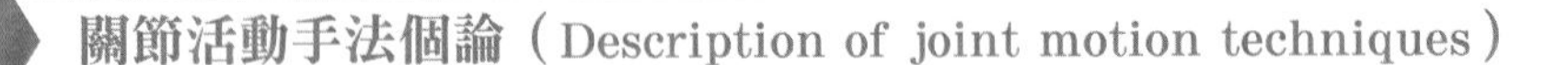

關節活動手法個論（Description of joint motion techniques）

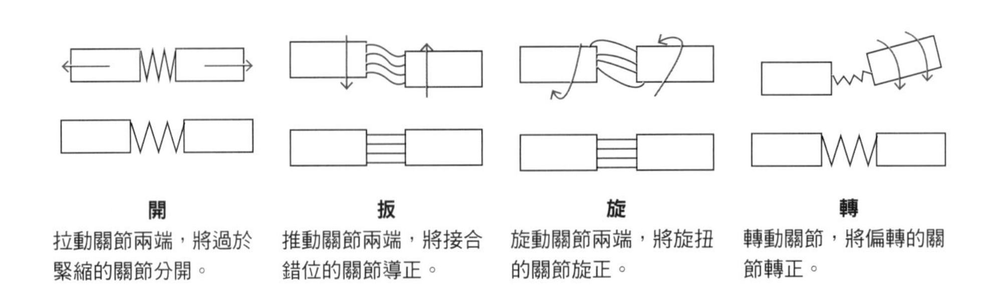

人體共有146個關節，包含不動關節、微動關節以及活動關節。關節雖然多，但異常方式只有緊縮、錯位、旋扭、偏轉四種可能，所以操作手法也只有開、扳、旋、轉四種。通常關節被韌帶牢固地綁住，不會分離，所以關節活動的基本手法沒列入把關節距離縮短的技巧。若有需要可使用擠法，給予關節集中壓縮的力量，幫助關節縮短距離。

整脊與整骨對於各個關節有各種操作技術。與之相反地，我並不強調各種關節操作技術，而是僅以四種關節活動的可能性來看待關節操作技術。理由在於，脊椎與身體各個骨頭本身都不會運動。如果沒有軟組織，只有骨頭，無法形成能活動的關節。所有骨頭的移動，都是被肌肉、肌鍵與韌帶等軟組織所牽動的。假如關節軟組織是緊繃的，則關節被拉緊無法活動。此時若以強力方式活動關節，可能會讓個案受到傷害。例如軟組織拉傷、骨裂，甚至是頸椎神經受損。假如關節軟組織是放鬆的，則體感按摩師只要出一點力氣就能讓關節活動，也不需要特殊手法利用槓桿原理省力。因此，本書不提供對各個關節的各種操作技術。取而代之地，體感按摩師在處理個案的關節時，先將關節的軟組織放鬆，就能以開、扳、旋、轉四種方式，矯正關節的緊縮、錯位、旋扭、偏轉四種異常。

8 觸覺訓練

佛教的經典《涅槃經》裡有則瞎子摸象的故事，故事是說幾個盲人摸大象的身軀，每個人都以為自己摸到的局部就是大象身形的全貌。這個故事比喻人們在觀察事物時可能犯下以偏概全的錯誤。我想說另一個故事，作為觸覺訓練的啟發。故事的名稱是明眼人看象。有幾個視力很好的人以眼睛觀察大象，然後七嘴八舌地討論大象肌肉的緊繃度、彈性、溫度、壓痛程度。這個故事是想比喻，人們的眼睛只能看得到大象的形狀與顏色，要用手去觸碰才感受得到大象摸起來的觸感。

對於體感按摩師來說，最重要的莫過於觸覺了！無論是由手指、手掌、手肘還是其他部位施力後從個案身上回饋的體感，都是按摩師即時判斷下一步操作的依據。相對來說，一般的按摩提供固定的操作流程。以下舉例說明固定操作流程與即時操作判斷的差異。有位個案的前臂痠痛，固定操作流程也許在個案評估時就決定了。也許先指壓穴位15秒，然後搓揉前臂30次，再抖動甩手5下。或者，先熱敷5分鐘，再電刺激3分鐘，然後於前臂的激痛點拔罐2分鐘，接著刮前臂的筋膜30下，最後拍打震動前臂20下。相對於一般按摩的固定流程，體感按摩的操作過程由個案身體緊繃的狀況來決定。也就是說，如果個案前臂的緊繃被操作了1分鐘後尚未完全放鬆，則應當繼續操作，直到該部位放鬆。如果個案前臂的緊繃在操作後30秒就放鬆了，而相連的手腕或上臂部位開始變得相對緊繃，則再處理已經放鬆的前臂就對於前臂的痠痛沒有幫助，應當改去操作手腕或上臂才對。所以體感按摩的操作，沒有固定的流程、時間、次數、位置，一切依照個案身體當下的緊繃與張力狀態做決定。

要能夠依照當前觸覺回饋做判斷，按摩師要滿足兩個條件：體感的認知與敏銳的觸覺。體感的認知指的是各種文字或圖像描述的體感，按摩師要有親身經驗。比如我們說鐵塊摸起來是硬的，海綿摸起來是軟的，按摩師如果沒有摸過鐵塊與海綿，那麼他只能憑想像去理解鐵塊的硬與海綿的軟，缺乏親自觸摸的經驗。按摩師的經驗越豐富，在執行操作與判斷時的精準度就越高。敏銳的觸覺分為靜態觸覺與動態觸覺兩部分。靜態觸覺指的是按摩師要能分辨軟組織在靜止時的緊繃與放鬆狀態。動態觸覺指的是按摩師要能分辨可動關節在活動時的異常與正常狀態。簡單來說，按摩師要知道也要能摸得到。

當體感按摩師累積眾多的體感認知後，他會需要一個工具來整理龐大的經驗。這一章提供觸覺空間模型，幫助按摩師將每個個案的觸覺回饋以視覺化的方式整理與比較。而在成為經驗豐富的按摩師之前，先要知道怎麼摸、怎麼練習自己的觸覺。本章剩餘的部分分別介紹為軟組織的觸覺訓練方式與為可動關節的觸覺訓練方式。

觸覺空間模型（Tactile Space Model）

導航系統監測路況、規避障礙物、擬定安全快速的行駛路線，都仰賴系統的「眼」獲取環境資訊。體感按摩師的觸覺，相當於導航系統的眼。體感按摩師透過自身的觸覺，監測個案身體軟組織的狀態、關節的接合位置，避免觸碰氣管與內臟等脆弱組織，然後決定安全有效的軟組織放鬆程序。並且在操作過程中，持續以敏銳的觸覺監測個案身體的狀態，即時依回饋的狀態調整操作內容。

在過去，觸覺感受僅以形容、比喻的方式被記錄。例如，軟的、硬的、粗糙的、細緻的、尖銳的、毛茸茸的。中醫的脈診，將脈的觸覺感受分類為二十八種脈象。各種感覺被定性分類，但仍缺乏定量比較。由於每個人的感覺不一致，所以現代以相對量化的方式來實現感覺的定量比較。例如，以疼痛指數來衡量疼痛的相對大小，如**圖8.1**所示。

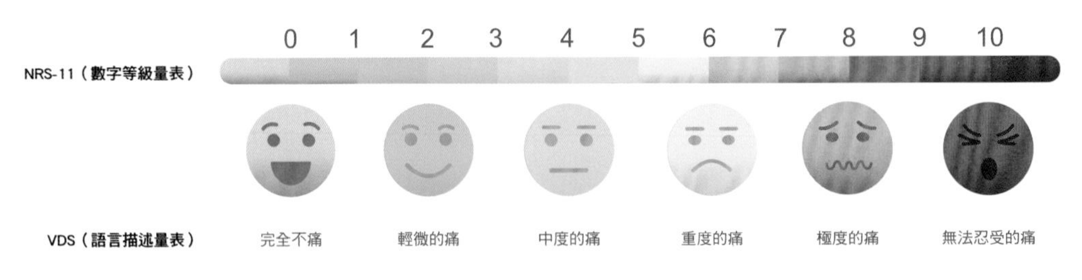

圖8.1　疼痛評估量表。

指數是一維的衡量指標。對於體感按摩所需的觸感衡量，需要解析不同觸感的相互關係，例如同時衡量軟組織的柔軟度與彈塑性。這時，一維的指數衡量指標就不敷使用。我提出二維的觸覺空間模型（tactile space model），將體感按摩最主要的觸覺監測整合在模型中，並以假色（pseudo color）來呈現數值的相對大小。將假色繪製在軟組織投影（soft tissue projection）上，即可視覺化呈現個案軟組織緊繃的分布狀態，如**圖8.2**所示。

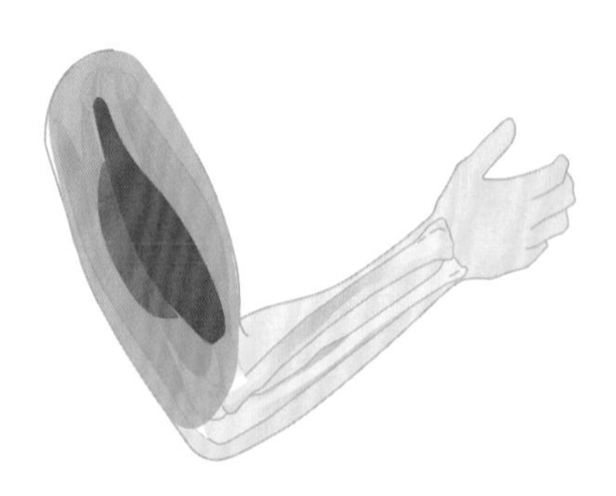

圖8.2　軟組織緊繃分布狀態

觸覺空間模型應用於軟組織，以軟組織的柔軟度與彈塑性生成柔軟度－彈塑性空間（spans the softness-elastoplasticity space of soft tissue），如**圖8.3**所示。水平軸表示柔軟度，垂直軸表示彈塑性。右上角區域表示柔軟又有彈塑性的健康軟組織，以狀態良好的運動員的肌肉為代表。右下角區域表示柔軟卻無彈塑性的退化軟組織，以久臥病床的病人肌肉或嚴重拉傷的肌肉為代表。左上角區域表示僵硬而有彈塑性的疲勞軟組織，以延遲性肌肉痠痛的肌肉為代表。左下角區域表示僵硬且無彈塑性的緊痠痛軟組織，以嚴重冰凍肩的肌肉為代表。

觸覺空間模型應用於關節，以關節的可動性與連結位移生成可動性－位移空間（mobility-displacement space of movable joint），如**圖8.4**所示。水平軸表示可動性，垂直軸表示位移。右上角區域表示可活動又無位移的健康關節。右下角區域表示可活動卻有位移的異常關節，以踝關節扭傷為代表。左上角區域表示活動性差而無位移的緊痠痛關節，以冰凍肩的關節為代表。左下角區域表示活動性差且有位移的勞損（strain）關節，以媽媽手（狄奎凡氏症，De Quervain's disease）的腕關節為代表。

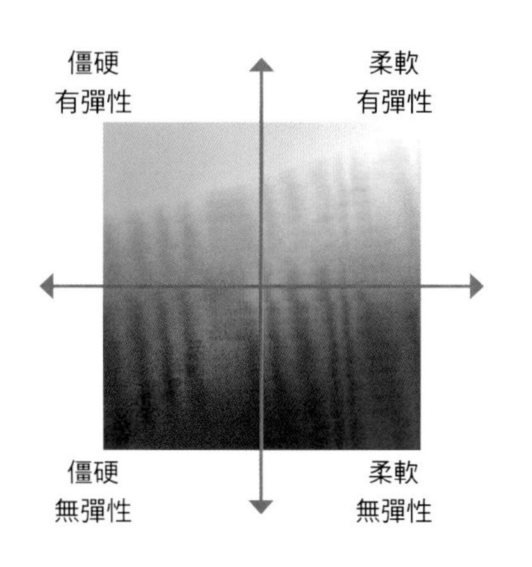

圖8.3　柔軟度－彈塑性空間。

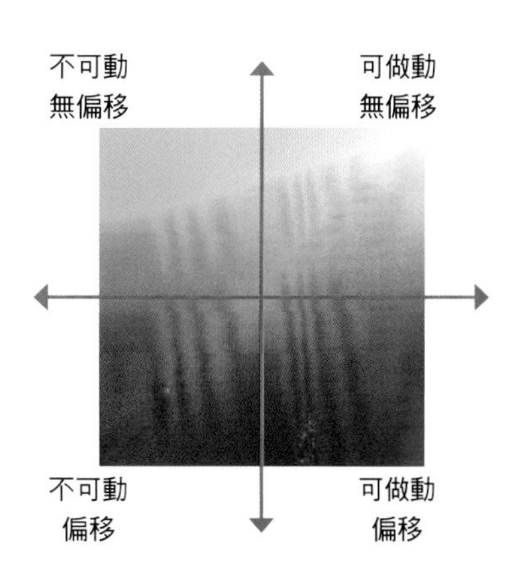

圖8.4　可動性－位移空間。

體感按摩師應建立自己的觸覺空間模型，以大量的臨床經驗增加模型的可靠性。以柔軟度-彈塑性空間來說，什麼是軟？什麼是硬？什麼是有彈塑性？什麼是無彈塑性？用文字比喻或數值量化來表述觸感是困難的。一個可行的方式，就是讓體感按摩師親自去觸摸、比較、分類。將一個個案例判定到合適的空間座標，使得案例間的差異性可被凸顯、比較。

為了加速初學體感按摩者的觸覺空間模型的訓練過程，初學者應盡可能接觸模型四角的代表性個案。健康的軟組織與關節，將被識別在偏右上角的範圍；典型的異常將被認知在另外三個角的範圍。當充分識別代表性的個案後，接著去觸摸一般的個案，個案的狀態將被識別在四角所圍起來的範圍內。先識別典型個案，再識別一般個案，較不會發生超出識別範圍的例外，使模型訓練過程較順利。

軟組織的觸覺訓練（Tactile training for soft tissue）

為了訓練雙手對於軟組織的觸覺，體感按摩師需要常做自摸訓練。自摸訓練，就是以自己的雙手摸遍自己的全身。自摸訓練的優點有：

1. 方便。不需要找其他人，自己隨時隨地就可以執行觸覺訓練。
2. 安全。身體能承受按摩的力量大小、位置、持續時間都是自己掌控。自己按摩自己，會比按摩別人或被別人按摩還安全。
3. 在瞭解手的觸感同時，也瞭解身體被按的體感。觸摸其他人，只能獲得觸感，無法瞭解被觸摸的體感。
4. 常常自摸，可以讓自身的軟組織保持放鬆，避免累積疲勞，維持健康。
5. 若摸到自身的緊繃組織，可以趁機解決自身的緊痠痛。
6. 增加解決緊痠痛的經驗，並且對於操作時的壓痛有切身的感受。將來面對個案時，就知道操作力道如何拿捏才不會過輕或過重。

原則上，雙手能摸到的身體部位，就是自摸訓練要按摩的部位。按摩手指的韌帶時，可以訓練觸覺的精確度。按摩大腿的肌肉時，可以同時訓練握力以及手掌的觸覺敏銳度。按摩臉部的軟組織時，可以訓練施力的精密度，僅在小範圍施力避免傷及脆弱組織。建議體感按摩師將自己的觸覺精確度訓練到1㎜的分辨力，握力超過5kg，施力的精密度可以把指尖的力量集中在4mm^2的範圍內。

觸覺精確度、力量以及施力精密度的訓練，並不侷限在前述幾個位置，而是全身都可以自摸訓練。細膩地以各種力量去按摩全身，並讓全身有被各種力量按摩的體驗，有助於體感按摩師瞭解個案被按摩時的感受。使體感按摩師能在操作時，不僅是知道個案可能有壓痛的不適感，而是由自身被按摩的經驗，瞭解個案當下的壓痛。

若體感按摩師在執行自摸訓練時，有摸到緊痠痛的軟組織，可以練習解決緊痠痛的臨床次序。

1. **發現緊痠痛：**確認緊繃的軟組織位置。
2. **找出影響區域：**由緊痠痛的位置向四周圍摸索，直到摸到健康的軟組織當作邊，邊內的都是緊繃的或張力不均勻的軟組織。
3. **由內而外解決：**把軟組織的緊繃，由影響區域的中心往外方向分散。解除區域內的緊繃。
4. **使張力均勻：**重複步驟1～3，直到整個影響區域內外周圍的軟組織張力均勻。
5. **等待癒合：**緊繃組織可能把微小傷口包住，鬆開後傷口會產生癒合的發炎反應。完整癒合可能會需要數日的時間。等待的過程，可以進行熱敷以幫助軟組織恢復。
6. **後續追蹤：**若癒合後仍有痠痛未完全消除，再回到步驟1，重新尋找尚未解決的緊痠痛，予以消除。

可動關節的觸覺訓練（Tactile training for movable joint）

關節的健康或異常，受到關節的可動性、連接位置、運動軌跡三者影響。體感按摩師要多摸正常的關節，才能比較出異常的關節。關節不是能動就足夠，還要關節兩端的連接位置沒有位移與旋轉，以及運動軌跡正確，才是健康的關節。其中最重要的關鍵是整個關節軟組織都要柔軟、有彈塑性。

若沒有將活動不良的關節周圍的軟組織放鬆，直接進行關節活動操作，往往在操作完一段時間後，關節會再退回到活動不良的狀態，如**圖8.5**所示。假設有個關節，周圍的軟組織非常緊繃，導致關節無法活動。若沒有放鬆軟組織，直接用蠻力扳折關節，則可能看似關節可以活動，實際上是造成局部軟組織撕裂傷。然後，由於周圍軟組織仍然緊繃，所以待撕裂的軟組織癒合後，整個關節又會回到緊繃狀態，關節再次無法活動。這就是許多人被操作完關節活動後獲得暫時舒緩，但隔幾天後關節又再次緊繃的原因。

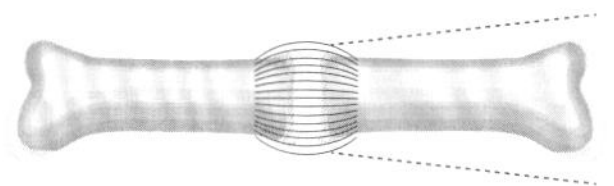

(a) 關節軟組織緊繃，導致關節活動受限。

(b) 用蠻力扳折關節，看似增加關節活動角度，卻造成軟組織撕裂傷。

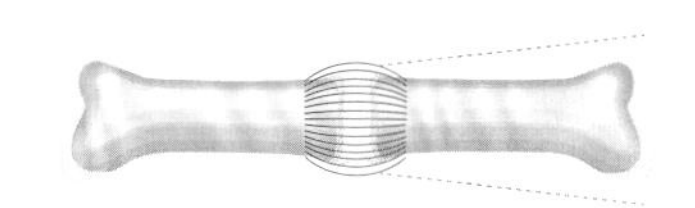

(c) 一段時間後，待軟組織癒合，關節活動角度再次受限。

圖8.5　緊繃的關節直接操作關節活動。

如果只有骨頭沒有軟組織，就無法連接兩個骨頭形成關節。因此，體感按摩主張以解除軟組織緊繃為導向的關節操作。對於關節的可動性，若關節的軟組織緊繃，將造成關節失去可動性。對於關節的連接位置，若關節的軟組織張力不均勻，將造成關節接面位移或旋轉。對於關節的運動軌跡，若關節的軟組織動態張力不均勻，將造成關節無法以期望的軌跡運動。

體感按摩師在做自摸訓練時，對於關節部分的軟組織要特別注意。關節的軟組織以韌帶為主。韌帶收縮時的力量與緊繃程度通常大於肌肉。因此在按摩關節的緊繃軟組織時，通常會有強烈的壓痛。並且，解除韌帶的緊繃比解除肌肉的緊繃還需要更多時間。導致初學者無法分辨是按摩造成個案受傷還是幫助個案解決關節緊痠痛的正常反應。建議關節的觸覺訓練，自摸訓練以自己健康的關節為主。對於異常的關節，初學者需要有體感按摩導師帶領、說明、示範，讓初學者能摸到關節在操作前的異常狀態，以及操作後恢復的正常狀態。

人體的關節活動方式，不外乎上、下、左、右、伸、縮、旋、轉八種，如**圖8.6**所示。因此體感按摩師在關節的自摸訓練時，只要練習手指的每個關節即可。可以雙手互相訓練，也能保養雙手的手指關節。許多按摩工作者罹患手指變形與指關節肥大增生的症狀，其根本原因在於長期使用手指工作，讓手指累積過多疲勞，缺乏手指關節的按摩放鬆。因此，手指關節的自摸訓練，不僅能增進體感按摩師對關節的觸覺識別，還能保護體感按摩師的雙手免於工作傷害。在熟悉手指關節的自摸訓練後，可以嘗試自摸手掌與手腕，乃至於腳指、腳掌以及腳踝。體感按摩師對自己的關節有更多觸覺學習，在觸摸個案的關節時就能更快地識別其關節狀態。

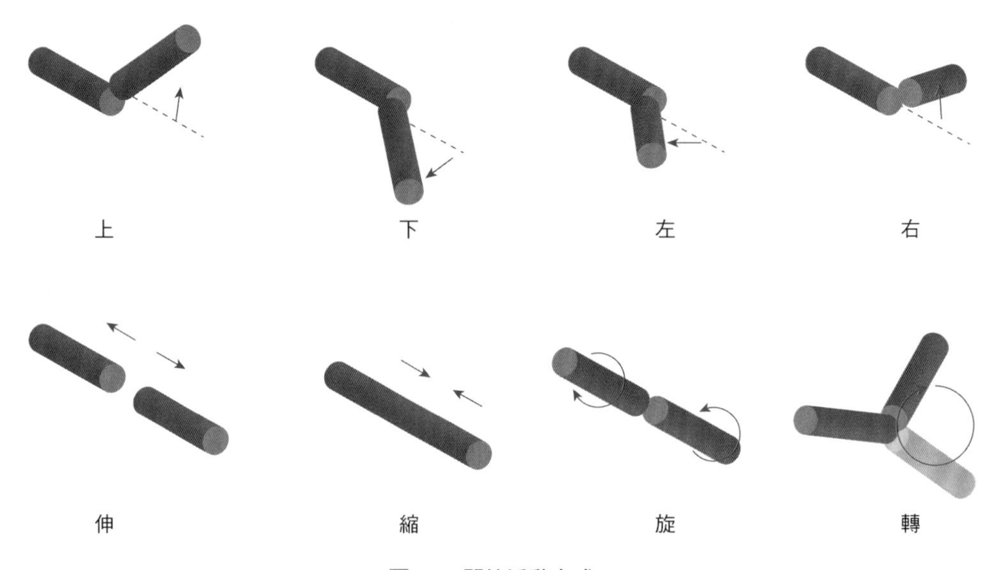

圖8.6　關節活動方式。

本章的最後要來談一談關節彈響（cracking joints）。關節彈響是關節腔內溶解在關節液內的氣體形成氣泡並破裂的聲音。例如折手指時發出的清脆聲，以及運動熱身活動時關節發出的聲音。這是健康且正常的現象，無須擔心會引起關節炎。然而，若每次關節彎曲皆會製造關節彈響，例如每次蹲下時膝蓋都有關節彈響，這就不是正常的現象。有證據表明，韌帶鬆弛可能與關節彈響的傾向增加有關①。

根據我的臨床經驗，韌帶鬆弛只是增加關節彈響傾向的原因之一。關節軟組織的動態張力不均勻才是增加關節彈響的主因。由於動態張力不均勻，當關節活動時就會在關節內張力小的位置產生臨時空腔，引發溶解氣體凝聚成氣泡並破裂產生聲音。

要解決異常關節彈響，首先要放鬆緊繃的軟組織，其次要鍛鍊關節周圍的肌力。只要關節軟組織的張力均勻且有力，在關節活動時就不會產生臨時空腔，也就防止了關節彈響。反之，如果沒有先放鬆緊繃的軟組織就開始鍛鍊肌力，將造成軟組織張力不均勻程度的惡化。於是，越鍛鍊肌力，關節彈響的症狀就越嚴重。

① G. A. Fryer et al., "The effect of talocrural joint manipulation on range of motion at the ankle," Journal of Manipulative and Physiological Therapeutics, vol. 25, no. 6, pp. 384-390, 2002.

應用篇

運用體感按摩解決緊繃痠痛

9 手肘以下

本章介紹手肘以下各部位的痠痛，包含手指、手掌、手腕、前臂以及手肘。手肘以下的部位，自己的左右手可以互相按摩，所以是體感按摩初學者自我練習的最佳選擇。體感按摩師在工作後需要保養雙手，自我檢查雙手是否有痠痛並且即時消除緊繃，避免累積疲勞造成職業傷害，所以手肘以下的自我按摩也是體感按摩師每天必須操練的功課。

手指感覺緊緊卡卡的

緊痠痛 在起床後或工作勞累後感覺手指活動不便，有緊緊的、卡卡的感覺。甚至伸屈功能障礙，手指伸得直彎不回來，或彎屈後卻伸不直。在手指的各個關節都可能發生，如圖**9.1.1**所示。

判　斷 因為長時間使用手指工作累積疲勞，或手指扭傷、挫傷在癒合後未放鬆，導致指關節周圍軟組織緊繃。局部軟組織張力不均勻，造成手指感覺緊緊的、卡卡的。嚴重的軟組織緊繃甚至造成指關節位移旋轉，導致手指伸屈不利。如圖**9.1.2**所示的例子，緊繃的軟組織將手指關節向右上方平移，以及順時針方向旋轉。

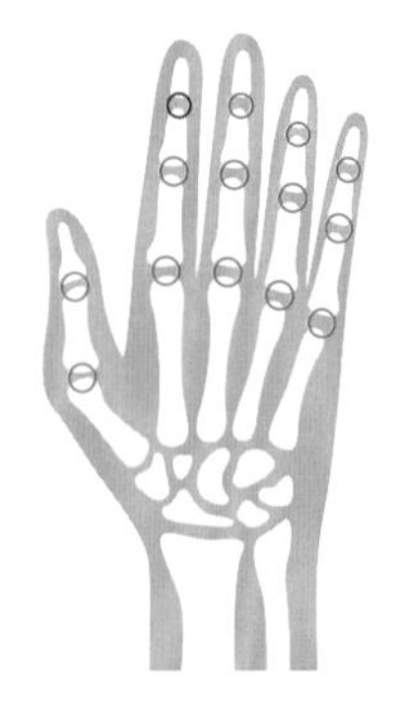

食指第一關節緊繃，伸屈不便。
（其餘各指節皆可能發生相同緊痠痛）

圖9.1.1　手指感覺緊緊卡卡的。

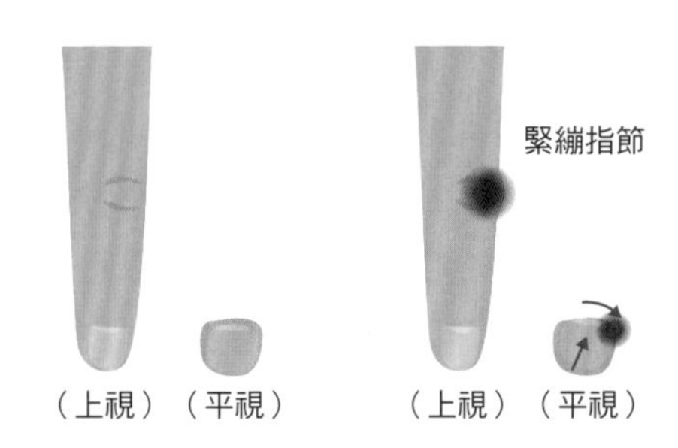

圖9.1.2　緊繃使指節向右上方平移，且順時針方向旋轉。

相似炎症 手指屈指肌腱腱鞘炎、手指屈指肌腱狹窄性腱鞘炎、板機指

解　法 在手指關節到手背間，將可能緊繃的軟組織（如蚓狀肌、骨間肌、伸指肌肌腱、屈指肌肌腱、伸肌套）全部按摩放鬆，如圖**9.1.3**所示。關節韌帶的緊痠痛被按摩時，可能會有非常強烈的壓痛。可以用較輕的力量、用更長的時間來按摩，直到緊繃的軟組織放鬆。在關節活動前，務必先將關節的軟組織按摩到軟，再嘗試上、下、左、右搖動關節，以及順時針、逆時針扭動關節，如圖**9.1.4**所示。手指

緊繃的軟組織可能只有1～2㎜寬，手指關節的左右活動角度也只有1～2度。因此體感按摩師需要用精密的觸覺來尋找軟組織緊繃的位置。做關節活動時，也要細心找出卡住的方向，慢慢讓卡住的部分活動開來。當軟組織放鬆後，輕輕活動關節就能將錯位的關節移回正確位置。在移回正確位置的時候，可能會有彈響聲。切勿在軟組織放鬆前就做拉伸或彎折等關節活動，如**圖9.1.5**所示。若關節的軟組織未放鬆就做關節活動，即使做關節活動時有彈響聲，且做完後暫時可以輕鬆地活動關節，但由於關節周圍的軟組織依舊是緊繃的，所以在數小時或數日之後，關節會再度感覺緊緊的、卡卡的。

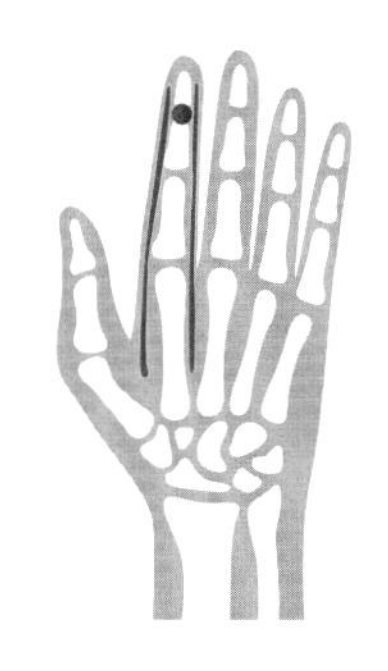

圖9.1.3 放鬆指關節到手背間所有可能緊繃的軟組織。

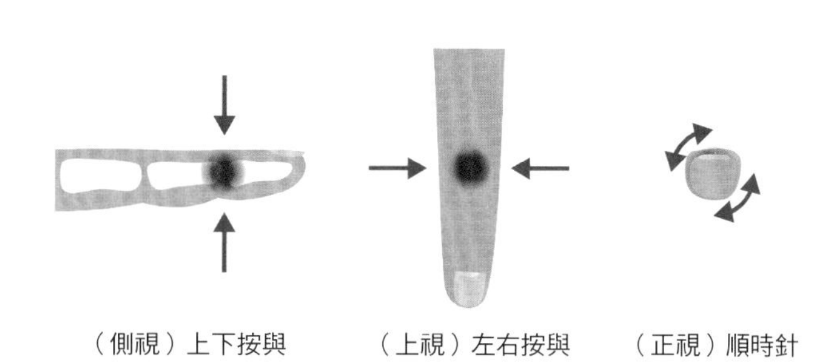

（側視）上下按與搖動關節　（上視）左右按與搖動關節　（正視）順時針逆時針扭動關節

圖9.1.4 按摩指關節緊繃的軟組織。

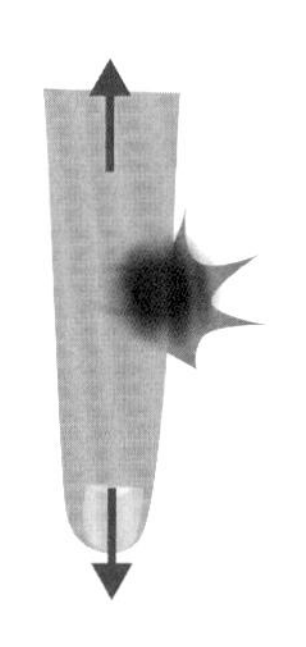

（上視）拉伸產生彈響聲

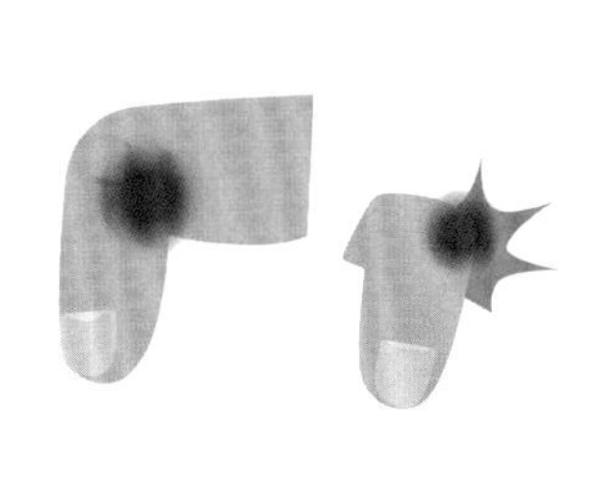

（側視、正視）彎折產生彈響聲

圖9.1.5 關節軟組織未放鬆就操作關節活動。

訓　練　將手掌張開讓手指成虎爪狀，如**圖9.1.6**所示。保持這個手勢，然後使手指關節相關的軟組織同時用力（等長收縮），維持30秒後休息。休息時可以甩甩手、按摩手指與手掌。這個練習的目的，一方面是強化控制手指肌肉的肌力，另一方面是讓手指手掌肌群藉由同時用力再同時休息來同步軟組織張力。

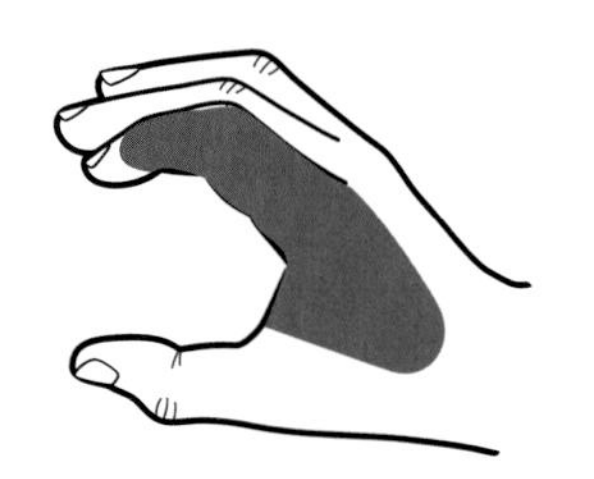

圖9.1.6　訓練控制手指的肌群力量與同步。

追　蹤　緊痠痛的關節韌帶被按摩放鬆後，可能會痠痛數日，甚至出現修復組織的發炎反應。可用熱敷來緩解不適感並加速組織修復。若還有緊繃感尚未解決，可在一週後再次按摩。如果手指與手掌有部分軟組織退化，則在按摩後可能只解決緊繃感的困擾，關節依舊伸屈不利。還需要透過一日數次的訓練，為期二到四週，等整體肌群都恢復力量並張力均勻後，才會恢復正常的伸屈功能。

拇指根部至手腕痠痛

緊痠痛　端盤子、拿炒菜鍋、抱小孩或手掌撐住桌面時，感覺拇指根部至手腕的區域痠痛，如**圖9.2.1**所示。嚴重時甚至會無力，連杯子都無法拿起。

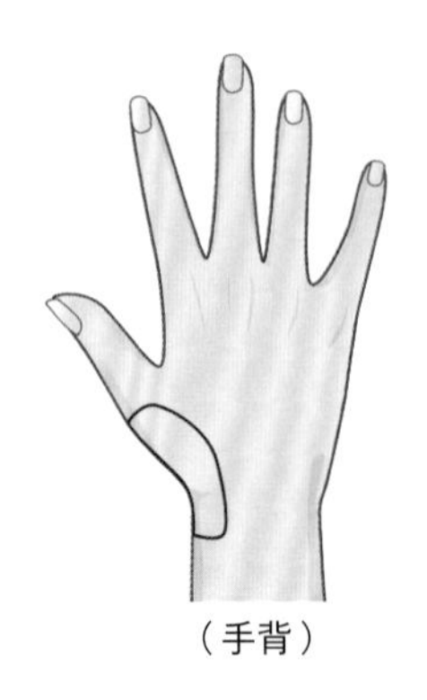

（手背）

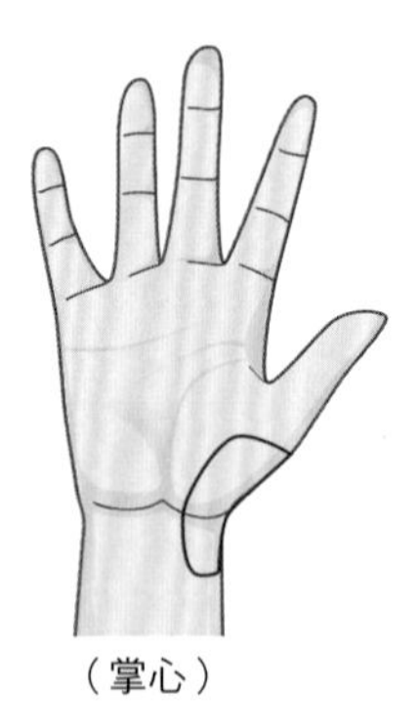

（掌心）

圖9.2.1　拇指根部至手腕的區域痠痛。

判　斷　以拇指根部位置當施力的支點，長時間工作累積疲勞，或以該支點舉重物（如抱小孩），導致該處關節周圍軟組織緊繃。局部軟組織張力不均勻，造成用力時感覺痠痛無力。嚴重的軟組織緊繃甚至造成關節位移旋轉，導致手掌推撐桌面時手腕就痠痛。如**圖9.2.2**所示的例子，緊繃的軟組織將手腕關節向右上方平移，且逆時針方向旋轉。

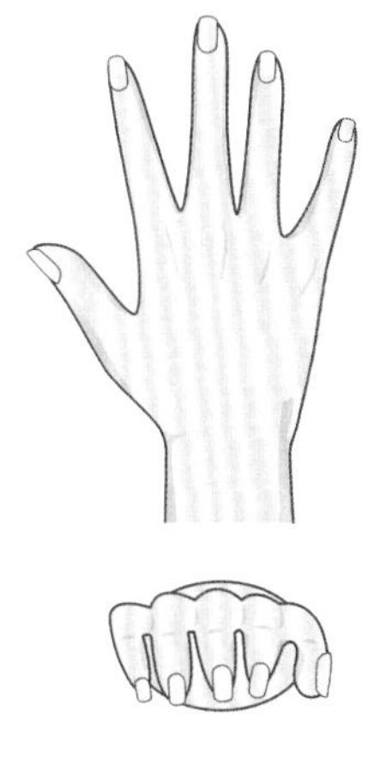
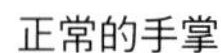

正常的手掌

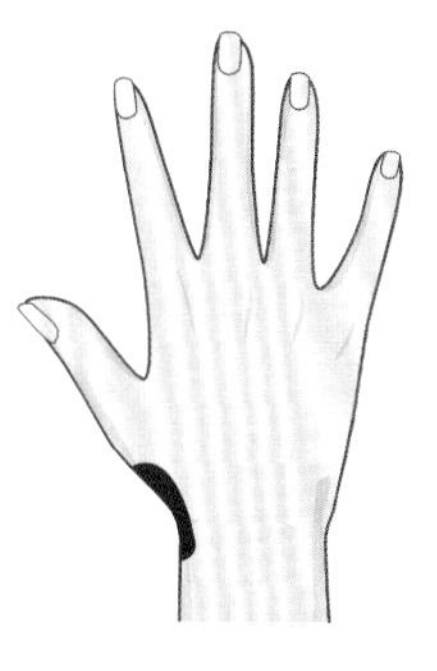
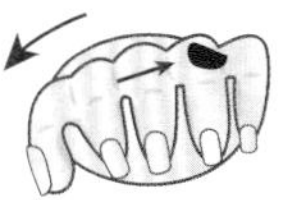

拇指與手腕關節連接部位的軟組織緊繃

圖9.2.2　緊繃使手腕關節向右上方平移，且逆時鐘方向旋轉。

相似炎症　狄奎凡氏症、橈骨莖突狹窄性腱鞘炎、媽媽手

解　　法　在拇指根部、手腕整圈及手腕到手肘外側的範圍，將可能緊繃的軟組織全部按摩放鬆，如圖**9.2.3**所示。在拇指根部與手腕附近可能發現點狀分布的緊繃，在前臂可能發現線狀分布的緊繃，在手肘外側可能發現體狀分布的緊繃，如圖**9.2.4**所示。放鬆這些緊繃的方式，手腕處就地揉散點狀緊繃，前臂處以垂直線狀緊繃的方向按摩緊繃，手肘外側處的體狀緊繃則往四周分散緊繃。從手肘至手腕的緊繃都解決後，再進行手腕的關節活動。活動方式有上、下、左、右、旋、轉，不需要拉伸與擠壓，如圖**9.2.5**所示。透過關節活動，將位移旋轉的關節導回正位。要注意的是，腕關節的前臂端的軟組織一定要放鬆，然後才可進行關節活動。因為正常的關節在活動時不會互相壓迫到軟組織，緊繃的軟組織會將關節拉得比較近，因此在活動時會壓迫到軟組織造成痠痛，如圖**9.2.6**所示。當軟組織放鬆後，輕輕活動關節就能將錯位的關節移回正確位置，無須使用蠻力硬將靠近的關節扯開。放鬆完關節後，可以用手掌輕輕支撐桌面來檢查關節連接位置是否正確。正常的手腕不會痠痛。如果手腕會痠痛，就表示關節兩端連接不正，或者手腕附近仍有緊繃軟組織。注意，拇指根部的韌帶與手腕關節韌帶在按摩時，可能會非常痠痛。特別是拇指根部的點狀緊繃，會有撕裂般的痠痛感。如果該撕裂感只要不按壓它就不痛，即可判斷該強烈痠痛是正常操作的壓痛，不是受傷所造成。

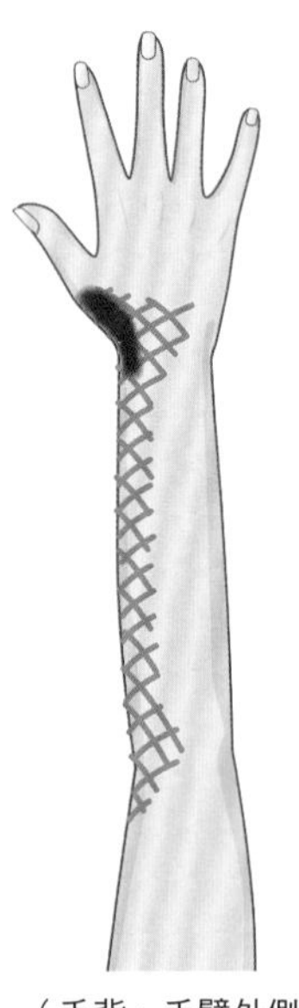
（手背、手臂外側）

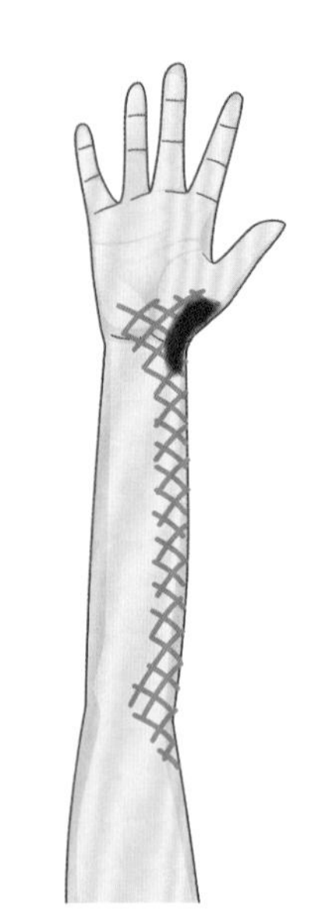
（掌心、手臂內側）

圖9.2.3 放鬆拇指跟部、手腕到手肘間所有可能緊繃的軟組織。

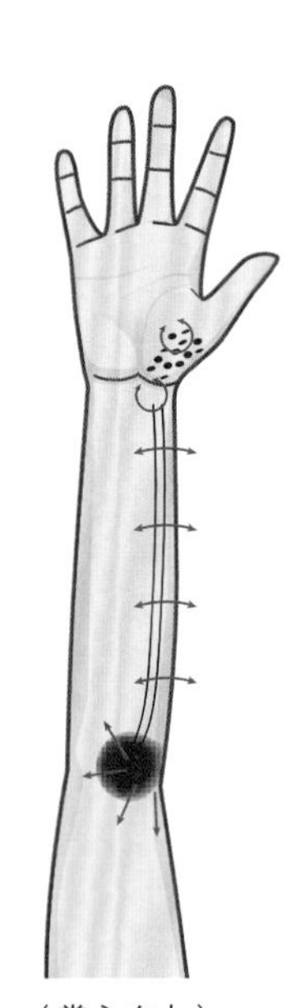
（掌心向上）

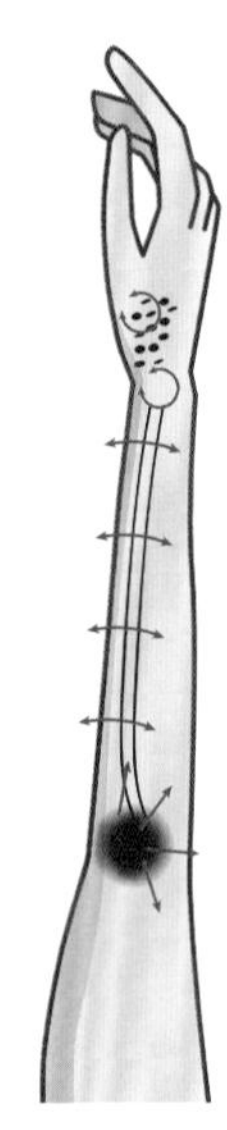
（掌心內側）

圖9.2.4 拇指根部痠痛可能相關的緊繃分布與按摩放鬆方向。

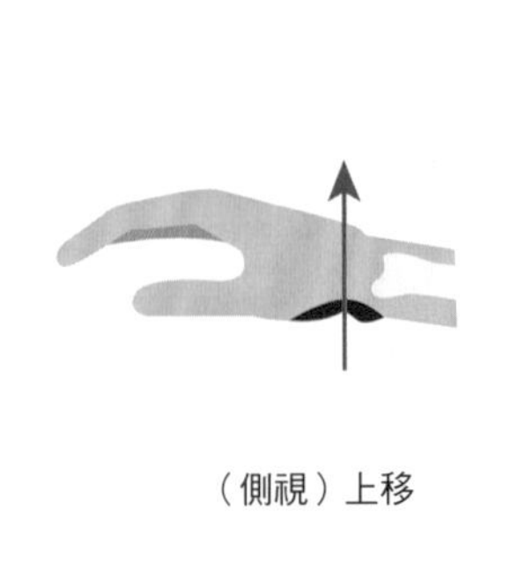
（側視）上移

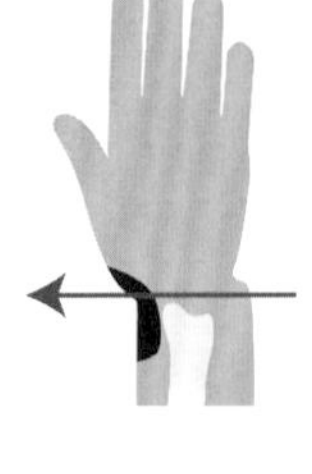
（上視）左移

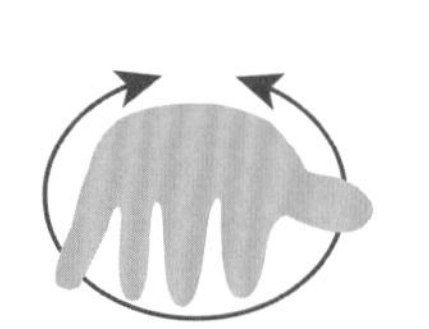
（正視）旋

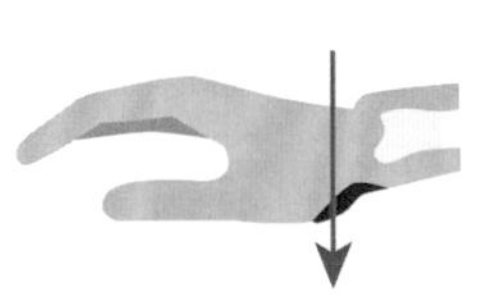
（側視）下移

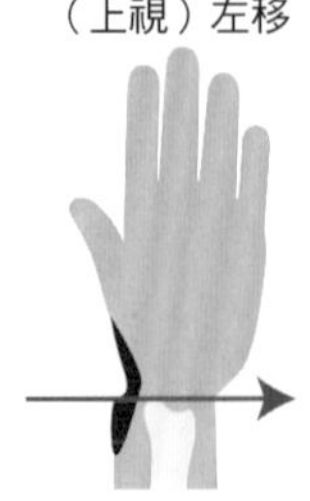
（上視）右移

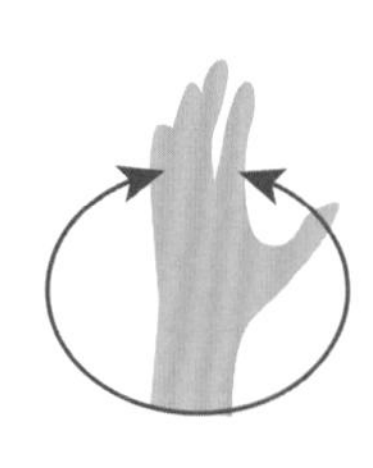
（正視）轉

圖9.2.5 手腕關節活動。

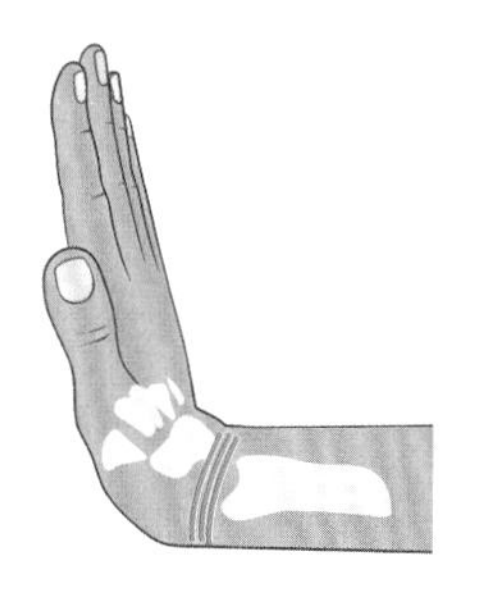

正常的手腕動時不痠痛

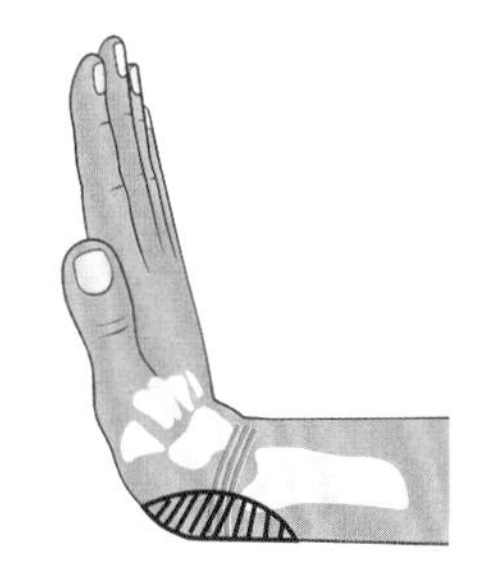

緊繃的手腕活動時壓迫軟組織造成痠痛

圖9.2.6　錯位的關節在活動時會壓迫到軟組織造成痠痛。

訓　練　造成這個位置緊痠痛的原因有兩種，其一是肌力太小造成肌肉過度緊繃疲勞，其二是施力方式不當造成關節承受過大力量。對於肌力太小，需要訓練手腕關節周圍的肌力。當手腕有力氣，就不會因為過勞而讓肌肉緊繃，引發關節旋轉位移。訓練方式，將手腕周圍的肌肉同時用力繃住，相當於手腕肌肉的等長收縮運動，如**圖9.2.7**所示。用力30秒後休息。休息時可以甩甩手、按摩手掌與手肘。這個練習的目的，在於讓手腕關節增加支撐力，使關節組織的相對位置可以保持固定，不會位移。對於施力方式不當，則需要訓練手腕的用力方式，不可以再讓手腕當受力點，而是要用手臂來承受力量，如**圖9.2.8**所示。再比如拿炒菜鍋時，應當讓手腕持平使前臂受力，而不是手腕向下壓讓拇指根部腕關節受力，如**圖9.2.9**所示。

追　蹤　緊痠痛的關節韌帶被按摩放鬆後，可能會痠痛數日，甚至出現修復組織的發炎反應。可用熱敷來緩解不適感。對於嚴重的關節位移，不必要用很大力氣硬推至正確位置，只要每次按摩時有讓緊繃的軟組織變少即可。因為手腕緊繃的軟組織，依舊會將關節拉至錯誤位置。多給手腕一些恢復時間。手腕的緊痠痛在幾次按摩放鬆後，當緊繃完全解除時，只要輕輕地活動關節即可將關節移回正確位置。

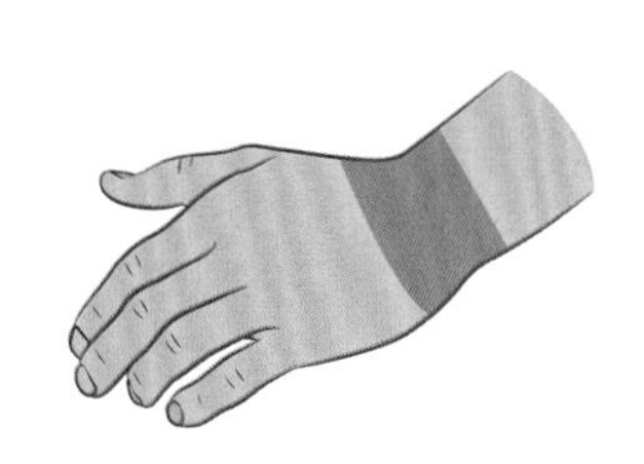

手掌放鬆微張，讓手腕部軟組織同時用力（等長收縮）

圖9.2.7　訓練手腕關節的固定與支撐力。

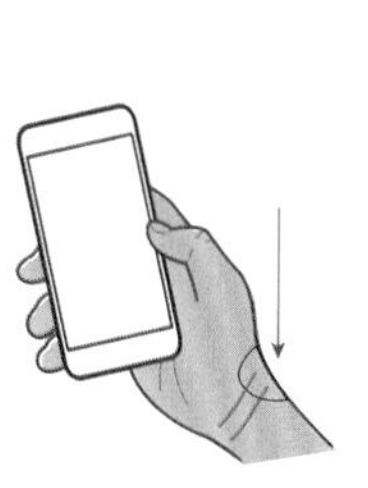

（錯誤姿勢）以手腕當受力支點

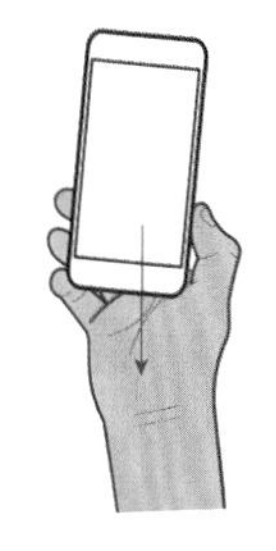

（正確姿勢）以手臂承受重量

圖9.2.8　訓練手腕關節的固定與支撐力。

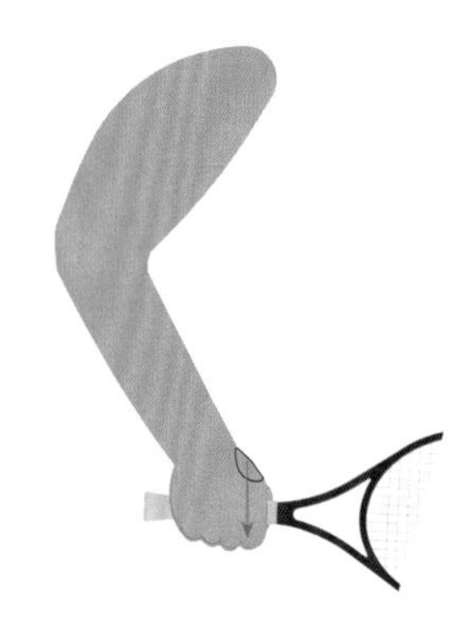

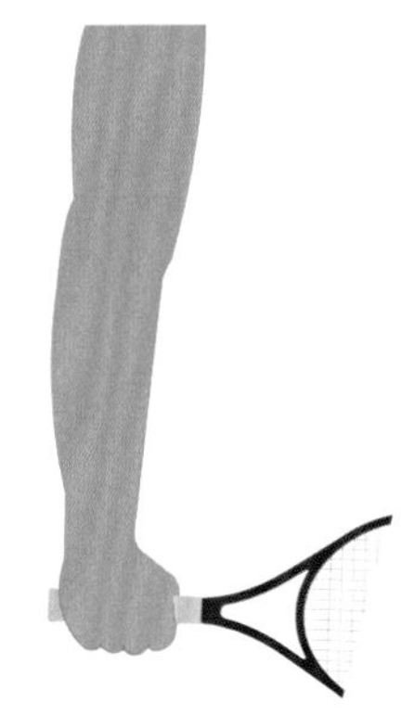

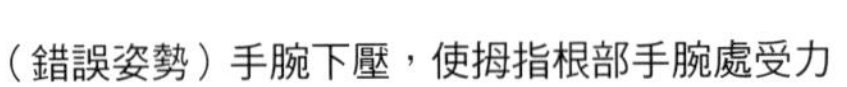

(錯誤姿勢)手腕下壓，使拇指根部手腕處受力

(正確姿勢)手腕持平，以手臂受力

圖9.2.9　持鍋(或球拍)的姿勢。

手掌用力時痠痛

緊痠痛　可能在握拳時，或者推撐用力時，手掌有悶悶的痠痛感，如**圖9.3.1**所示。按摩手掌後會獲得暫時緩解，但無法解決問題。可能痠痛了數週問題依舊存在。

判　斷　通常這種痠痛的原因來自於手背軟組織緊繃。可嘗試按壓手掌與手背做測試，會發現手掌只有平常按摩的感覺，但是手背卻有非常刺激的壓痛感，如**圖9.3.2**所示。導致手背緊繃的原因，來自於手掌承受過大的力量，讓掌關節有向手背方向凸起的傾向。然後手背的軟組織為了防止手掌變形就緊繃起來，但無法自行放鬆。結果，當手掌再次用力時，因為被手背的組織拉扯，導致張力不平衡的痠痛。

相似炎症　掌骨骨折

解　法　將手背骨骼間緊繃的軟組織都按摩到鬆，如**圖9.3.3**所示。接著按壓手背，讓掌骨間的關節往掌心方向活動，如**圖9.3.4**所示。若手背有凸起的傾向，則按壓手背時會有強烈的壓痛。當手背的凸起被壓至正常的平坦樣貌時，按壓手背就不會有壓痛了。最後，搓揉整個手掌，讓掌骨關節間的軟組織張力均勻。

訓　練　如果是意外撐到異物造成手掌痠痛，則解決問題後痠痛就會消失。如果是用力姿勢不當所造成，就需要矯正姿勢。以田徑比賽丟鉛球為例。若長期以手掌為支撐點推鉛球，就會造成手背凸起，正確姿勢是以掌根推鉛球，受力方向與前臂呈同一直線，如**圖9.3.5**所示。

追　蹤　如果是屬於意外事件造成的手掌痠痛，通常操作之後問題就解決了。如果是屬於姿勢不正確，持續累積疲勞才造成的手掌痠痛，則需要對手背多幾次操作才能解決問題。特別是用力的姿勢要修正，才能避免問題復發。

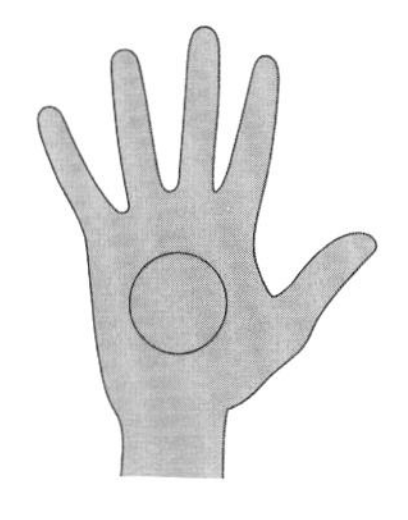

圖9.3.1　手掌用力時痠痛。

圖9.3.2　掌心痠痛但手背有強烈壓痛。

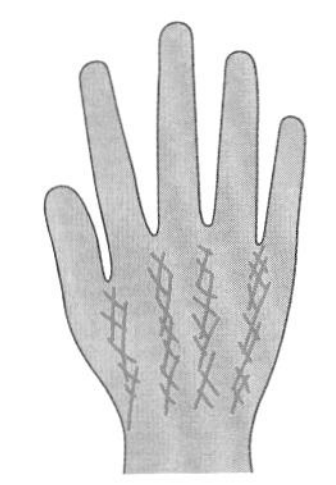

圖9.3.3　放鬆手背骨骼間緊繃的軟組織。

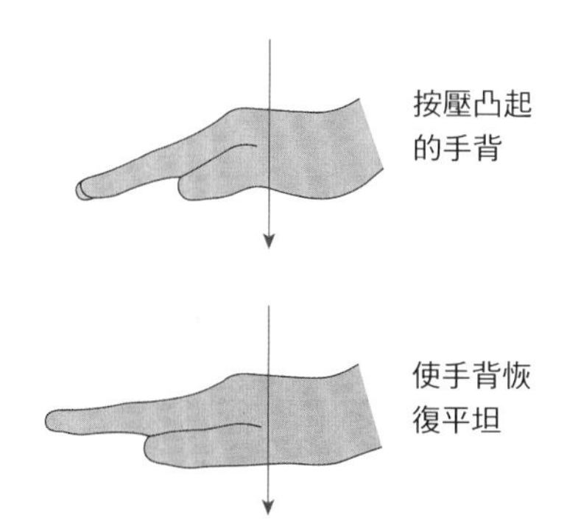

圖9.3.4　按壓手背以活動掌骨間的關節。

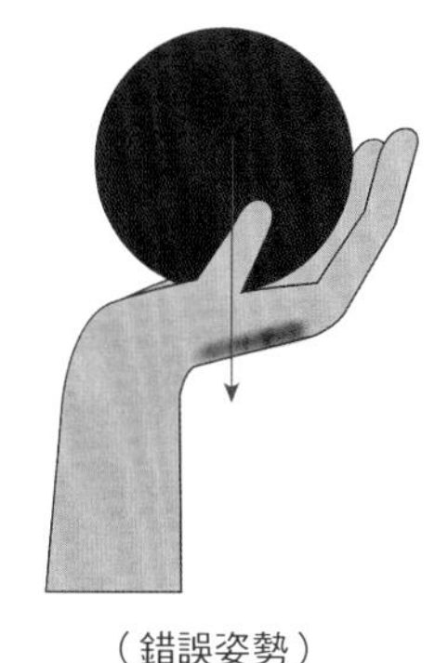

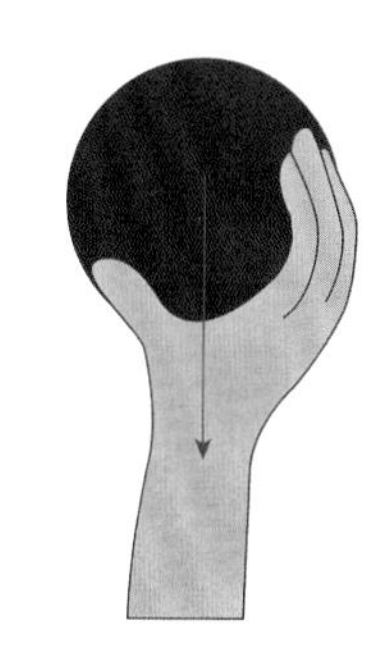

圖9.3.5　推鉛球姿勢。

手腕彎曲時痠痛

緊痠痛　可能在手腕活動或者推撐用力時，手腕掌側或背側有痠痛感，或者外側有痠痛感，如圖9.4.1所示。有些可能在手腕的痠痛輕微，但是在手掌部分有麻麻的感覺，甚至會麻到手指。

判　斷　此困擾常見於需要以手腕旋扭用力的工作者，如木工匠、清潔工、習慣用力擰抹布的人。部分人使用電腦時，操作鍵盤與滑鼠的手姿勢不良，也會有此痠痛。痠痛發生的主因，來自於前臂到腕關節的軟組織過勞緊繃，臨床上可摸到個案的前臂到手腕間有螺旋的線狀緊繃，如圖9.4.2所示。緊繃的軟組織可能導致腕關節位移，使關節在活動時壓迫神經導致痠痛，如圖9.4.3所示。手腕到手掌的軟組織緊痠痛的情況嚴重者，甚至會緊繃到讓手掌與手指產生麻的感覺，如圖9.4.4所示。

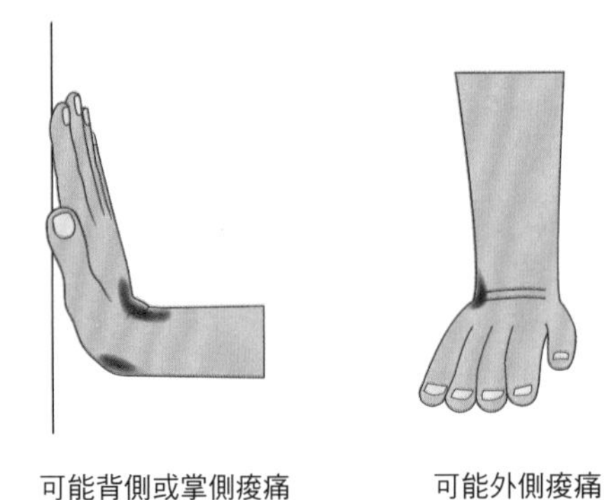

圖9.4.1　在推撐用力時手腕痠痛。

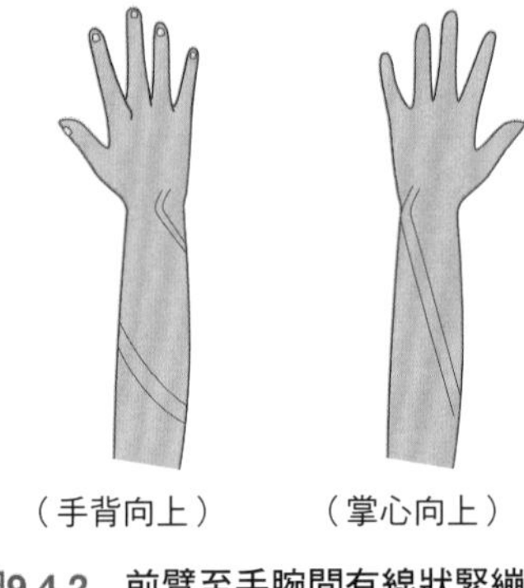

圖9.4.2　前臂至手腕間有線狀緊繃。

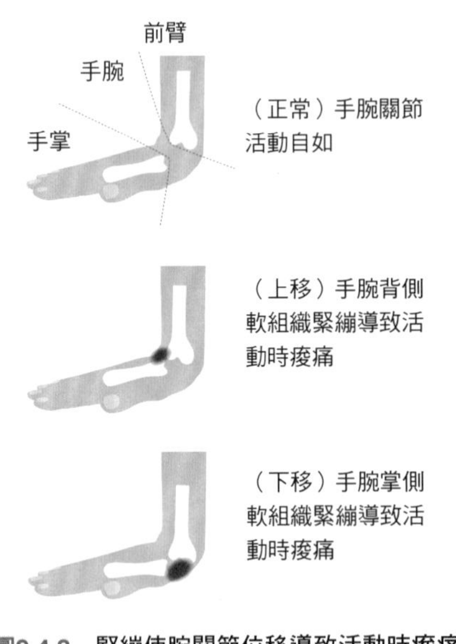

圖9.4.3　緊繃使腕關節位移導致活動時痠痛。

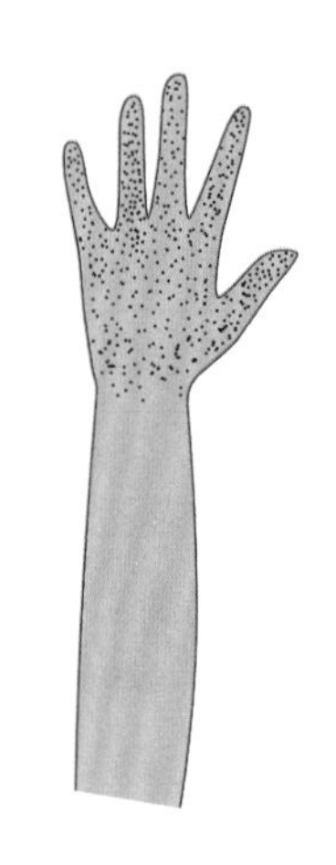

圖9.4.4　前臂與手腕緊繃造成手掌與手指麻刺感。

相似炎症　正中神經炎、類風濕性關節炎、腕關節扭傷、腕關節骨折、手腕腱鞘囊腫、腕隧道症候群

解　　法　因為這種手腕痠痛的問題來自於旋扭過勞緊繃，所以要放鬆與手腕旋扭用力相關的肌肉群和韌帶。從手肘兩側，經過前臂到手腕整圈，將可能緊繃的軟組織全部按摩放鬆，如**圖9.4.5**所示。在手肘兩側可能會發現體狀分布的緊繃，在前臂可能發現線狀分布的緊繃。放鬆這些緊繃的方式，手肘處往四周分散體狀緊繃，手腕與前臂處以垂直於線狀緊繃的方向按摩緊繃。務必先解決手肘與前臂的緊繃，然後才開始按摩手腕，接著操作手腕的關節活動。手腕背側痠痛者，可能在手腕背側發現體狀分布的緊繃；手腕掌側痠痛者，可能在手腕掌側發現體狀分布的緊

繃。如**圖9.4.6**所示。如果手腕有體狀分布的緊繃，要將緊繃由手臂往手掌的方向推壓，同時配合上、下、左、右、順時針、逆時針活動關節，才容易將兩端骨頭相對位置回歸到正常距離，如**圖9.4.7**所示。當關節由錯位連接回歸到正常連接的瞬間，可能會聽到關節彈響聲。但聽到關節彈響聲不代表關節連接位置正常。關節以正常的方式連接時，應該有均勻的軟組織張力，且做關節活動時也不會有緊繃與卡住的感覺。

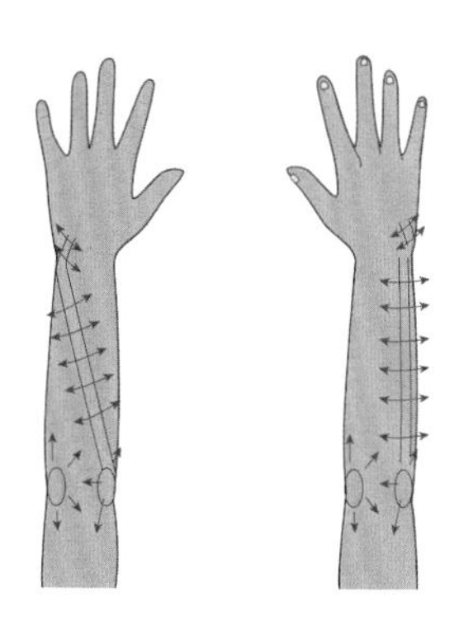

圖9.4.5　放鬆手腕到手肘間的緊繃。

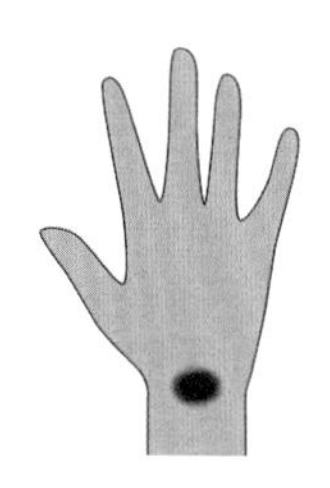

（掌心向上）
手腕掌側有體狀緊繃

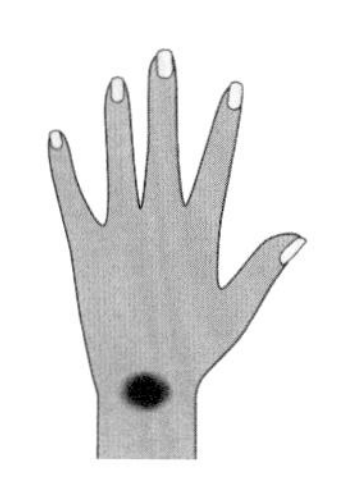

（手背向上）
手腕背側有體狀緊繃

圖9.4.6　手腕的緊繃。

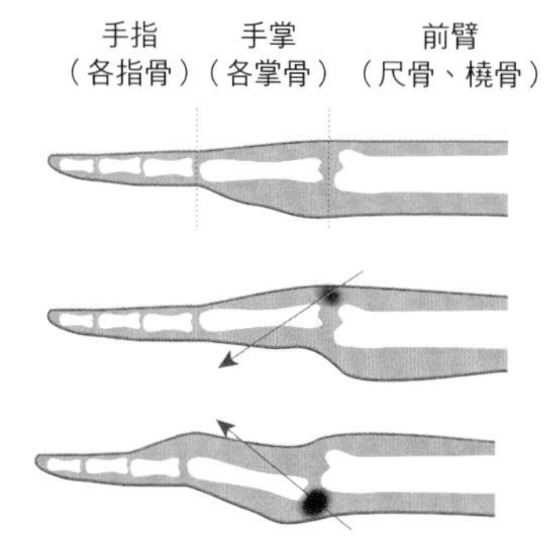

（側視）正常的手腕

手腕背側或掌側有時緊繃，邊將緊繃往手掌方向推壓，邊活動腕關節，較容易將被緊繃拉近的腕關節歸回正常位置。

圖9.4.7　手腕有體狀緊繃時關節活動技巧。

訓　練　對於需要強力旋扭手腕的職業工作者，不建議以訓練肌力的方式來解決問題。而是建議尋找合適的工具，利用槓桿產生扭力取代手腕出力。例如開啟罐頭的蓋子，可以使用開瓶器，如**圖9.4.8**所示。如果是工作的姿勢不良，則需要矯正姿勢才能解決問題。例如，有些人操作滑鼠時會有手腕彎曲的不良習慣，造成手腕長期疲勞。正確方式應該讓滑鼠、手腕、手臂呈一直線，如**圖9.4.9**所示。

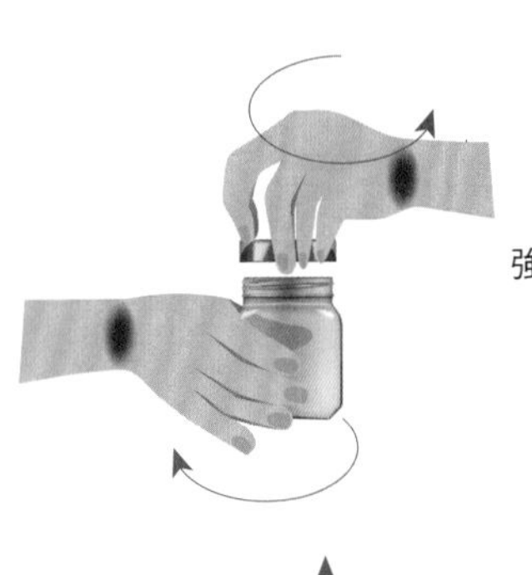

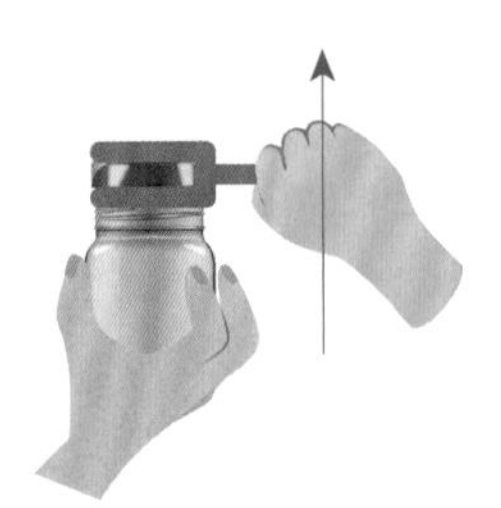

圖9.4.8　以工具開罐避免強力旋扭手腕。

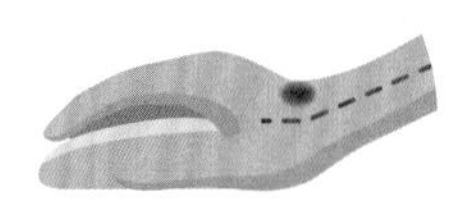

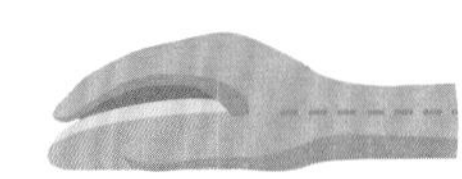

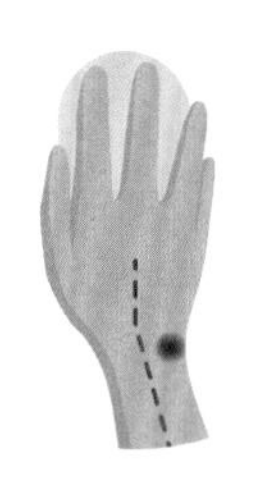

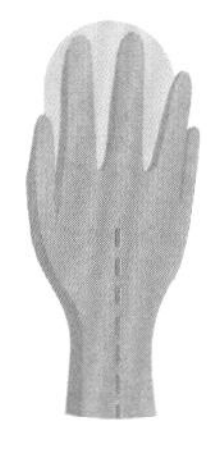

圖9.4.9　使用滑鼠的姿勢。

追　蹤　如果是一時手腕過度用力造成的緊繃，在按摩後很快就會恢復正常。如果是長期疲勞造成的緊繃，甚至已經有麻的感覺，則一週按摩一次，需要數次才能完全恢復。因為麻是最嚴重的緊痠痛症狀，所以需要一些時間來恢復。過程中，手腕持續有痠痛或手掌麻是正常的。只要持續關注每次按摩後，緊繃有越來越少，關節附近的軟組織張力越來越均勻，關節持續保持在正確的連接位置，那麼，痠痛與麻的感覺就會漸漸減少，直到完全消失。

前臂痠痛

緊痠痛　前臂痠痛，或用力時感覺肌肉緊繃不舒服，如圖**9.5.1**所示。

判　斷　常見於不勞動的人偶然勞動，使前臂過度用力。或者一時勞動過度，讓前臂累積過多疲勞。導致前臂軟組織緊繃，無法只靠休息就恢復原有彈性。前臂緊繃時可能看起來有點腫，但並無發炎的紅、熱、腫。前臂有個位置很特別，在中醫稱為手三里穴，位在前臂背面橈側肘橫紋下2吋處，如圖**9.5.2**所示。該處肌肉本來就比較結實，且被按時會有點痠。所以勿將該處正常的肌肉當成緊繃的肌肉處理。

相似炎症　橈側伸腕肌腱周圍炎、前臂伸肌腱周圍炎

解　法　將整個前臂按軟，確保前臂的軟組織張力均勻，如圖**9.5.3**所示。

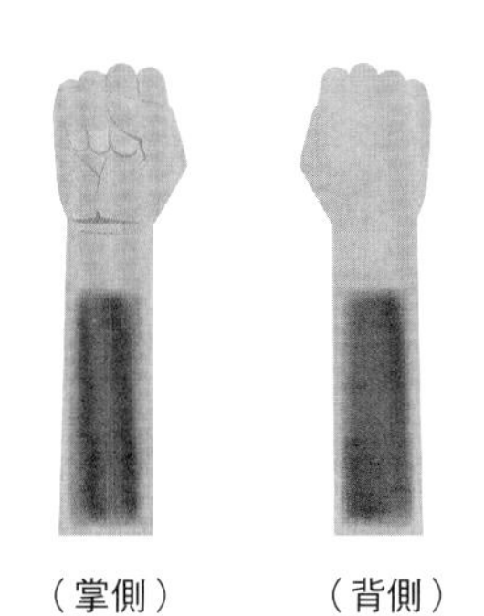

圖9.5.1　前臂痠痛。

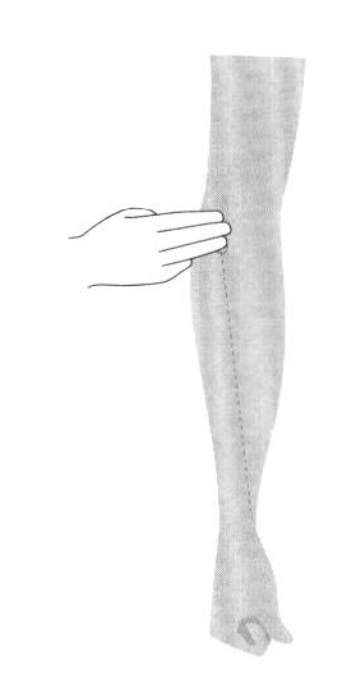

圖9.5.2　手三里穴。

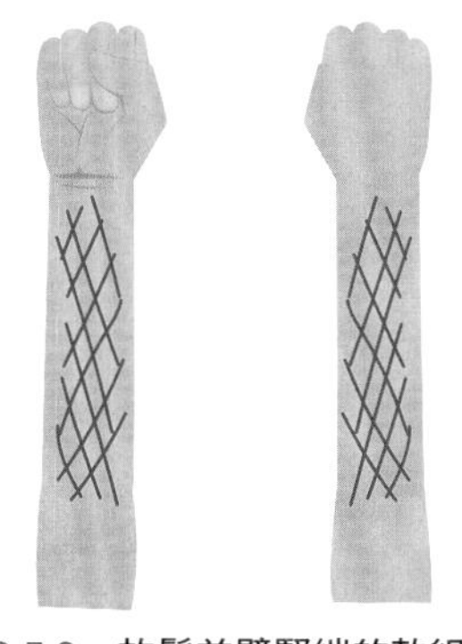

圖9.5.3　放鬆前臂緊繃的軟組織。

訓　練　通常前臂不會受傷，只會有延遲性肌肉痠痛。因此平常若有鍛鍊前臂的肌力，且使用完前臂有按摩放鬆，則可以避免這種問題發生。

追　蹤　前臂痠痛屬於偶發的狀況，因此通常將緊繃組織放鬆之後，就能解決問題。無須特別追蹤。

手肘外側痠痛

緊痠痛　手肘彎曲或手臂用力時，手肘外側到肘尖（尺骨鷹嘴突）的部位痠痛，如**圖9.6.1**所示。多數個案的狀況是運動完才痠痛，不動就不會痠痛。少數嚴重個案，可能會暫時無法彎曲手肘，因為會痠到無法用力。也有慢性個案，長期只要一用力就會引發手肘外側痠痛。

判　斷　長時間以手肘外側為支點來用力，造成手肘外側附近的軟組織疲勞，以及手肘關節縫內的軟組織緊繃。可以在手肘外側摸到體狀緊繃，且用手指仔細戳入肘關節縫內可以摸到線狀緊繃，如**圖9.6.2**所示。可能因為肘外側的軟組織緊繃，導致前臂即使不用力時也有向外側旋轉的傾向，如**圖9.6.3**所示。肘關節不宜上下平移活動，但可以稍微左右平移活動，而緊繃的肘關節則會在左右活動時感覺卡卡的，如**圖9.6.4**所示。

相似炎症　肘部扭挫傷、肱骨外上髁炎、橈肱關節滑液膜炎、橈肱關節滑囊炎、伸腕肌群肌腱病變、網球肘

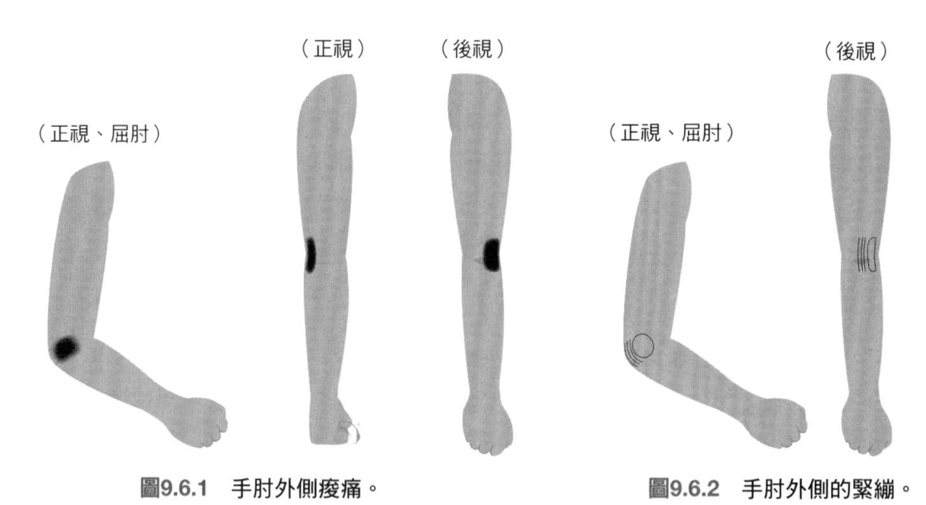

圖9.6.1　手肘外側痠痛。

圖9.6.2　手肘外側的緊繃。

（正常手臂）

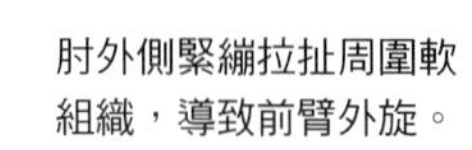
肘外側緊繃拉扯周圍軟組織，導致前臂外旋。

圖9.6.3　肘外側緊繃導致前臂有外旋傾向。

橈骨　肱骨
尺骨

（側視）肘關節結構不宜操作上下平移的關節活動。

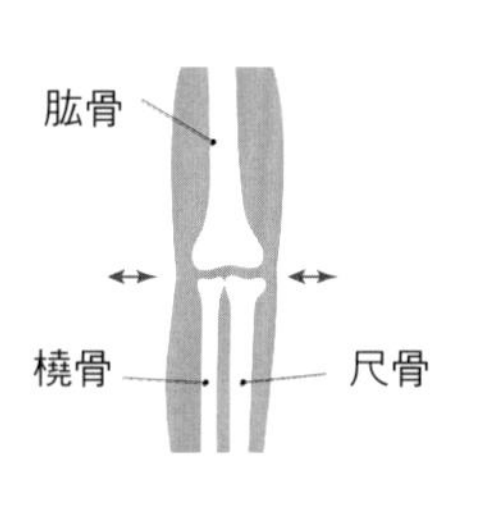

（正視）正常的肘關節受到側向的受力時，可以有1～2mm的水平活動範圍，當外側或內側的軟組織緊繃時，將卡住手肘而無法做橫向平移活動。

注意！側向受力不可過大，避免傷害肘關節。

圖9.6.4　肘關節的平移活動。

解　法　將上臂到手肘外側附近的緊繃放鬆，手肘外側的體狀緊繃向四周分散，肘尖的線狀緊繃以刮法將緊繃往前臂的方向釋放，如**圖9.6.5**所示。手肘關節縫內的線狀緊繃是韌帶的緊繃，按摩時會有強烈的壓痛。韌帶的緊繃，按摩時既有壓痛又不容易放鬆。所以在放鬆手肘關節縫內的緊繃時，要花多點時間處理。當上臂的軟組織放鬆後，相對地讓前臂至手腕緊繃。因此，往往還要按摩前臂至手腕，讓上臂到手腕整體的軟組織張力均勻，才算是完整地解決緊繃。做關節活動時，要注意手肘只能做些微的左右平移，不可以做上下平移，操作關節活動的施力不可過大，避免造成肘關節傷害。當緊繃解除後，做關節活動讓關節回到正確的連接位置時，可能會產生彈響。然而，上下平移的關節活動也會產生彈響，所以不是以產生彈響與否來決定是否關節已能正常活動，而是倚靠體感按摩師的觸感，確認關節的連接位置與活動軌跡正常才行。

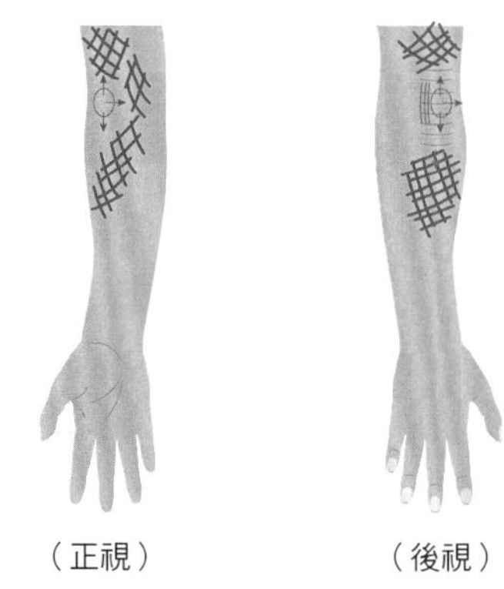

圖9.6.5　放鬆手肘外側附近緊繃的軟組織。

訓　練　手肘的訓練有兩種，一種是關節活動軌跡訓練，一種是用力姿勢訓練。關節活動軌跡訓練，目的在訓練手肘彎曲時，手肘兩側的肌肉同時用力，讓關節兩側的張力均勻，使手肘關節能固定在正確的位置並以正確的軌跡彎曲。訓練方式，首先將注意力集中在手肘周圍，然後肌肉同時用力，保持用力的同時再慢慢彎曲手臂，然後伸直手臂，再結束用力，如**圖9.6.6**所示。用力姿勢訓練，目的在訓練手臂用力時，能以背肌為支點用力，才不至於讓手肘外側承擔過大的作用力。例如打網球，擊球時手肘若在身體後方，就會讓手肘成為施力的支點，如**圖9.6.7**所示。擊球時手肘要在身體前方，以背肌來承擔打球的作用力，才不會讓手肘過勞緊繃。

追　蹤　通常手肘部位的緊繃第一次被按摩後，會有較強烈的按摩後痠痛。按摩後的痠痛經過三日到七日後就會消退。手肘外側的緊痠痛在解除緊繃後可以獲得很大的改善。然而，若緊繃的原因來自錯誤動作，則務必訓練動作方式，矯正成正確的運動姿勢，才不會再次造成軟組織緊繃。

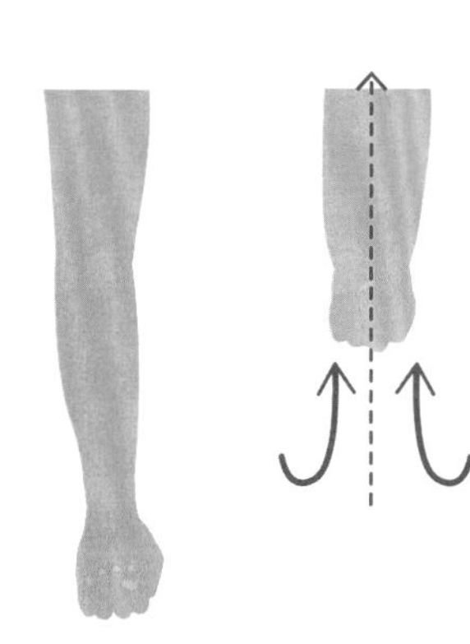

圖9.6.6　肘關節活動軌跡訓練。

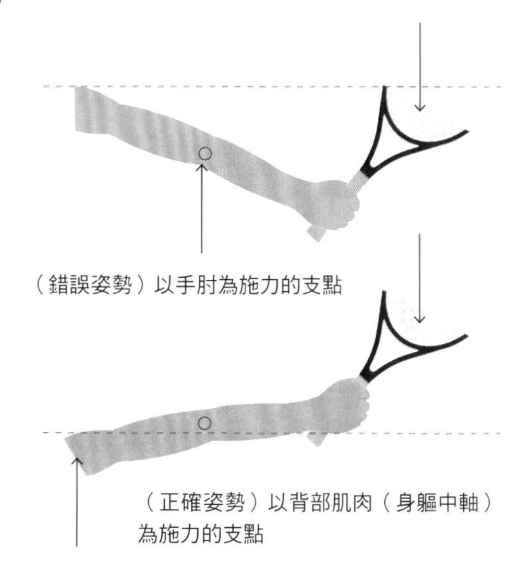

圖9.6.7　避免讓手肘成為施力的支點。

手肘內側痠痛

緊痠痛 手肘彎曲或手臂用力時，手肘內側到肘尖（尺骨鷹嘴突）的部位痠痛，如**圖9.7.1**所示。多數個案的狀況是運動完才痠痛，不動就不會痠痛。少數急性嚴重個案，可能會暫時無法彎曲手肘，因為會痠到無法用力。也有慢性個案，長期只要一用力就會引發手肘內側痠痛。

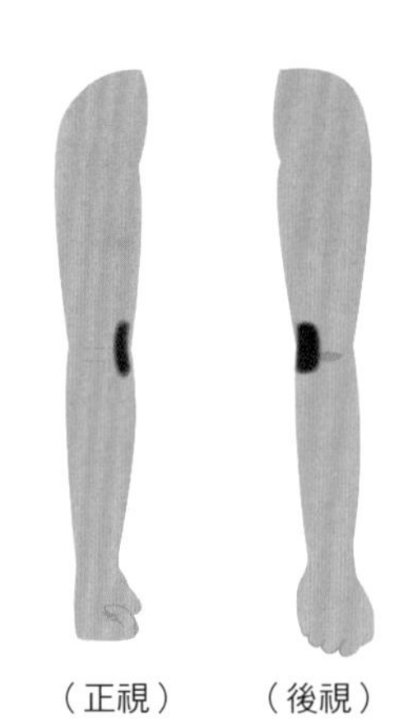

（正視）　（後視）

圖9.7.1　手肘內側痠痛。

判　斷 長時間以手肘內側為支點來用力，造成手肘內側附近的軟組織疲勞，以及手肘關節縫內的軟組織緊繃。可以在手肘內側摸到體狀緊繃，且用手指仔細戳入肘關節縫內可以摸到線狀緊繃，如**圖9.7.2**所示。可能因為軟組織緊繃，導致前臂即使不用力時也有向內側旋轉的傾向，如**圖9.7.3**所示。肘關節不宜上下平移活動，但可以稍微左右平移活動（圖示請參考**圖9.6.4**）。緊繃的肘關節，會在左右平移活動時感覺關節卡住難以活動，如**圖9.7.4**所示。

相似炎症 肘部扭挫傷、肱骨內上髁炎、高爾夫球肘

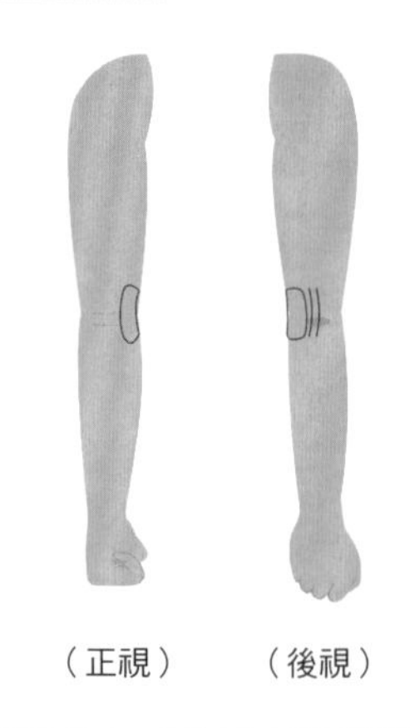

（正視）　（後視）

圖9.7.2　手肘內側的緊繃。

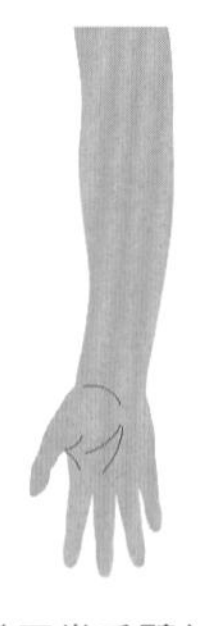

（正常手臂）

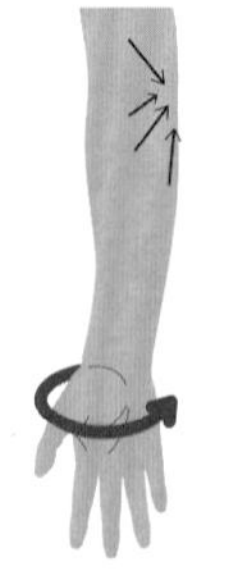

肘內側緊繃拉扯周圍軟組織，導致前臂內旋。

圖9.7.3　肘內側緊繃導致前臂有內旋傾向。

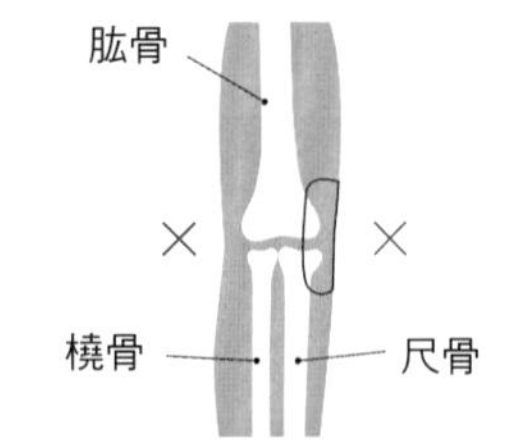

圖9.7.4　肘關節緊繃導致手肘無法做橫向平移活動。

解　法　將上臂到手肘內側附近的緊繃放鬆，手肘內側的體狀緊繃向四周分散，肘尖的線狀緊繃以刮法將緊繃往前臂的方向釋放，如**圖9.7.5**所示。手肘關節縫內的線狀緊繃是韌帶的緊繃，按摩時會有強烈的壓痛。韌帶的緊繃，按摩時既有壓痛又不容易放鬆。所以在放鬆手肘關節縫內的緊繃時，要花多點時間處理。當上臂的軟組織放鬆後，相對地讓前臂至手腕緊繃。因此，往往還要按摩前臂至手腕，讓上臂到手腕整體的軟組織張力均勻，才算是完整地解決緊繃。做關節活動時，要注意手肘只能做些微的左右平移，不可以做上下平移，操作關節活動的施力不可過大，避免造成肘關節傷害。當緊繃解除後，做關節活動讓關節回到正確的連接位置時，可能會產生彈響。然而，做上下平移的關節活動也會產生彈響，所以不是以產生彈響與否來決定是否關節已能正常活動。而是倚靠體感按摩師的觸感，確認關節的連接位置與活動軌跡正常才行。

訓　練　手肘的訓練有兩種，一種是關節活動軌跡訓練，一種是用力姿勢訓練。關節活動軌跡訓練，目的在訓練手肘彎曲時，手肘兩側的肌肉同時用力，讓關節兩側的張力均勻，使手肘關節能固定在正確的位置並以正確的軌跡彎曲。訓練方式，首先將注意力集中在手肘周圍，然後肌肉同時用力，保持用力的同時再慢慢彎曲手臂，然後伸直手臂，再結束用力（圖示請參考**圖9.6.6**）。用力姿勢訓練，目的在訓練手臂用力時，能以三頭肌來向前施力，而不是以手肘內側當轉軸承擔過大的作用力。例如洗刷鍋子，前臂以手肘為支點做來回運動，就會讓手肘內側承擔作用力，如**圖9.7.6**所示。刷鍋子時要讓整個上臂前後移動，使用三頭肌的力量，才不會讓手肘過勞緊繃。

追　蹤　通常手肘部位的緊繃第一次被按摩後，會有較強烈的按摩後痠痛。按摩後的痠痛經過三日到七日後就會消退。手肘內側的緊痠痛在解除緊繃後可以獲得很大的改善。然而，若緊繃的原因來自錯誤動作，則務必訓練動作方式，矯正成正確的運動姿勢，才不會再次造成軟組織緊繃。

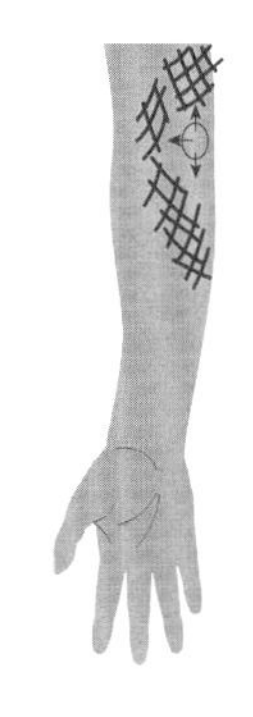

（正視）

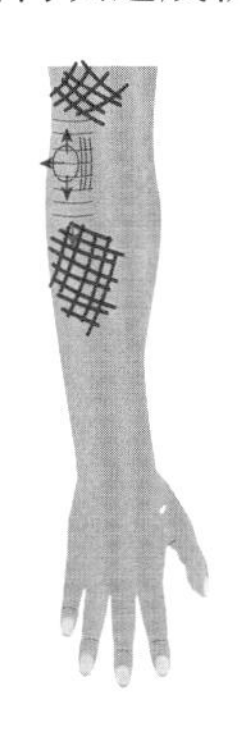

（後視）

圖9.7.5　放鬆手肘內側附近緊繃的軟組織。

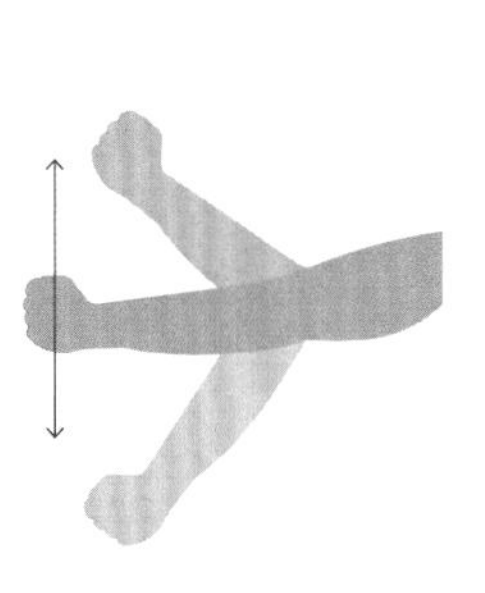

（錯誤姿勢）以手肘為拳頭前後移動的轉軸

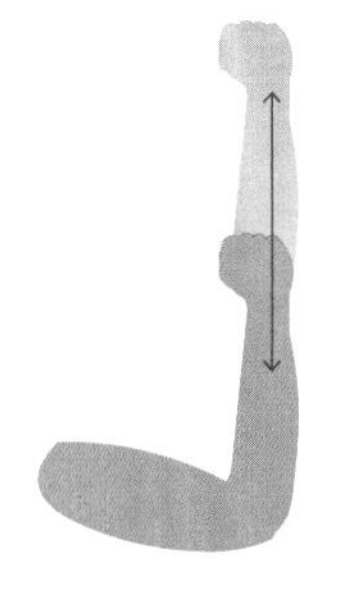

（正確姿勢）直接前後移動手臂而不需手肘當轉軸

圖9.7.6　以前臂前後移動取代以手肘內側為轉軸的側向移動。

10 膝蓋以下

本章介紹膝蓋以下各部位的痠痛，包含足趾、足底、足背、足弓、足刀、足跟、足踝、小腿、膝蓋與膕窩。足部的骨骼與關節多，體感按摩初學者要常常自我按摩足部，熟悉足部各關節的突起與凹陷形狀，熟悉連接各關節的軟組織的觸感，並嘗試搖動足部的關節，感受正常足關節的彈性與相對位置。在自我按摩膝蓋與膕窩時，可以同時伸屈小腿，感受正常膝關節在彎屈時的活動軌跡。這些練習都會成為將來幫個案執行按摩操作時，讓錯位的關節回歸正常相對位置的基礎功。

足趾關節痠痛

緊痠痛 足趾關節痠痛可能發生在足趾頂到東西時，或直接壓迫關節時。在彎屈時可能會有緊緊的、卡卡的感覺，可彎屈的角度受限。在足趾的各個關節都可能發生，如**圖10.1.1**所示。

判斷 因為長時間以足趾抓地累積疲勞，或足趾扭傷、挫傷在癒合後未放鬆，或者穿著不合腳的鞋子，導致趾關節周圍軟組織緊繃。局部軟組織張力不均勻，造成足趾彎屈時感覺緊緊的、卡卡的、可彎屈的角度受限。嚴重的軟組織緊繃甚至造成趾關節位移旋轉，導致足趾伸屈不利。如**圖10.1.2**所示的例子，緊繃的軟組織將足趾關節向左下方平移，且逆時針方向旋轉。

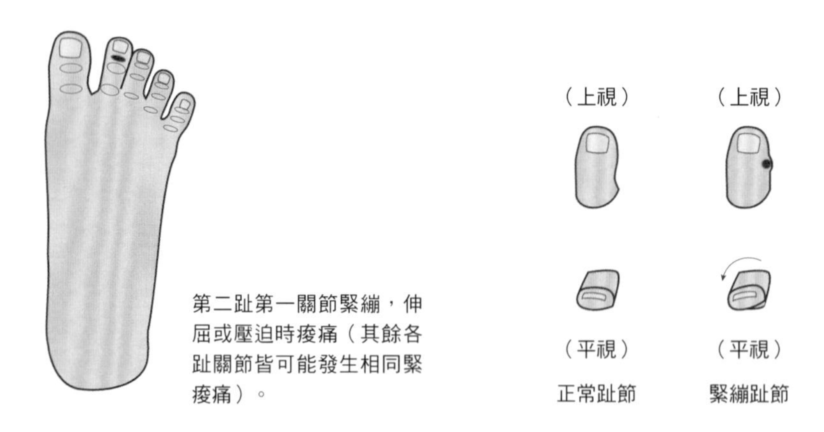

圖10.1.1 足趾關節痠痛。

圖10.1.2 緊繃使趾節向左下方平移，且逆時針方向旋轉。

相似炎症 足趾屈指肌腱腱鞘炎、足趾屈趾肌腱狹窄性腱鞘炎

解　法　在足趾關節到足背間，將可能緊繃的軟組織（如背側骨間肌、伸趾長肌肌腱、伸趾短肌、伸足拇長肌、伸足拇短肌）全部按摩放鬆，如**圖10.1.3**所示。關節韌帶的緊痠痛被按摩時，可能會有非常強烈的壓痛。可以用較輕的力量、用更長的時間來按摩，直到緊繃的軟組織放鬆。在關節活動前，務必先將關節的軟組織按摩到軟，特別要注意痠痛的趾節兩側可能會有線狀緊繃，以及兩趾交接處可能會有體狀緊繃，當軟組織放鬆後再嘗試上、下、左、右搖動關節，以及順時針、逆時針扭動關節，如**圖10.1.4**所示。足趾緊繃的軟組織可能只有1～2mm寬，足趾關節的左右活動角度也只有1～2度。因此體感按摩師需要用精密的觸覺來尋找軟組織緊繃的位置。做關節活動時，也要細心找出卡住的方向，慢慢讓卡住的部分活動開來。當軟組織放鬆後，輕輕活動關節就能將錯位的關節移回正確位置。在移回正確位置的時候，可能會有彈響聲。切勿在軟組織放鬆前就做拉伸或彎折等關節活動，如**圖10.1.5**所示。若關節的軟組織未放鬆就做關節活動，即使做關節活動時有彈響聲，且做完後暫時可以輕鬆地活動關節，但由於關節周圍的軟組織依舊是緊繃的，所以在數小時或數日之後，關節會再度感覺緊緊的、卡卡的。

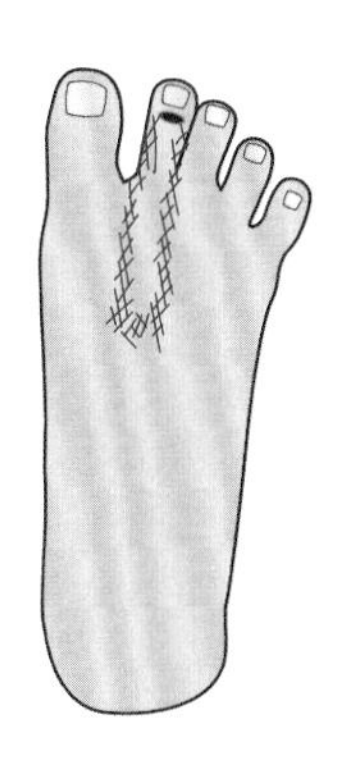

圖10.1.3　放鬆趾關節到足背間所有可能緊繃的軟組織。

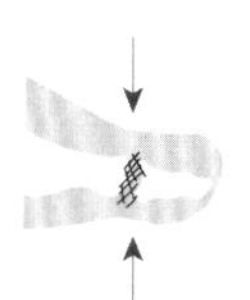

（側視）上下按與搖動關節

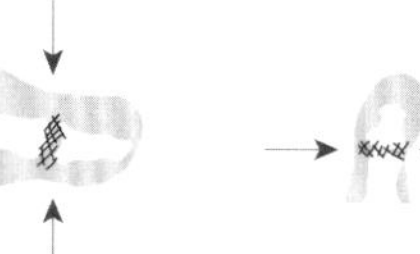

（上視）左右按與搖動關節

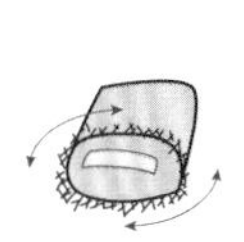

（正視）順時針逆時針扭動關節

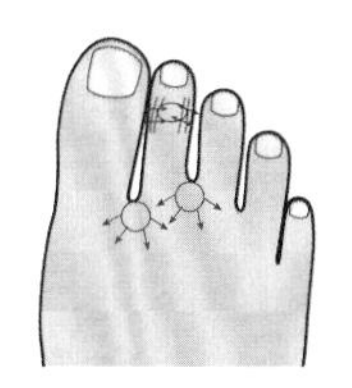

痠痛趾節的兩側可能有線狀緊繃，兩趾交接處可能有小型體狀緊繃。

圖10.1.4　按摩趾關節緊繃的軟組織。

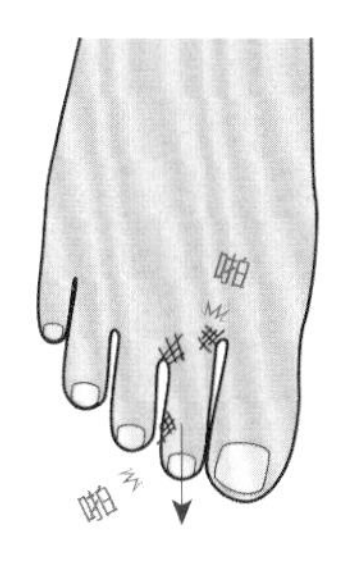

（上視）拉伸產生彈響聲

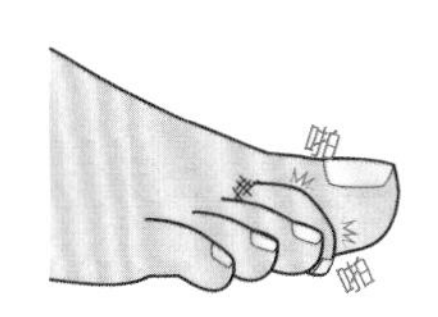

（側視）彎折產生彈響聲

圖10.1.5　趾關節軟組織未放鬆就操作關節活動。

訓　練　當關節軟組織放鬆後，還要訓練關節的活動軌跡與韌帶強健。首先是活動軌跡。在痠痛關節的兩側嵌入橡膠片（或其他彈性物質），然後彎屈足趾，使關節在正確的活動軌跡上用力，如**圖10.1.6**所示。由於足趾兩側被橡皮卡住，使足趾只能正彎，不會偏向左右任一方。接著是韌帶強健訓練。在足趾下方放置阻礙物阻擋足趾彎屈，如**圖10.1.7**所示。關節向下彎屈被阻擋，相當於讓關節韌帶做阻力訓練。韌帶強健就能穩固關節，徹底解決關節接面平移或旋轉的問題。

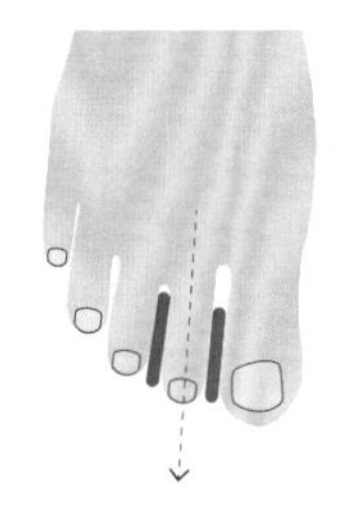

圖10.1.6　趾關節活動軌跡訓練。

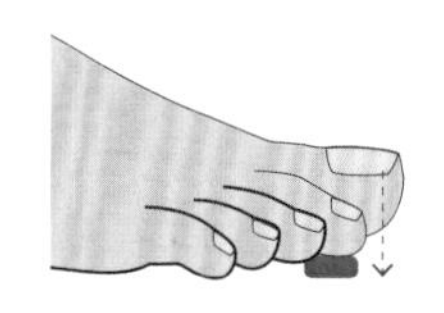

圖10.1.7　趾關節韌帶強健訓練。

追　蹤　緊瘆痛的關節韌帶被按摩放鬆後，可能會瘆痛數日，甚至出現修復組織的發炎反應。可用熱敷來緩解不適感。若還有緊繃感尚未解決，可在一週後再次按摩。

拇趾根部內側瘆痛

緊瘆痛　可能在平時沒有不舒服的感覺。在運動時或穿高跟鞋時，拇趾根部內側才會瘆痛，如**圖10.2.1**所示。有些拇趾根部長年瘆痛的人，其拇趾可能會彎向第二趾，如**圖10.2.2**所示。

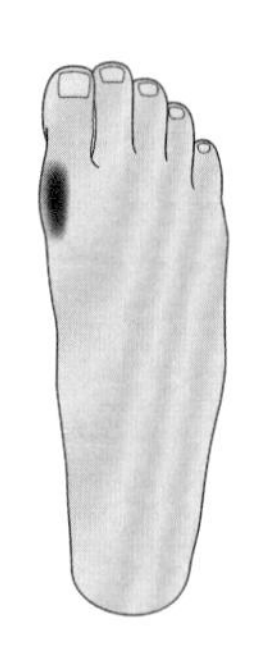

圖10.2.1　拇趾根部內側瘆痛。

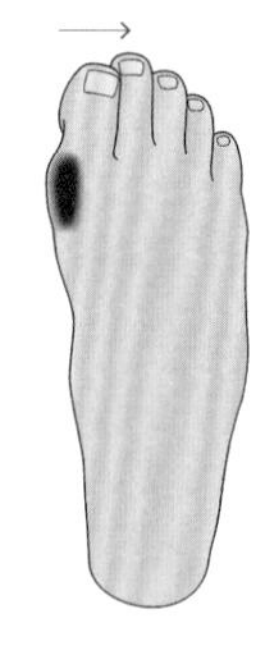

圖10.2.2　拇趾外翻。

判　斷　拇趾根部即拇趾近側趾骨與第一蹠骨連接的關節。這位置的緊瘆痛，其原因往往來自於走路或跑步習慣姿勢不當，或穿高跟鞋以拇趾站立，造成拇趾根部長期累積疲勞。正確的走路或跑步姿勢，應該以足掌來執行推蹬的動作，如**圖10.2.3**所示。然而，有些跑者與穿高跟鞋的人，習慣以拇趾來推蹬用力，如**圖10.2.4**所示。拇趾根部的關節是連接拇趾與足掌的關節。當個案習慣以拇趾來推蹬用力，久而久之，就會造成拇趾根部的軟組織緊繃與痠痛。來自地面的反作用力長期壓迫拇趾，會將拇趾向第二趾的方向壓過去，造成拇趾外翻的現象。外翻的拇趾可能不僅向外側偏移，還有偏旋，如**圖10.2.5**所示。

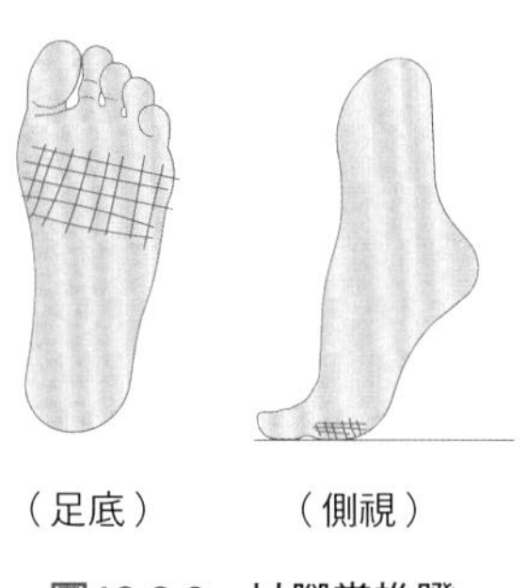

圖10.2.3　以腳掌推蹬。

（足底）　（平視）

圖10.2.4　以拇趾推蹬。

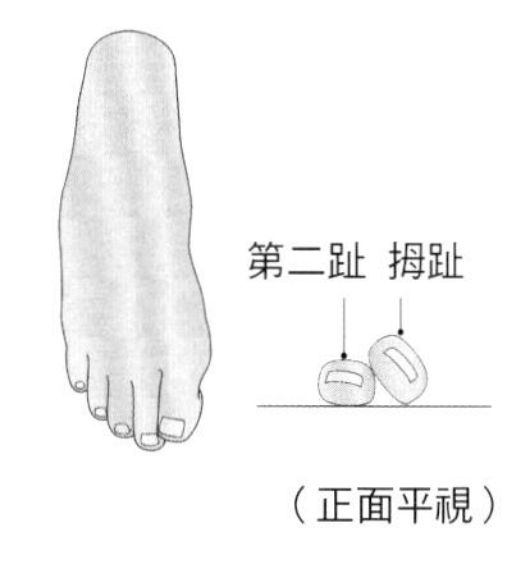

圖10.2.5　拇趾外翻合併偏旋。

相似炎症　拇趾滑囊炎、拇趾外翻

解　法　在拇趾根部附近（包含拇趾近側趾骨、第一蹠骨、第二蹠骨、內側楔狀骨、中間楔狀骨、舟狀骨），將可能緊繃的軟組織全部按摩放鬆，如**圖10.2.6**所示。在拇趾根部的外側可能會有體狀緊繃，將體狀緊繃往足跟方向分散，在拇趾根部的內側可能會有點狀緊繃，在足弓與足背的內側可能會有面狀緊繃，將點狀緊繃與面狀緊繃由足跟往足掌與拇趾方向分散，如**圖10.2.7**所示。要將足弓、足背至拇趾的緊繃都解決後，再進行拇趾根部的關節活動。在關節活動前，務必先將關節的軟組織按摩到軟，再嘗試上、下、左、右搖動關節，以及順時針、逆時針扭動關節。當軟組織放鬆後，輕輕活動關節就能將錯位的關節移回正確位置。在移回正確位置的時候，可能會有彈響聲。切勿在軟組織放鬆前就做拉伸或彎折等關節活動，如**圖10.2.8**所示。若關節的軟組織未放鬆就做關節活動，即使做關節活動時有彈響聲，且做完後暫時可以輕鬆地活動關節，但由於關節周圍的軟組織依舊是緊繃的，所以在數小時或數日之後，關節會再度感覺緊緊的、卡卡的。

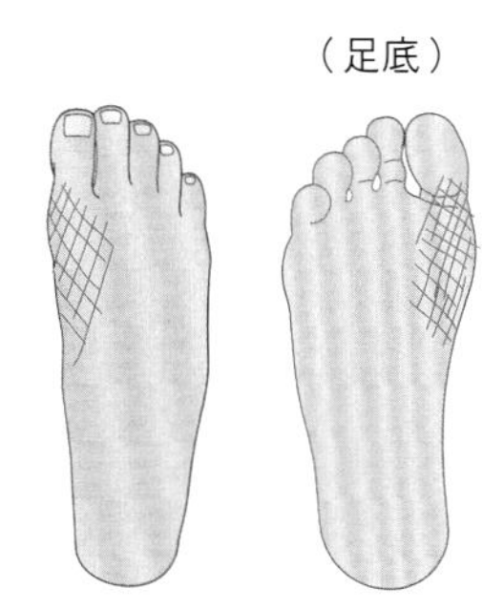

圖10.2.6　放鬆拇趾根部周圍所有可能緊繃的軟組織。

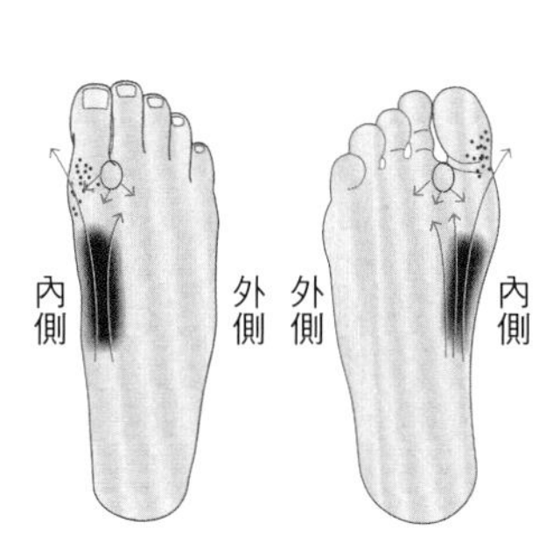

圖10.2.7　拇趾外翻的緊繃分布與放鬆方向。

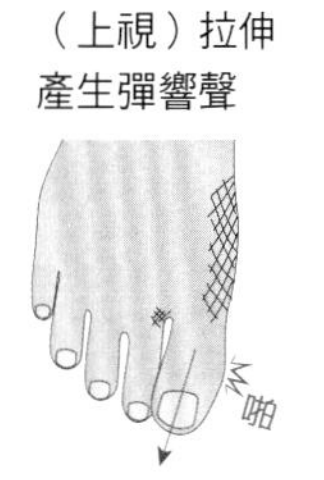

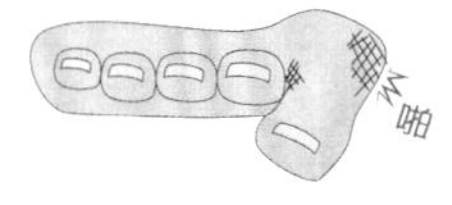

圖10.2.8　拇趾根部周圍軟組織未放鬆就操作關節活動。

訓　練　訓練有三項，一是走跑時推蹬姿勢矯正，二是拇趾彎屈的軌跡矯正，三是韌帶強健訓練。首先是推蹬姿勢矯正。可以請個案練習踮腳站立與走路，讓腳跟不著地，注意力集中在足掌，感受足掌均勻承擔身體的重量，如**圖10.2.3**所示。個案在一開始練習時，可能會走得不平穩，不習慣以足掌均勻貼地走路，或者忘記要注意足掌，走跑姿勢回到原本的錯誤姿勢。要鼓勵個案持續練習，直到個案的身體習慣以正確的姿勢運動。其次是拇趾彎屈的軌跡矯正。在拇趾與第二趾間嵌入橡膠（或其他彈性物質），然後彎屈拇趾，使拇趾在正確的活動軌跡上用力，如**圖10.2.9**所示。由於拇趾外側被橡膠卡住，使拇趾只能正彎，不會偏向外側。接著是韌帶強健訓練。在拇趾下方放置阻礙物阻擋拇趾彎屈，如**圖10.1.7**所示。關節向下彎屈被阻擋，相當於讓關節韌帶做阻力訓練。韌帶強健就能穩固關節，徹底解決關節接面平移或旋轉的問題。

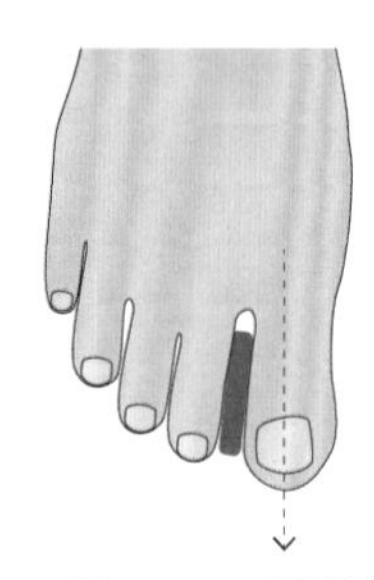

圖10.2.9　拇趾關節活動軌跡訓練。

追　蹤　由於這個位置的緊痠痛與活動姿勢正確與否非常相關，因此按摩放鬆軟組織只能讓痠痛暫時舒緩。要徹底解決問題，就必須修正走路、跑步姿勢，才能避免過度疲勞緊繃的問題再次發生。有些個案的拇趾嚴重彎向食趾，關節已變形，按摩只能讓個案的腳不痠痛、恢復正常生活，無法使關節形狀復原。變形的關節需要尋求醫師手術才能重建形狀。

足背內側痠痛

緊痠痛　可能在平時沒有不舒服的感覺。在久站之後，或在運動時或穿高跟鞋時，足背內側，也就是從拇趾根部經過足背到足踝關節之間，可能發生局部痠痛，如**圖10.3.1**所示。部分個案可能還有拇趾外翻的症狀，或可見到拇趾內側長繭，而非足掌長繭，如**圖10.3.2**所示。

判　斷　由拇趾根部經過足背到足踝關節之間的骨骼是，第一蹠骨、第二蹠骨、內側楔狀骨、中間楔狀骨以及舟狀骨，如**圖10.3.3**所示。這個區域的緊痠痛，其發生原因與拇趾根部內側痠痛的原因相似，都是來自於走路或跑步的習慣姿勢所造成。正確的走路或跑步姿勢，應該以足掌均勻推蹬地板，使踏地的反作用力經由足掌的中心傳遞到脛骨。如果運動時傾向以拇趾端推蹬，或以足踝內旋的姿勢來走路，就會讓踏地的反作用力由足掌的內側傳遞到脛骨，如**圖10.3.4**所示。當個案習慣以不良的姿勢運動，久而久之就會造成拇趾根部到足踝關節中間的軟組織緊繃與痠痛。該區域的軟組織緊繃可能造成關節變形，使個案呈現高足弓症狀，如**圖10.3.5**所示。

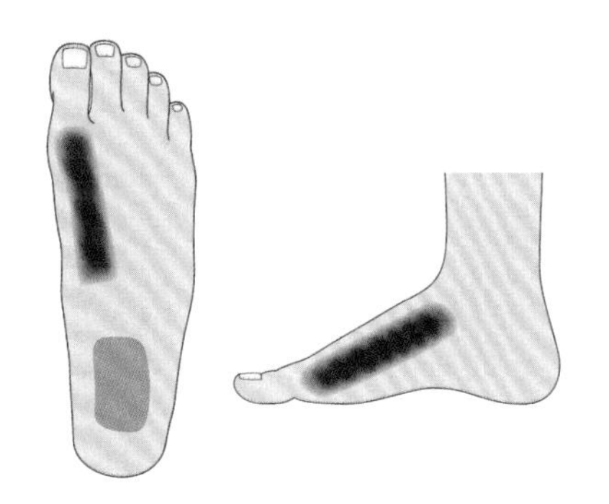

圖10.3.1　足背內側痠痛。

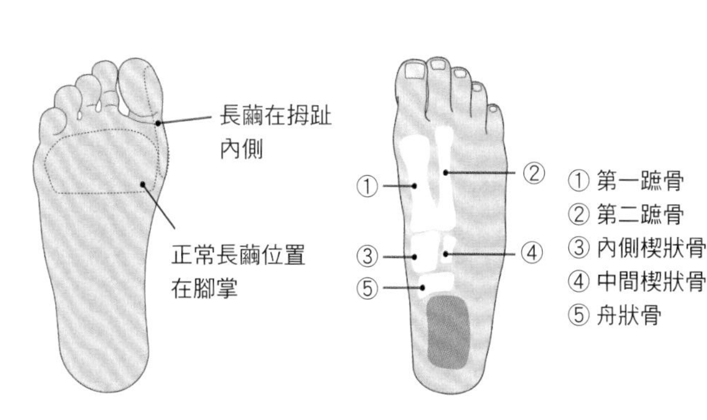

圖10.3.2　拇趾內側長繭。

圖10.3.3　足背內側的骨骼。

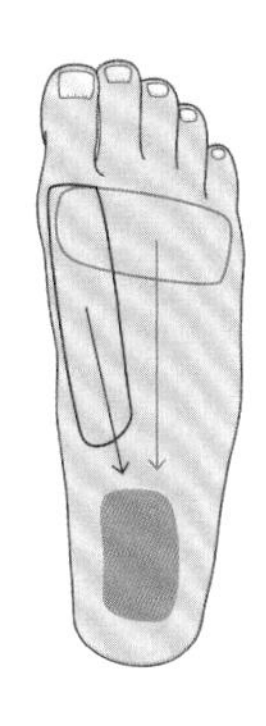

圖10.3.4　踏地反作用力傳遞路徑。

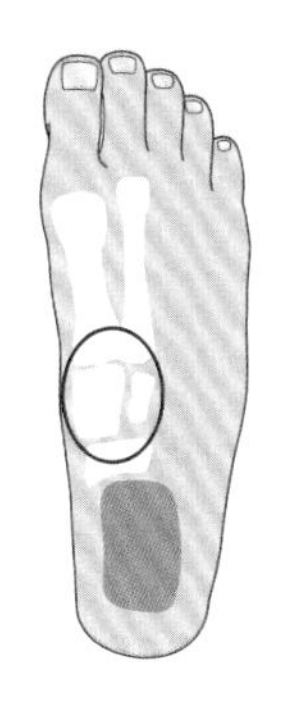

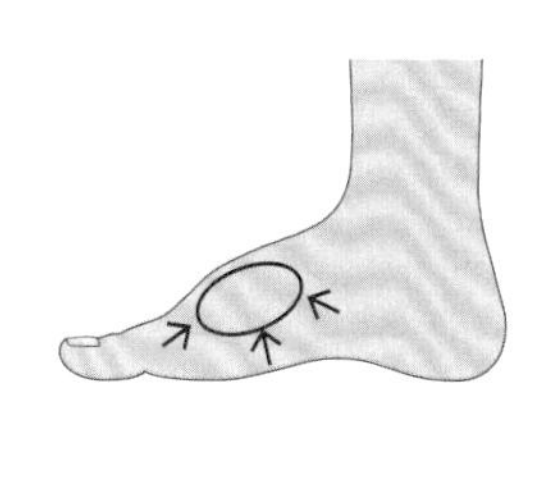

圖10.3.5　楔狀骨周圍的軟組織緊繃造成高足弓。

相似炎症　脛前肌腱炎、跗骨隧道症候群、跗管綜合症

解　　法　將拇趾根部經過足背到足踝之間的軟組織與關節韌帶（包含拇趾近側趾骨、第一蹠骨、第二蹠骨、內側楔狀骨、中間楔狀骨、舟狀骨）全部按摩放鬆，按摩的方向以橫向為主，足背、足弓與足掌都要放鬆，如**圖10.3.6**所示。這整區域可能形成一個體狀緊繃，裡面的關節全部都因軟組織緊繃而無法活動，所以在放鬆這個區域時，要一個關節一個關節逐步放鬆。按摩一個關節周圍的軟組織，然後活動

該關節，交替執行按摩操作與關節活動。拇趾端優先放鬆，接著將足弓部位的緊繃往拇趾端釋放，最後將足踝部位的緊繃經過足弓往拇趾端釋放，如**圖10.3.7**所示。在關節活動前，務必先將關節的軟組織按摩到軟，再嘗試上、下、左、右搖動關節，以及順時針、逆時針扭動關節。當軟組織放鬆後，輕輕活動關節就能將錯位的關節移回正確位置。在移回正確位置的時候，可能會有彈響聲。由於操作過程中，不斷將足踝端的緊繃往拇趾端釋放，所以第一蹠骨與拇趾近側趾骨、拇趾遠側趾骨之間的關節，可能會在按摩過程經歷多次釋放緊繃的彈響聲。要注意的是，足弓區域的關節緊密狹小，缺乏容納空氣的空間，所以在關節由緊繃至鬆動的瞬間，可能只會有軟組織鬆開的感覺，不會有彈響聲。第一蹠骨、第二蹠骨、內側楔狀骨、中間楔狀骨、舟狀骨之間的關節，屬於微動關節，所以操作關節活動時不像可動關節那樣可以大幅度地動作。體感按摩師需要敏銳的手感，感覺這些微動關節由不可動的體狀緊繃漸漸變成稍微可動1～2㎜的關節。如果認為拔伸拇趾時聽到一聲彈響聲，就表示由拇趾根部到足踝間的關節放鬆了，這是非常嚴重的錯誤！

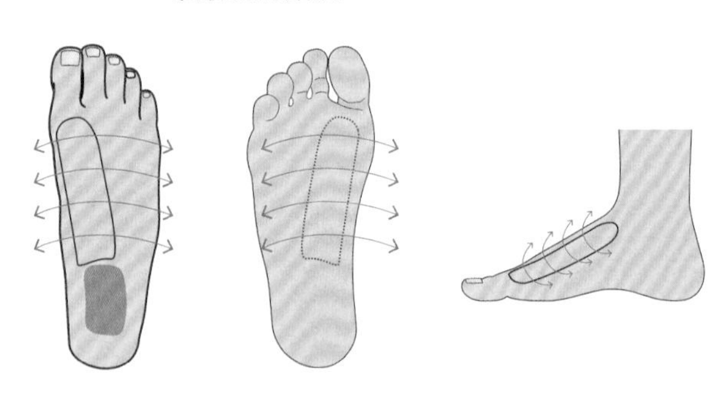

圖10.3.6　放鬆足背內側的緊繃。

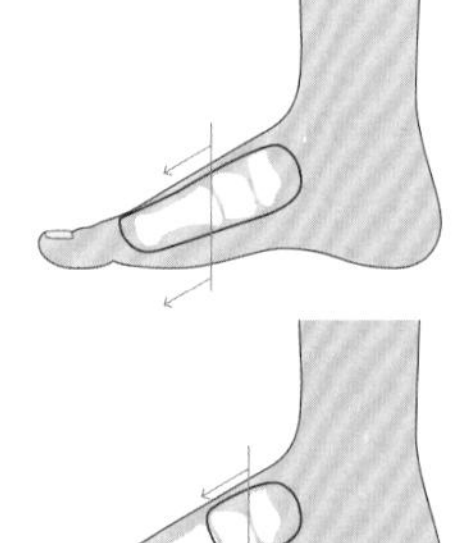

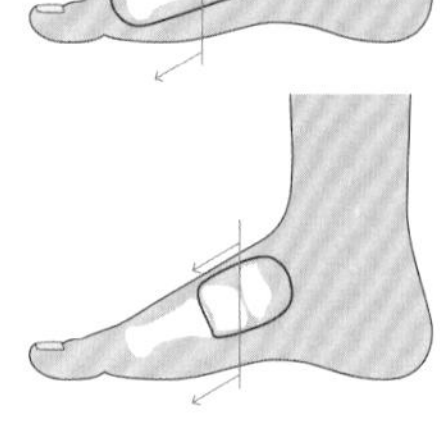

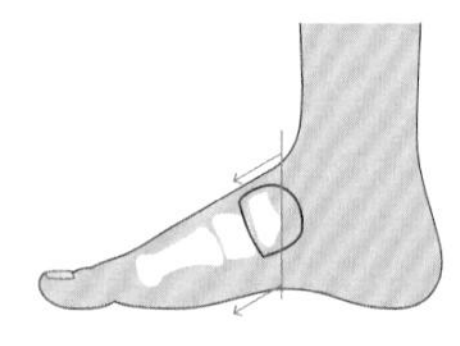

圖10.3.7　放鬆足背內側緊繃的次序。

訓　練　這個區域的關節屬於微動關節，在功能上就是作為傳遞力量與支撐結構使用。因此在軟組織放鬆並使關節恢復活動空間之後，該部位的韌帶和肌肉不需要特別的訓練，痠痛就會逐漸消失。為了避免這部位的痠痛再次發生，需要矯正走路或跑步的姿勢，訓練個案以足掌均勻受力走路，並讓踏地的反作用力沿著足掌的中心傳遞到脛骨。可以引導個案關注足部的本體感覺，感覺力量由拇趾傳到足踝（錯誤路徑）與力量由足掌均勻傳到脛骨（正確路徑）的分別，如**圖10.3.4**所示。當個案能透過本體感覺分辨正確姿勢的體感與錯誤姿勢的體感，個案就能自行修正走路姿勢，預防痠痛再次發生。

追　蹤　這個位置的關節與軟組織非常強健，當產生痠痛的症狀時，通常已有大型的體狀緊繃現象。因此通常無法一次就將整個區域的軟組織放鬆。需要一週一次按摩，以數次按摩將軟組織與關節放鬆。直到確認第一蹠骨、第二蹠骨、內側楔狀骨、中間楔狀骨、舟狀骨之間，每個關節都恢復活動彈性為止。有些個案的關節已變形，呈現高足弓的狀況。按摩只能讓個案的腳不痠痛、恢復正常生活，無法使關節形狀復原。變形的關節需要尋求醫師手術才能重建形狀。

站立時足掌、足心痠痛

緊痠痛　站立或走路、跑步時感覺足掌或足心痠痛、悶脹感、異物感，如圖**10.4.1**所示。換穿依腳型特別定製的軟式鞋墊給予足弓支撐力，分散足掌的受力，可以減緩不適感。但在充分休息之後，走路時痠痛感卻依舊存在。

判　斷　足掌、足心位置的痠痛，如果是足底的問題，通常踩踩網球、按摩一下足底，在休息之後便可解決。這種休息後依舊無法解決的足掌、足心痠痛，原因是足背的軟組織緊繃，才造成足底踩踏時痠痛。而造成足背軟組織緊繃的原因，常見的情形是足底曾經受過大力撞擊，例如從高處躍下、跑步時採到石頭或地面凸起物，如圖**10.4.2**所示。可以做簡單的測試來判斷是否為足背緊痠痛。若是足背的問題，則按摩足掌或足心只會有輕微痠痛、悶脹感，但按摩足背卻會有強烈的壓痛感，如圖**10.4.3**所示。

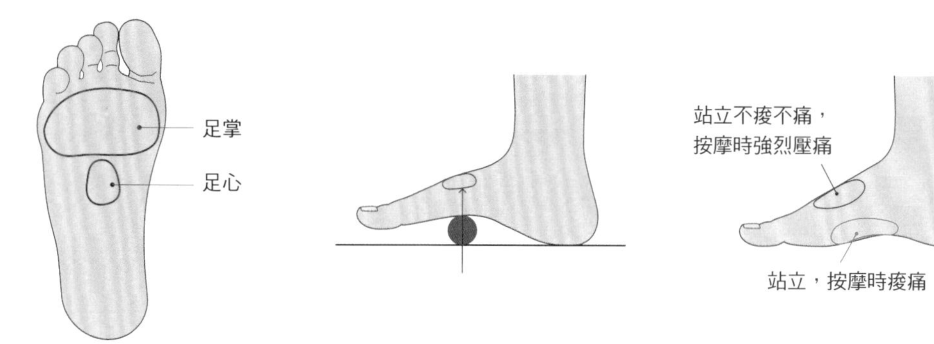

圖10.4.1　站立時足掌、足心痠痛。

圖10.4.2　重踩異物導致足背軟組織緊繃。

圖10.4.3　足背緊繃，按摩足底雖然痠痛，但按摩足背則是強烈壓痛。

相似炎症　前足肌腱炎、足底筋膜炎

解　法　在足背的第二至第四蹠骨附近的軟組織，可能形成一個面狀緊繃。這個緊繃將原本應該平整的足掌向足背的方向拉，導致足背輕微隆起，如圖**10.4.4**所示。放鬆

此部位的緊繃，需要使用手指的技巧，深入放鬆骨頭間的軟組織（如背側骨間肌、伸趾短肌、伸趾長肌肌腱、腓長肌肌腱、內收拇肌等）。接著為蹠骨關節操作關節活動，使足掌與足背的軟組織張力均勻。由於蹠骨關節屬於微動關節，所以操作關節活動時是以整個足部為主體來操作。將整個足部像擰抹布般向外側旋扭、向內側旋扭，壓迫足背，以及波浪式活動，這些操作能有效活動足部的微動關節，如**圖10.4.5**所示。

訓　練　這部位的緊痠痛來自於意外，非不良運動姿勢或習慣造成。故無須特別恢復訓練。只要在按摩後適當休息，走路時的痠痛問題即可解決。

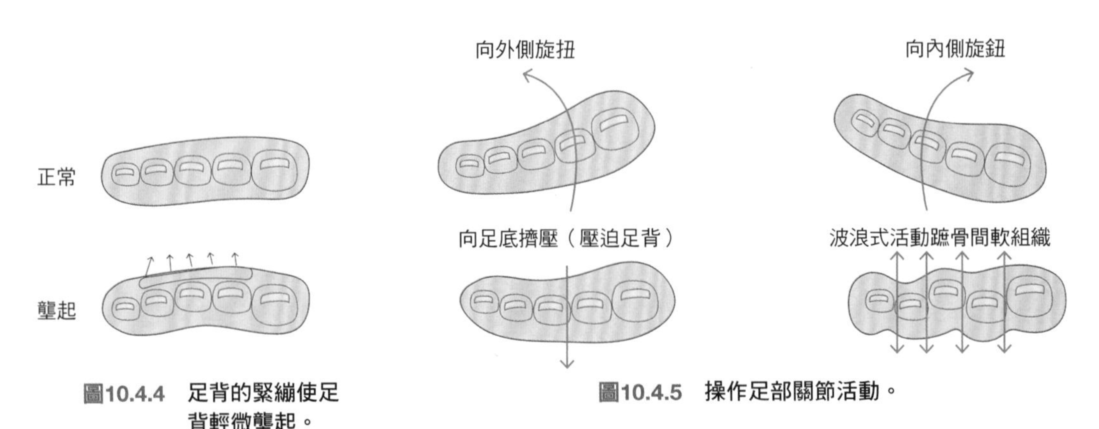

圖10.4.4　足背的緊繃使足背輕微隆起。

圖10.4.5　操作足部關節活動。

追　蹤　足背的緊痠痛解除後，該部位的軟組織一週內可能會有修復組織的發炎反應，嚴重時可能讓整個足背腫起。不怕痛的個案可以讓足部浸泡熱水以加速組織修復，怕痛的個案可以外用非類固醇消炎止痛藥減緩發炎疼痛症狀，直到足背組織修復完畢。若操作後兩週，走路時足掌仍有異物感，表示仍有緊痠痛尚未完全解決，需要再次接受按摩。

站立時足弓痠痛

緊痠痛　站立或走路、跑步時感覺足弓痠痛、悶脹感、異物感，如**圖10.5.1**所示。換穿依腳型特別定製的軟式鞋墊給予足弓支撐力，分散足弓的受力，可以減緩不適感。但充分休息後，走路時痠痛感卻依舊存在。有些嚴重的個案會有足弓抽筋的感覺。

判　斷　足弓通常不會痠痛，在臨床上是較少出現的痠痛部位。造成足弓痠痛的事件或姿勢不明，有待未來的體感按摩師和科學家接續研究。目前僅知足弓痠痛的部位在足的底部或內側，造成痠痛的原因是舟狀骨與三個楔狀骨附近的軟組織緊繃，如**圖10.5.2**所示。可以在足弓部位觸摸到體狀緊繃，表示該區附近的軟組織已緊繃成一團。通常也可在足內踝附近觸摸到面狀緊繃。這裡的面狀緊繃在按壓時可能會有撕裂般的刺痛感，但在放鬆後按壓就不會有壓痛。

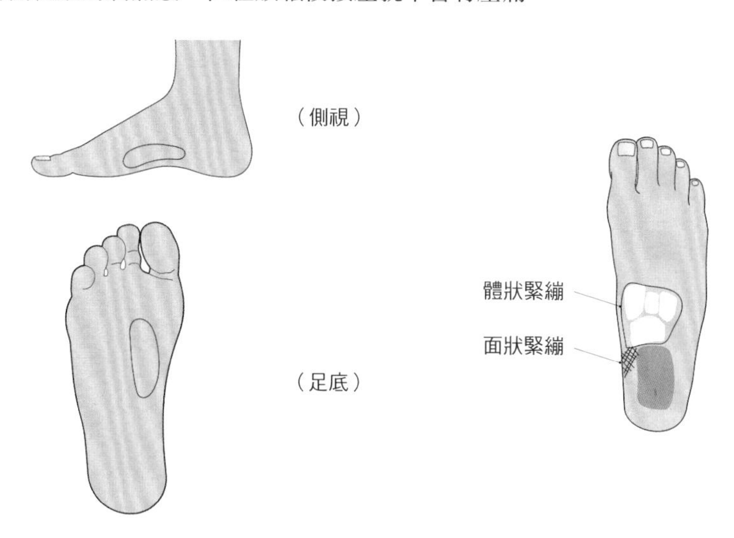

圖10.5.1　站立時足弓痠痛。

圖10.5.2　足弓痠痛的緊繃。

相似炎症　脛後肌腱炎、足底筋膜炎、附生舟狀骨症候群

解　　法　僅按壓足弓對於解決這位置的緊痠痛是無效的。要將該位置的緊繃往周圍軟組織分散出去才有用，如**圖10.5.3**所示。在把緊繃往周圍分散出去的按摩過程，可能會感覺到大塊的體狀緊繃分散成小型的體狀緊繃往足部的末稍移動，要繼續將分散出去的小型緊繃往更末梢的方向按摩放鬆，如**圖10.5.4**所示。在按摩足踝附近的面狀緊繃時，可能會感覺到面狀緊繃逐漸轉變為線狀緊繃，繼續將線狀緊繃往足跟與足底方向放鬆，才能讓這些緊繃漸漸消失，如**圖10.5.5**所示。對於足弓痠痛，除了要解除緊繃，還要繼續按摩使整個足部的軟組織張力均勻，才能解決足弓的痠痛問題。

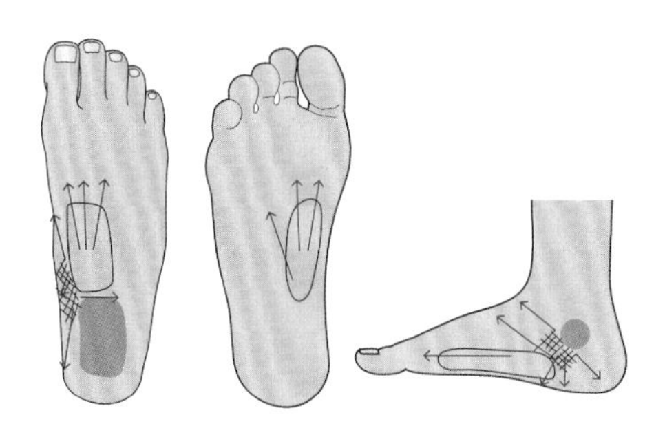

圖10.5.3　放鬆足弓的緊繃。

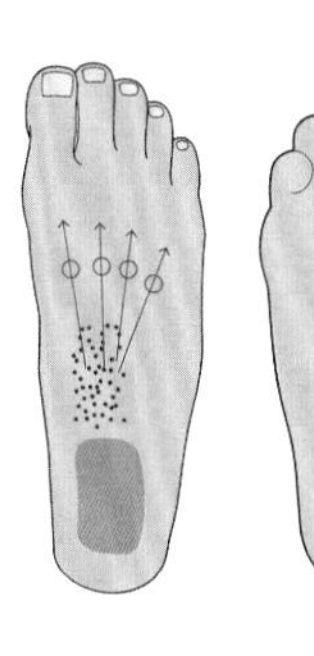

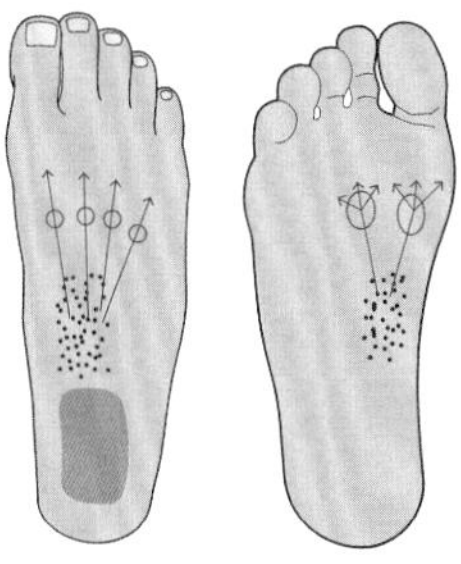

圖10.5.4　放鬆足弓緊繃分散出去的小型緊繃。

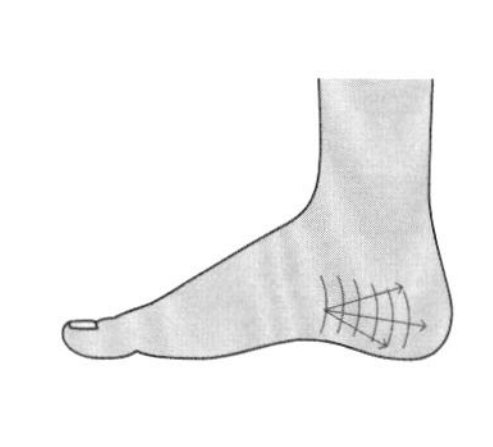

圖10.5.5　放鬆足弓到足踝間面狀緊繃轉變的線狀緊繃。

訓　練　足弓部位的關節屬於微動關節，無須特別恢復訓練。只要在按摩後適當休息，走路時的痠痛問題即可解決。

追　蹤　足弓的結構強健，不容易發生緊繃痠痛的問題。因此，只要將足弓部位的軟組織按摩至張力均勻的狀態，痠痛問題就會漸漸消失。若操作後一週，走路時足弓仍有痠痛感，表示仍有緊痠痛尚未完全解決，需要再次接受按摩。

站立時足刀痠痛

緊痠痛　在走路或跑步時感覺足刀痠痛，如**圖10.6.1**所示。多數個案的狀況是運動時痠痛，不動就不會痠痛。有些個案的感覺是足刀刺刺、麻麻的，在坐著休息後，起身的那一瞬間最不舒服。

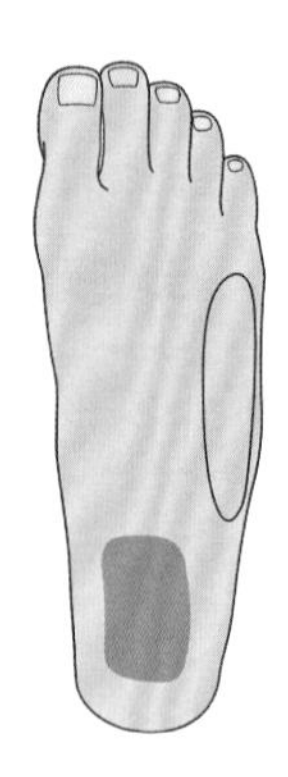

圖10.6.1　站立時足刀痠痛。

判　斷　足刀部位的痠痛常見於球類運動員，因為需要快速橫向移動，若習慣以足刀推蹬地板，而非以足底推蹬地板，就會在足刀部位累積疲勞，造成軟組織緊繃引發痠痛。臨床上，足刀痠痛的個案同時足刀長繭，或足刀的繭比足底的繭厚，可作為判斷運動姿勢不良的證據。若緊繃的軟組織較深層、靠近蹠骨，痠痛感會傾向於運動時痠痛、休息時不痠痛。若緊繃的軟組織較淺層、大面積向踝部與小腿蔓延，痠痛感會傾向於休息時有刺刺、麻麻的不適感，如**圖10.6.2**所示。

相似炎症　瓊斯骨折、第五蹠骨骨折、足底筋膜炎

解　法　放鬆由足弓至外側足踝附近所有緊繃的軟組織，若緊繃擴及小腿外側則需一併放鬆，如**圖10.6.3**所示。這個部位的軟組織組成，肌肉較少、韌帶較多。故此處緊繃的軟組織被按摩時，可能會有強烈的壓痛，彷彿針刺、撕裂般的疼痛感。被按

摩的個案需要暫時忍耐一段不舒適的操作過程，直到解除緊繃。如果在第四蹠骨、第五蹠骨以及骰骨之間的軟組織呈現體狀緊繃狀態，由於關節縫隙過於狹窄，手指按摩不到骨縫間的軟組織，因此需要靠關節活動來放鬆該處的緊繃。關節活動方式是在緊繃的關節處操作「扳」的手法，讓該處軟組織接受上下平移的操作，如**圖10.6.4**所示。蹠骨與骰骨間的關節是微動關節，所以體感按摩師操作關節活動時要敏銳注意操作手感，關節緊繃不可動和關節放鬆可微動，兩者只有些微差異，要能分辨出來，操作到放鬆。

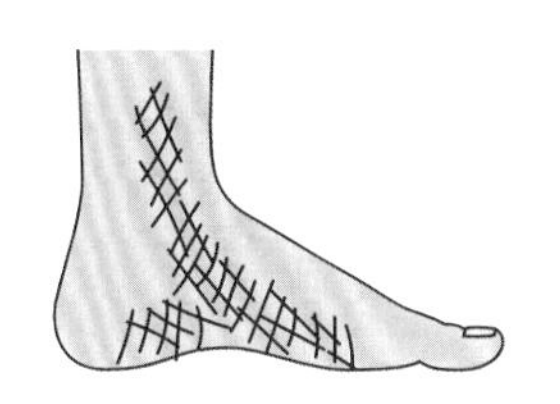
圖10.6.2 足刀大面積淺層緊繃可能擴及小腿。

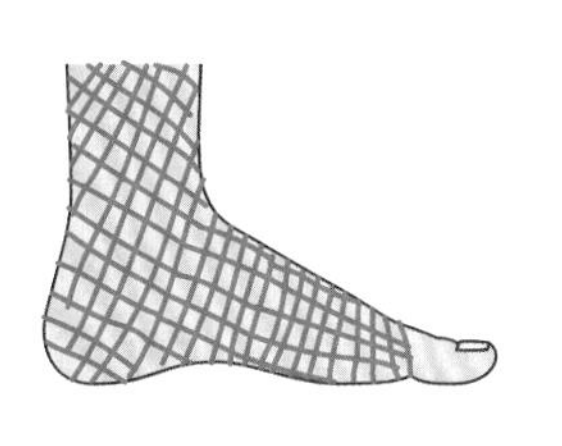
圖10.6.3 放鬆足弓痠痛相關的軟組織。

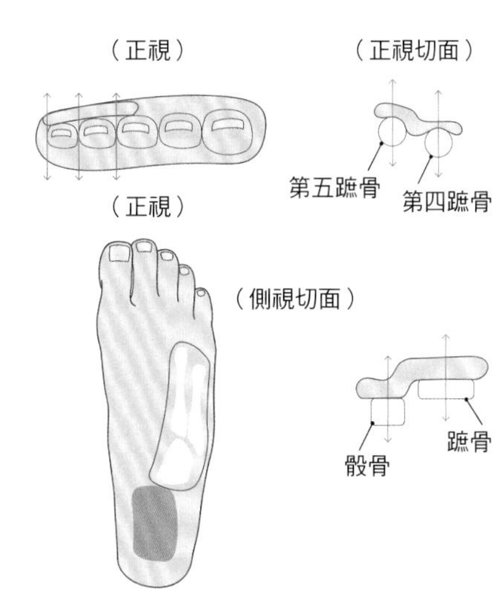

圖10.6.4 運用「扳」法活動與放鬆骨縫間緊繃的軟組織。

訓　練　足刀部位的關節屬於微動關節，無須特別恢復訓練。只要在按摩後適當休息，走路時的痠痛問題即可解決。

追　蹤　足刀痠痛的情況，軟組織在按摩後恢復較快。足刀感覺刺刺的、麻麻的情況較痠痛嚴重，通常一週接受一次體感按摩，需要多次按摩，才能完全消除緊繃。

站立時足跟痠痛

緊痠痛　腳踏地板時足跟痠痛，如**圖10.7.1**所示。有些個案在睡醒起床後踏上地板的第一步特別痠痛，足踝活動之後再走路可減少足跟的痠痛感。

判　斷　足跟痠痛的發生原因不明。許多個案往往過去沒有任何前兆，某天一覺起床就突然發生此問題，腳踏地板時足跟痠痛，甚至痠痛到無法行走。足跟痠痛與發炎不同。發炎可用消炎藥或其他醫療方式治療，但足跟痠痛卻可能在接受消炎、止痛、物理治療等醫療處置之後，依舊痠痛。因為足跟痠痛是軟組織疲勞、緊繃，而非受傷、發炎、感染。臨床上，足跟痠痛的個案有些特別的緊繃位置可供體感按摩師判斷。第一個緊繃位置是足踝內、外側的下方軟組織緊繃，如**圖10.7.2**所示。足踝下方軟組織緊繃，造成個案踝關節的接面活動受限。正常踝關節的軟組織有些微伸縮的彈性，緊繃的踝關節則活動受限，如**圖10.7.3**所示。第二個緊繃位置是跟骨側面的軟組織，可能有面狀緊繃，如**圖10.7.4**所示。按壓足跟時雖然會有悶悶的壓痛，但按壓面狀緊繃可能會有撕裂般的刺痛感。

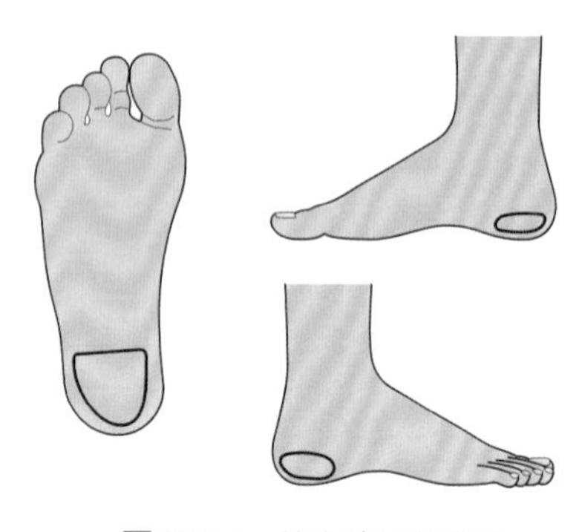

圖10.7.1　站立時足跟痠痛。

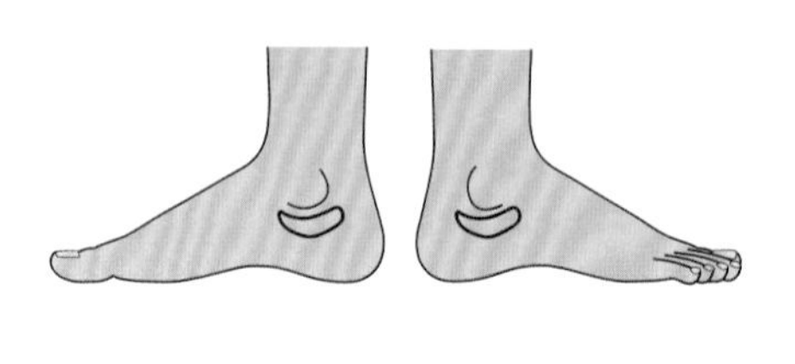

圖10.7.2　足跟痠痛者在足踝下方的軟組織通常有體狀緊繃。

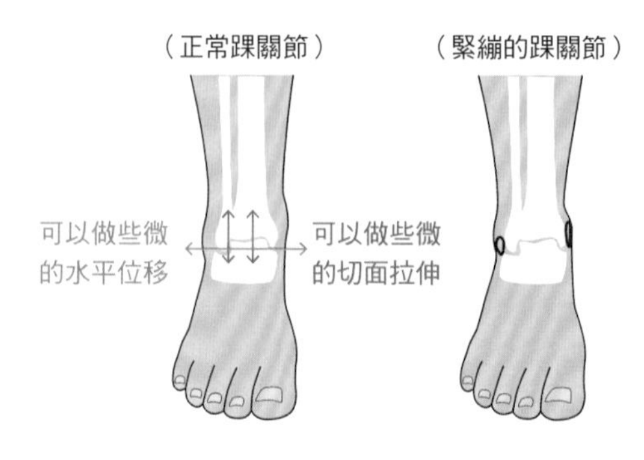

圖10.7.3　正常的踝關節與緊繃的踝關節。

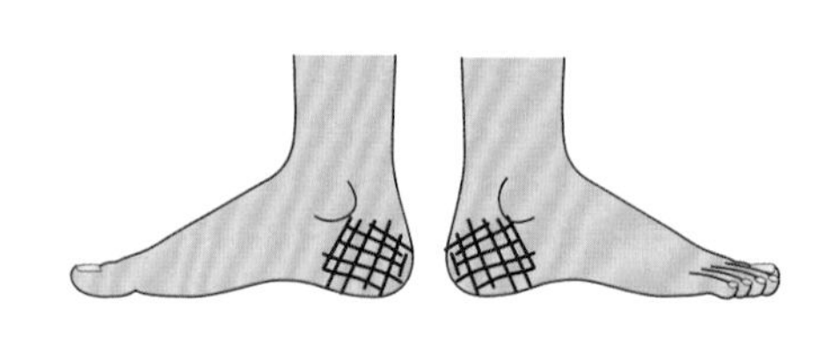

圖10.7.4　足跟痠痛者在跟骨兩側的軟組織通常有面狀緊繃。

相似炎症　足底筋膜炎、蹠腱筋膜炎、跟下滑囊炎、跟骨下脂肪墊炎、跟骨骨骺炎、跟骨結核、跟骨骨折

解　　法　足跟痠痛的機制來自於周圍軟組織緊繃，因此解決痠痛的方式就是按摩放鬆足踝周圍可能緊繃的軟組織，如**圖10.7.5**所示。操作方向則是由小腿兩側往足跟方向放鬆緊繃，小腿前側往足背方向放鬆緊繃，再由足跟往足掌方向放鬆緊繃，如**圖10.7.6**所示。足踝下方可能可以摸到小塊的體狀緊繃，足踝周圍可能可以摸到面狀緊繃。這些緊繃在被按摩時可能產生強烈壓痛，需要請被按摩的個案忍耐。對

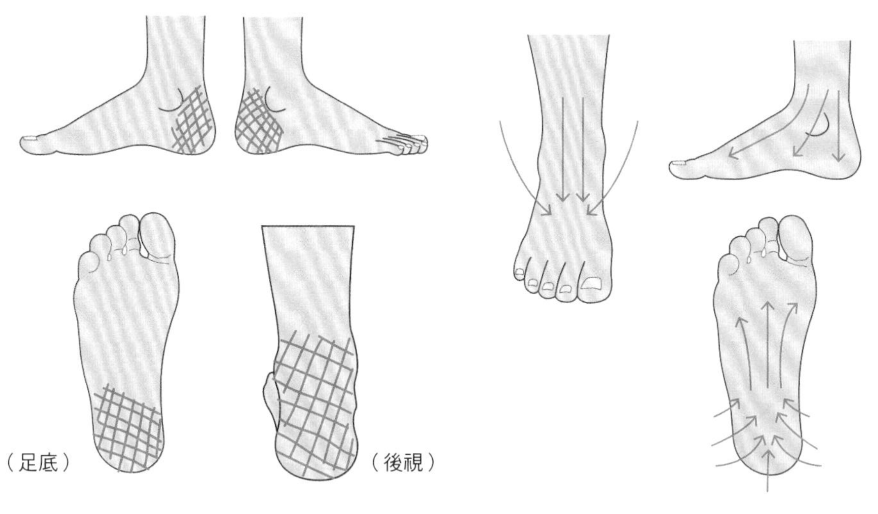

圖10.7.5　放鬆足跟痠痛相關的軟組織。

圖10.7.6　足跟痠痛的緊繃放鬆方向。

於耐痛程度較低的個案，可以放輕操作力道，延長操作時間，陪伴個案度過這較不舒服的操作過程。要注意的是，按壓足跟對於解決足跟痠痛問題毫無助益，要將小腿、足踝以及足跟兩側緊繃的軟組織往足跟放鬆，使小腿至足跟的軟組織張力均勻，才能解決足跟痠痛。按摩操作完後，還需要操作踝關節與跟骨關節的活動，使關節獲得彈性。踝關節的軟組織緊繃時，關節活動角度將受限。踝關節的操作方式，足踝內側使脛骨與距骨相連的韌帶放鬆，足踝外側使腓骨、距骨、跟骨相連的韌帶放鬆，如**圖10.7.7**所示。跟骨關節是微動關節，在關節軟組織緊繃時雖然不可動搖，但放鬆狀態的跟骨關節應可做稍微的左右擺動運動，如**圖10.7.8**所示。

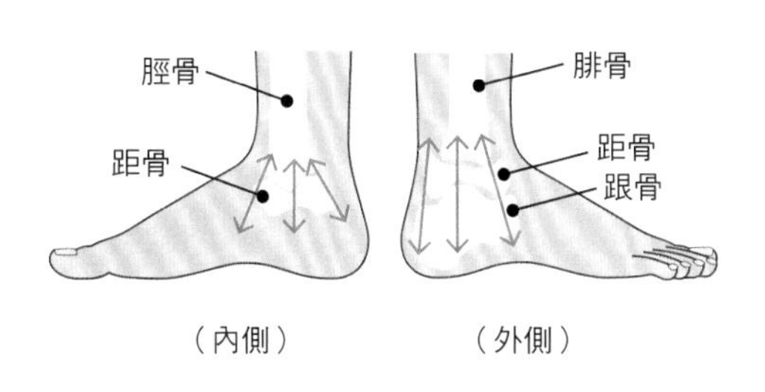

圖10.7.7　活動踝關節放鬆足踝周圍韌帶。

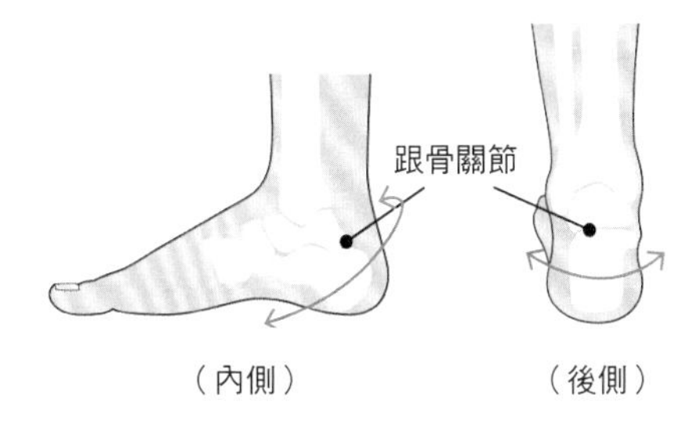

圖10.7.8　放鬆狀態的跟骨關節可以稍微擺動。

訓　練　足跟痠痛的恢復訓練，目的是保持足踝軟組織的柔軟度，並均勻足踝至足跟部位的軟組織張力。活動方式是，以足踝關節的最大活動角度慢速繞圈，如**圖10.7.9**所示。活動速度一定要慢，才會讓踝關節周圍所有軟組織同步活動，同時讓關節伸展到最大的活動角度。每日早晚進行一次訓練，每次訓練讓足踝順時針、逆時

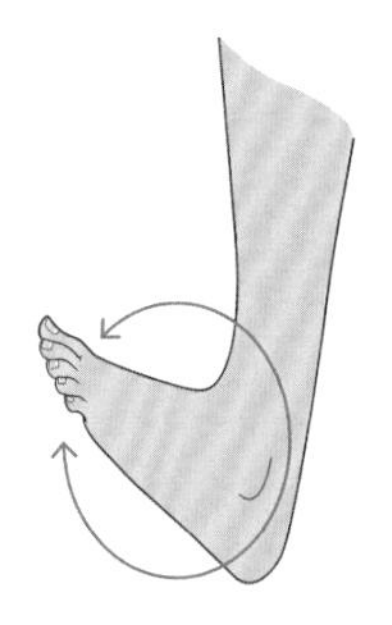

圖10.7.9　以足踝關節最大活動角度慢速繞圈。

針各繞30圈。足踝軟組織越緊繃的個案，在訓練過程越容易覺得小腿疲勞。在訓練後可按摩小腿放鬆。當小腿肌力足以輕鬆完成訓練，且訓練過程感覺足踝活動順暢、無緊繃卡卡的感覺、活動角度大，即可結束訓練。

追　蹤　足跟痠痛在按摩完的當下，可能不會獲得緩解。需要經過數日的休息，痠痛才會逐漸消失。操作踝關節活動時，若個案的韌帶過於緊繃，則在放鬆後數日內可能會有腫痛發炎反應，這是恢復的正常現象，只要充分休息，數日後腫痛會自然消失。足跟痠痛來自於足踝甚至是小腿部位的軟組織緊繃，透過張力牽扯，使足跟的軟組織過於疲勞失去彈性。所以解決足跟痠痛的過程，可能需要多次按摩操作，每次都從小腿經過足踝往足跟放鬆軟組織，使整體的張力均勻。關節通常初次按摩時壓痛感強烈，每週一次，在兩次操作後痠痛即可獲得大幅緩解。然而，深層組織的緊繃未必能快速解決，故每次按摩完，可能足踝關節活動仍有不順暢之處。這時不能急於按摩或拉伸操作，恐怕導致軟組織受傷。只要正常休息與運動，雖然足跟痠痛問題未完全解決，但一週後再次按摩時便可發現足踝更容易被放鬆，表層軟組織已鬆動，更容易按摩到深層的軟組織。可以請個案放心，持續接受按摩，直到完全解決痠痛問題。

站立時阿基里斯腱痠痛

緊痠痛　腳踏地板時阿基里斯腱痠痛，如**圖10.8.1**所示。阿基里斯腱痠痛嚴重時可能感覺像是痛風的疼痛，雖然沒有痛風的發炎症狀，但痠痛的感覺可能強烈到令人無法走路。

判　斷　運動後小腿與阿基里斯腱的拉筋伸展放鬆活動不確實，或者突然增加過量超出身體負荷的運動強度，就可能造成阿基里斯腱累積疲勞。阿基里斯腱及其周圍的軟組織過度緊繃後無法自行放鬆，導致長期痠痛無法復原。當阿基里斯腱呈現緊痠痛的狀態時，拉筋伸展的方式不足以放鬆緊繃，需要按摩操作才有辦法將過度緊繃的軟組織放鬆。

相似炎症 跟腱炎、腓骨肌拉傷、阿基里斯腱撕裂傷、哈格蘭症候群

解　法 阿基里斯腱痠痛時，往往從足踝至阿基里斯腱之間的軟組織都緊繃。臨床上可以在阿基里斯腱附近（小腿至足踝間）摸到線狀緊繃，按摩的方向由脛骨朝阿基里斯腱來回放鬆，如**圖10.8.2**所示。按摩阿基里斯腱的痠痛時，會有像被鐵鎚敲到腳般的壓痛感，可能需要使用較長的時間，以緩和的力量長時間按摩，才能放鬆該處過度緊繃的軟組織，使脛骨至阿基里斯腱中間的軟組織張力均勻、壓痛逐漸減少。由於這個區域的軟組織，組成以堅硬的肌腱與韌帶佔大部分比例，所以建議操作時可以用拳頭刮為主要技術。在需要表面輕柔按摩時可以輕輕刮，在需要深入肌腱韌帶時可以用指髁進入組織深層按摩。注意，點壓式的操作技術無助於放鬆阿基里斯腱周圍的線狀緊繃。給予軟組織剪切力（如搓、揉、刮）較能鬆開這裡的線狀緊繃。阿基里斯腱痠痛無須操作關節活動。放鬆軟組織後，還需要持續平衡小腿、足踝、阿基里斯腱周圍軟組織的張力，可以採取等長收縮的訓練方式。讓周圍的肌肉一起用力，訓練該部位肌肉群在用力時能保持均勻的張力。

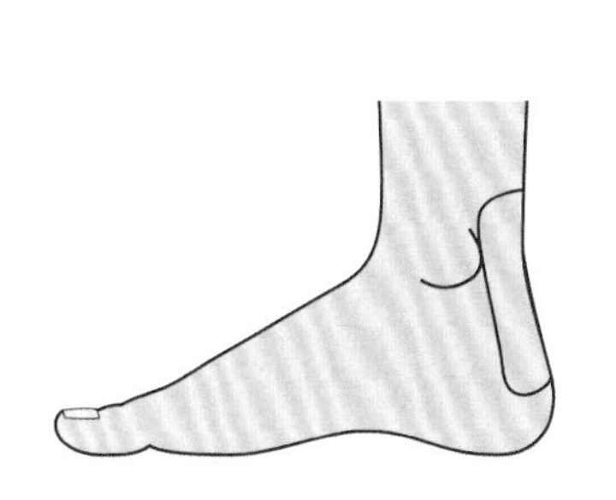
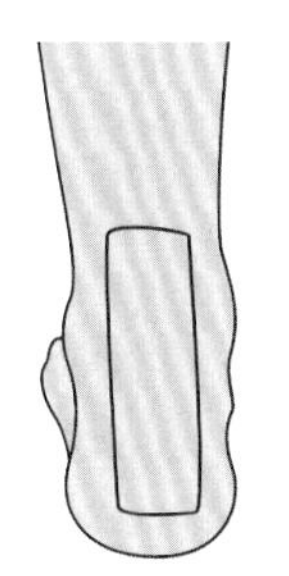
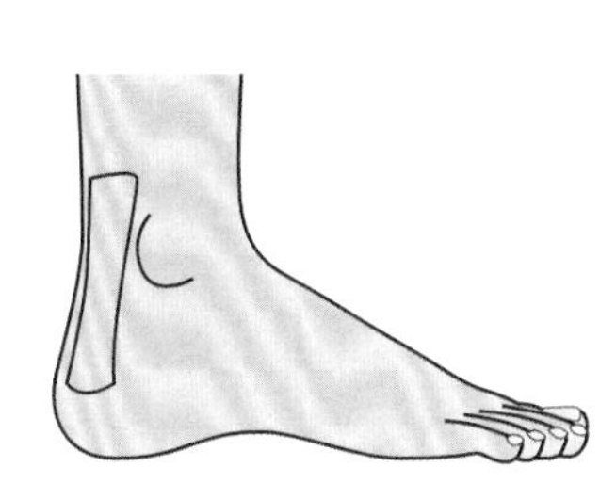

圖10.8.1　站立時阿基里斯腱痠痛。

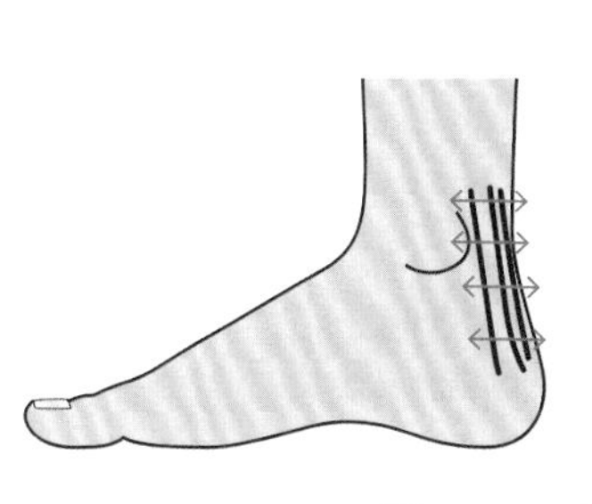
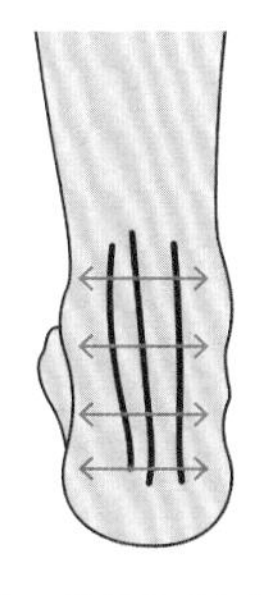
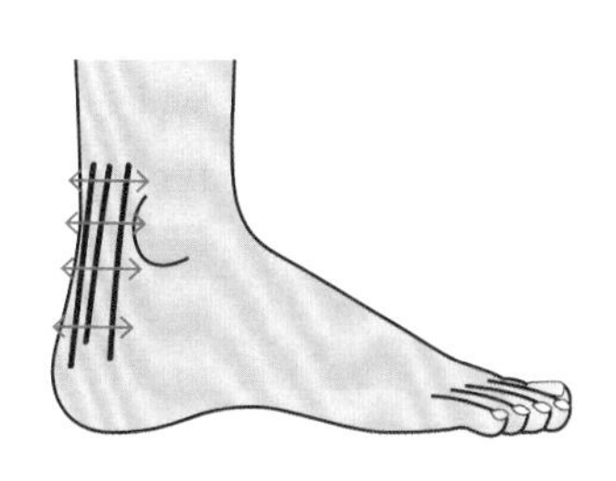

圖10.8.2　放鬆阿基里斯腱痠痛相關的軟組織。

訓　練　此訓練稱為阿基里斯腱周圍軟組織張力均勻。一日訓練三次，每次訓練五回，每回執行15秒，回合間休息20秒。休息時可輕柔按摩小腿至足踝周圍軟組織。訓練動作，首先將注意力放在小腿下端、足踝、阿基里斯腱，然後將這些部位的肌肉同時以等長收縮方式用力緊繃起來，接著在肌肉緊繃的狀態下，緩慢地上下活動足踝，伸屈阿基里斯腱，如**圖10.8.3**所示。注意活動足踝時要保持這區域的肌肉收縮。此訓練的目的不是活動踝關節，也不是拉伸阿基里斯腱，而是透過局部肌肉等長收縮，讓局部軟組織在各種活動角度皆能保持張力均勻。

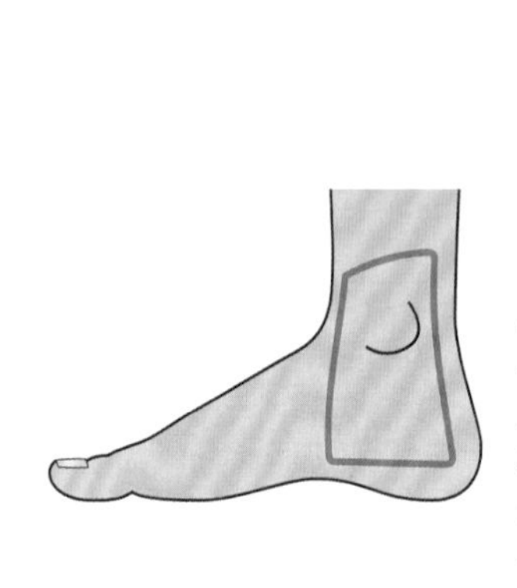

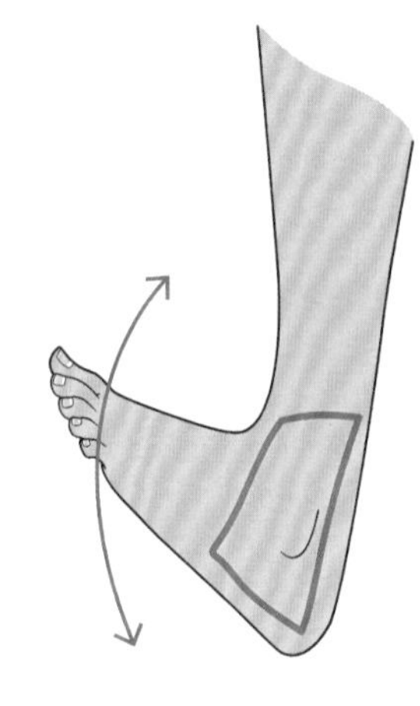

圖10.8.3　阿基里斯腱周圍軟組織張力均勻訓練。

追　蹤　阿基里斯腱痠痛在按摩完的當下，可能不會獲得緩解。甚至若個案的韌帶過於緊繃，則在放鬆後數日內可能會有腫痛發炎反應，這是恢復的正常現象，只要充分休息，數日後腫痛會自然消失。若操作後一週，走路時阿基里斯腱仍有痠痛感，表示仍有緊痠痛尚未完全解決，需要再次接受按摩。通常一週接受一次體感按摩，幾次按摩後即可完全消除緊繃，解決痠痛問題。

足踝在彎時、站立時、蹬步時、天氣濕冷就痠痛，或活動卡卡的、容易扭傷

緊痠痛　足踝關節痠痛的位置，內踝、外踝的下方、前下方，以及足踝前方都有可能，如**圖10.9.1**所示。痠痛發作的時機，可能是足踝左右彎就痠痛、站立時痠痛、行走跑步時痠痛，或天氣轉濕冷就痠痛。足踝關節可能有程度不同的活動角度限制，如**圖10.9.2**所示。有些足踝痠痛的感覺不明顯，只有活動起來卡卡的感覺，沒有發炎的紅與熱卻看起來腫腫的，且軟組織摸起來硬硬的，看起來與正常腳踝不一

樣，如**圖10.9.3**所示。有些個案在抬腳時，足踝會習慣性向內翻，若踏地時內翻角度過大則可能扭傷，如**圖10.9.4**所示。

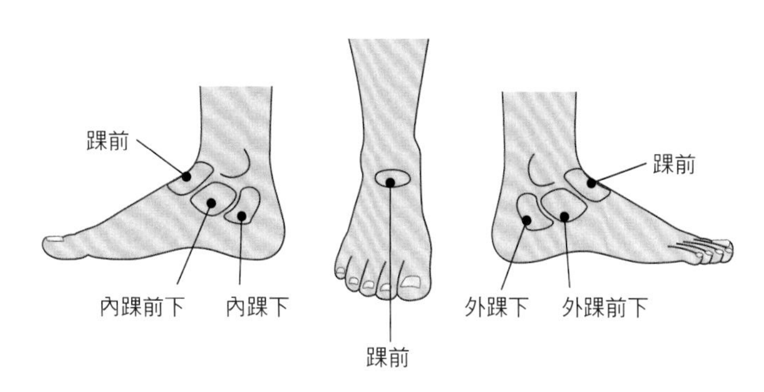

圖10.9.1　足踝痠痛。

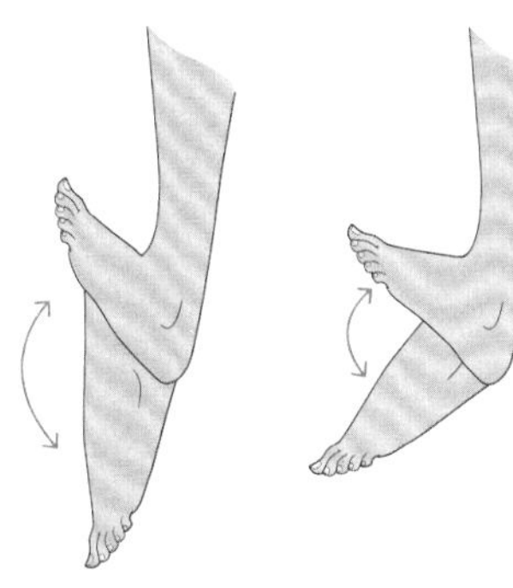

圖10.9.2　緊繃的足踝關節活動角度較窄。

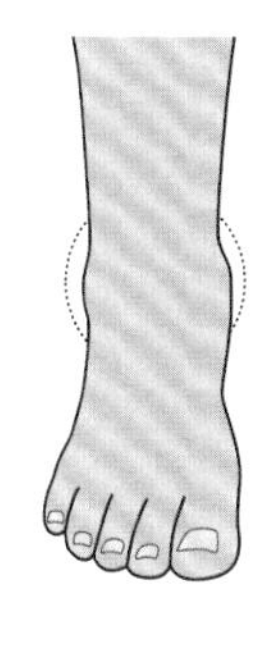

圖10.9.3　緊繃的足踝可能外觀看起來腫。

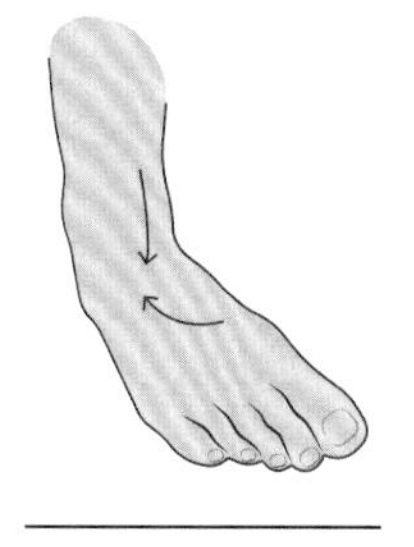

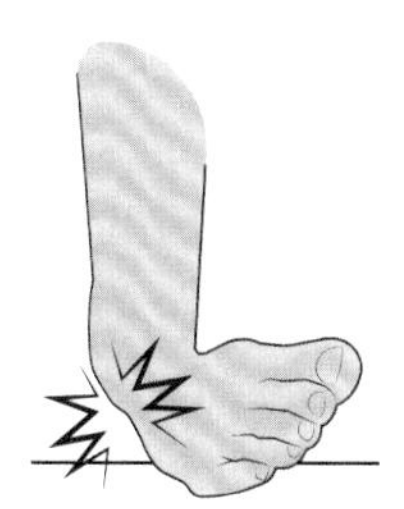

圖10.9.4　因緊繃而習慣性內翻的足踝容易扭傷。

判　斷　足踝區域相關連軟組織多，所以呈現的痠痛現象也有多種，然而，各種痠痛的原因可能皆來自於軟組織緊繃。往往最開始時是局部的軟組織緊繃，由於沒有將它放鬆，隨著時間緊繃的區域越來越大，痠痛的感覺也隨著緊繃的位置和範圍而改變。以右踝內側下方痠痛為例，說明緊繃的演化。依照緊繃時間的長短，可能會從局部的線狀緊繃影響周圍演變為面狀緊繃，最後擴大影響範圍造成整個小腿下端與足踝區的體狀緊繃，如**圖10.9.5**所示。緊繃問題造成軟組織痠痛。溫度降低使軟組織收縮，因張力不均勻引發痠痛。踝關節軟組織緊繃導致關節活動角度受限。緊繃導致軟組織摸起來僵硬無彈性。緊繃的軟組織往往腫脹卻無發炎反應。若內踝與外踝的軟組織張力不均勻，就會導致抬腳時足踝習慣性向一側翻轉，此習慣容易引發扭傷。

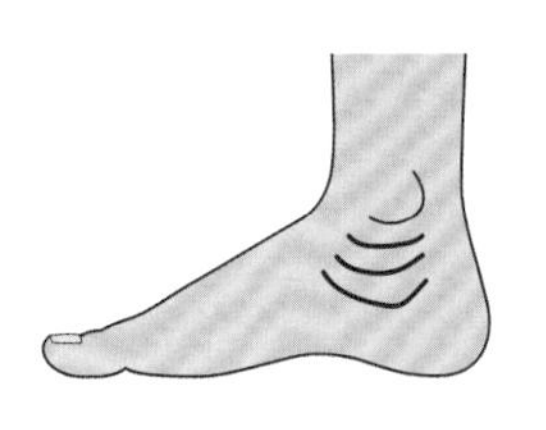
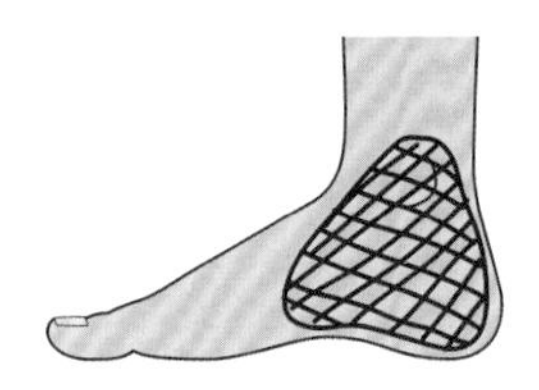
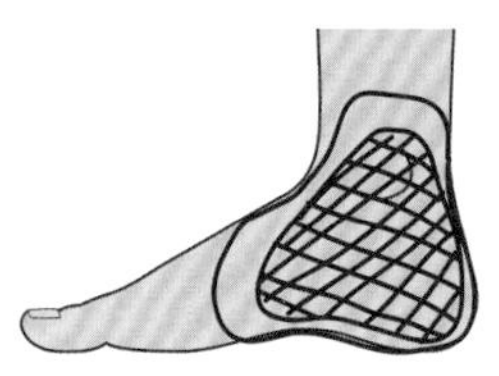

一開始僅有線狀緊繃

影響周圍逐漸成為面狀緊繃

最後導致整個足踝形成一個大型體狀緊繃

圖10.9.5　時空分布的緊繃足踝。

相似炎症　外踝韌帶扭傷、高位踝韌帶扭傷、內側踝三角韌帶扭傷、踝關節積水、腓骨肌拉傷

解　　法　解決足踝的痠痛，需要放鬆小腿至足踝的所有緊繃，並使整體的軟組織張力均勻，如**圖10.9.6**所示。大範圍的操作方向，由小腿往足踝放鬆，由足踝往足掌放鬆。局部操作方向，主要與肌肉、韌帶緊繃的方向垂直。放鬆足踝痠痛相關軟組織的操作方向如**圖10.9.7**所示。臨床操作時若發現個案的緊繃由足踝延伸至小腿，就需要先按摩放鬆小腿的緊繃，才有辦法放鬆踝部的軟組織。否則，往往踝部的軟組織受到小腿部的緊繃牽引，踝部將會過於僵硬而無法放鬆。踝關節凹凸不平，許多緊繃可能停駐在骨骼間的凹槽，所以操作時要特別注意踝關節的每個縫隙，才不至於漏處理緊繃。足踝周圍的韌帶多，需要更久的操作時間，以及稍重的力氣，才能放鬆踝部的軟組織。足踝下方的緊繃被按摩時，往往有撕裂般、針刺般的壓痛感。按摩前記得要告知個案需要忍受壓痛。踝關節活動的重點，在於讓距骨前、後、內、外連接的軟組織都放鬆。當這些位置的軟組織緊繃時，會影響踝關節的正常活動角度，例如距骨前軟組織緊繃會影響足踝上翹下壓的活動角度，如**圖10.9.8**所示。距骨前方、後方緊繃，使踝關節上、下活動受限；距骨內側、外側緊繃，使踝關節外翻、內翻活動受限。臨床操作技巧上，可以一手按摩緊繃，另一手活動關節。這是較熟練者的技術，但臨床的放鬆效果很好。放鬆距骨周圍的緊繃，對應操作的踝關節活動，如**圖10.9.9**所示。偶爾可操作幾次踝關節拉伸活動，幫助放鬆踝關節的緊繃，如**圖10.9.10**所示。操作拉伸時，可能會聽到「啪」的關節彈響聲。請勿以彈響聲為正確操作或操作結束的依據，而是要以軟組織實際的觸感、關節活動的流暢感，確認緊繃都被解除或者被充分處理過，才是操作成功的依據。若拉伸時感覺關節過於緊繃無法操作，切勿強力拉伸，以免造成軟組織拉傷。對於過於緊繃的個案，可以延長按摩操作時間，搭配緩和的活動與拉伸，使緊繃程度降低，再進行拉伸操作。

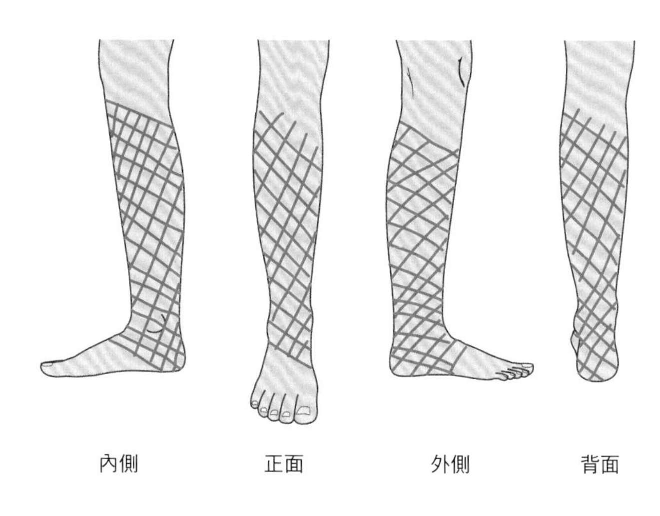

圖10.9.6 放鬆足踝痠痛相關的軟組織。

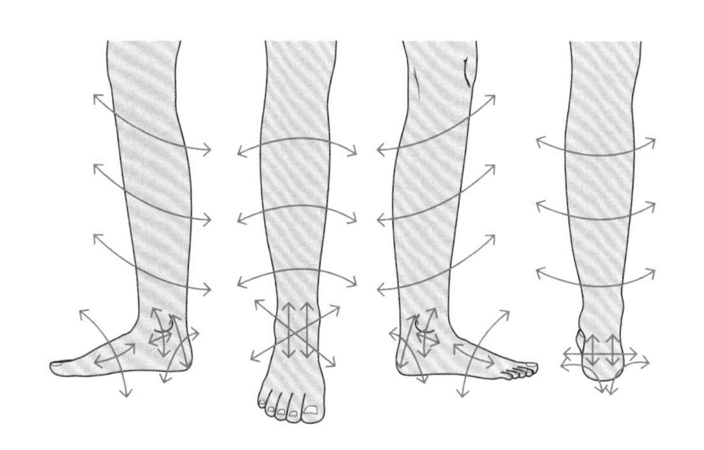

圖10.9.7 放鬆足踝痠痛相關軟組織的操作方向。

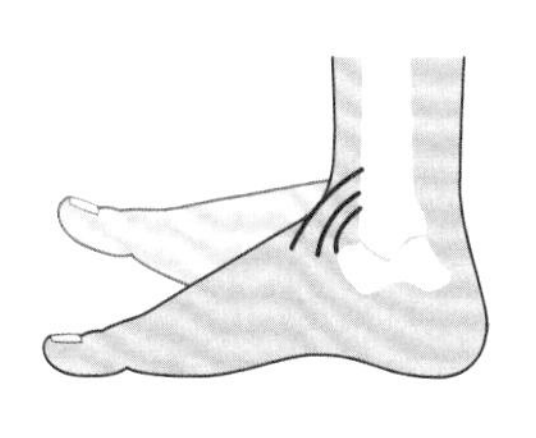

軟組織緊繃，使足踝關節上翹、下壓的活動角度窄小。

圖10.9.8 距骨前方軟組織緊繃影響足踝上下活動角度。

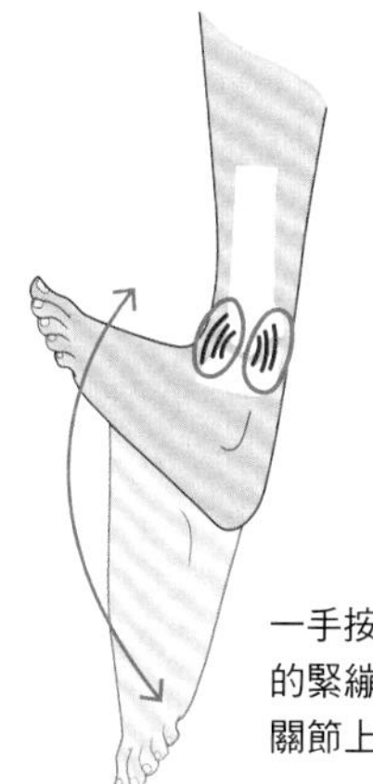

一手按摩距骨前或後的緊繃，一手操作踝關節上翹下壓活動。

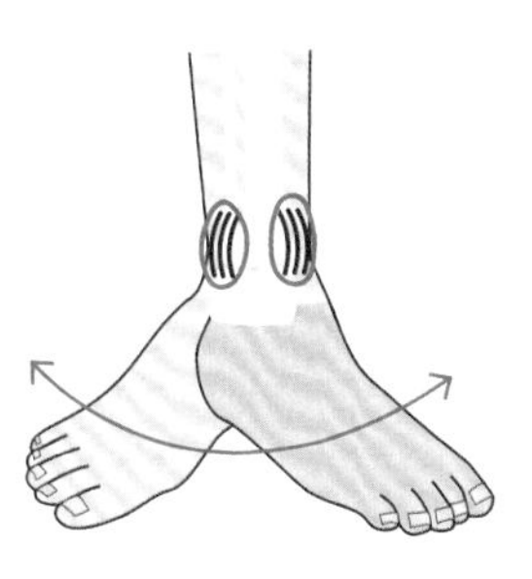

一手按摩距骨內側或外側的緊繃，一手操作踝關節內外翻轉活動。

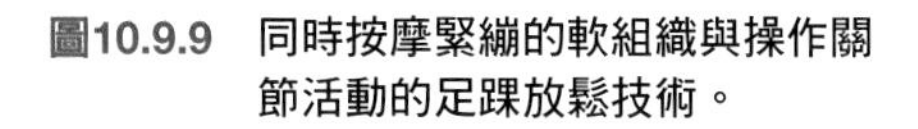

圖10.9.9 同時按摩緊繃的軟組織與操作關節活動的足踝放鬆技術。

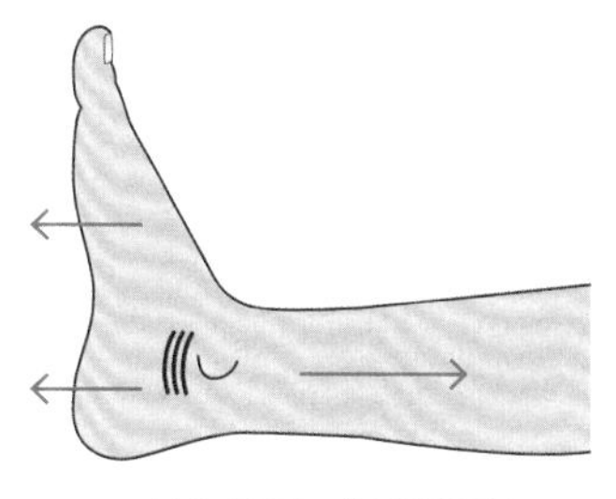

拉伸足踝，放鬆踝關節。

圖10.9.10 踝關節拉伸活動。

訓　練　足踝部的訓練有兩種。一種是關節活動訓練，目的在於恢復關節活動角度。另一種是踮步行走訓練，目的在於使踝部軟組織張力均勻。關節活動訓練，包含上翹下壓活動、內外翻轉活動、順逆時針繞圈活動三項，如**圖10.9.11**所示。每項訓練做30下，中間休息30秒，每日早晚各一次。要囑咐個案儘量以最大活動角度做關節訓練。當小腿肌肉無力時，可能做幾下動作就疲勞。通常在訓練四週後，小腿至足踝的肌肉疲勞問題會有明顯改善。當可以輕鬆完成關節活動訓練時，即可結束此訓練。踮步行走訓練，讓個案抬起足跟，僅以足掌均勻著地行走，如**圖10.9.12**所示。行走時，個案的注意力集中在足踝部分，使足踝穩定後再行走。若足踝不穩定，也就是局部軟組織張力不均勻，則可能站立或行走都會不穩。踮步行走訓練不限時間、次數，可以在站立或行走時皆進行這個訓練，促使足踝的運動神經習慣以穩定足踝的方式來運動。避免因腳踝習慣翻轉一側而容易扭傷。

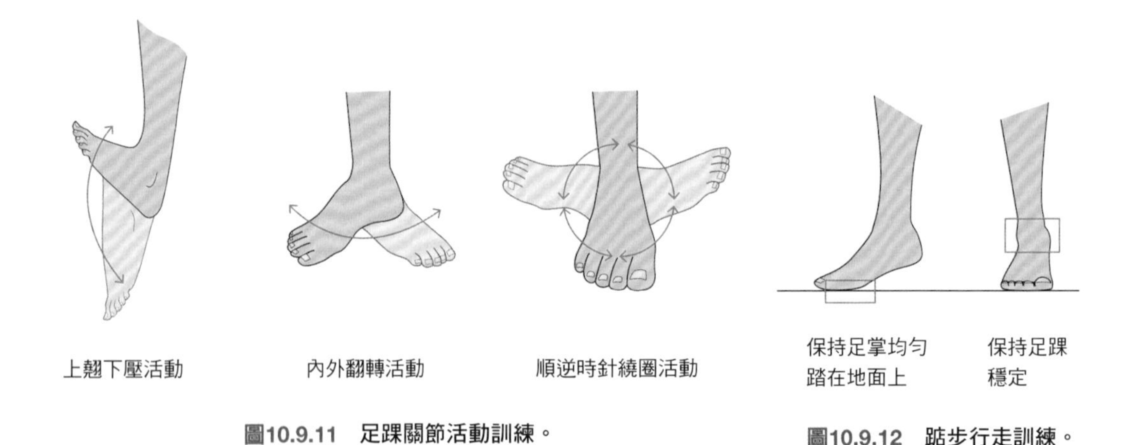

圖10.9.11　足踝關節活動訓練。

圖10.9.12　踮步行走訓練。

追　蹤　足踝習慣性扭傷、天氣變化就痠痛、又腫又硬，表示軟組織緊繃已久，故初次接受體感按摩後可能會有較顯著的恢復發炎反應，導致數日內腳踝腫痛不良於行。這部分需要與個案事先做好溝通，在個案瞭解解決腳踝緊痠痛的可能反應並且接受按摩後，才開始為個案操作，以避免恢復的發炎反應被誤認為不當操作造成的受傷。體狀緊繃的軟組織通常無法在一次按摩就徹底放鬆。體感按摩師需要取得個案的信任，關注每次操作後的柔軟範圍是否增加、緊繃範圍是否減少。只要足踝的緊繃越來越少、活動角度有越來越大，就可以相信繼續接受操作，最終可以完全解決足踝的痠痛問題。關於足踝周圍軟組織張力不均勻造成的習慣性扭傷，需要個案自主執行踮步行走訓練。通常個案訓練四週後，便會養成穩定足踝的習慣，遠離扭傷。

足脛痠痛

緊痠痛 足脛痠痛，如**圖10.10.1**所示。發生位置通常在脛骨的下端。可能在運動後痠痛加重，但休息後就減輕痠痛。嚴重時，可能走路時就會痠痛，或者足脛部位常有麻刺感。

判斷 足脛痠痛可能由於未放鬆軟組織而累積疲勞，如短時間做過多跳躍運動，或跑步姿勢不正確給予脛骨過多衝擊，造成該區域軟組織面狀緊繃。該面狀緊繃被觸碰時往往有撕裂般的壓痛感，故常被診斷為疲勞性骨折。然而，骨骼攝影卻可能無明顯損傷或僅有輕微增多白色骨質，無積極證據可證明骨折。正確的跑步姿勢，應以足掌著地均勻受力，讓地面的反作用力由足踝正向傳至脛骨，再傳至身體上方。若習慣以足踝內旋的姿勢跑步，以拇趾受力，地面的反作用力由足踝內側傳至脛骨內側，就會讓足脛下端長期承受橫向衝擊而累積疲勞，最終造成緊繃，如**圖10.10.2**所示。足脛部位的麻刺感，來自足脛部位軟組織過於緊繃。

相似炎症 脛骨骨折、脛骨壓力性骨折、脛骨疲勞性骨折、脛骨內側壓力症候群

解法 以「刮」技術處理足脛的面狀緊繃，脛骨內側與外側的軟組織都需要刮，使整個足脛的軟組織張力均勻，如**圖10.10.3**所示。

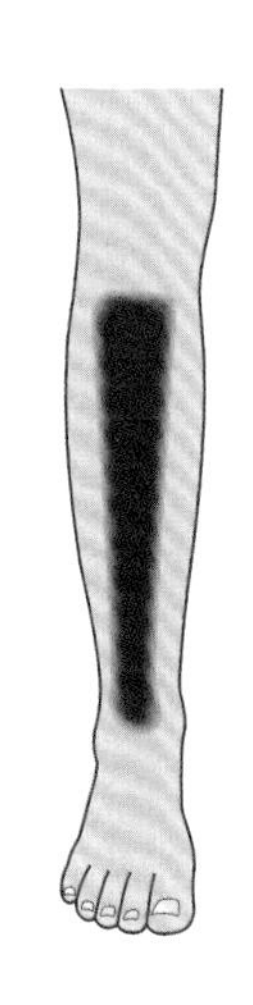

圖10.10.1 足脛痠痛。

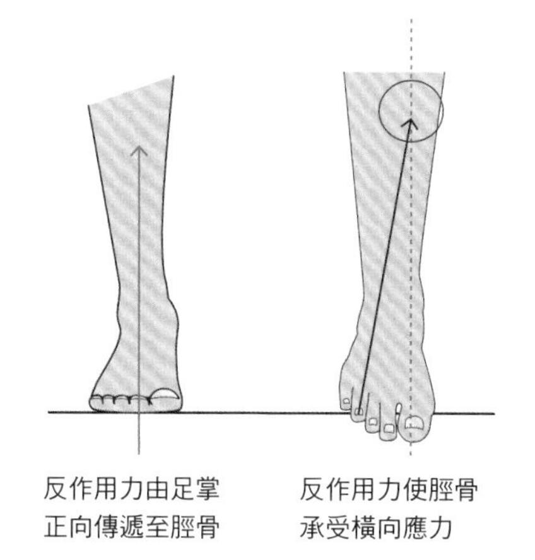

圖10.10.2 錯誤的姿勢使足脛累積疲勞。

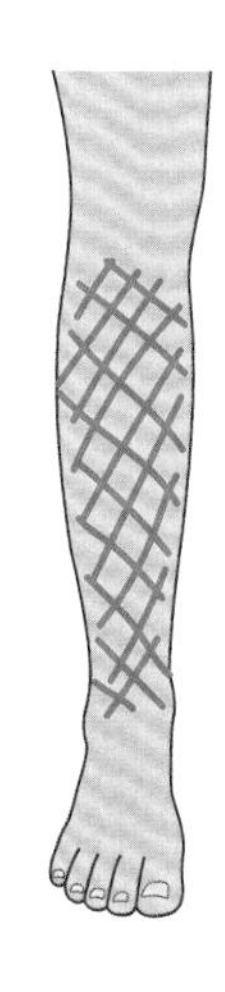

圖10.10.3 放鬆足脛痠痛相關的軟組織。

訓　練　如果痠痛原因來自於短時間的疲勞，則無須訓練，適當休息即可。如果痠痛原因來自於跑步姿勢不正確則需矯正跑姿，練習以足掌均勻著地的方式跑步，才能根本地預防足脛痠痛再次發生。

追　蹤　對緊繃的足脛軟組織操作刮時，可能會有撕裂般的壓痛感，且操作完後可能會有恢復的發炎反應數日，要暫時休息，使足脛軟組織充分恢復彈性。正確的跑姿可以減少足脛衝擊，平時在運動後刮足脛部位可以避免累積疲勞。保持良好習慣，即可預防足脛下端痠痛的問題。

小腿痠痛

緊痠痛　小腿痠痛，如**圖10.11.1**所示。

判　斷　基本上，小腿不會有慢性痠痛問題。小腿痠痛通常都是一般的疲勞，偶爾過度使用可能拉傷。臨床上罕見緊繃發生於小腿。大腿後側的下半部緊繃，可能造成小腿麻。

相似炎症　小腿肌肉拉傷（如腓腸肌、比目魚肌、脛後肌……等）

解　法　小腿如前臂，通常不會累積緊繃。所以小腿痠痛時只要給予整個小腿區域適當的按摩，即可讓小腿快速消除疲勞，如**圖10.11.2**所示。無須擔心小腿會有嚴重的緊痠痛問題。臨床上，記得注意膕窩區域是否有緊繃，如**圖10.11.3**所示。因為膕窩部位的肌腱與小腿的肌肉相連，故可能小腿的軟組織被緊繃的膕窩軟組織牽引，張力不均勻造成小腿痠痛。只要將膕窩的緊繃解除，並確認膕窩至小腿間的軟組織張力均勻，即可解決小腿痠痛問題。若小腿麻，則要放鬆大腿後側的緊繃，按摩方式請參考第12章「大腿後側痠痛」。

訓　練　小腿痠痛通常來自於過度使用（或運動員的過度訓練）。故小腿在按摩後只需要適當休息，無須訓練小腿。

追　蹤　小腿代謝疲勞的速度快，即使是延遲性肌肉痠痛，也只要幾天就能復原。所以小腿若有超過一週以上卻仍無法消除的痠痛，這可能不是緊繃造成，需要到醫院做進一步檢查與治療。

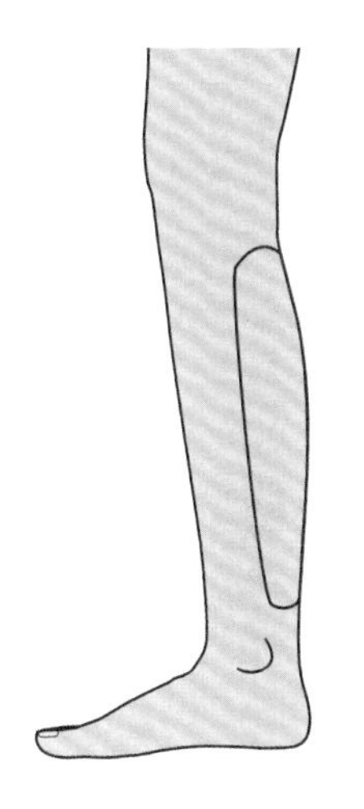

圖10.11.1　小腿痠痛。

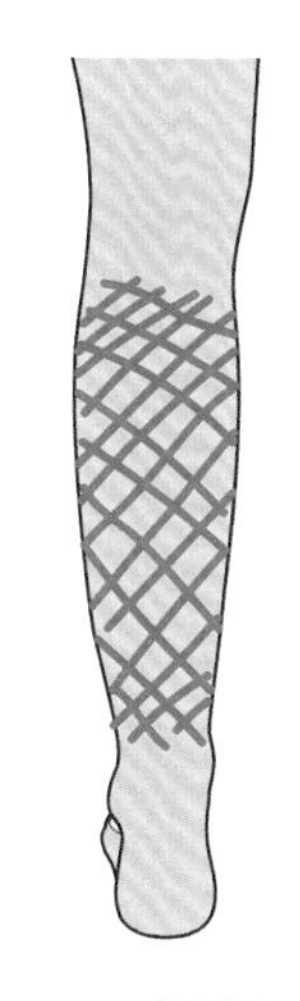

圖10.11.2　放鬆小腿痠痛相關的軟組織。

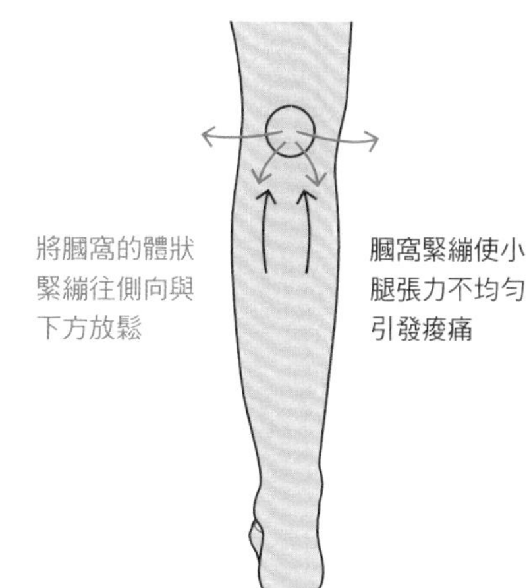

圖10.11.3　膕窩的緊繃可能造成小腿緊繃。

膝上、膝下痠痛

緊痠痛　膝蓋，或嚴謹地說，髕骨的上方與下方痠痛，如**圖10.12.1**所示。在蹲下的瞬間或從椅子站起來的瞬間，或跑、跳時，痠痛感特別明顯。嚴重時甚至會痠到讓人膝關節無法用力，直接腿軟跪下。有些個案則是在氣候轉濕冷時，髕骨的前下方就會痠痛。也可能在睡眠時才明顯感覺到髕骨下方痠痛，影響睡眠。

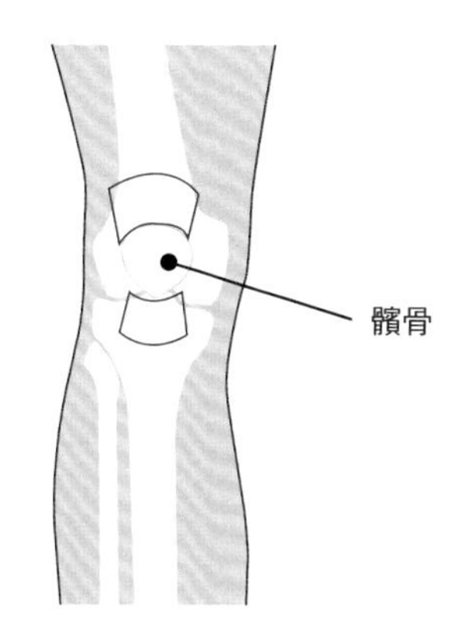

圖10.12.1　膝上、膝下痠痛。

判　斷　跳躍或蹲站這兩個動作都需要膝關節的軟組織用力支撐。若大量地使用膝關節卻無適當地放鬆，就會使膝關節的軟組織累積疲勞，最後造成緊繃。膝上與膝下痠痛的原因就是該處軟組織緊繃所造成。

相似炎症 股四頭肌肌腱炎、髕骨前滑囊炎、脛骨結節骨骺炎、剝離性軟骨炎、髕腱炎、退化性關節炎、膝關節積水、跳躍膝

解　法 臨床上，可能單獨膝上或膝下痠痛，也可能兩個位置同時痠痛。膝下痠痛的個案，可以在其髕骨下方摸到明顯的線狀緊繃，要由線狀緊繃的平行與垂直方向按摩較容易放鬆該線狀緊繃，如**圖10.12.2**所示。膝下的線狀緊繃被按摩時的壓痛感依位置不同而有差異。將膝下部位分為上下兩區，上區為髕骨下方到脛骨上方的位置，下區為脛骨粗隆的部位，如**圖10.12.3**所示。上區的壓痛感類似痠與悶重感，下區的壓痛感類似刺痛與撕裂感，這些按摩時的壓痛需要請被操作的個案忍耐。對於耐痛程度較低的個案，可以放輕操作力道，延長操作時間，陪伴個案度過這較不舒服的操作過程。膝上痠痛的個案，可以在其髕骨左右兩側上方摸到體狀緊繃，這裡的體狀緊繃可以直接就地揉鬆，如**圖10.12.4**所示。臨床上需注意，有些嚴重痠痛的個案可能會由髕骨外側上方一路向上緊繃到大腿外側，如**圖10.12.5**所示。需由上往下將大腿外側的緊繃與髕骨上方的體狀緊繃一起放鬆，務必將這些緊繃全部放鬆，才能解決膝蓋痠痛的問題。

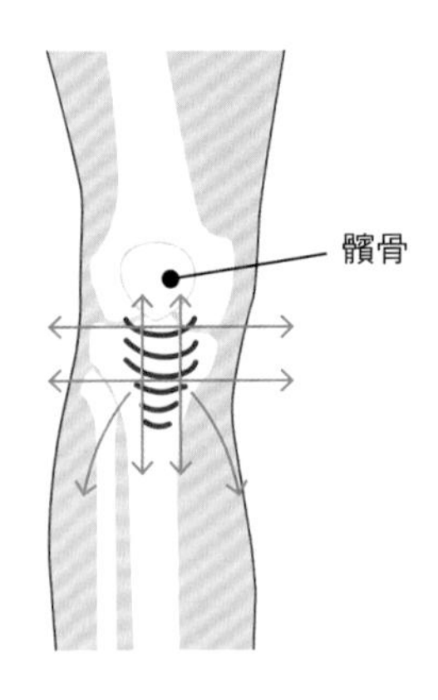

圖10.12.2　放鬆膝下痠痛的線狀緊繃。

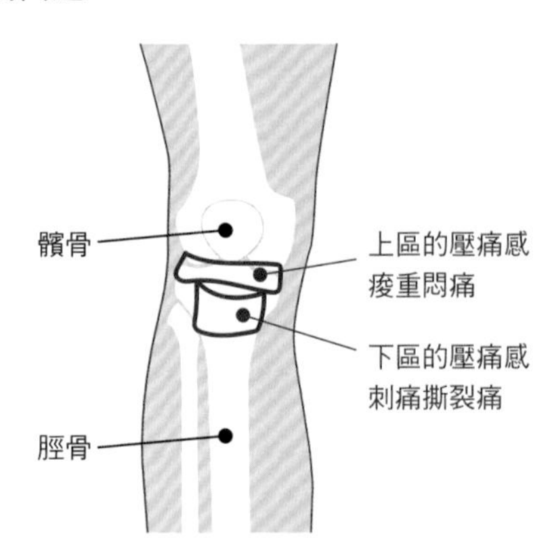

圖10.12.3　膝下緊繃的壓痛感分上下兩區。

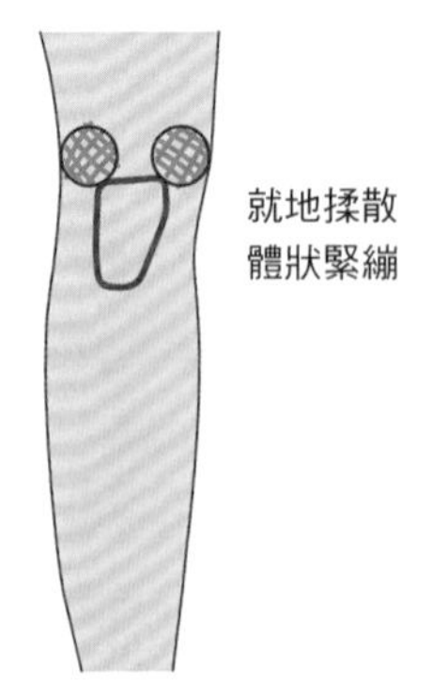

圖10.12.4　放鬆膝上痠痛的體狀緊繃。

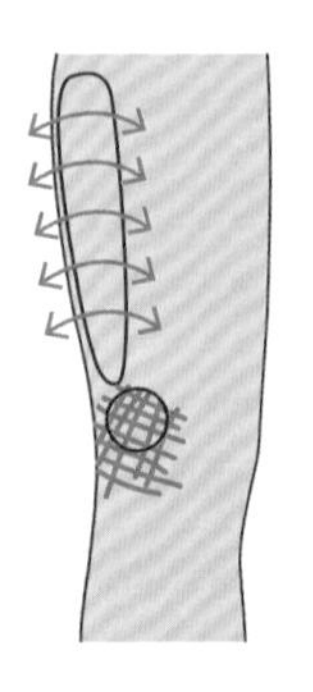

圖10.12.5　膝上痠痛可能一併在大腿外側緊繃。

訓　練　膝上、膝下痠痛，是許多運動員的困擾。籃球、排球運動需要做大量跳躍的動作，桌球、羽球需要做大量蹲踞的動作。要預防這位置的痠痛，除了平時有按摩放鬆膝蓋周圍軟組織的習慣，還需要練習半蹲，讓膝關節習慣於承受較強的運動量。半蹲訓練，雙腳分開約1.5倍肩膀寬，腳趾朝前，蹲下讓大腿小腿之間夾角約120度，如**圖10.12.6**所示。半蹲時，讓膝蓋周圍的肌肉承受體重，要有肌肉用力時的緊繃感。半蹲時間以3分鐘為訓練目標。一開始接受訓練的人，若大腿肌力不足，可能蹲不到30秒就腿痠。大腿肌力不足的人，可以從半蹲30秒、休息30秒開始訓練。慢慢延長半蹲的時間，直到一次可以半蹲3分鐘為止。

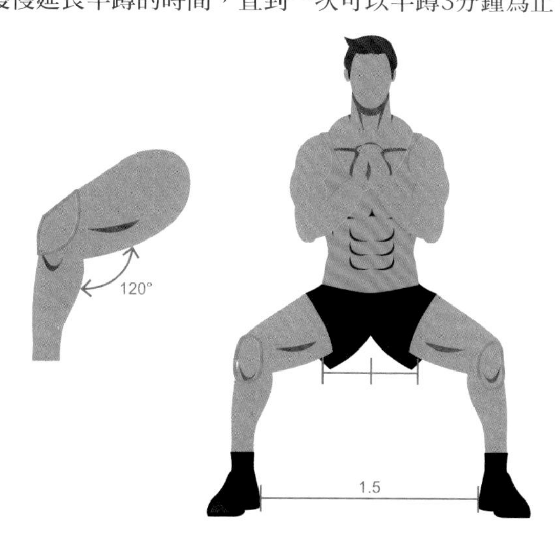

半蹲時，大小腿夾角120度，讓膝關節周圍的軟組織承受體重，有用力時的緊繃感。

圖10.12.6　半蹲訓練，強化膝關節軟組織的耐力。

追　蹤　一般人，可能因爬山或一時劇烈運動，使大腿與膝蓋的軟組織過度緊繃，即使休息也無法消除緊繃。這樣的案例，在充分按摩後即可解決痠痛問題。對於運動員或腿部肌肉退化的高齡者，按摩只能解決一時的疲勞與緊繃。他們還需要執行半蹲訓練，強化大腿與膝蓋周圍的肌力，才能避免髕骨周圍的軟組織緊繃，預防痠痛問題發生。

膝內側痠痛

緊痠痛　跑步、蹲下或上下樓梯時，膝內側痠痛，如**圖10.13.1**所示。有些嚴重痠痛的個案，可能在躺臥時也感覺到膝內側緊繃不舒服，影響睡眠。有些長年痠痛的個案，在膝內側靠近小腿處可能有腫塊。

判　斷　正確使用膝蓋的方式，應讓大腿、膝蓋、小腿、足掌呈一直線來承受體重。若大腿習慣內旋，則體重向下的壓力在膝關節轉折，造成膝內側負擔，如**圖10.13.2**所示。過重的負擔如舉重、短跑，或長期的姿勢不良，就會使膝內側軟組織緊繃，造成痠痛。嚴重緊繃者，甚至外觀看起來就腫腫的，摸起來硬硬的，卻沒有紅、熱、痛的發炎症狀。

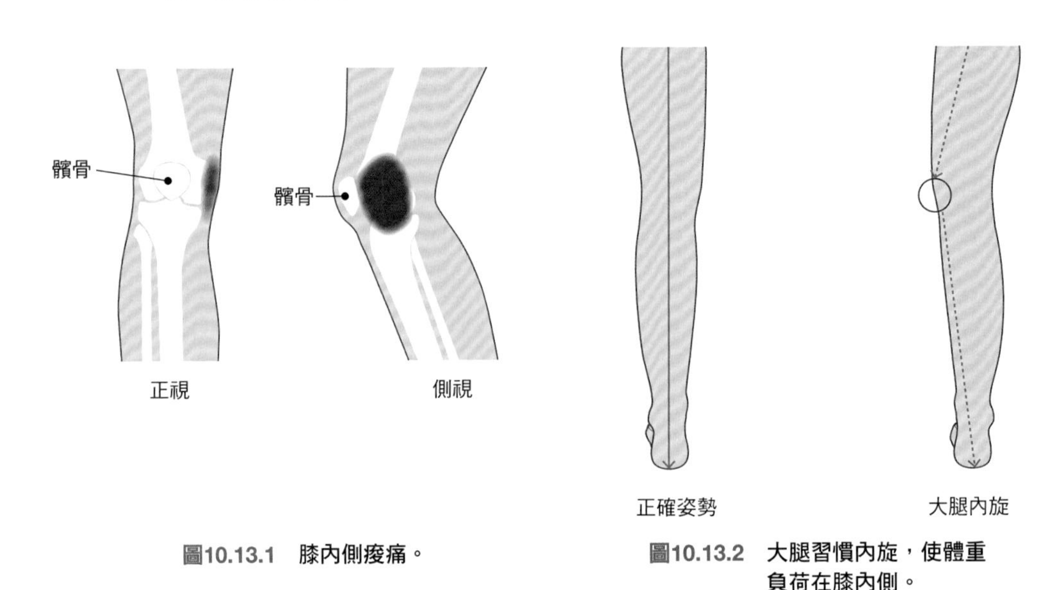

圖10.13.1　膝內側痠痛。

圖10.13.2　大腿習慣內旋，使體重負荷在膝內側。

相似炎症　膝內側副韌帶扭傷、內半月板撕裂、退化性關節炎

解　法　輕微的膝內側緊痠痛，只在膝內側有面狀緊繃。中等的膝內側緊痠痛，在膝內側有面狀緊繃，且還可能在周圍分布點狀緊繃。嚴重的膝內側緊痠痛，除了膝內側有緊繃，在膕窩與大腿內側皆可能有體狀緊繃，在膕窩的兩側可能有線狀緊繃。膝內側緊痠痛的緊繃與按摩方向，如**圖10.13.3**所示。正常的膕窩應該是內凹且柔軟的，如果按摩時發現膕窩有體狀緊繃，要將它放鬆。膝內側的面狀緊繃被按摩時，可能會有撕裂般的壓痛，需要請個案忍耐。膝蓋周圍的點狀緊繃不容易鬆開，需要花多些時間才能讓軟組織恢復彈性。大腿內側的體狀緊繃可能在較深層的部位，建議用手肘壓或碾來操作，較容易按摩到深層的緊繃。由於膝內側緊繃，膝關節可能有向內旋的傾向，屈膝時讓骨骼壓迫韌帶導致痠痛，如**圖10.13.4**所示。所以在按摩時，可以給予膝關節外旋的力量，同時搭配膝蓋伸屈關節活動，幫助膝關節恢復正確的伸屈軌跡，如**圖10.13.5**所示。當膝關節軟組織由緊繃鬆開的瞬間，可能會有「啪」的彈響聲。體感按摩上，不以彈響聲為膝關節放鬆的證據。關注的重點在於軟組織張力是否均勻，以及膝關節伸屈時是否保持正面

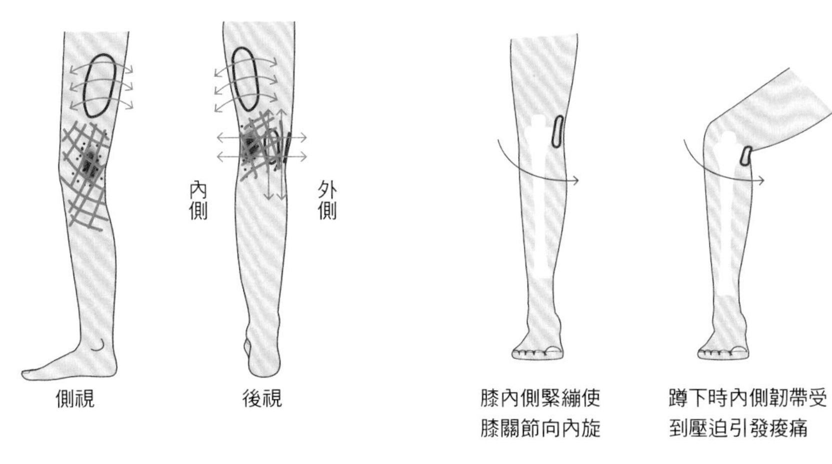

圖10.13.3　放鬆膝內側痠痛相關的軟組織。

圖10.13.4　膝內側緊繃造成下蹲時痠痛。

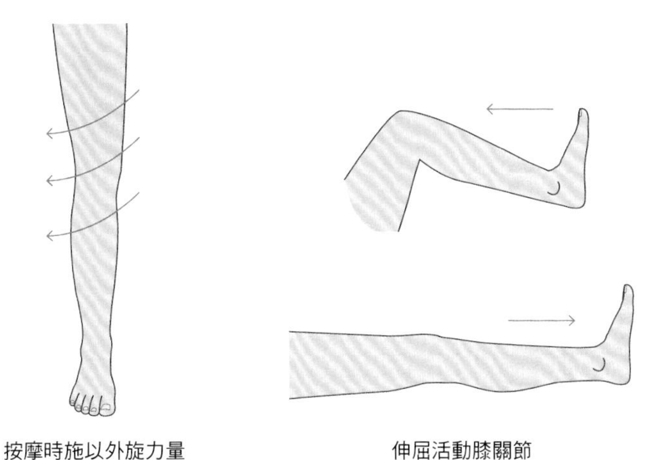

圖10.13.5　按摩膝關節內側緊繃時施以外旋的力量，與操作膝關節伸展活動。

而不會內旋。輕微的膝內側緊痠痛，只需要放鬆膝內側的面狀緊繃。而嚴重膝內側緊痠痛的緊繃位置還包含了大腿內側、膕窩，所以在放鬆緊繃的過程，會需要個案躺著與趴著幾次，讓體感按摩師來回放鬆大腿內側的正面與背面，才能逐漸將由大腿至膕窩的大範圍緊繃都放鬆。整體操作過程需時半小時以上，所以按摩師應當注意個案的體力與忍受壓痛的耐力，適當地休息或減輕操作力量，可以讓個案更舒適順利地完成按摩操作。

訓　練　膝內側緊繃來自於運動時大腿習慣內旋，使膝內側負擔體重。正確的跑步或蹲踞姿勢，足掌、膝蓋、大腿的中心應該連成一線，錯誤姿勢將造成膝內側或外側緊繃。所以膝內側痠痛的個案，一定要矯正運動姿勢，才能避免這位置痠痛的問題一再發生。

追　蹤　當膝內側過度緊繃時，初次接受體感按摩後，可能會有較強烈的復原發炎反應，需要請個案忍受數日。膝內側外觀看起來已有腫塊的嚴重緊繃，一週按摩一次，腫塊會在數次按摩後消去，使膝蓋恢復正常的外觀。體感按摩能消除緊繃，使軟組織張力均勻，解除痠痛問題。但要預防膝內側痠痛，訓練正確的運動姿勢才是最有效的預防方式。

膝外側痠痛

緊痠痛　跑步或下樓梯時，膝外側痠痛。有些人只要運動一段時間、跑步一段距離，或下幾層樓，膝外側就會痠痛到無法再運動。痠痛甚至可能由膝外側延伸到膕窩外側、小腿後方外側上端，如**圖10.14.1**所示。有些個案呈現慢性痠痛現象。痠痛發生後休息數日可獲得緩解，但只要運動就會復發痠痛，導致無法再進行較高強度的運動。

判　斷　此痠痛常見於長跑選手，或短時間內進行高質量訓練的跑者。痠痛的原因來自於大腿後側與外側軟組織累積疲勞，導致大腿軟組織緊繃。大腿軟組織拉扯膝外側軟組織，最終造成膝外側軟組織痠痛，如**圖10.14.2**所示。痠痛的位置雖然是在膝外側，然而緊繃的根源在於大腿後側與外側的深層。膕窩外側與小腿後方外側上端的痠痛，是跑者忍耐膝外側的痠痛繼續跑步，使軟組織由膝外側拉扯至膝後方與小腿所造成。由於緊繃位置在大腿，所以痠痛發生後休息數日，膝外側（及後方）就不痠痛，表現正常。然而，一旦再次運動，讓大腿疲勞，則大腿深層的緊繃就會拉扯膝外側的軟組織，造成膝外側痠痛，甚至無法走路。

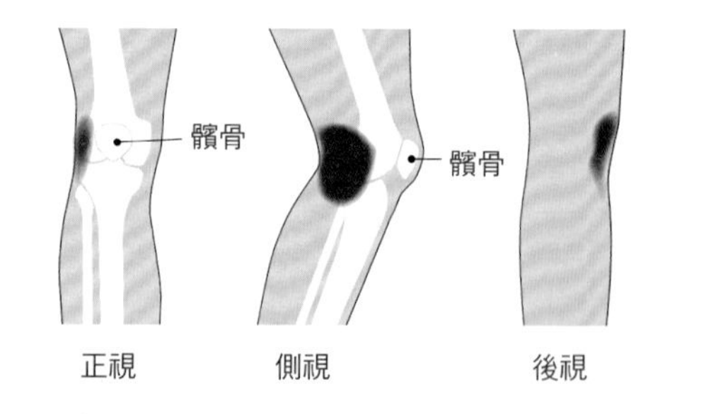

圖10.14.1　膝外側痠痛。

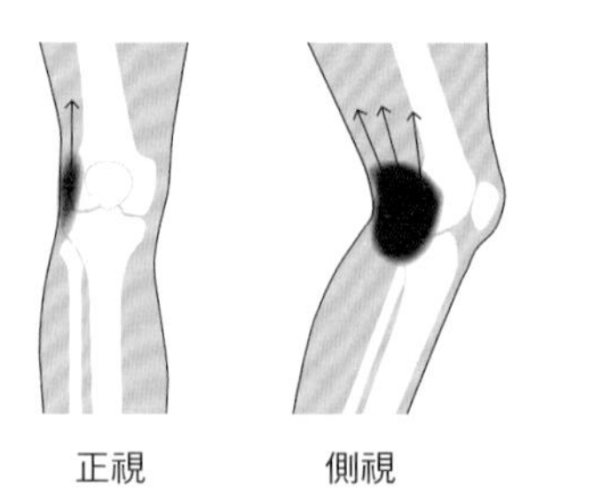

圖10.14.2　大腿軟組織緊繃造成膝外側痠痛。

相似炎症　髂脛束症候群、膝外側副韌帶扭傷、外半月板撕裂、退化性關節炎、跑者膝

解　法　按摩大腿前方與後方的外側，將所有深層的緊綳放鬆，如**圖10.14.3**所示。操作時，建議使用手肘的壓與碾技術，才容易將體感按摩師的力量透到大腿的深層組織。在大腿的前方外側深層、側面、後方外側深層，可能可以觸摸到粗又長的線狀緊綳，以與線狀緊綳垂直的方向按摩，會有較刺激的壓痛感，但也較容易放鬆緊綳，如**圖10.14.4**所示。臨床上一定要記得，膝外側的痠痛是來自於大腿深層軟組織的緊綳。所以按摩膝外側、按摩膕窩只能暫時舒緩痠痛，對於解決問題是完全無效的。操作的重點在於找出大腿深層的緊綳，並且放鬆它們，如此即可解決膝外側的緊痠痛。

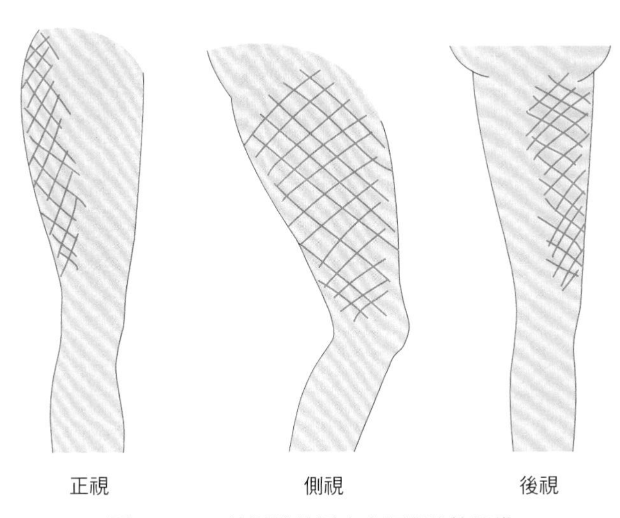

圖10.14.3　放鬆膝外側痠痛相關的軟組織。

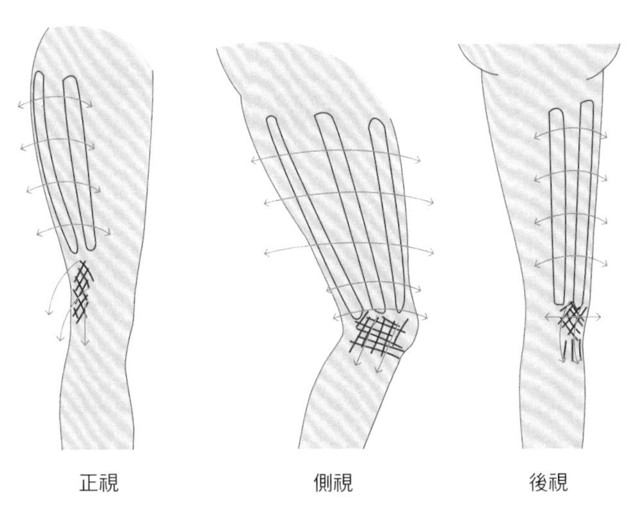

圖10.14.4　放鬆大腿外側深層的前方、側方、後方的粗線狀緊綳。

訓　練　避免大腿外側緊繃就要做好大腿的疲勞管理。高強度的跑步訓練，就要有充分的放鬆程序，避免累積疲勞。預防膝外側痠痛不需要特別的肌力訓練，需要的是確實的釋放疲勞。按摩是我最推薦的放鬆方式。

追　蹤　緊繃的位置在大腿深層，按摩一次通常無法徹底放鬆。可能在按摩後大腿暫時放鬆，但在兩週內，會有部分再次緊繃。這時再繼續深層按摩即可。注意，大腿有深層緊繃時，淺層的按摩對於預防與處理膝外側痠痛問題完全無效。一定要持續追蹤，以深層按摩解決大腿的緊繃。緊繃的問題解決了，後續才適合以淺層按摩作為平時放鬆保養大腿的處置。對於少數肌肉過於緊繃以致於呈現纖維化的個案，其纖維化部位軟組織的觸感僵硬如木塊。纖維化的軟組織可能過於僵硬，以至於按摩師無法以徒手方式將緊繃鬆開，這就是適合使用工具操作的狀況。例如以工具刮、刺或拔罐，都有助於鬆開緊繃。這類個案需要更多的按摩與恢復時間，以一週按摩一次估計，約需要二至三個月，才足以讓個案纖維化的軟組織恢復成正常狀態。

膝關節深層痠痛（膕窩痠痛）

緊痠痛　走路、蹲下或由椅子上站立起來的瞬間，膝關節深層痠痛（或稱膕窩痠痛），如**圖10.15.1**所示。有些個案在膝關節彎屈時會感覺膝關節特別痠痛，所以平時都只能把腳打直，怕痠痛而不敢彎屈膝關節。外觀上，膕窩可能會凸起一塊，如**圖10.15.2**所示。但膕窩凸起不必然連帶膝關節深層痠痛。

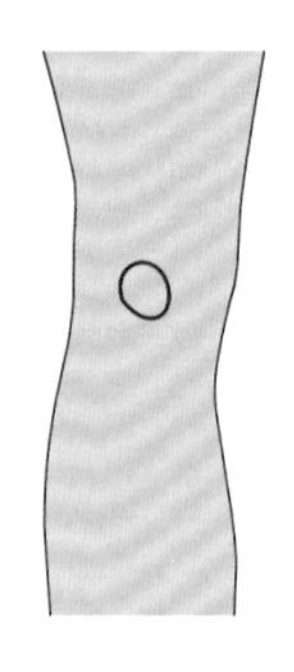

圖10.15.1　膝關節深層痠痛、膕窩痠痛。

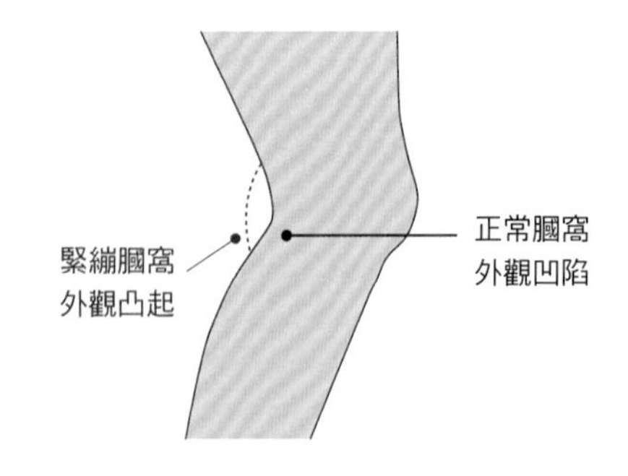

圖10.15.2　緊痠痛的膕窩外觀可能凸起一塊。

判　斷　膝關節由髕骨、股骨、脛骨、腓骨構成。膝關節深層痠痛，感覺就像是骨骼在痠痛，然而，骨骼不會痠痛。所以膝關節深層痠痛其實是感覺神經在位置上的錯覺。實際上痠痛的位置是膕窩深層的軟組織。膕窩痠痛的原因是膕窩的軟組織緊繃，特別在屈膝時，後大腿肌肉收縮，使膕窩深層軟組織受到過度拉扯，因張力不平衡引發痠痛，如**圖10.15.3**所示。膕窩軟組織緊繃的原因，來自於長期錯誤姿勢。例如走路或跑步時，膝關節完全伸直，且以膝關節向後撐的方式來提供足跟對地面的推力，就會給膕窩帶來負擔，如**圖10.15.4**所示。再例如站立時，大、小腿後側肌肉同時收縮，使膝關節完全伸直，這個姿勢站立太久也會造成膕窩疲勞，使膕窩的軟組織緊繃，如**圖10.15.5**所示。

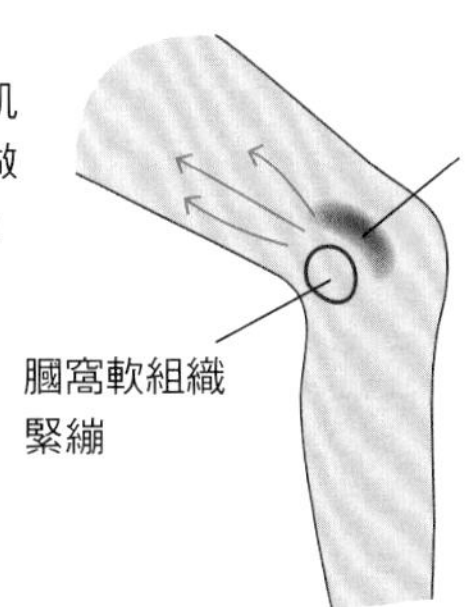

圖10.15.3 膕窩緊繃加上屈膝時的後大腿肌肉收縮拉扯，導致膝關節深層痠痛。

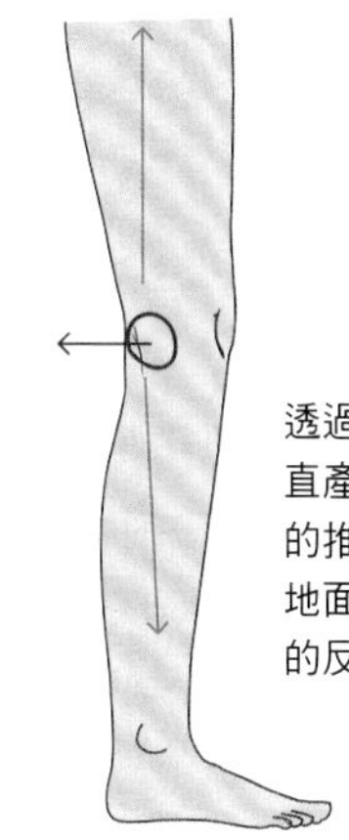

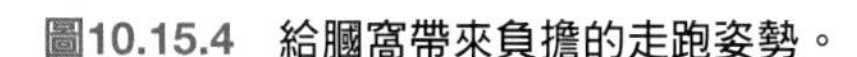

圖10.15.4 給膕窩帶來負擔的走跑姿勢。

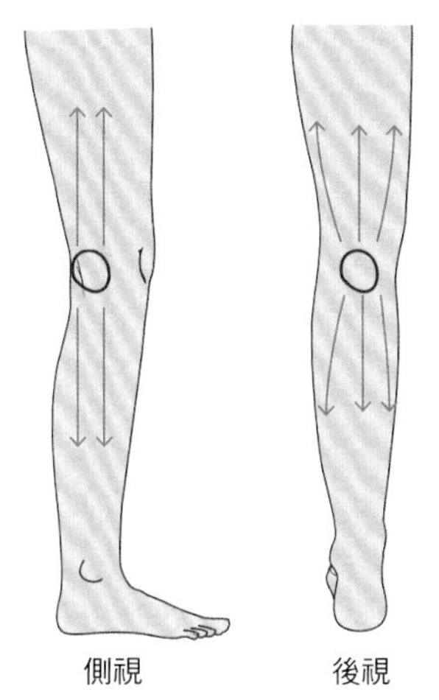

圖10.15.5 給膕窩帶來負擔的站立姿勢。

相似炎症 十字韌帶扭傷、半月板撕裂、退化性關節炎

解　法 膕窩的緊繃來自於後大腿、後小腿的肌肉收縮。欲解決膝關節深層痠痛，就要放鬆後大腿到後小腿的緊繃，如**圖10.15.6**所示。在膕窩的中央，可能會有體狀緊繃，在膕窩的兩側，可能會有線狀緊繃。按摩膕窩時，以與線狀緊繃垂直的方向操作較容易放鬆，如**圖10.15.7**所示。脛神經通過膕窩的中央，若操作時彈撥到神

經，會讓個案的小腳到足掌有觸電的感覺。通常彈撥神經的觸電感只會在非常緊繃的膕窩初次被按摩時發生。當膕窩的軟組織在按摩後恢復彈性，則接續的按摩力量將被恢復彈性的軟組織分散，正常操作下將不會再有彈撥神經的觸電感。膕窩是後大腿、後小腿的肌腱連結處，故需要較大的指力才有辦法深入膕窩，將緊繃的肌腱放鬆。膕窩緊繃對體感按摩師的指力會是個考驗。另外，不宜對膝關節深層痠痛的個案直接操作關節活動，往往蠻力式地伸屈膝關節只會造成個案的痠痛或拉傷。應當先操作軟組織放鬆，再操作關節活動。若個案的膕窩過於緊繃，則需要反覆多次放鬆軟組織與活動關節，漸進式地擴大膝關節不會痠痛的活動角度。最後，在操作關節活動時還要注意活動軌跡。大腿後側緊繃的軟組織會影響膝關節的彎屈活動軌跡，所以在操作膝關節活動時，可以邊放鬆大腿後側軟組織、邊引導個案的小腿在直線軌跡上活動，讓膝關節恢復正常的伸屈活動軌跡，如**圖10.15.8**所示。

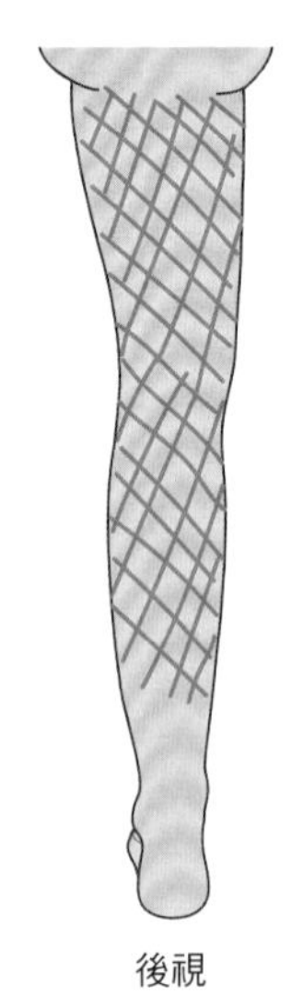

圖10.15.6　放鬆膝關節深層痠痛相關的軟組織。

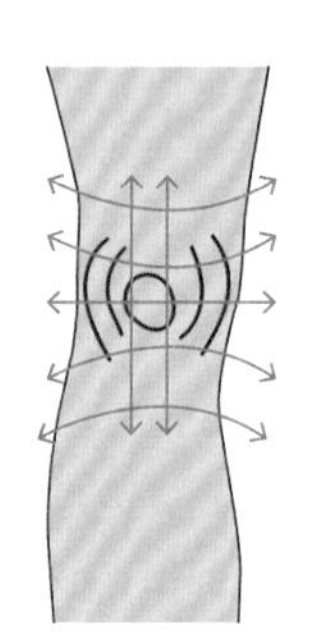

圖10.15.7　放鬆膕窩緊繃。

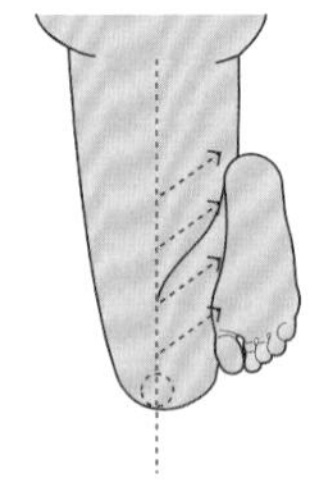

大腿後側的緊繃使膝關節彎屈時小腿偏離大腿中線

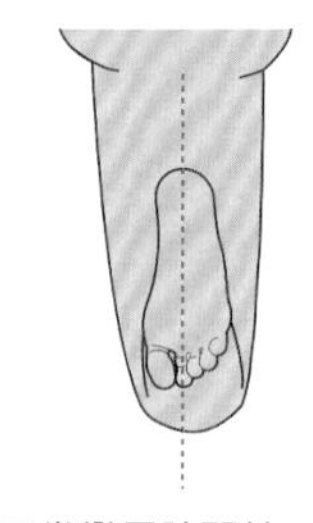

正常彎屈膝關節，大腿小腿的中線對齊

圖10.15.8　引導膝關節在正常軌跡上伸屈。

訓　練　通常膝關節深層痠痛不需要訓練，只要將後大腿、後小腿的緊繃都解決，痠痛就會消失。然而，對於跑步或徑走運動專項的選手，則務必要矯正運動姿勢，避免造成膕窩的負擔。否則，膝關節深層痠痛的問題將一再發生，甚至造成十字韌帶扭傷或半月板撕裂等嚴重的運動傷害。

追蹤 膕窩緊繃時，通常周圍軟組織的疲勞累積已久，且需要按摩的範圍遍布在大腿與小腿之間。所以要讓個案知道，膝關節深層痠痛是複雜的問題，需要多次按摩才能解決。按摩後可能大腿與小腿獲得放鬆，但膝關節在蹲下時仍會痠痛。這狀況不是操作失敗，而是膕窩的緊繃太深、太硬，需要更多次按摩才能放鬆。在持續處理膝蓋裡面痠痛的過程中，每次按摩前，都要觀察大小腿緊繃的狀況。若緊繃的範圍越來越小，整體軟組織越來越有彈性，就表示按摩有效果。持續每週按摩一次，最終必可解決這個痠痛問題，讓個案可以蹲下而膝關節不痠痛。

11 頭頸部

本章介紹頭頸部的緊痠痛。頭部的軟組織較薄，皮下不到1 cm就是頭骨。所以頭部緊繃的特色是點狀緊繃小、線狀緊繃細、面狀緊繃薄，沒有體狀緊繃。體感按摩師需要讓指尖觸感的精細度提升到能分辨1 mm寬的緊繃，才足以應付個案頭部各種可能的緊繃樣式。如果體感按摩初學者的觸覺不夠靈敏，可以藉由自我按摩掌背的肌腱來訓練觸感的精細度。掌背的肌腱細又硬，適合模擬頭部的緊繃。頸部有頸動脈、頸靜脈、氣管、脊髓神經等重要組織經過，這些組織的受損可能造成人體重大危害，例如癱瘓或死亡。未經體感按摩專業訓練的人，即便有充分的頸部構造解剖知識，仍可能因為按摩觸覺不夠靈敏、操作力量控制不夠細緻，導致按摩時誤傷個案頸部的重要組織。所以未經體感按摩專業訓練合格的人不宜操作頸部按摩。此外，強健的個案與羸弱的個案，其頸部能承受的壓力與頸部緊繃所需的按摩力量都不同。因此體感按摩師除了擁有觸覺靈敏與力量控制細緻，還要能透過個案頸部的觸感與彈性回饋，判斷操作個案頸部的按摩力量與安全力量。兼顧安全與有效放鬆緊繃，是體感按摩的基本要求。

額頭痠脹

緊痠痛 額頭痠脹，如**圖11.1.1**所示。可能連帶有眼睛容易疲勞、眼眶痠脹。

判　斷 額頭軟組織緊繃會造成額頭痠脹。常熬夜的工作者，可能會有此困擾。若頭髮潮濕時，額頭被冷風直吹，局部軟組織也可能因為受寒而緊繃，進而造成額頭痠脹。

相似炎症 顱骨骨折、腦震盪、中暑

解　法 放鬆額頭、頭頂以及頭兩側可能面狀緊繃的軟組織，如**圖11.1.2**所示。額頭的面狀緊繃觸感浮腫。浮腫的頭皮觸感肥厚感，與顱骨不緊貼，正常的頭皮則摸起來薄薄一層、緊貼顱骨。緊繃的額頭被按摩時，可能會有暫時頭暈的反應。讓個案休息一下，再減輕力道按摩，可減少嚴重緊繃的頭部被按摩的暈眩感。解決額頭

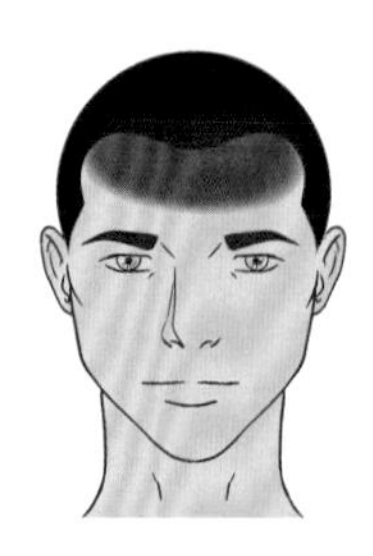

圖11.1.1　額頭痠脹。

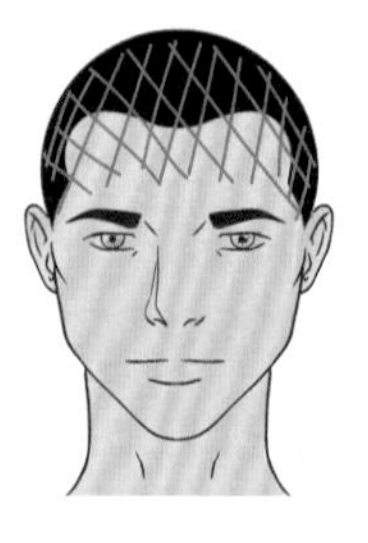

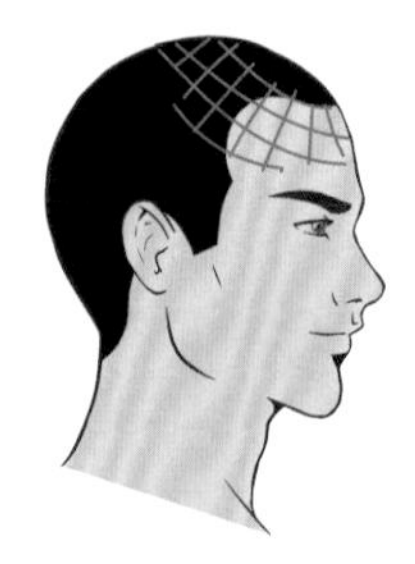

圖11.1.2　放鬆額頭痠脹相關的軟組織。

痠脹的重點在於使軟組織張力均勻。如果只有將頭部的緊繃按軟，卻沒有均勻化額頭與頭頂、頭兩側軟組織的張力，可能在按摩後的當下暫時舒緩痠脹感，但在數日之後額頭會再度因軟組織張力不均勻而痠脹。

訓　練　額頭的痠脹問題，只要解決緊繃並使軟組織張力均勻即可，無須訓練。

追　蹤　通常在按摩之後，即可解決額頭痠脹的問題。為了避免頭部緊繃，請減少熬夜，要有保持充足睡眠的良好習慣。在寒冷地區要注意頭部保溫，避免潮濕的頭髮被冷風吹，造成軟組織受寒緊繃。

頭頂痠脹

緊痠痛　頭頂痠脹，如**圖11.2.1**所示。可能連帶有頭暈、頭重的感覺。頭皮沒有發炎，卻可能因充血而呈現輕微的粉紅色。

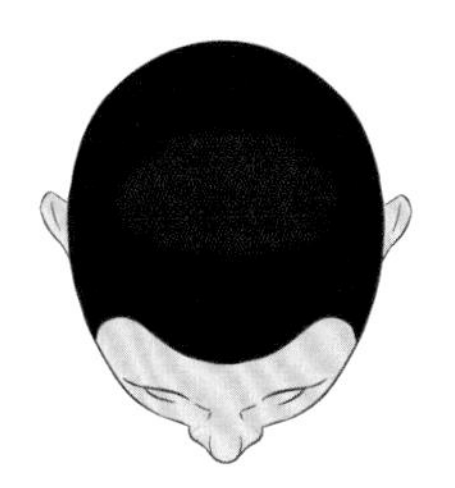

圖11.2.1　頭頂痠脹。

判　斷　頭頂軟組織緊繃會造成頭頂痠脹。工作壓力大、情緒時常處於緊繃狀態、常熬夜的工作者，可能會有此困擾。若頭髮潮濕時，頭頂被冷風直吹，局部軟組織也可能因為受寒而緊繃，進而造成頭頂痠脹。

相似炎症　顱骨骨折、腦震盪、中暑

解　法　放鬆整個頭部可能面狀緊繃的軟組織，包含額頭、頭兩側、頭後以及頭頂，如**圖11.2.2**所示。頭頂的面狀緊繃觸感浮腫。浮腫的頭皮觸感肥厚感，與顱骨不緊貼，正常的頭皮則摸起來薄薄一層、緊貼顱骨。緊繃的頭頂被按摩時，可能會有暫時頭暈的反應。讓個案休息一下，再減輕力道按摩，可減少嚴重緊繃的頭部被按摩的暈眩感。解決頭頂痠脹的重點在於使軟組織張力均勻。如果只有將頭部的緊繃按軟，卻沒有均勻化頭頂與周圍軟組織的張力，可能在按摩後的當下暫時舒緩痠脹感，但在數日之後頭頂會再度因軟組織張力不均勻而痠脹。

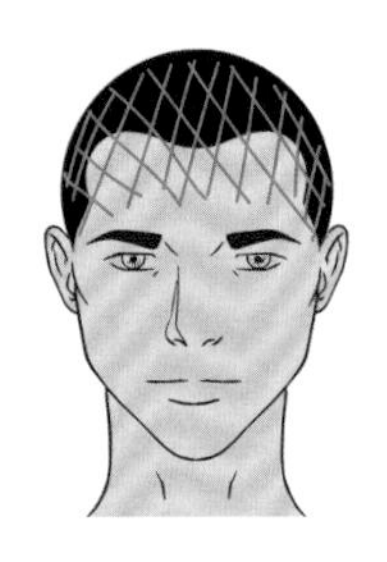
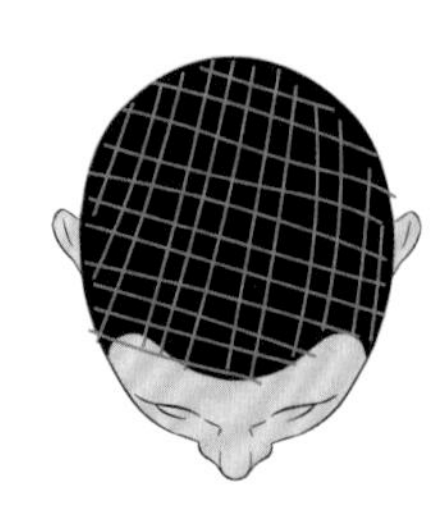
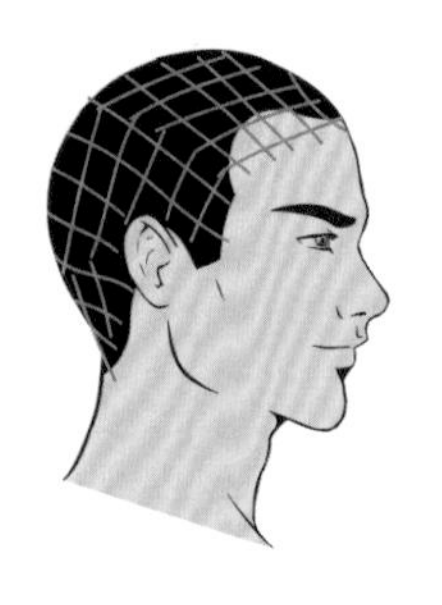
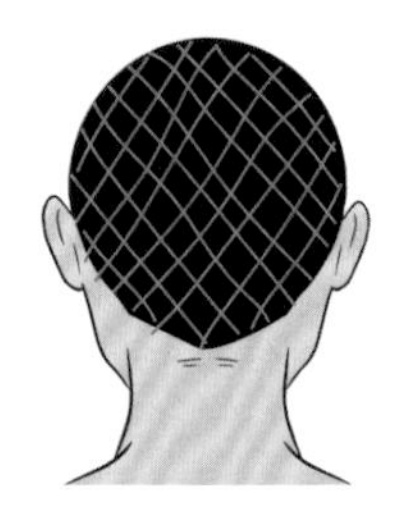

圖11.2.2　放鬆頭頂痠脹相關的軟組織。

訓　練　頭頂的痠脹問題，只要解決緊繃並使軟組織張力均勻即可，無須訓練。

追　蹤　頭頂是頭部的末梢，故按摩之後，可能會再稍微緊繃一點回來。通常在按摩數次之後，即可完全解決頭頂痠脹的問題。臨床上可以觀察頭頂皮膚的顏色與觸感。如果頭皮的紅色漸漸褪淡，頭皮的觸感由浮腫漸漸轉為緊貼顱骨，就表示頭頂軟組織的狀態越來越好、越來越放鬆。為了避免頭部緊繃，請減少熬夜，要有保持充足睡眠的良好習慣。在寒冷地區要注意頭部保溫，避免潮濕的頭髮被冷風吹，造成軟組織受寒緊繃。

頭側痠脹

緊痠痛　頭側痠脹，如**圖11.3.1**所示。可能連帶有頭暈、眼睛容易疲勞、眼眶痠脹的感覺。緊痠痛嚴重時，可能會有抽一下抽一下的現象，非常不舒服，甚至影響睡眠。

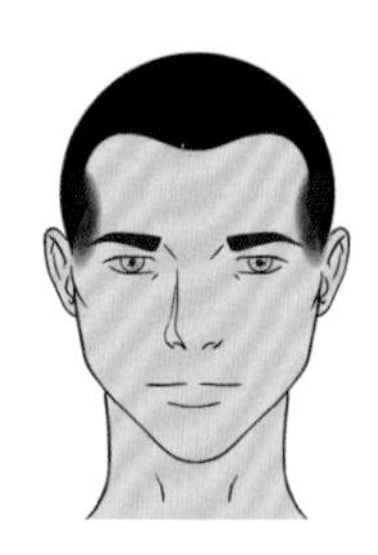
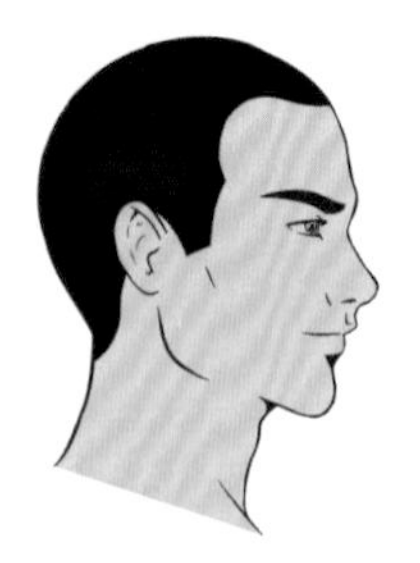

圖11.3.1　頭側痠脹。

判　斷　頭側軟組織緊繃會造成頭側痠脹。工作壓力大、情緒時常處於緊繃狀態、常熬夜的工作者，可能會有此困擾。若頭髮潮濕時，頭側被冷風直吹，局部軟組織也可能因為受寒而緊繃，進而造成頭側痠脹。若無放鬆這些軟組織，緊繃可能持續存在，致使個案頭側痠脹數週仍無緩解跡象。

相似炎症 顱骨骨折、腦震盪、三叉神經炎、偏頭痛

解　　法 將耳部周圍可能面狀緊繃的軟組織放鬆，包含頭側、頭後及顳顎部位，如**圖11.3.2**所示。頭側在耳上與耳後的位置可能有線狀緊繃。以刮法處理該線狀緊繃較有效，刮的方向與線狀緊繃垂直，如**圖10.3.3**所示。該線狀緊繃被刮時的壓痛感較強烈，要請個案忍耐。或者對於怕痛的個案，體感按摩師以較輕力量、較多時間操作刮法亦可。頭側在耳朵的前上方可能有點狀緊繃。該位置在操作時，用力過大可能會使個案有暈眩感。對於該點狀緊繃，要以輕柔的方式操作，慢慢將緊繃釋放到周圍，如**圖10.3.4**所示。頭側的緊繃可能被釋放到耳根的軟組織。可以輕拉耳根數次，放鬆耳根的緊繃。解決頭側痠脹的重點在於使軟組織張力均勻。如果只有將頭側的緊繃按軟，卻沒有均勻化頭側與周圍軟組織的張力，可能在按摩後的當下暫時舒緩痠脹感，但在數日之後頭側會再度因軟組織張力不均勻而痠脹。

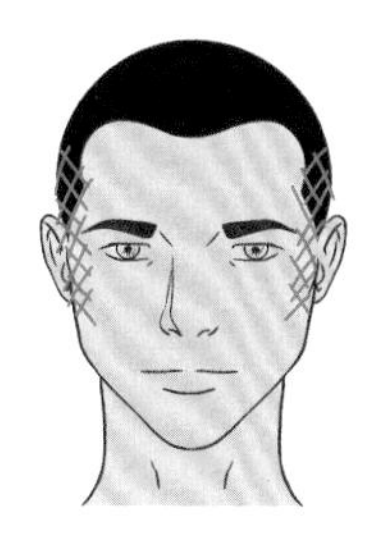
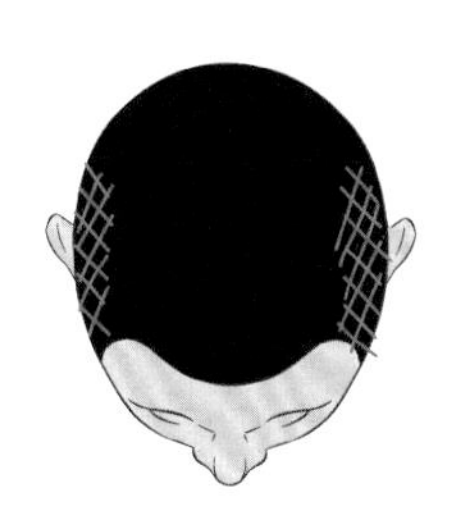
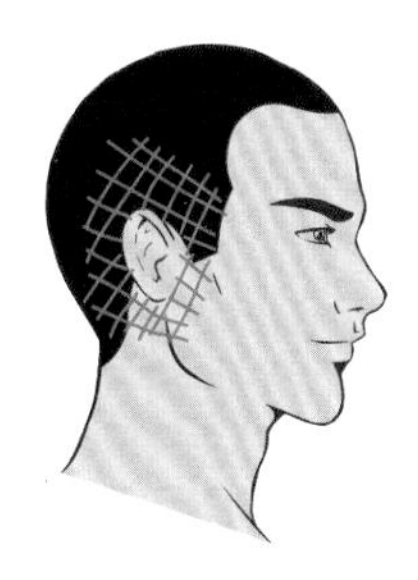
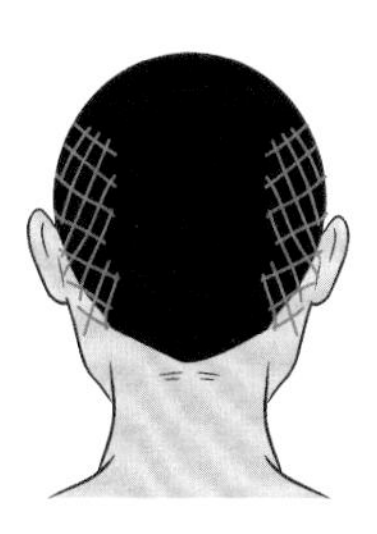

圖11.3.2　放鬆頭側痠脹相關的軟組織。

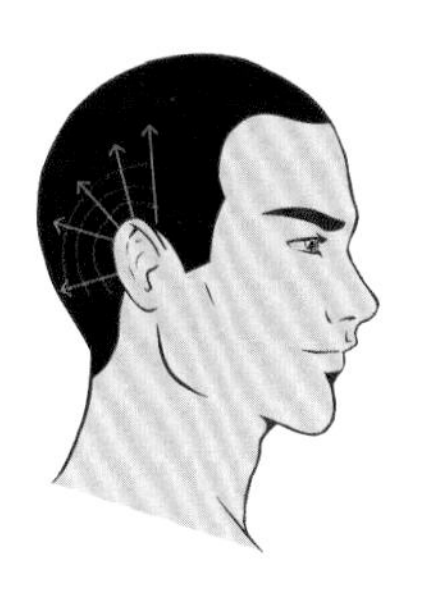
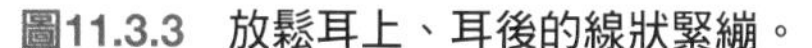

圖11.3.3　放鬆耳上、耳後的線狀緊繃。

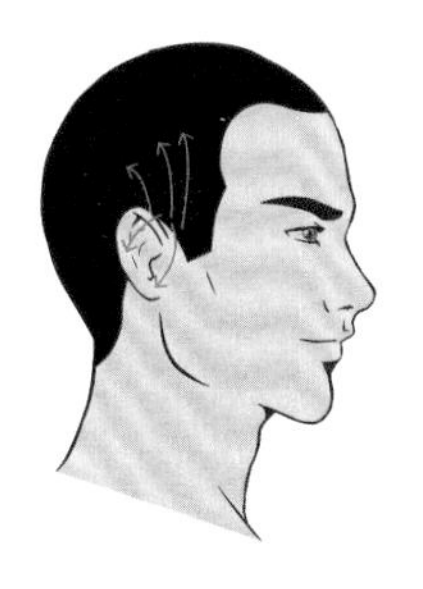

圖11.3.4　放鬆頭側的點狀緊繃。

訓　　練 頭側的痠脹問題，只要解決緊繃並使軟組織張力均勻即可，無須訓練。

追　　蹤 通常在按摩之後，即可解決頭側痠脹的問題。對於痠脹已持續數週或數月的長期頭側痠脹個案，可能需要多次按摩才能徹底解決痠脹問題。只要每次按摩後皆有降低痠痛程度或減少抽痛發作頻率，即代表該次操作有效放鬆緊繃。為了避免頭

部緊繃，請減少熬夜，要有保持充足睡眠的良好習慣。在寒冷地區要注意頭部保溫，避免潮濕的頭髮被冷風吹，造成軟組織受寒緊繃。

頭後痠脹

緊痠痛 頭後痠脹，如**圖11.4.1**所示。可能連帶有頭暈、頭沉重的感覺。有時可能連帶後頸部也痠痛。嘗試更換寢具，使用人體工學枕頭也只能降低睡眠時的不舒服感，卻無法解決頭後痠脹的困擾。

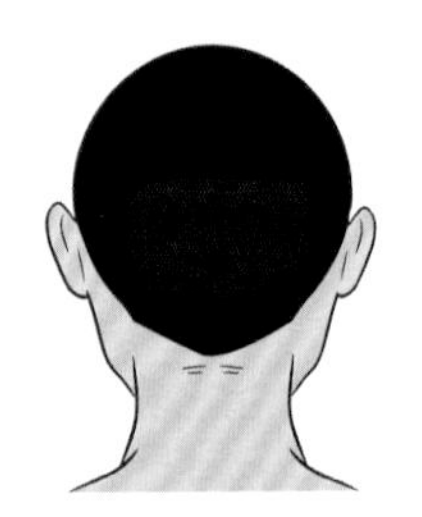

圖11.4.1　頭後痠脹。

判　斷 頭後軟組織緊繃會造成頭後痠脹。工作壓力大、情緒時常處於緊繃狀態、常熬夜的工作者，可能會有此困擾。若頭髮潮濕時，頭後被冷風直吹，局部軟組織也可能因為受寒而緊繃，進而造成頭後痠脹。

相似炎症 顱骨骨折、腦震盪

解　法 放鬆後腦至後頸、頸兩側可能面狀緊繃的軟組織，如**圖11.4.2**所示。頭後的面狀緊繃觸感浮腫。浮腫的頭皮觸感肥厚感，與顱骨不緊貼，正常的頭皮則摸起來薄薄一層、緊貼顱骨。頭後與頸側的交界處，可能有點狀緊繃，建議向下方分散緊繃，如**圖10.4.3**所示。頸部可能有線狀緊繃，建議橫向來回操作，下顎至肩膀則為單向操作，不讓緊繃往面部釋放，如**圖10.4.4**所示。頸部的線狀緊繃被按摩時壓痛感強烈，且頸部有通往腦部的神經與血管，故操作前務必確認個案是否有血管脆化或剝離等疾病、頸椎是否曾經動過手術。操作時要謹慎且輕柔，寧可力量太小鬆不開緊繃，也要避免使個案受傷。用多一點時間慢慢按摩，再逐漸加強操作的力量，會是比較安全的方式。解決頭後痠脹的重點在於使軟組織張力均勻。如果只有將頭部的緊繃按軟，卻沒有均勻化頭後與頸後、頸兩側軟組織的張力，可能在按摩後的當下暫時舒緩痠脹感，但在數日之後頭後會再度因軟組織張力不均勻而痠脹。

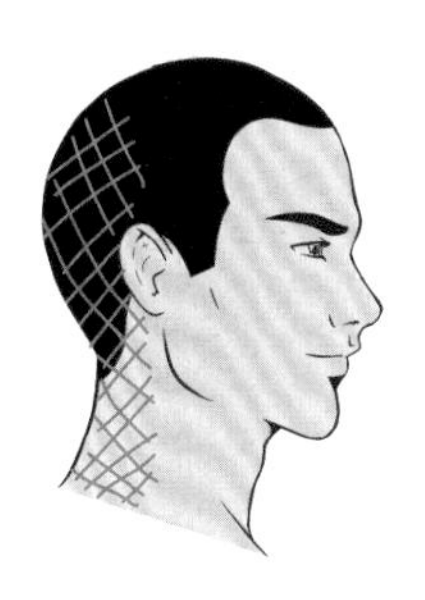
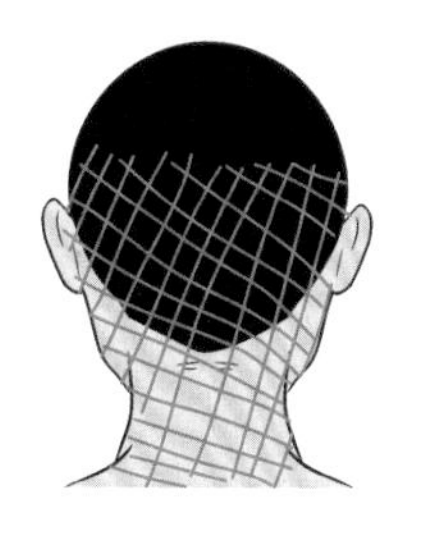
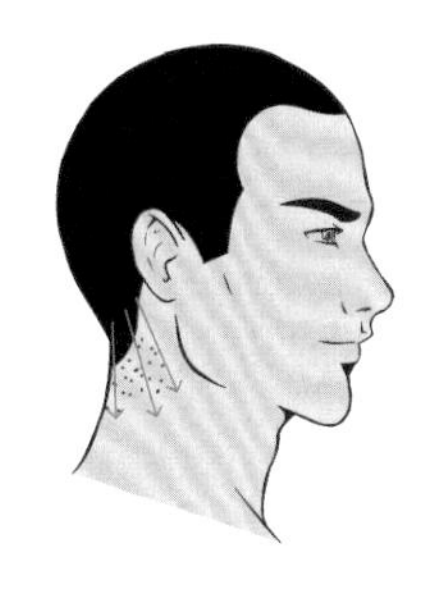
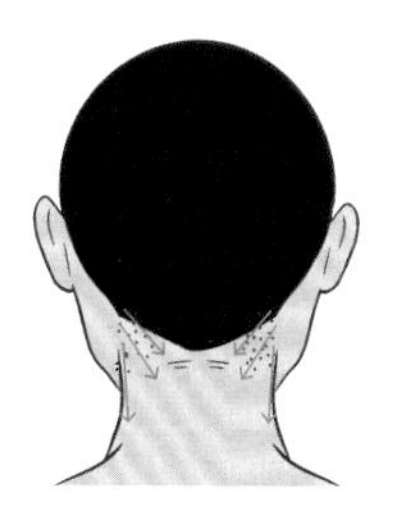

圖11.4.2 放鬆頭後痠脹相關的軟組織。　圖11.4.3 放鬆頭後與頸側交界處的點狀緊繃。

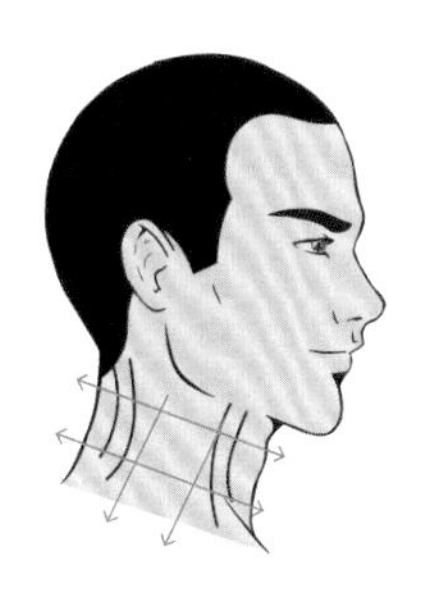
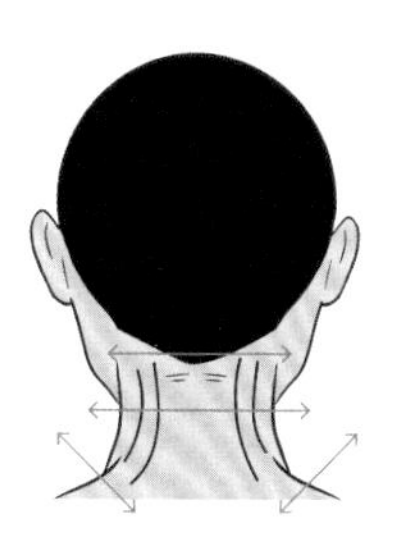

圖11.4.4 放鬆頸部的線狀緊繃。

訓　練　頭後的痠脹問題，只要解決緊繃並使軟組織張力均勻即可，無須訓練。

追　蹤　通常在按摩之後，即可解決頭後痠脹的問題。為了避免頭部緊繃，請減少熬夜，要有保持充足睡眠的良好習慣。在寒冷地區要注意頭部保溫，避免潮濕的頭髮被冷風吹，造成軟組織受寒緊繃。

眼眶、臉頰痠脹

緊痠痛　眼眶、臉頰痠脹，如**圖11.5.1**所示。可能連帶有頭暈、頭重、眼睛容易疲勞的感覺。可能有黑眼圈或眼袋。可能即使睡眠時間充足、精神良好，仍覺得眼皮重、想睡覺。

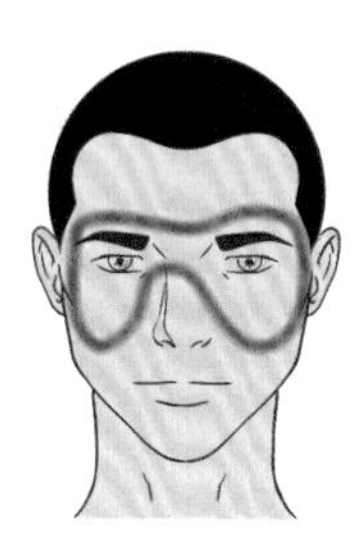

圖11.5.1 眼眶、臉頰痠脹。

判　斷　眼眶與臉頰軟組織緊繃會造成眼眶與臉頰痠脹。需要長時間用眼注視的工作者，如使用電腦的上班族需要長時間盯著螢幕看，就會讓眼眶周圍的肌肉累積疲勞，造成軟組織緊繃。眼眶周圍的緊繃使血液流通不順暢，就會造成黑眼圈。臉頰緊繃的軟組織張力不均勻，就會造成下眼眶位置的軟組織鬆弛，產生眼袋。因為眼眶與臉頰的軟組織持續緊繃，張力牽引使眼皮覺得痠重，所以即使睡眠時間充足也無法消除眼部的疲勞感。

相似炎症　顏面神經炎、貝爾氏麻痺

解　法　放鬆眼眶與臉頰周圍可能面狀緊繃的軟組織，如**圖11.5.2**所示。顏面的皮膚較身體其他處的皮膚細緻，按摩師在操作前務必做好自身手部與個案臉部的清潔消毒，預防顏面皮膚細菌感染。按摩眼眶或臉頰時，動作要輕、慢，緩緩加強力量，避免觸碰或壓迫個案的眼睛。眼眶周圍可能有線狀緊繃，操作時以指尖頂住緊繃，沿著眶上緣、額骨顴突、顴骨額突、眶下緣、上頷骨額突來回按摩，如**圖11.5.3**所示。操作時要謹慎且輕柔，寧可力量太小鬆不開緊繃，也要避免觸碰或壓迫到個案的眼睛。用多一點時間慢慢按摩，再逐漸加強操作的力量，會是比較安全的方式。解決眼眶痠脹的重點在於使軟組織張力均勻。如果只有將眼眶的緊繃按軟，卻沒有均勻化眼眶與臉頰軟組織的張力，可能在按摩後的當下暫時舒緩痠脹感，但在數日之後頭後會再度因軟組織張力不均勻而痠脹。

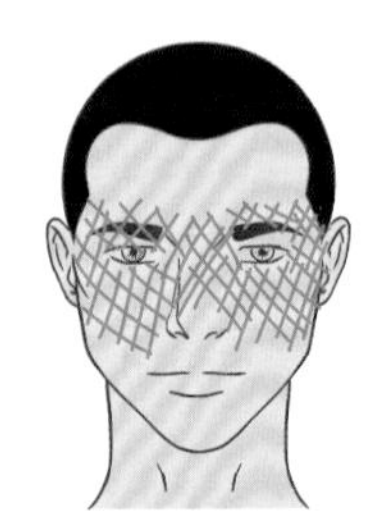

圖11.5.2　放鬆眼眶與臉頰痠脹相關的軟組織。

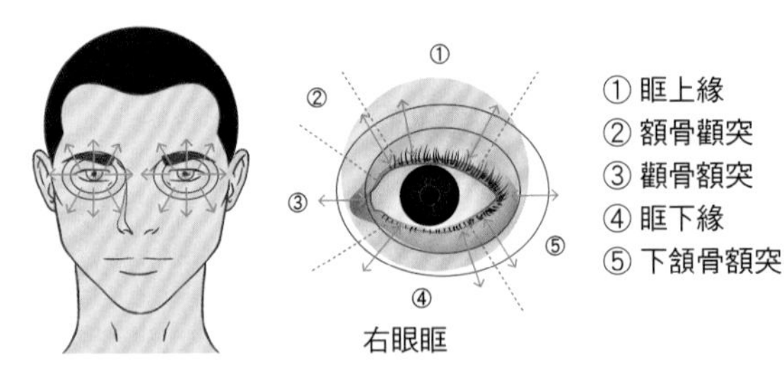

圖11.5.3　放鬆眼眶的線狀緊繃。

訓　練　眼眶與臉頰的痠脹問題，只要解決緊繃並使軟組織張力均勻即可，無須訓練。

追　蹤　通常在按摩之後，即可解決頭眼眶與臉頰痠脹的問題。為了預防顏面部位緊繃，請避免長時間注視。用眼的工作要適時中斷休息，搭配按摩眼部周圍軟組織的習慣，避免造成顏面軟組織緊繃。有些因累積疲勞而產生的眼袋和黑眼圈，可在按摩與保持良好用眼習慣後消失。

頸側痠痛

緊痠痛 頸側痠痛，特別在轉頸時痠痛，導致無法轉頸，如**圖11.6.1**所示。若是睡醒後才突然發生的頸側痠痛，俗稱落枕，常被認為與枕頭或睡姿有關。

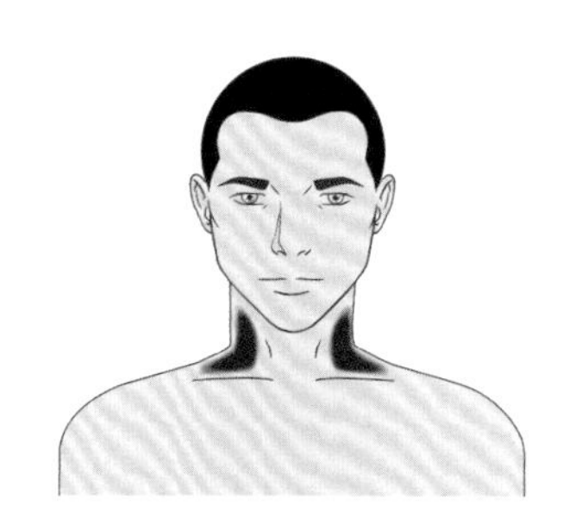
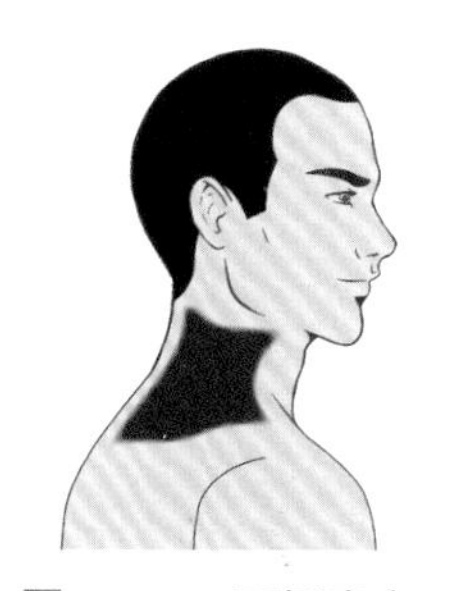
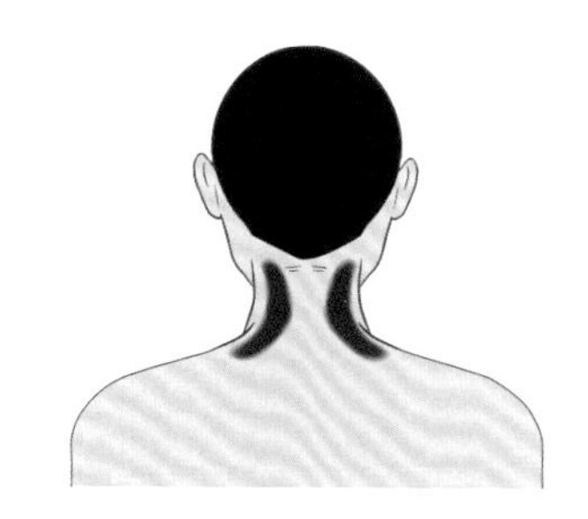

圖11.6.1　頸側痠痛。

判　斷 頸側痠痛是由頸側軟組織緊繃所造成。人們在睡覺時，其實睡姿不是保持完全不動，而是會翻來覆去，保持身體的活動。假如前一天過於勞累，導致身體在睡眠時無力活動，就會使頸部在睡眠時整晚保持同一個姿勢，結果造成頸部肌肉緊繃，引發痠痛。頸側的軟組織結構複雜，它們連結著來自前胸、肩膀、後背的軟組織，且方向各異。因此，臨床上造成頸側痠痛的緊繃，除了頸側自身的軟組織緊繃，來自於前胸、肩膀以及後背的軟組織緊繃都有可能造成頸側痠痛。

相似炎症 急性頸椎關節周圍炎、頸部肌肉扭傷、急性面關節閉鎖症候群、急性斜頸症、落枕

解　法 放鬆頸側至肩膀可能緊繃的軟組織，如**圖11.6.2**所示。在頸側可能有線狀緊繃，操作方向建議與線狀緊繃垂直，在頭與頸、頸與肩的交界處可能有體狀緊繃，操作方向建議由肩膀往背部放鬆，如**圖11.6.3**所示。注意在操作頸部時，力量要由輕緩緩加重，放鬆緊繃的軟組織就好，避免影響到頸動脈。按摩師可以將手指輕置於個案的頸部，尋找並感受頸動脈的跳動，藉此掌握個案頸動脈的確切位置。另外，在按摩頸部與肩膀交界處的體狀緊繃時，當緊繃鬆開的瞬間可能會有觸電般的感覺，從前頸麻到胸腹部，如**圖11.6.4**所示。這是嚴重的緊繃獲得放鬆時的正常現象，無須擔心組織受損。頸側痠痛無關節活動的操作。也許在操作關節活動時，可以聽到「喀」的彈響聲，並且操作完後個案的頸部有舒緩的感覺。然而，無論拉伸還是扭轉，都只能緩解痠痛的感覺，無法解決緊繃的問題，如**圖11.6.5**所示。臨床上有許多慢性頸側痠痛的個案，時常被操作頸部關節活動，每次操作完可以舒緩數小時或數日，然後又再次痠痛。解決頸側痠痛的問題，就要放鬆肩頸相關的緊繃。最後，在放鬆完緊繃後，還要繼續按摩操作，使肩頸的軟組織張力均勻。

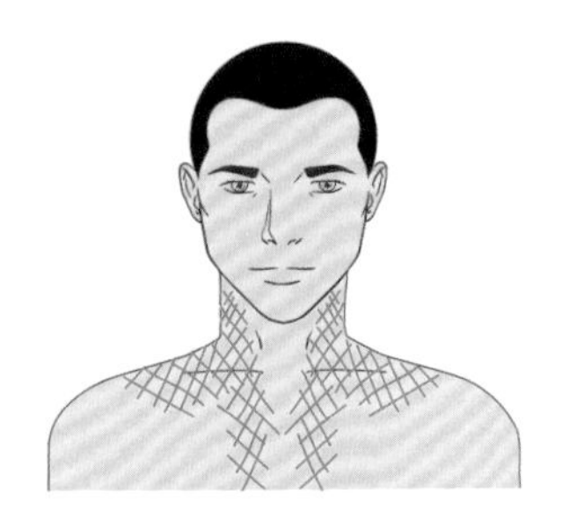
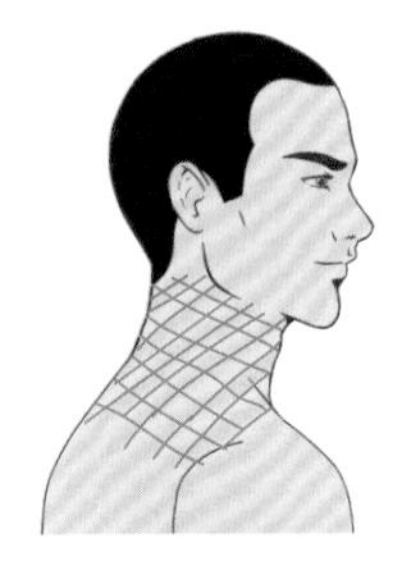
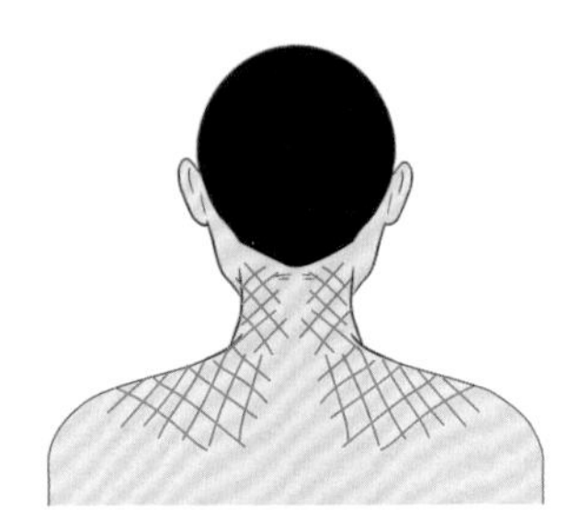

圖11.6.2　放鬆頸側痠痛相關的軟組織。

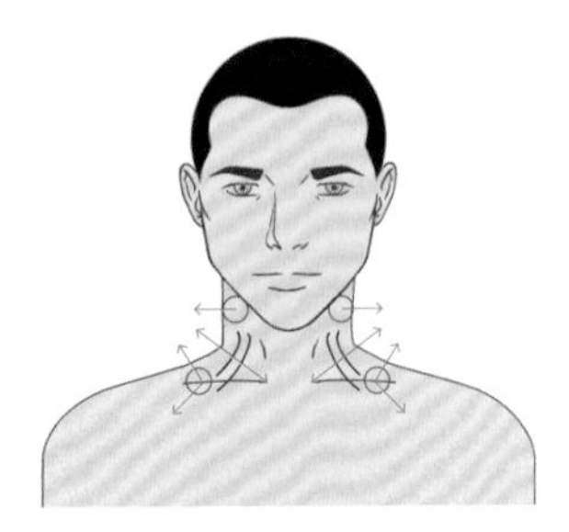
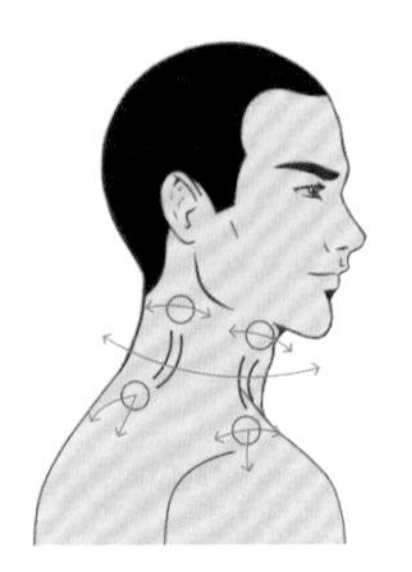
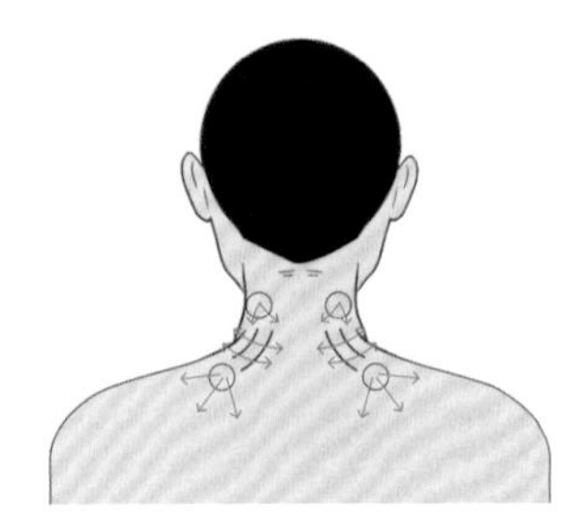

圖11.6.3　放鬆頸側的線狀緊繃與體狀緊繃。

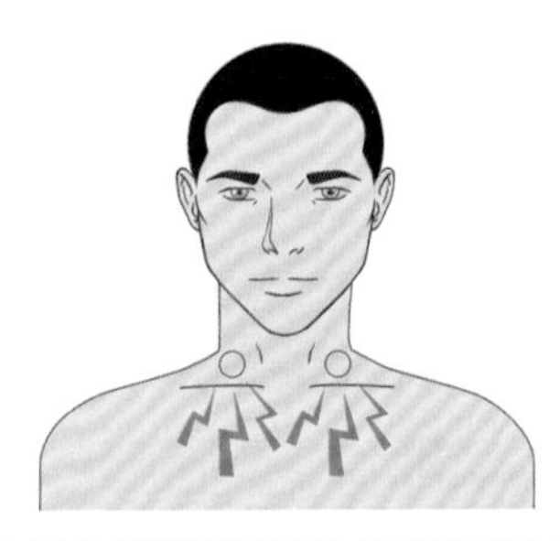

圖11.6.4　頸部與肩膀交界的體狀緊繃被按摩至鬆開的瞬間可能產生觸電般的麻感。

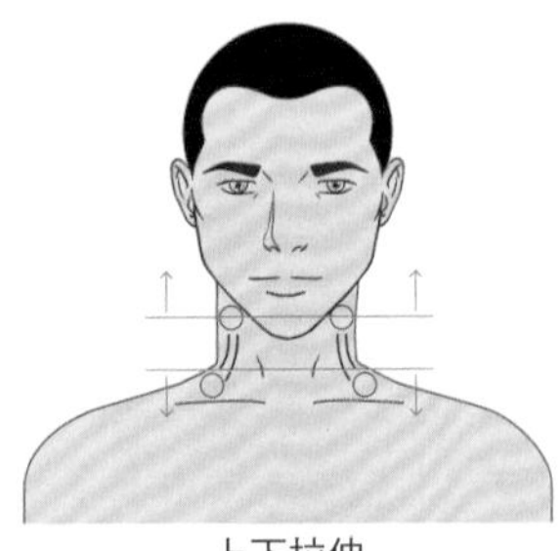
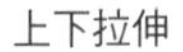

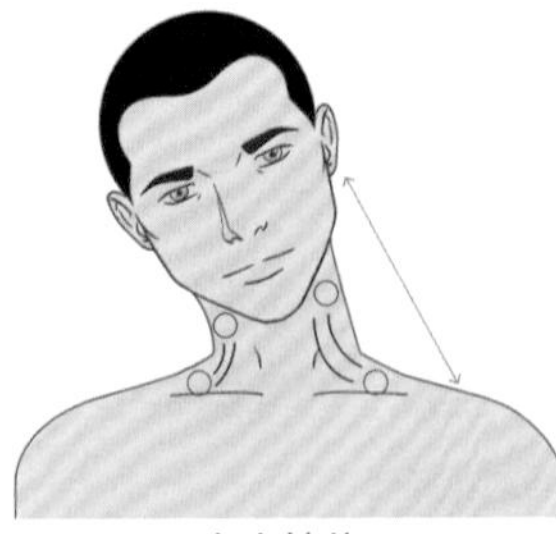

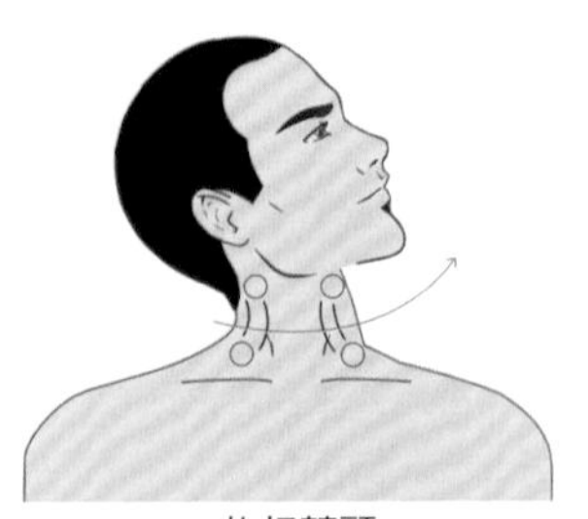

圖11.6.5　頸側軟組織緊繃無法藉由關節活動獲得完全放鬆。

訓　練　引發頸側痠痛的最初原因是身體過度疲勞，使睡眠時頸部固定在同一姿勢不會活動，導致頸部軟組織緊繃。所以要避免頸側痠痛，就要建立起睡眠前活動肩頸的習慣，使肩頸柔軟之後再入睡。睡眠前肩頸活動項目有三：①肩膀繞圈，②左右轉頸，③頸部繞圈。肩膀繞圈如**圖11.6.6**所示，雙手儘量伸直，經過頭部時盡量靠近耳朵。左右轉頸，慢慢轉動脖子，向左看、向右看，直到最大角度。頸部繞圈，以最大角度慢慢地順時針、逆時針繞圈，如**圖11.6.7**所示。三個活動項目，不拘次數，要活動到自身感覺肩膀與頸部都柔軟放鬆了，才代表活動充分。在肩頸軟化的狀態下睡眠，就不會發生頸側痠痛的問題了。

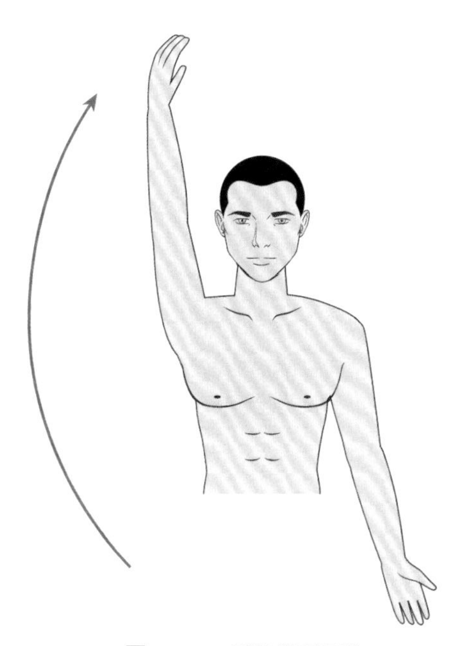

圖11.6.6　肩膀繞圈運動。

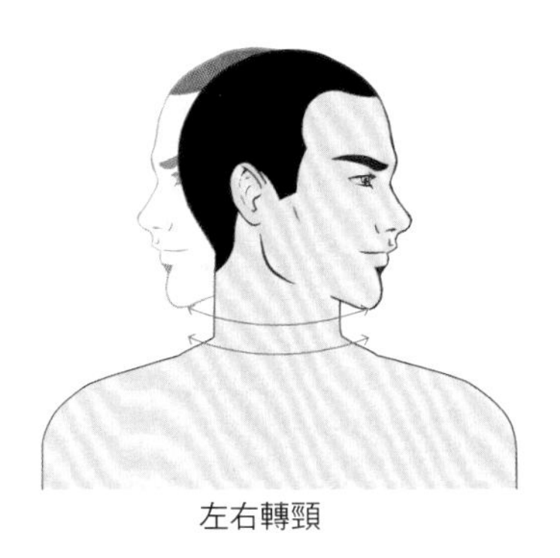

左右轉頸

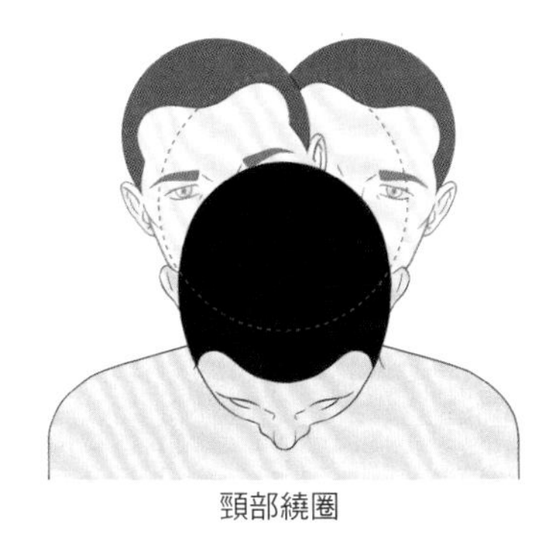

頸部繞圈

圖11.6.7　左右轉頭與頸部繞圈運動。

追　蹤　偶發的頸側痠痛，只要一次正確的體感按摩，當下即可解決。不僅痠痛消失，頸部也能正常左右旋轉。慢性的頸側痠痛，一週按摩一次，也只要三到四次即可解決。如果採用頸部關節活動的操作，縱使當下獲得舒緩，頸部可以旋轉，可能一段時間後頸部又將僵硬起來。除此之外，頸部關節活動還有傷害到頸椎，使頸部軟組織拉傷、頸動脈剝離等風險。在此慎重提醒體感按摩師，解決頸側痠痛問題完全不需要操作頸部關節活動。體感按摩師應當將操作技術的重點放在觸摸頸部的緊繃，以及按摩放鬆頸部緊繃的操作。

頸後痠痛

緊痠痛 頸後痠痛，特別在抬頭或低頭時痠痛，導致無法抬頭或低頭，如**圖11.7.1**所示。

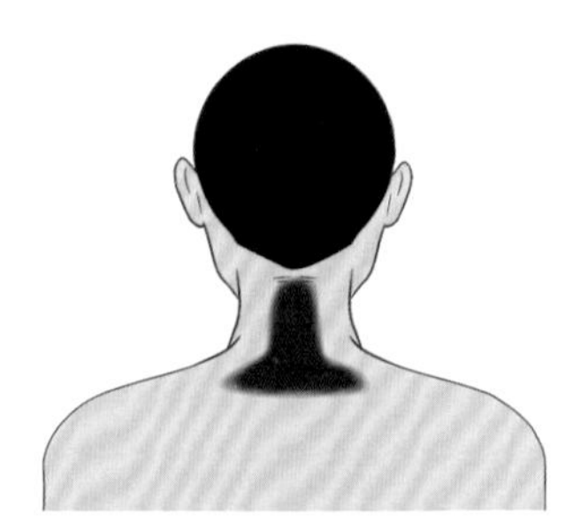

圖11.7.1 頸後痠痛。

判斷 頸後痠痛是由頸後或背部的軟組織緊繃所造成。通常可歸咎於職業因素，工作時需要長時間讓頸部保持在同一角度，如看電腦、繪畫，工作完卻沒有搭配適當的肌肉放鬆，導致疲勞累積，造成緊繃引發頸後痠痛。

相似炎症 頸椎退化、頸椎間盤突出、頸脊髓病變

解法 放鬆頸後、肩膀至上背部之間可能緊繃的軟組織，如**圖11.7.2**所示。在頸後的中央可能會有點狀緊繃，中央的兩側則有線狀緊繃，建議以水平方向操作，如**圖11.7.3**所示。頸後的肌肉有很多層。如果緊繃的軟組織在較深層時，由於操作部位靠近頸椎，需要由輕至重慢慢加強力道，避免傷害頸椎或頸部神經。若操作力量太輕，導致深層軟組織沒有被按摩到，則無論淺層的軟組織被按摩再久，深層的緊繃也不會放鬆。在頸部與上背的連接位置，可能會有體狀緊繃，建議由上而下、由內而外放鬆，如**圖11.7.4**所示。在肩膀的位置，可能會有較粗的線狀緊繃，建議以垂直於線狀緊繃的方向操作，如**圖11.7.5**所示。頸後痠痛無關節活動的操作。也許在操作關節活動時，可以聽到「喀」的彈響聲，並且操作完後個案的頸部有舒緩的感覺。然而，無論拉伸還是扭轉，都只能緩解痠痛的感覺，無法解決緊繃的問題，如**圖11.7.6**所示。臨床上有許多慢性頸後痠痛的個案，時常被操作頸部關節活動，每次操作完可以舒緩數小時或數日，然後又再次痠痛。解決頸後痠痛的問題，就要放鬆肩頸與上背相關的緊繃。最後，當緊繃都解除後，還要繼續按摩操作，使頸後、肩膀以及上背部的軟組織張力均勻。

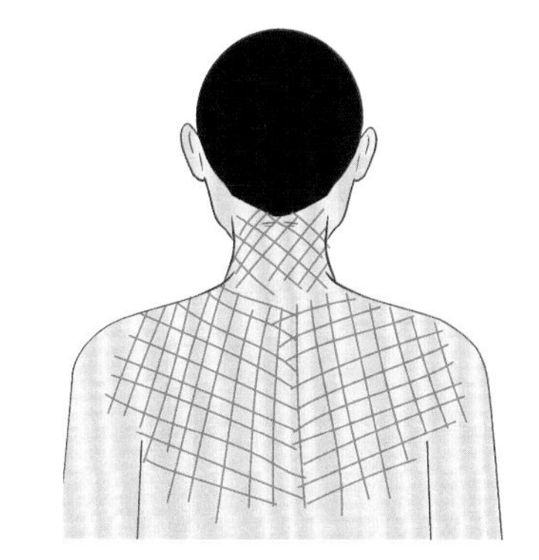

圖11.7.2　放鬆頸後痠痛相關的軟組織。

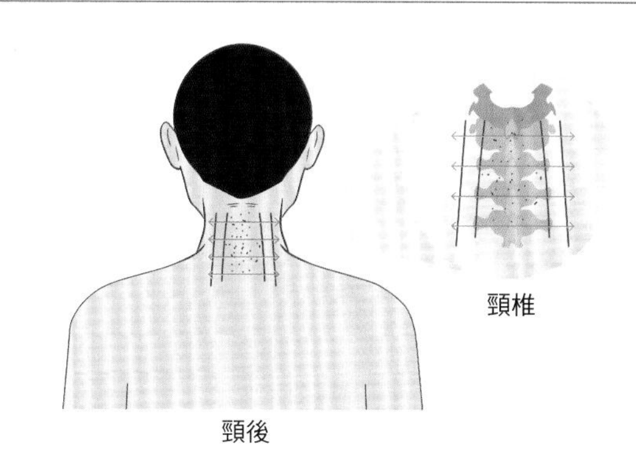

圖11.7.3　放鬆頸後的點狀與線狀緊繃。

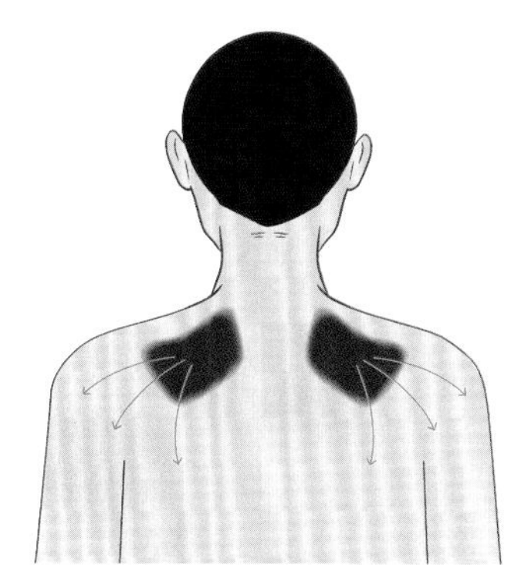

圖11.7.4　放鬆頸後與上背交界處的體狀緊繃。

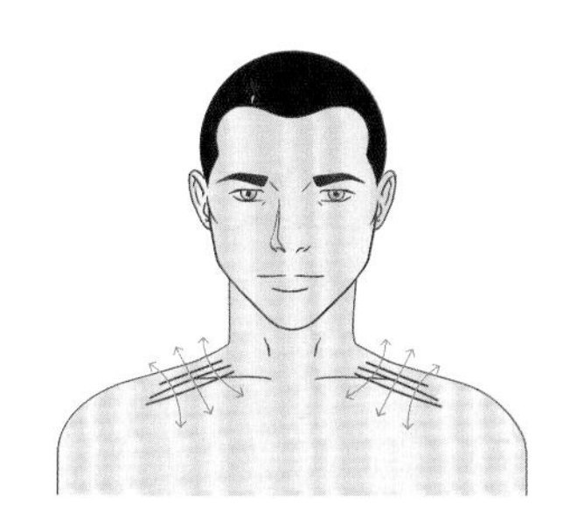

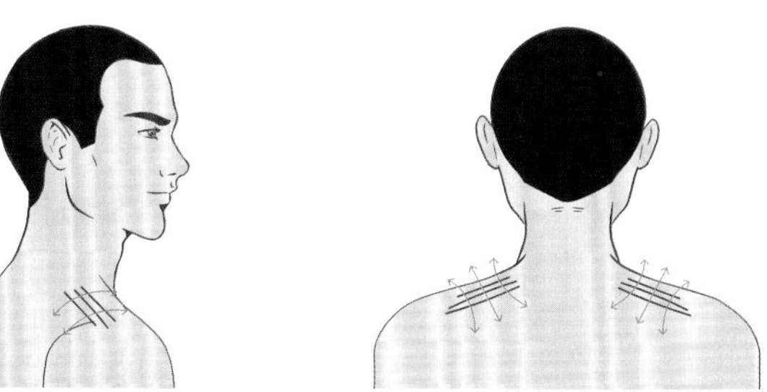

圖11.7.5　放鬆肩膀的線狀緊繃。

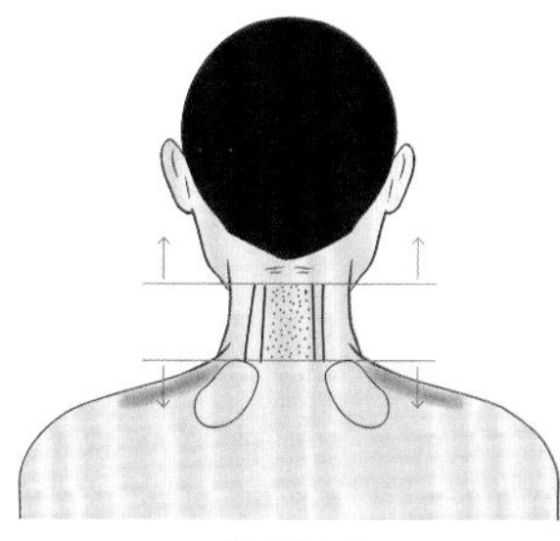

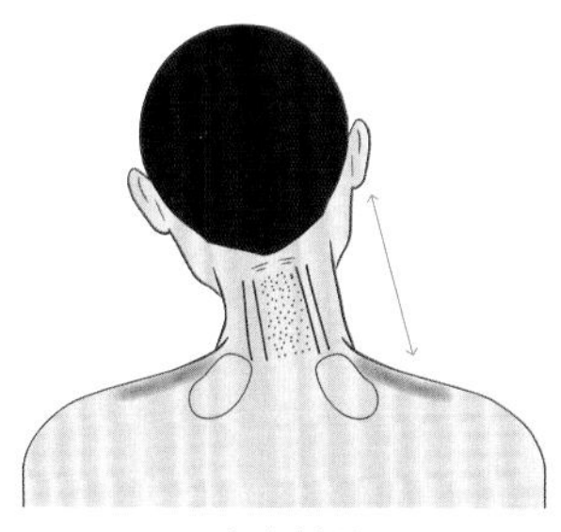

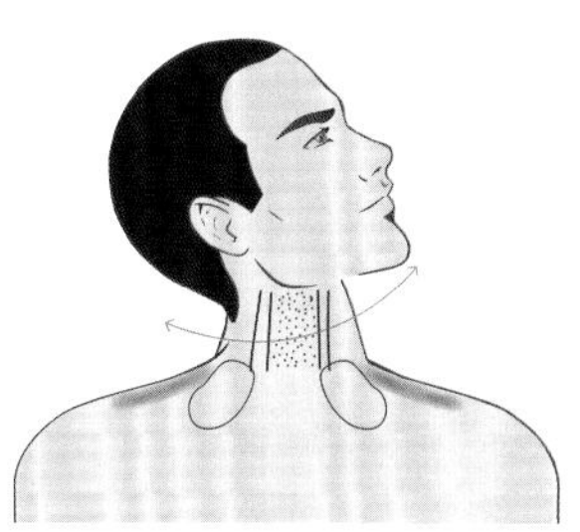

圖11.7.6　頸後軟組織緊繃無法藉由關節活動獲得完全放鬆。

訓　練　頸後痠痛往往與長久保持同一姿勢相關。因此，建議個案可以改變工作習慣，也就是每隔20分鐘就活動一下頸關節。如頸部繞圈運動，順時針、反時針各繞15圈。自行按摩放鬆頸部軟組織也是良好習慣。此外，還需要強化後頸至上背的肌力，使後頸的肌力足以支撐長時間的使用。訓練方式很簡單，只要雙手上舉貼近耳朵即可。雙手上舉時，會感覺到肩膀、頸後以及上背部有輕微的緊繃感，表示有訓練到這部位的肌肉。保持此動作1～2分鐘，然後休息。休息時可以聳聳肩，活動一下肩關節。每天早晚各訓練一次即可。

追　蹤　偶發的頸後痠痛，只要一次正確的體感按摩，當下即可解決。不僅痠痛消失，頸部也能正常抬頭、低頭。慢性的頸後痠痛，一週按摩一次，也只要三到四次即可解決。如果採用頸部關節活動的操作，縱使當下獲得舒緩，頸部可以抬頭、低頭，可能一段時間後頸部又將僵硬起來。除此之外，頸部關節活動還有傷害到頸椎，使頸部軟組織拉傷、頸動脈剝離等風險。強烈提醒體感按摩師，不需要操作頸部關節活動，而是將技術重點放在觸摸頸部、肩膀與上背部的緊繃，以及按摩放鬆這些部位緊繃的操作。

12 大腿、臀部、腰、腹與下背

本章介紹大腿、臀部、腰、腹與下背的緊痠痛。這些部位的軟組織像洋蔥般一層又一層地包著骨骼，並以各種方向連接著骨骼，使這區域的關節能做出大角度的各種動作。這部位的操作對體感按摩初學者來說，會是力量與觸覺同時發揮的考驗。因為大腿、臀部、腰、腹與下背的軟組織厚，若操作的力量不足，就只能在表皮按摩，力量無法深入到貼近骨骼的軟組織。若觸覺不夠靈敏，就無法在淺層、中層、深層軟組織當中找出緊繃的軟組織。此外，由於各層軟組織連結骨骼的方向各異，所以處理緊繃時還要考慮操作的方向，才能有效地釋放緊繃，並使軟組織張力均勻。大腿、臀部、腰、腹與下背的軟組織有許多連結，所以這些部位的緊繃會互相影響，在處理一個部位的痠痛時，往往還要放鬆其他部位的緊繃，才能解決痠痛問題。最後，要與已經開始臨床練習操作的學習者分享一點操作心得。第9章到第11章的操作，也許即使不考慮操作的方向依舊能釋放緊繃，然而在這一章，操作的方向與深度很重要！隨意方向壓迫或拉伸大腿至下背部位的緊繃軟組織的結果，可能是白費力氣與時間，未必能解除軟組織的緊繃。若按照我所建議的方向來按摩緊繃，您會發現放鬆的效果明顯提升。

大腿後側痠痛

緊痠痛 大腿後側的痠痛，通常要在移動的時候才會明顯痠痛，靜止休息時痠痛感不明顯。痠痛的位置可能位於大腿後側的上半部、下半部，也可能全部都痠痛，如**圖12.1.1**所示。如果大腿後側呈現紫斑，表示有內出血的跡象，這是肌肉嚴重撕裂傷的症狀，不是軟組織痠痛，不可按摩，需尋求醫療處理。另外，即使沒有紫斑，如果大腿後側軟組織的觸感柔軟無彈性，但按下去卻強烈疼痛，這也是肌肉撕裂傷的症狀，不可按摩，需尋求醫療處理，並且該休息就要休息，不可以忍痛繼續活動。

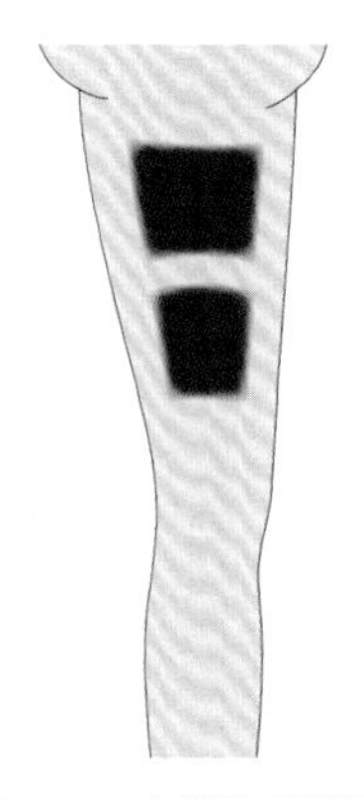

圖12.1.1 大腿後側痠痛。

判　斷　排除受傷發炎疼痛的情況，大腿後側痠痛的原因有兩種，一個是大腿後側緊繃造成大腿後側痠痛，一個是大腿內側緊繃造成大腿後側痠痛。運動後若沒有按摩後大腿或做大腿伸展的動作放鬆後大腿肌群，就會讓大腿後側累積疲勞造成緊繃。大腿後側嚴重緊繃時，可能造成小腿有麻刺感，如**圖12.1.2**所示。運動後若有做伸展大腿後側肌群的動作，卻沒有做伸展大腿內側肌群的動作，將導致大腿內側累積疲勞。大腿內側緊繃，使大腿後側收縮時被內側拉住而痠痛，如**圖12.1.3**所示。

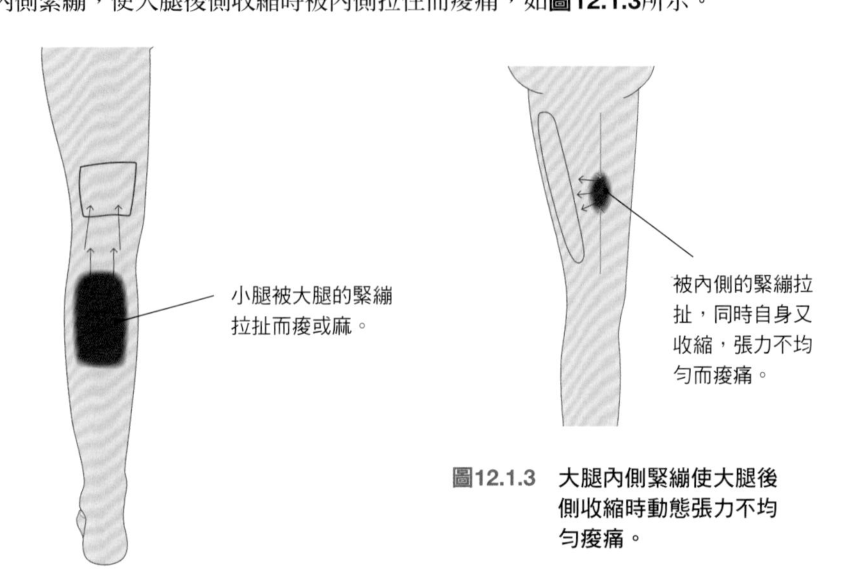

圖12.1.3　大腿內側緊繃使大腿後側收縮時動態張力不均勻痠痛。

圖12.1.2　大腿後側緊繃引發小腿麻。

相似炎症　半腱肌撕裂傷、半膜肌撕裂傷、股二頭肌撕裂傷、內收大肌撕裂傷

解　法　按摩大腿後側及內側，放鬆這兩處可能的緊繃，如**圖12.1.4**所示。大腿後側下半部較痠痛者，大腿後側可能有粗的線狀緊繃，如**圖12.1.5**所示。大腿後側上半部較痠痛者，大腿內側可能有粗的線狀緊繃，如**圖12.1.6**所示。放鬆大腿的線狀緊繃，建議以垂直於緊繃的方向按摩，雖然壓痛較明顯，但放鬆的效果較好。力量較小的體感按摩師，可以使用手肘按摩，才能將力量灌注到大腿的軟組織深層。注意，大腿內側上方是接近生殖器的位置，在按摩之前務必先告知個案，獲得個案的同意之後才可按摩，且按摩時動作要放緩，避免接觸到個案的隱私部位。

訓　練　運動完收操伸展時，除了伸展大腿後側，也要伸展大腿內側。伸展大腿後側的姿勢，一腳蹲踞，另一腳往腳的同側方向伸直出去、腳尖朝上，如**圖12.1.7**所示。伸展大腿後側的姿勢若正確，大腿後側應該會有伸展時的緊繃痠痛感。伸展大腿內側的姿勢，一腳蹲踞，另一腳往腳的同側方向伸直出去，腳尖朝前，如**圖12.1.8**所示。伸展大腿內側的姿勢若正確，大腿內側應該會有伸展時的緊繃痠痛感。

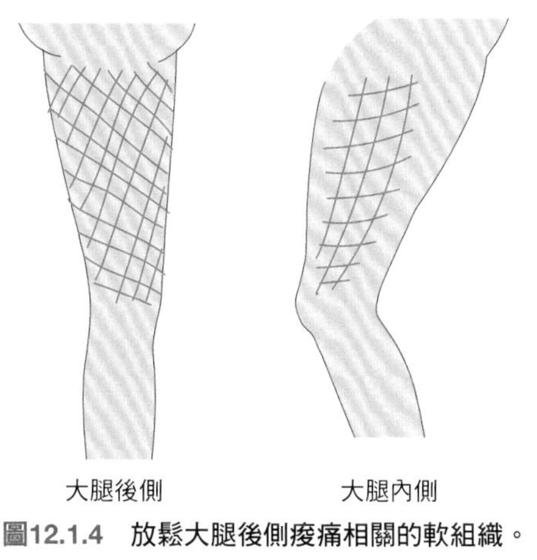

圖12.1.4　放鬆大腿後側痠痛相關的軟組織。

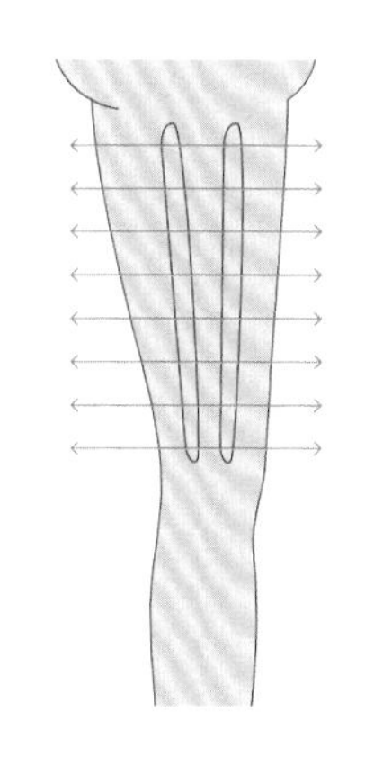

圖12.1.5　放鬆大腿後側的粗線狀緊繃。

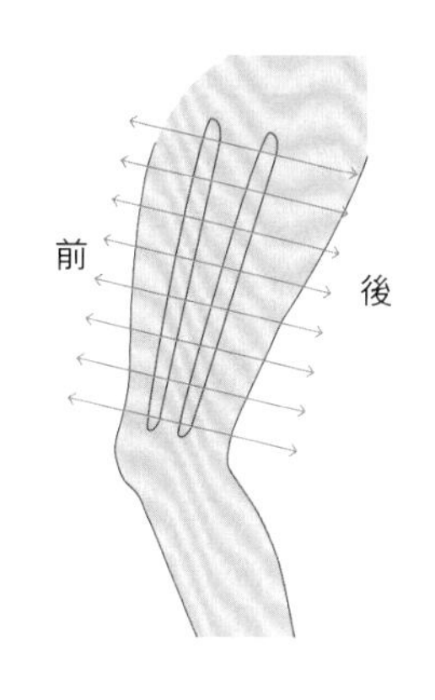

圖12.1.6　放鬆大腿內側的粗線狀緊繃。

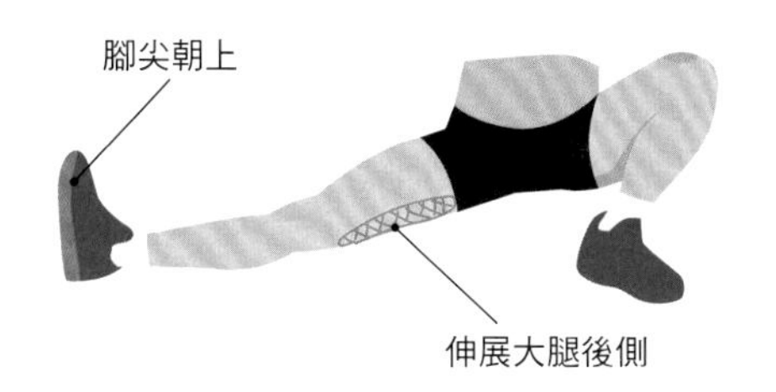

圖12.1.7　伸展大腿後側。

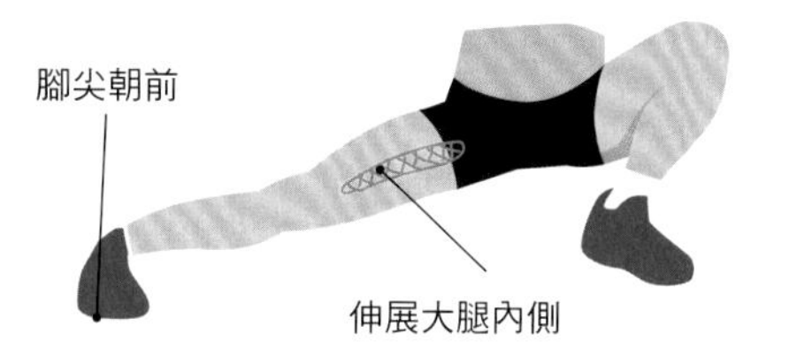

圖12.1.8　伸展大腿內側。

追　蹤　一般人較少使用大腿後側的肌肉，如小腿往後上方勾起來的動作，所以一般人較不會大腿後側痠痛。運動員較可能有大腿後側痠痛的案例。大腿後側若有緊痠痛，將大腿內側、大腿後側按軟後，休息數日即可。

大腿內側痠痛

緊痠痛　運動後大腿內側痠痛，通常較偏上半部，如**圖12.2.1**所示。

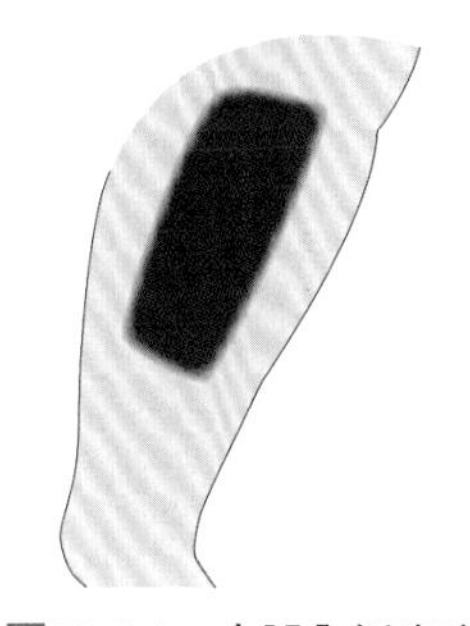

圖12.2.1　大腿內側痠痛。

判　　斷　大腿內側痠痛的原因單純，就是大腿內側軟組織緊繃所造成。然而，大腿內側在運動後若沒有做伸展放鬆，加上日常生活時使用大腿內側的角度小，就會導致一旦大腿內側痠痛起來，可能持續很久都不會自然復原。這時，接受按摩處理可以幫助放鬆與加速恢復。另外，根據運動時使用的相關肌群，有可能還伴隨大腿後側以及臀部的痠痛。

相似炎症　內收大肌撕裂傷、薄股肌撕裂傷、半膜肌撕裂傷

解　　法　按摩放鬆大腿內側運動相關肌群的緊繃，包含大腿內側緊繃、大腿後側緊繃、臀部緊繃以及會陰的緊繃，如**圖12.2.2**所示。大腿後側可能有粗的線狀緊繃，以垂直於線狀緊繃的方向按摩較有效，如**圖12.1.5**所示。大腿內側可能有粗的線狀緊繃，以垂直於線狀緊繃的方向按摩較有效，如**圖12.1.6**所示。臀部下方內側可能有體狀緊繃，以手肘壓與揉較能將動能灌注到深層軟組織，如**圖12.2.3**所示。會陰部可能有零星點狀緊繃，按摩時將該處的緊繃往臀部與大腿方向分散，如**圖12.2.4**所示。由於會陰接近隱私部位，在按摩前務必與個案再三溝通，徵得同意後才可進行按摩，避免爭議。在按摩會陰時要明確掌握緊繃的位置，若觸摸後發現該部位沒有緊繃，就要立刻結束放鬆會陰的流程，改按摩其他部位。若觸摸後發現會陰部位有緊繃，處理時要盡量快速解決，且要儘量避免觸碰到個案的隱私部位。

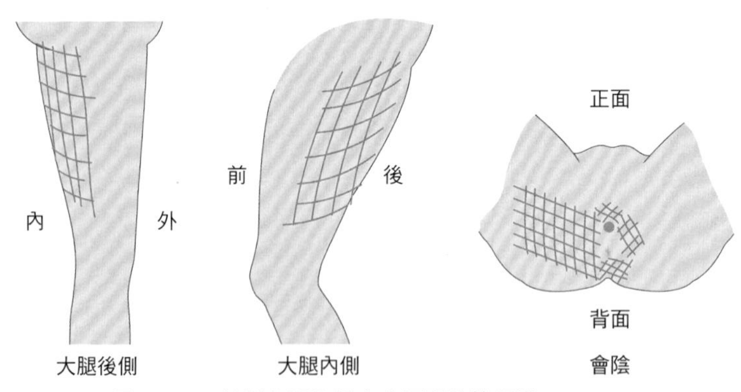

圖12.2.2　放鬆大腿內側痠痛相關的軟組織。

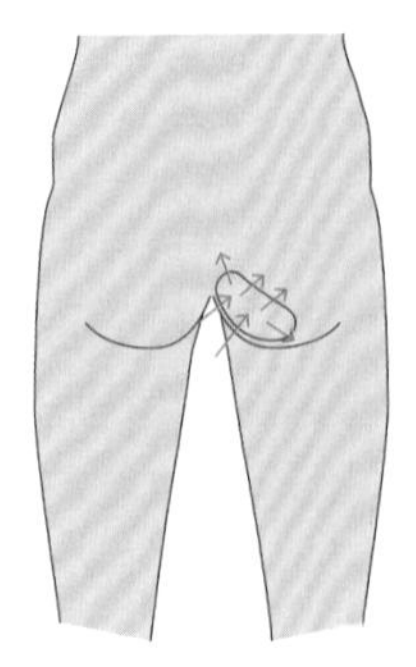

圖12.2.3　放鬆臀部下方內側的體狀緊繃。

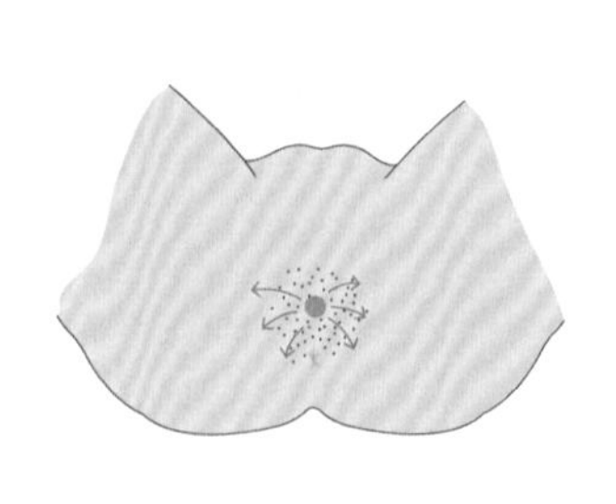

圖12.2.4　放鬆會陰部周圍的點狀緊繃。

訓　練 運動完收操伸展時，要緩和地抬大腿畫圈運動，以及伸展大腿後側和伸展大腿內側。抬大腿畫圈運動的姿勢，要讓膝蓋抬到超過腰部的高度，順時針與逆時針儘量畫大圈，如**圖12.2.5**所示。以5秒順時針、逆時針各畫一圈的慢速度來做這個緩和運動，做10次即可。伸展大腿後側的姿勢，一腳蹲踞，另一腳往腳的同側方向伸直出去，腳尖朝上，如**圖12.1.7**所示。伸展大腿後側的姿勢若正確，大腿後側應該會有伸展時的緊繃痠痛感。伸展大腿內側的姿勢，一腳蹲踞，另一腳往腳的同側方向伸直出去，腳尖朝前，如**圖12.1.8**所示。伸展大腿內側的姿勢若正確，大腿內側應該會有伸展時的緊繃痠痛感。

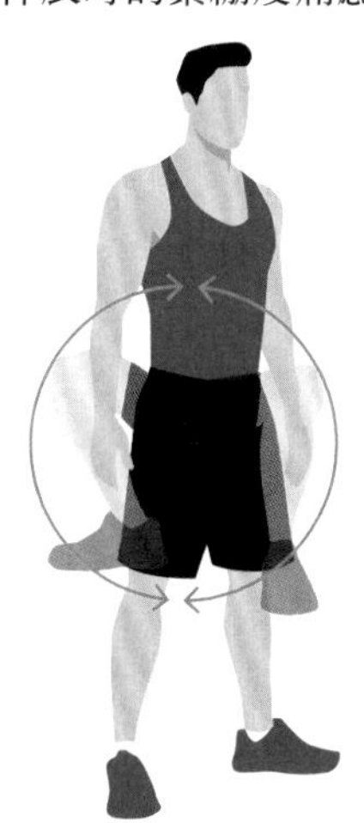

抬大腿緩和畫圈，膝蓋要抬到超過腰的高度。以5秒一圈的速度慢慢繞即可，順時針、逆時針各做10次。

圖12.2.5　抬大腿畫圈緩和運動。

追　蹤 一般人較少使用大腿內側的肌肉，如抬大腿向內畫圈的動作，所以一般人較不會大腿內側痠痛。運動員較可能有大腿內側痠痛的案例。大腿內側若有緊痠痛，將相關肌肉群的緊繃按軟後，休息數日即可。若只有按摩放鬆大腿內側的緊繃，而沒有同時平衡大腿內側與周圍軟組織的張力，則可能在大腿內側的痠痛解除後，換大腿後側、臀部或會陰等周圍的軟組織因相對緊繃而有痠痛感。

大腿外側痠痛

緊痠痛 運動後大腿外側痠痛，如**圖12.3.1**所示。

判　斷 大腿外側痠痛的原因單純，就是大腿外側的軟組織緊繃。大腿外側的緊繃較常見於爬山、跳躍等運動後。並且，當大腿外側緊繃時，常常伴隨臀部、大腿前側、腹股溝，甚至往上延伸到側腹部的緊繃。

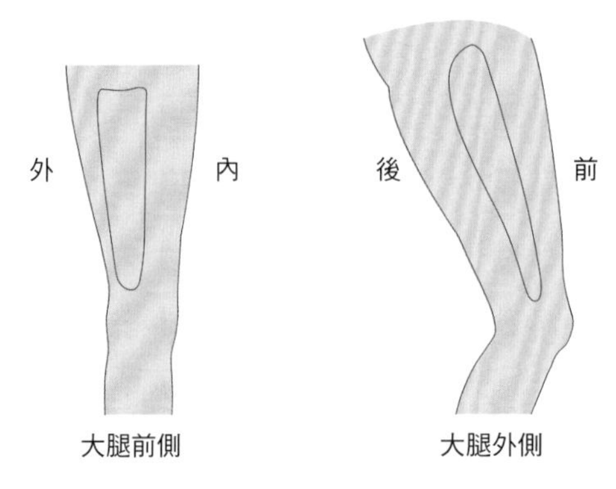

圖12.3.1　大腿外側痠痛。

相似炎症　闊筋膜張肌撕裂傷、髂脛束撕裂傷、外廣肌撕裂傷、股外側肌撕裂傷

解　　法　按摩放鬆大腿外側的緊繃即可。按摩大腿外側時可能會摸到面狀緊繃，要將面狀緊繃往四周分散，如**圖12.3.2**所示。按摩完大腿外側，還要平衡大腿外側與周圍軟組織的張力，包含臀部、大腿前側、腹股溝、側腹部，如**圖12.3.3**所示。若沒有平衡這些位置的軟組織的張力，則可能在按摩完大腿外側後，由於軟組織張力不均勻而在這些位置發生痠痛現象。

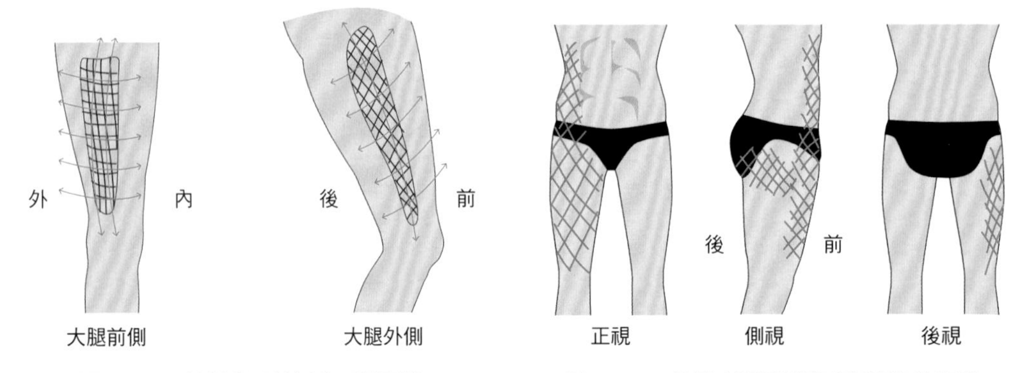

圖12.3.2　放鬆大腿外側的面狀緊繃。　　**圖12.3.3　放鬆大腿外側痠痛相關的軟組織。**

訓　　練　大腿外側較不容易伸展，該處運動後的放鬆活動以按摩較適合。並且，按摩自己的大腿外側會遇上施力角度不方便的困擾，所以建議找按摩師來按摩，或者使用工具輔助自我按摩。輔助工具只要能承受身體壓迫的重量即可，例如以站姿讓大腿外側靠住欄杆壓迫，或以側身撐地姿勢讓大腿外側壓在光滑石頭上，然後扭動身體來按摩大腿外側，如**圖12.3.4**所示。

追　　蹤　大腿外側的痠痛在解除緊繃之後，正常休息即可，無須特別照顧。要額外注意的是臀部、大腿前側、腹股溝以及側腹部，這些位置可能會在大腿外側的痠痛消除後才出現痠痛反應。要預防這些位置痠痛，就要在按摩時嘗試找出這些位置可能存在的緊繃，消除緊繃，並讓張力均勻。這樣，就可以徹底解決大腿外側以及周邊相關運動肌群的痠痛。

立姿，以大腿
外側靠住欄杆
壓迫。
側臥姿，以大腿外側壓住光滑石頭。

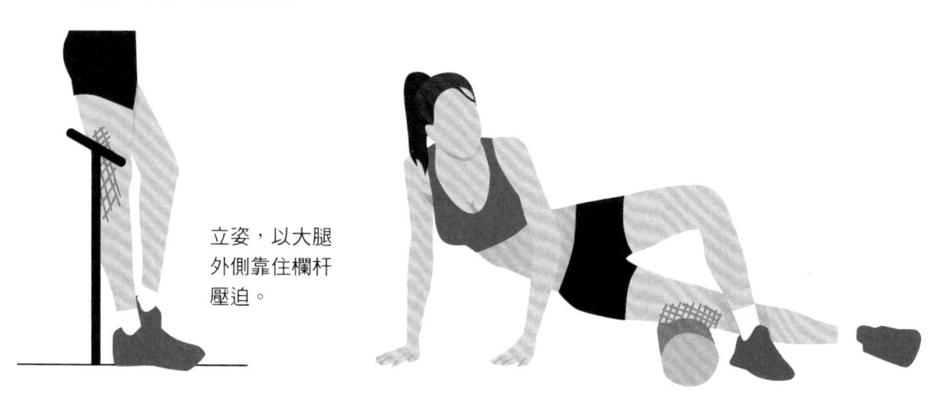

圖12.3.4　以工具輔助自我按摩大腿外側。

大腿前側痠痛

緊痠痛　大腿前側痠痛，常發生於劇烈蹲跳、爬山、反覆蹲站或背重物蹲站的運動之後。當有痠痛現象時，繼續移動會使痠痛感更明顯，上樓梯或蹲下則可能痠到令人覺得是痛。痠痛的位置可能位於大腿前側的上半部、下半部，也可能全部都痠痛，如**圖12.4.1**所示。大腿前側的下半部痠痛時，會痠在左右兩邊，不會痠在正中央膝蓋上方。膝蓋正上方的痠痛，歸屬於膝蓋的痠痛問題處理。如果大腿前側呈現紫斑，表示有內出血的跡象，這是肌肉嚴重撕裂傷的症狀，不是軟組織痠痛，不可按摩，需尋求醫療處理。另外，即使沒有紫斑，如果大腿前側軟組織的觸感柔軟無彈性，但按下去卻強烈疼痛，這也是肌肉撕裂傷的症狀，不可按摩，需尋求醫療處理，並且該休息就要休息，不可以忍痛繼續活動。

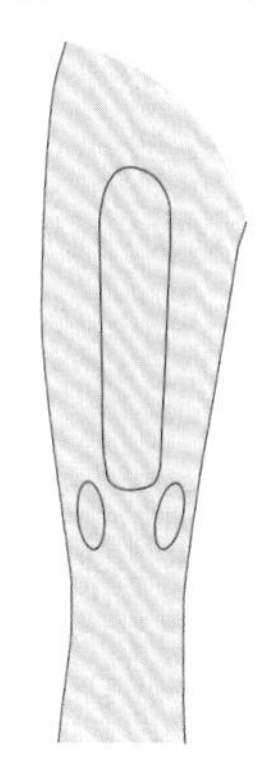

圖12.4.1　大腿前側痠痛。

判　斷　排除受傷發炎疼痛的情況，大腿前側痠痛的原因有兩種，一個是大腿前側緊繃造成大腿前側痠痛，一個是大腿外側緊繃造成大腿前側痠痛。由蹲姿站起或腿伸直的動作，是由前大腿肌群的收縮所主導，如**圖12.4.2**所示。運動後若沒有按摩前大腿或做大腿伸展的動作放鬆前大腿肌群，就會讓大腿前側累積疲勞造成緊繃。另一種可能是有做伸展大腿前側肌群的動作，卻沒有做伸展大腿外側肌群的動作，導致大腿外側累積疲勞。大腿外側緊繃，使大腿前側收縮時被外側拉住而痠痛，如**圖12.4.3**所示。

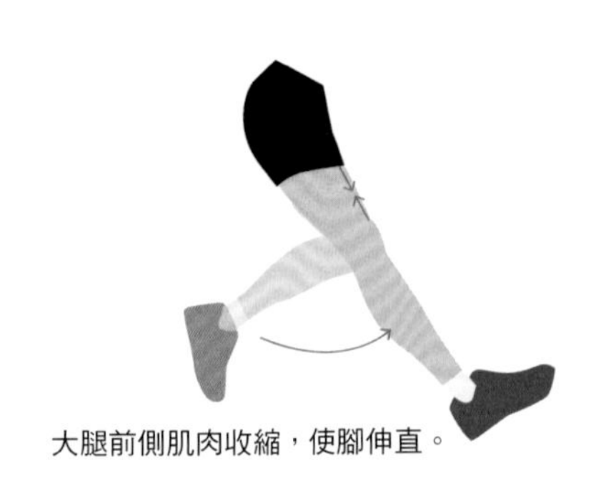

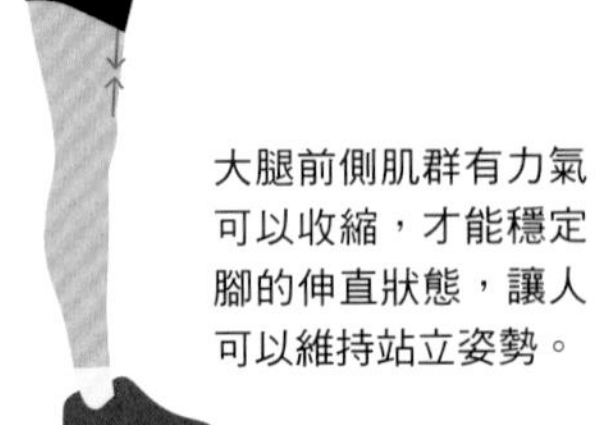

圖12.4.2　伸直腳與站立動作由大腿前側肌群收縮所主導。

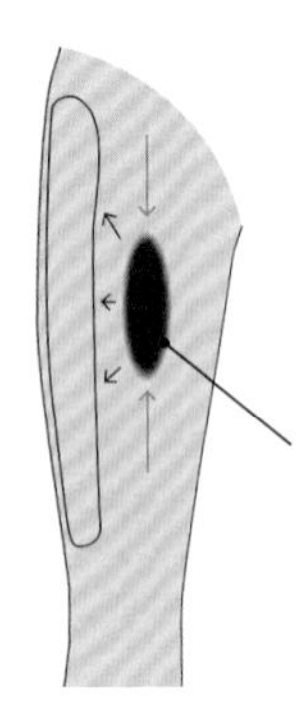

圖12.4.3　大腿外側緊繃使大腿前側收縮時動態張力不均勻痠痛。

相似炎症　縫匠肌撕裂傷、股直肌撕裂傷、股外側肌撕裂傷、股內側肌撕裂傷、股中間肌撕裂傷、內收長肌撕裂傷、內收短肌撕裂傷、內收大肌撕裂傷

解　法　按摩放鬆大腿前側運動相關肌群的緊繃，包含大腿前側、大腿外側、腹股溝、下腹部以及腹部的緊繃，如**圖12.4.4**所示。大腿前側上部可能有粗的線狀緊繃，以垂直於線狀緊繃的方向按摩較有效，大腿前側下部兩側可能有體狀緊繃，將該處的體狀緊繃往周圍分散出去較有效，如**圖12.4.5**所示。大腿外側可能有面狀緊繃，將面狀緊繃往四周分散，如**圖12.3.2**所示。腹股溝可能會有點狀緊繃或小型體狀緊繃，將緊繃往下腹與大腿方向分散，如**圖12.4.6**所示。下腹部可能會有面狀緊繃，緩慢於原處柔散該緊繃，如**圖12.4.7**所示。腹部的淺層可能有面狀緊繃，將面狀緊繃斜向往四周分散，如**圖12.4.8**所示。腹部的深層可能有線狀緊繃，以垂直於線狀緊繃的方向按摩較有效，如**圖12.4.9**所示。按摩腹部與下腹部時，一定要將施力的速度放慢，以緩和、均勻的力量逐漸從淺層按摩到深層，才不會傷到個案的內臟。注意，如果對腹部或下腹部驟然加壓，可能造成個案疼痛。這個疼痛不是正常按摩的壓痛，而是可能導致受傷的疼痛。另外，腹股溝與下腹部接近生殖器，在按摩之前務必先告知個案，獲得個案的同意之後才可按摩，且按摩時動作要放緩，避免接觸到個案的隱私部位。

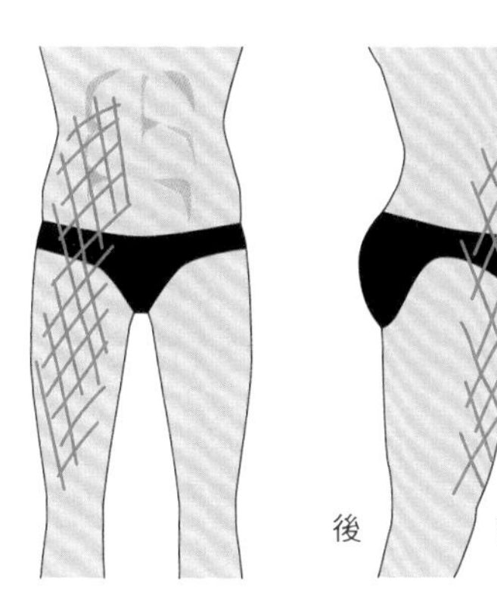

圖12.4.4 放鬆大腿前側痠痛相關的軟組織。

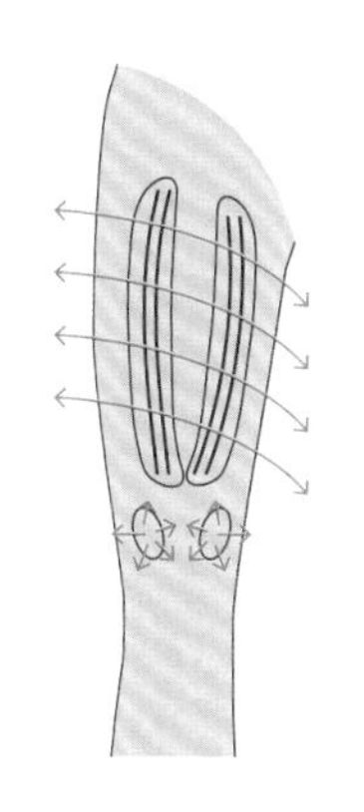

圖12.4.5 放鬆大腿前側的粗線狀緊繃與體狀緊繃。

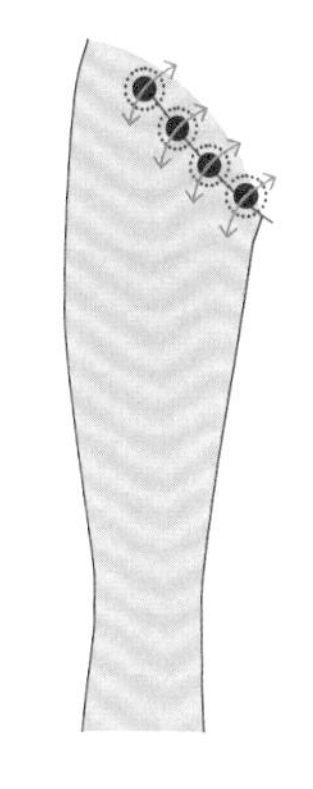

圖12.4.6 放鬆腹股溝的點狀緊繃與小型體狀緊繃。

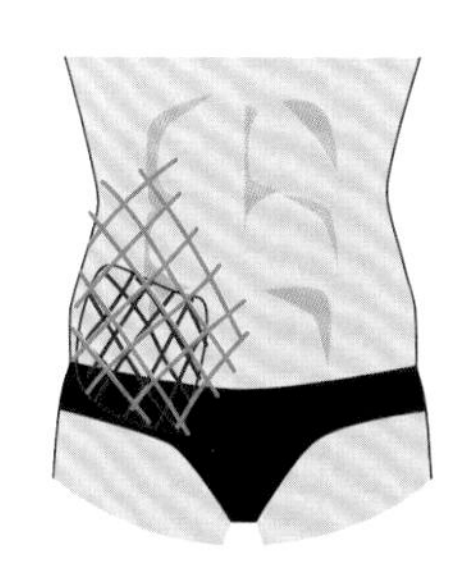

圖12.4.7 放鬆下腹部的面狀緊繃。

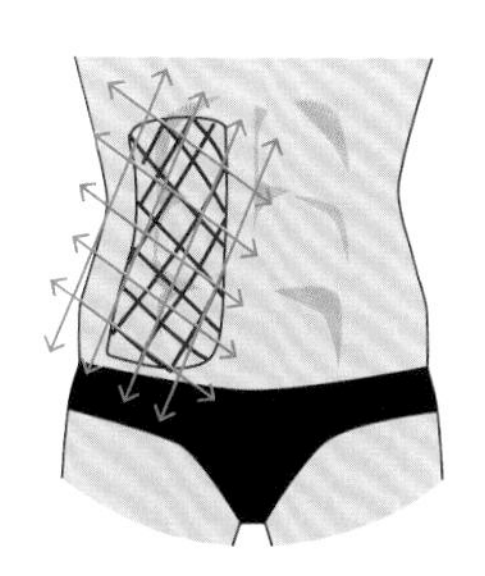

圖2.4.8 放鬆腹部淺層的面狀緊繃。

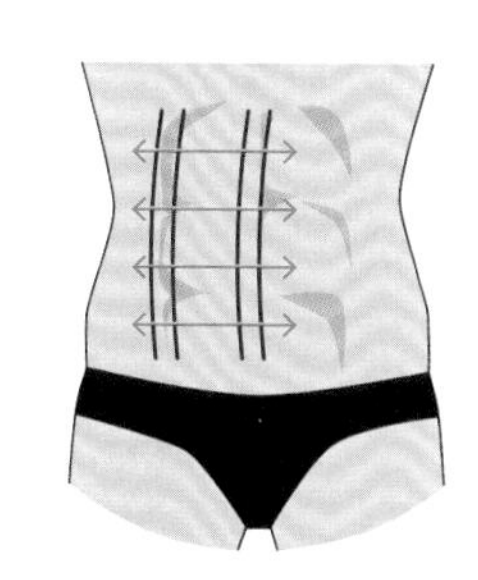

圖12.4.9 放鬆腹部深層的線狀緊繃。

訓　練 舉凡走路、跑步、蹲站、跳躍、上樓梯，都會使用到大腿前側的肌群。對於腿無力容易痠痛的個案，需要訓練大腿前側肌群，才不會運動一下就疲勞緊繃。在生活中最容易執行的方式就是深蹲訓練。深蹲姿勢：雙腳張開比肩寬，下蹲時大腿、膝蓋、腳掌同一方向，臀部往前頂不要往後翹，腳跟著地，如**圖12.4.10**所示。對於運動量大而大腿疲勞緊繃者，需要的是劇烈運動後的緩和運動，如慢跑、拉筋、伸展，都能幫助大腿放鬆、恢復疲勞。

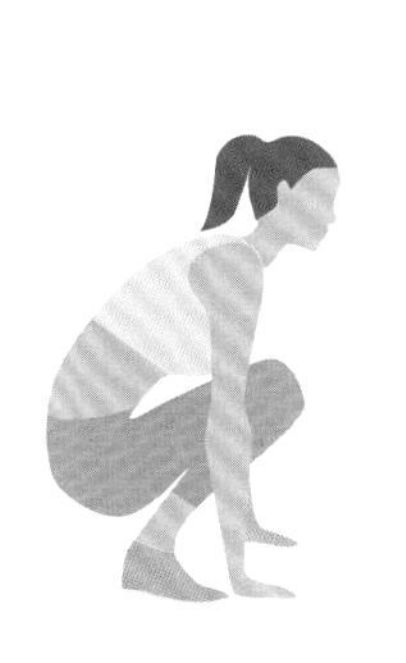

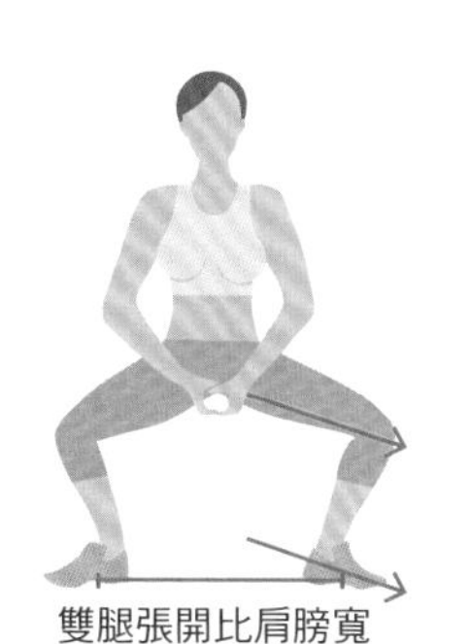

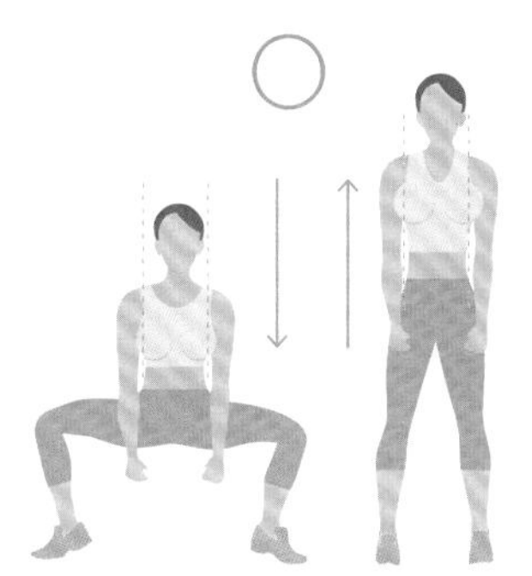

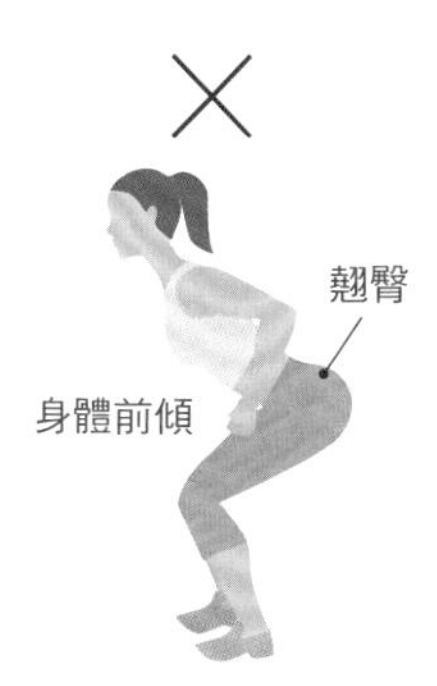

圖12.4.10 伸蹲姿勢。

追蹤 對於激烈運動後的大腿緊繃痠痛，經過按摩與適當的休息，通常一週後即可解除痠痛。對於嚴重痠痛的個案，如果數日後依舊痠痛，可再進行按摩。腿無力的個案可能無法深蹲，需要較長時間訓練，訓練初期的二至三週不要求深蹲，半蹲亦可，只要讓大腿開始練習蹲即可。通常在三週後即可適應半蹲，這時再讓個案嘗試比半蹲蹲更深一點，慢慢訓練，直到個案可以蹲到最深。

腹股溝痠痛

緊痠痛 舉腳時腹股溝痠痛，如**圖12.5.1**所示。如果腹股溝軟組織的觸感柔軟無彈性，但按下去卻強烈疼痛，這是肌腱或韌帶撕裂傷的症狀，不可按摩，需尋求醫療處理，並且該休息就要休息，不可以忍痛繼續活動。

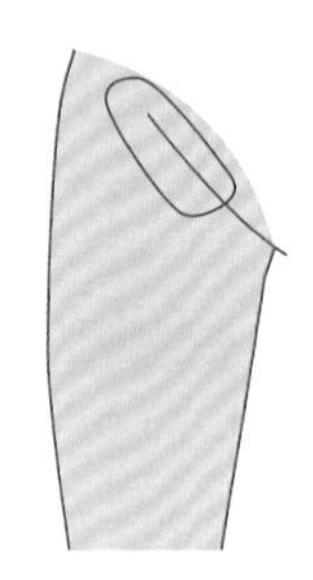

圖12.5.1 腹股溝痠痛。

判斷 排除受傷發炎疼痛的情況，腹股溝痠痛的原因單純，就是腹股溝的軟組織緊繃。

相似炎症 內收肌群肌鍵炎、髂腰肌肌腱炎、髂恥滑囊炎、轉子滑囊炎、坐骨結節滑囊炎

解法 放鬆腹股溝的緊繃，腹股溝可能會有點狀緊繃或小型體狀緊繃，將緊繃往下腹與大腿方向分散，如**圖12.4.6**所示。按摩腹股溝的緊繃時，建議使用揉與撥這兩種技術，慢慢釋放緊繃。使用擊打的方式容易造成腹股溝的軟組織受傷。放鬆腹股溝的緊繃之後，還要使腹股溝與周圍軟組織的張力均勻，包含腹部、下腹部、髂嵴外側以及臀部，如**圖12.5.2**所示。如果個案的腹股溝嚴重緊繃，則一開始按摩時，可以讓個案躺下、腳彎屈，以減緩腹股溝的張力，如**圖12.5.3**所示。隨著按摩讓腹股溝的緊繃釋放，再讓腳逐漸伸直。

訓練 如果腹股溝偶然地拉傷或痠痛，那麼只要按摩、休息等待復原即可，不需要訓練腹股溝的軟組織。如果腹股溝時常痠痛，表示該部位的肌耐需要強化，才勘負荷個案的運動項目。訓練腹股溝軟組織的姿勢為平躺、腳伸直、抬起30度，如**圖**

12.5.4所示。腳抬起來後，保持該姿勢30秒，感覺腹股溝有被訓練的微痠感，然後放下腳休息30秒。如果腳抬不起來，或抬起來無法維持30秒，表示腹股溝部位的肌力太弱，需要強化。

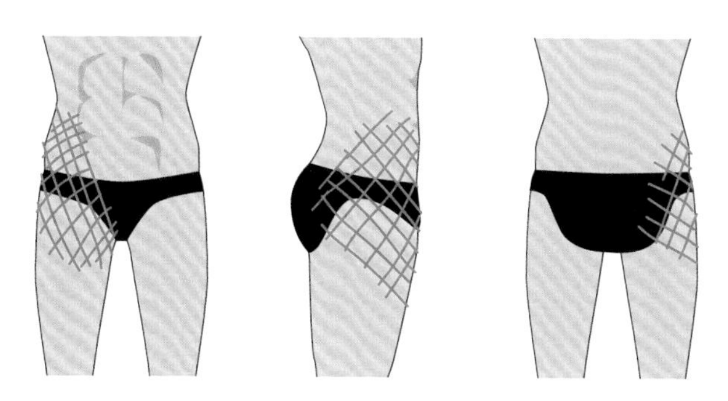

圖12.5.2　放鬆腹股溝痠痛相關的軟組織。

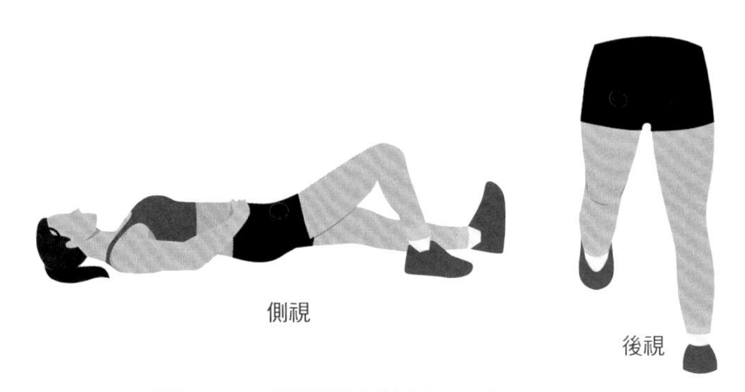

圖12.5.3　平躺屈腿減緩腹股溝軟組織張力。

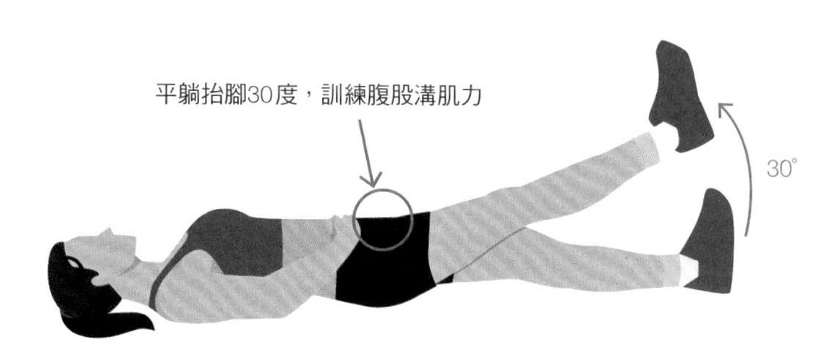

圖12.5.4　訓練腹股溝肌力。

追　蹤　腹股溝的軟組織以韌帶與肌腱為主，恢復速度較肌肉的恢復速度慢。腹股溝的痠痛通常需要一到二週時間慢慢復原。如果腹股溝同時有緊繃與拉傷的問題，則在按摩解決緊繃後，仍會有觸感軟軟的一球在腹股溝。要休息二到三週的時間，拉傷才會慢慢復原。

臀部痠痛

緊痠痛 可能走路或跑步時臀部痠痛，可能坐著、躺著、站著都有臀部抽筋或臀部痠痛的感覺，如**圖12.6.1**所示。嚴重時，可能臀部持續痠痛一個月以上。有些可能不僅臀部有痠痛，甚至大腿、小腿或腳底也有痠痛感，如**圖12.6.2**所示。

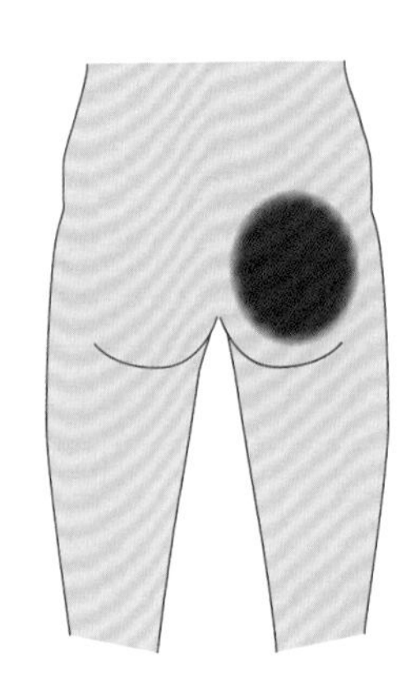

圖12.6.1　臀部痠痛。

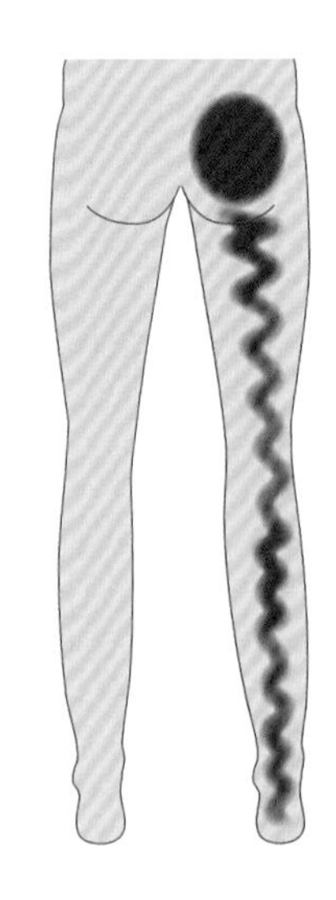

圖12.6.2　臀部痠痛可能由臀部到足底皆有感。

判　斷 可能長時間以同樣姿勢站立或久坐，讓臀部的同一個位置長時間負擔身體的重量，導致局部軟組織過度疲勞緊繃。若臀部軟組織輕微緊繃，則痠痛位置侷限在臀部。若臀部軟組織嚴重緊繃，則可能因張力牽連，使大腿的軟組織緊繃。依此類推，由大腿影響小腿，由小腿影響腳底，長期的臀部緊繃未獲得解決，將使大腿、小腿、腳底的軟組織因緊繃而痠痛。

相似炎症 坐骨神經炎、腰椎間盤突出、腰椎滑脫、腰椎退化狹窄、梨狀肌症候群、轉子滑囊炎、恥骨骨炎

解　法 臀部的軟組織結構較複雜，上連結腰部、前連結腹部、下連結腿部，自己本身也由許多不同方向的肌肉構成臀部。在解決臀部痠痛時，分成上側、中央、內下、外下四部分來處理，如**圖12.6.3**所示。各部分有各自的緊繃方式。臀部上側可能有線狀緊繃，在上側靠近薦椎的部分可能有點狀緊繃，如**圖12.6.4**所示。臀部上側的線狀緊繃，以垂直於線狀緊繃的方向按摩較容易放鬆。臀部上側部分靠近薦椎的點狀緊繃，則在原處柔散緊繃，使該部位的軟組織與周圍的軟組織張力均

勻。按摩臀部上側的線狀緊繃與點狀緊繃時，可能會有撕裂般的壓痛感，甚至會令個案擔心是否是髖骨或薦椎裂開。技術熟練的體感按摩師應當瞭解人體骨骼的強健度，只要將按摩的力量控制在適當的範圍，例如個案髖骨承擔自身的體重以內，並不會造成被按摩的個案骨骼受損。因此，在安全的力量之下，可以請個案放心忍耐按摩的壓痛，不會造成髖骨或薦椎受傷。臀部的中央部分，可能有體狀緊繃，如**圖12.6.5**所示。臀部中央的體狀緊繃在臀部的深層靠近股骨大轉子處，用輕柔的力量只能按摩到臀部的淺層。建議以拳或肘的技巧來按摩，才能讓按摩的動能傳遞至臀部深層的體狀緊繃，放鬆緊繃的軟組織。按摩臀部中央的體狀緊繃時，建議由臀部的中央往臀部的周圍分散，較容易放鬆該緊繃。往往直接對該緊繃揉壓，雖然會讓個案感覺到壓痛，放鬆的效果卻不好。臀部的內下部分，靠近坐骨的位置可能有線狀緊繃，靠近恥骨的位置可能有點狀緊繃，如**圖12.6.6**所示。放鬆臀部內下的線狀緊繃，建議以垂直於線狀緊繃的方向按摩較容易放鬆。放鬆臀部內下的點狀緊繃，建議按摩時將該處的緊繃往臀部外側、薦椎與以及大腿方向分散。按摩臀部的內下部分之前，應先告知被按摩的個案，獲得個案同意之後才可開始按摩，且按摩的速度應放慢，避免接觸到個案的生殖器。臀部的外下部分，可能有面狀緊繃，按摩時建議直接揉散該處的緊繃，如**圖12.6.7**所示。整體而言，放鬆臀部的緊繃，需同時按摩與臀部連結的軟組織，包含下背、髂嵴

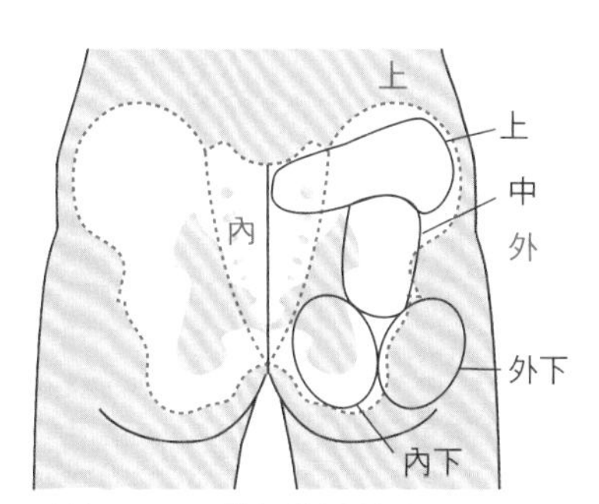

圖12.6.3 臀部的緊繃分區。

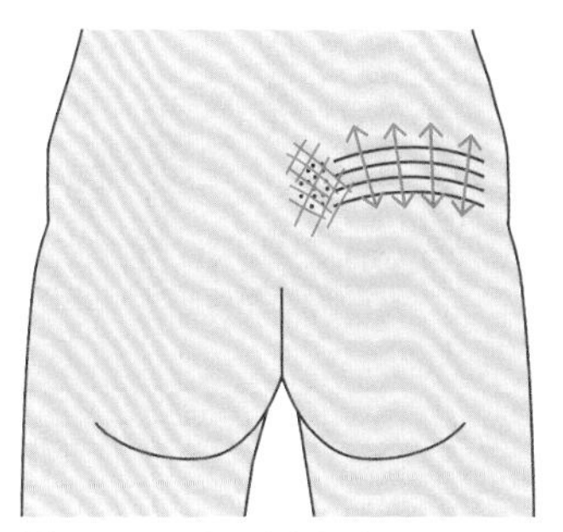
圖12.6.4 放鬆臀部上側的緊繃。

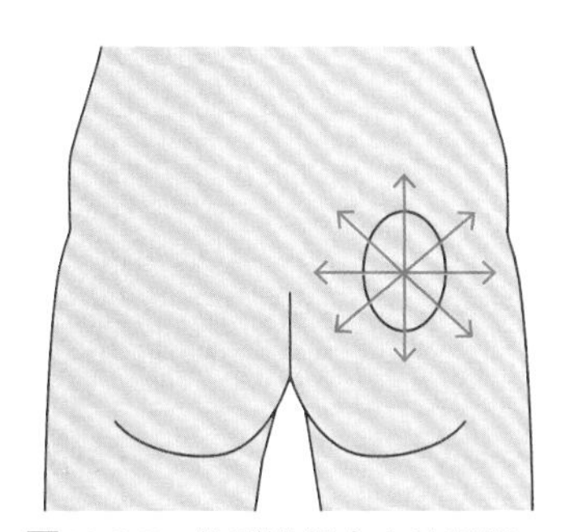
圖12.6.5 放鬆臀部中央的緊繃。

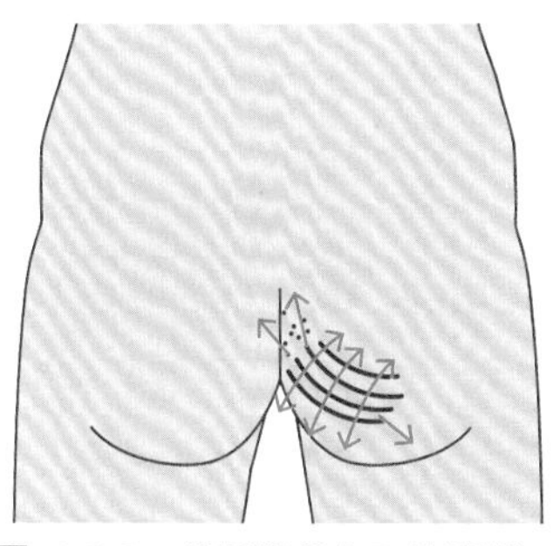
圖12.6.6 放鬆臀部內下的緊繃。

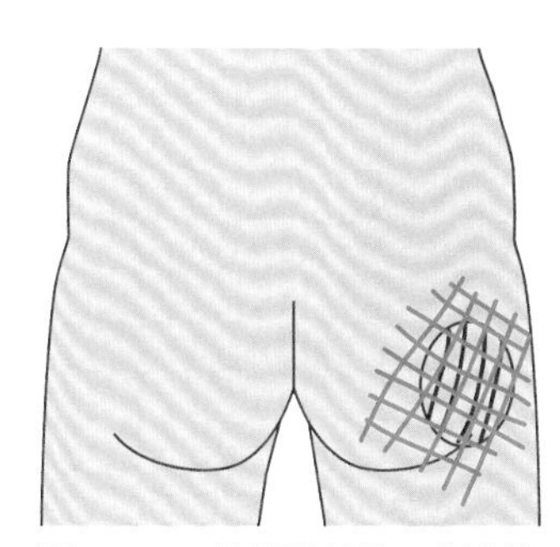
圖12.6.7 放鬆臀部外下的緊繃。

外側、後大腿、薦椎、尾椎等部位的軟組織，如**圖12.6.8**所示。在按摩過程中，還可能會遇到緊繃的轉移，也就是在時空分布的緊繃。例如，一開始是臀部的緊繃，接受按摩後，臀部的緊繃往大腿後側分散，當臀部的軟組織放鬆了，換大腿後側緊繃。體感按摩師要跟隨緊繃的轉移，可能從臀部往大腿後側，再從大腿後側往小腿後側，再從小腿後側往足底，要持續消除緊繃。所以解決臀部緊繃的過程，可能不會僅僅按摩臀部，而是會從下背到足底進行整體放鬆按摩，並使下背、臀部到整個下肢的軟組織張力均勻。

訓　練　一般來說，臀部肌肉豐富且有力，不需要特別訓練。然而對於高齡者，可能臀部肌肉退化，臀部肌肉失去力氣與彈性，所以需要訓練臀部肌力，使臀部的肌肉重新恢復力氣。訓練臀部肌肉力量的姿勢，一腳站立，另一腳伸直向後儘量抬高，如**圖12.6.9**所示。抬腿的角度，依個人臀部的肌力儘量抬高即可。抬腿後，讓腿保持在空中30秒，再慢慢放下。休息1分鐘後再抬腿。共做3次。

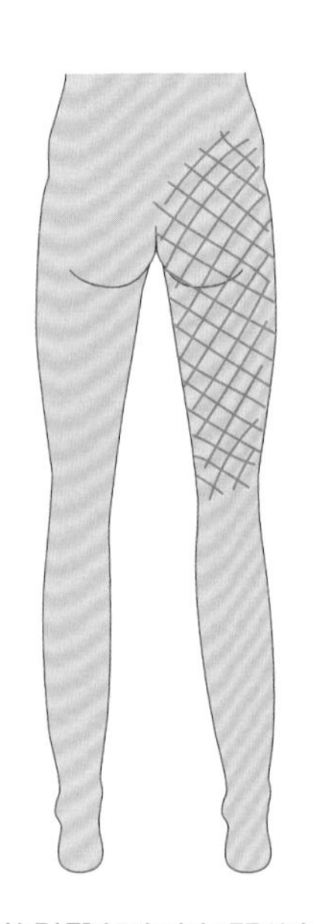

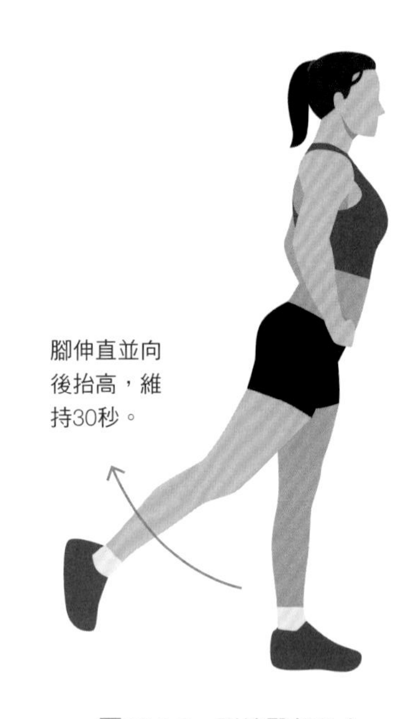

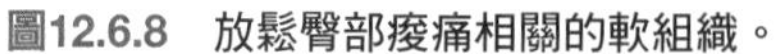

圖12.6.8　放鬆臀部痠痛相關的軟組織。

圖12.6.9　訓練臀部肌力。

追　蹤　臀部的軟組織又多又厚，當累積疲勞引發緊繃時，需要更多的時間恢復。如果只是激烈運動後的臀部痠痛，通常一週左右即可消除疲勞。若臀部長期緊繃未獲得放鬆，導致腿部有麻、痛等嚴重緊痠痛的症狀，則一週接受一次腰臀至腿的整體體感按摩，約需要三至六週才能完全解決痠痛。且對於痠痛嚴重的個案，第一次與第二次按摩時的壓痛與按摩後的修復發炎反應會較強烈。通常在第三次按摩起，按摩時的壓痛與按摩後的修復發炎反應會降低許多。所以，對於痠痛嚴重的個案，體感按摩師應該在初次按摩之前，先告知可能有的壓痛以及強烈的修復發炎反應，讓個案有心理準備度過前二次較辛苦的體感按摩。

髂嵴外側部位痠痛

緊痠痛 轉身、起床或久坐時，髂嵴外側位置的軟組織痠痛，如**圖12.7.1**所示。發生時機不一定，雖然痠痛時側睡會加重痠痛感，但若側睡會導致髂嵴外側痠痛，應該要有更多痠痛案例。故不足以認定側睡會導致髂嵴外側痠痛。

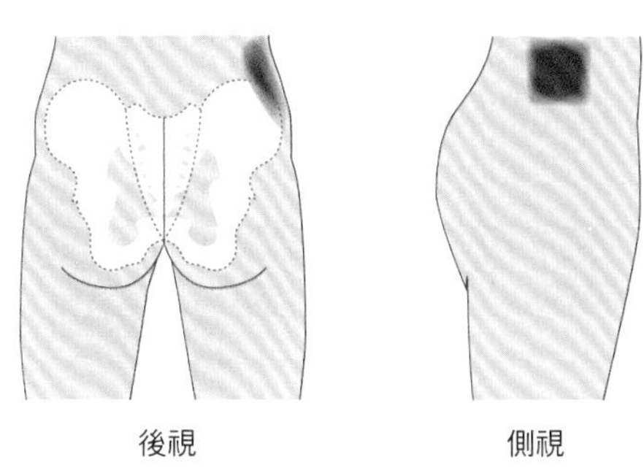

圖12.7.1　髂嵴外側部位痠痛。

判　斷 髂嵴外側位置的軟組織缺乏肌肉，該位置的痠痛，原因來自周圍的軟組織緊繃導致張力不均勻，使得髂嵴外側的軟組織被拉扯而有痠痛感，如**圖12.7.2**所示。

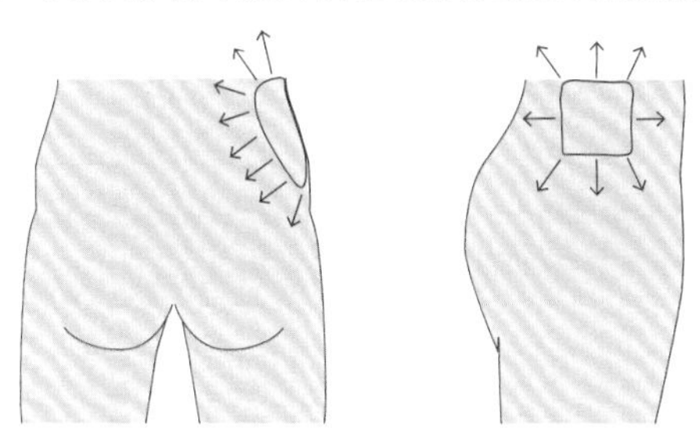

圖12.7.2　因周圍軟組織張力較強導致髂嵴外側部位痠痛。

相似炎症 轉子滑囊炎

解　法 放鬆髂嵴外側周圍的緊繃，包含下腹外側、腹側、下背外側、臀外側，以及髂嵴外側部位本身軟組織的緊繃。若大腿外側有緊繃，也要放鬆，如**圖12.7.3**所示。髂嵴外側的位置，可能會有線狀緊繃，要沿著髖骨往腰、腹的方向放鬆較有效果，如**圖12.7.4**所示。放鬆髂嵴外側的線狀緊繃時，可能會有彷彿肌肉撕裂般的強烈刺痛感，要請個案配合忍耐這辛苦的按摩過程。髂嵴外側周圍的緊繃，摸起來像是由腰部外側到大腿外側大面積的面狀緊繃，按摩方向建議以水平方向為主，腹部偏往上放鬆，腿部偏往下放鬆，如**圖12.7.5**所示。解決痠痛的關鍵，除了要放鬆髂嵴外側部位的緊繃，還要讓它與周圍的軟組織張力均勻。若張力不均勻，往往在按摩後數日，髂嵴外側的軟組織會再次緊繃，復發痠痛問題。

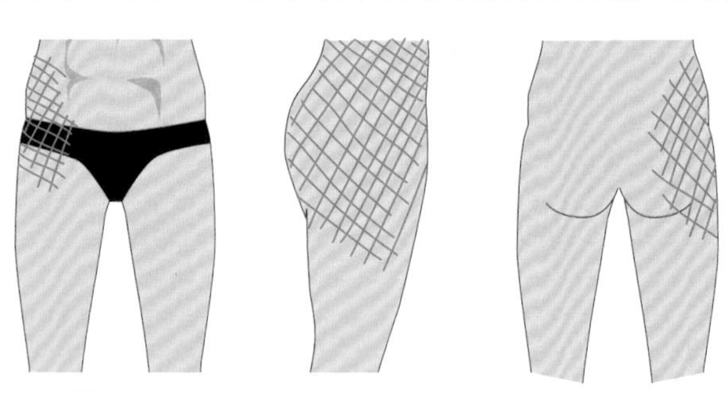

圖12.7.3　放鬆髂嵴外側部位痠痛相關的軟組織。

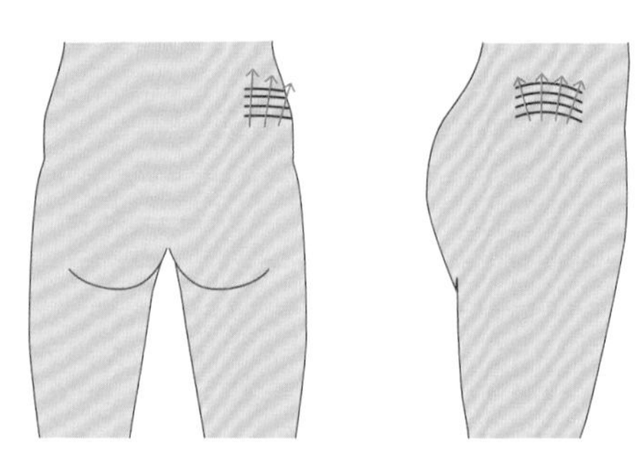

圖12.7.4　放鬆髂嵴外側部位的線狀緊繃。

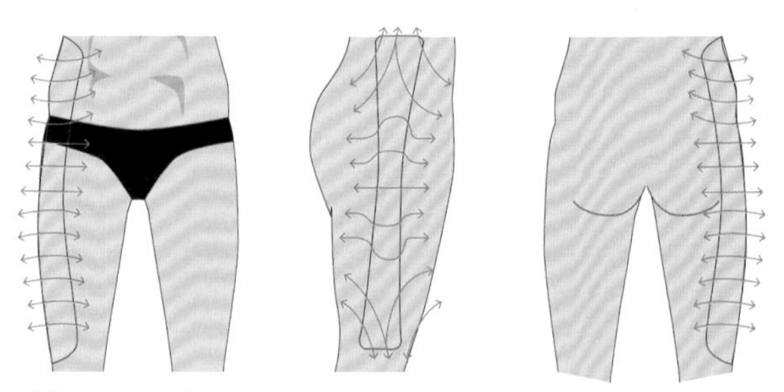

圖12.7.5　放鬆由腰外側到大腿外側的大面積面狀緊繃。

訓　練　髂嵴外側部位缺乏肌肉，其痠痛是來自於軟組織張力不均勻，因周圍的軟組織緊繃才導致髂嵴外側部位痠痛。所以無適當訓練法可以強化髂嵴外側部位。最好的預防髂嵴外側緊痠痛方式，就是保持腹部、下背、臀部、大腿外側的軟組織柔軟度與彈性。可以做轉體運動，如**圖12.7.6**所示，與繞腿運動，如**圖12.2.5**所示，讓髂嵴外側相連的部位保持活動、不累積疲勞、不緊繃，就能預防髂嵴外側部位的緊痠痛。

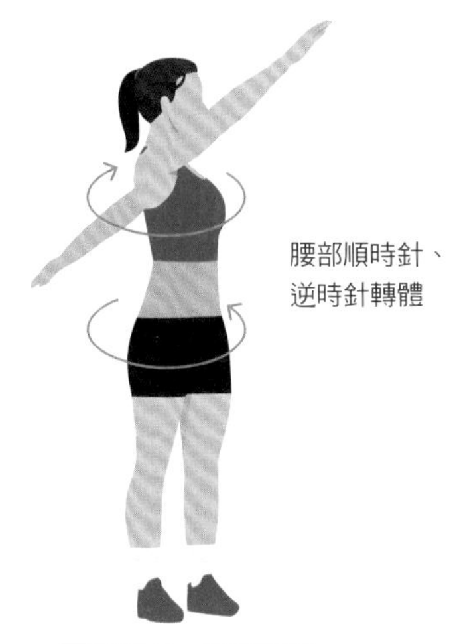

圖12.7.6　轉體運動。

追　蹤　初次按摩完，髂嵴外側的位置可能會呈現瘀青。這瘀青並非過度的按摩造成軟組織損傷，而是該處的軟組織過度緊繃，本身可能已有拉傷，軟組織深層有瘀血。當軟組織放鬆後，軟組織深層的瘀血得以浮向表皮，才呈現瘀青。有經驗的體感按摩師會發現，軟組織損傷的瘀青，觸摸了個案會疼痛，但瘀血浮向表皮的瘀青，摸了個案不會痛。髂嵴外側的拉傷，在周圍有緊繃時難以癒合。在體感按摩後，解決了緊繃，也均勻了軟組織的張力，使拉傷可以癒合。

髂嵴後側、薦椎、下背中央部位痠痛

緊痠痛　髂嵴後側、薦椎或下背中央的部位痠痛，如**圖12.8.1**所示。臨床上常見該部位的慢性痠痛個案，在扭腰轉體後有「喀」的彈響聲，會暫時舒緩痠痛感，但幾小時或幾天後又再次痠痛，如**圖12.8.2**所示。也有嚴重痠痛的個案，無法久站或久坐，甚至使用護腰才有辦法打理生活。

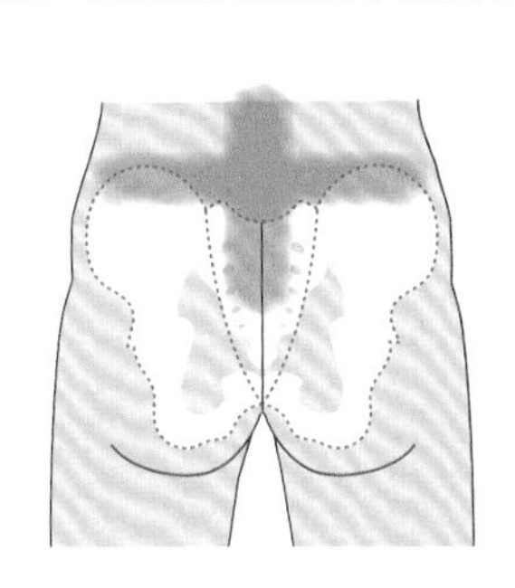

圖12.8.1　髂嵴後側、薦椎、下背中央部位痠痛。

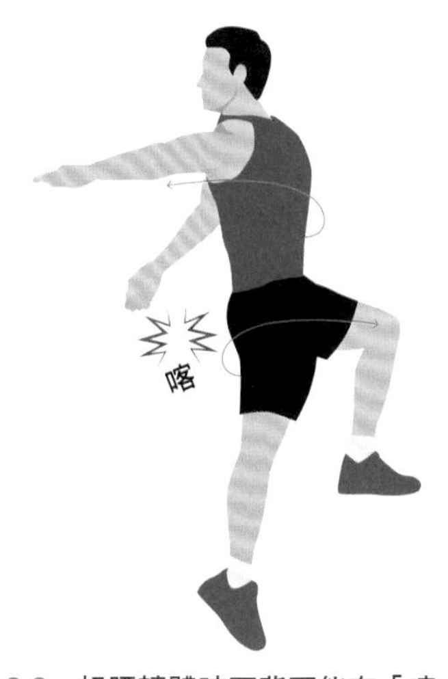

圖12.8.2　扭腰轉體時下背可能有「喀」的彈響聲。

判　斷　排除下背或腰拉傷，則髂嵴後側、薦椎或下背中央的部位痠痛往往與錯誤的腰臀部姿勢有關。在站著或坐著時，翹臀、骨盆前傾、凸小腹這些姿勢，會讓髂嵴後側、薦椎與下背中央的部位直接承受上半身重量壓迫，如**圖12.8.3**所示。因為一直以錯誤的姿勢站立或坐著，使髂嵴後側、薦椎或下背中央的部位長期累積疲勞。隨著疲勞累積，這些部位的軟組織變得緊繃之後，就演變成緊痠痛的問題。

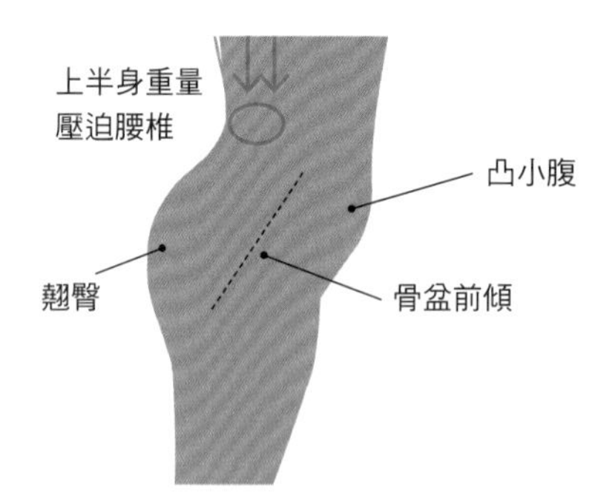

圖12.8.3　錯誤的站立姿勢造成腰負擔。

相似炎症　坐骨神經炎、棘上韌帶炎、腰椎間盤突出、腰椎滑脫、僵直性脊椎炎、脊椎側彎

解　法　放鬆髂嵴後側、薦椎與下背中央的緊繃，並按摩下背至臀部，使這些位置的軟組織張力均勻，如**圖12.8.4**所示。在髂嵴後側、薦椎與下背中央部位，可能摸到如細沙的點狀緊繃，或摸到氣泡般的點狀緊繃。髂嵴後側位置的緊繃，往腰與臀方向分散緊繃較有效，如**圖12.8.5**所示。薦椎位置的緊繃，原處揉散較有效，如**圖12.8.6**所示。下背中央位置的緊繃，在緊繃的兩側來回搓揉較有效，如**圖12.8.7**所示。髂嵴後側、薦椎與下背中央部位的軟組織貼近骨骼，這些位置的緊繃被按摩時，會有撕裂般的壓痛。臨床上，使用刮的技術較容易放鬆這些貼近骨骼的緊繃，代價是會造成個案刺痛般較強烈的壓痛。

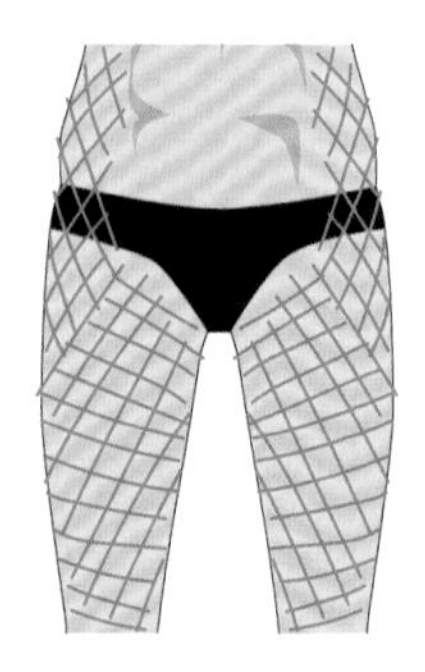

圖12.8.4　放鬆髂嵴後側、薦椎、下背中央部位痠痛相關的軟組織。

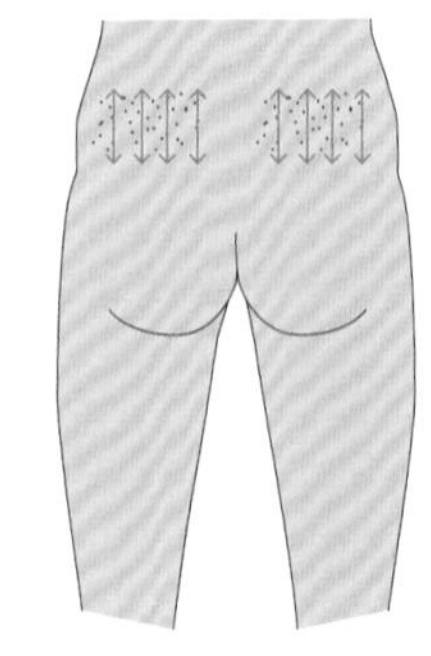

圖12.8.5　放鬆髂嵴後側部位的點狀緊繃。

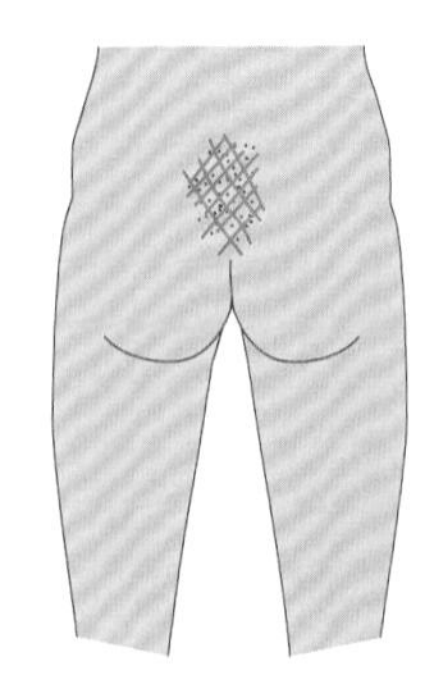

圖12.8.6　放鬆薦椎部位的點狀緊繃。

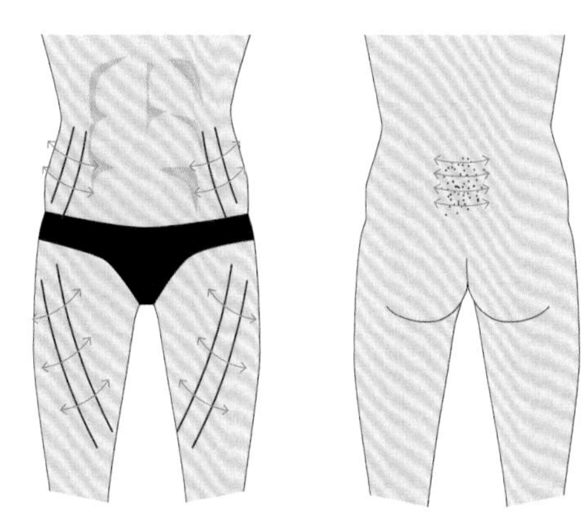

圖12.8.7　放鬆側腹與大腿的線狀緊繃及下背中央部位的點狀緊繃。

訓　練　錯誤姿勢造成的痠痛問題，唯有改正姿勢才能徹底解決問題。正確的腰臀姿勢有許多描述的方式，如收小腹、維持腹內壓、核心穩定、收尾閭、收臀，這些描述指的是同樣的姿勢，如**圖12.8.8**所示。正確的姿勢，讓上半身的重量由腰腿的肌肉來支撐，避免讓髂嵴後側、薦椎與下背中央部位直接受到壓迫。

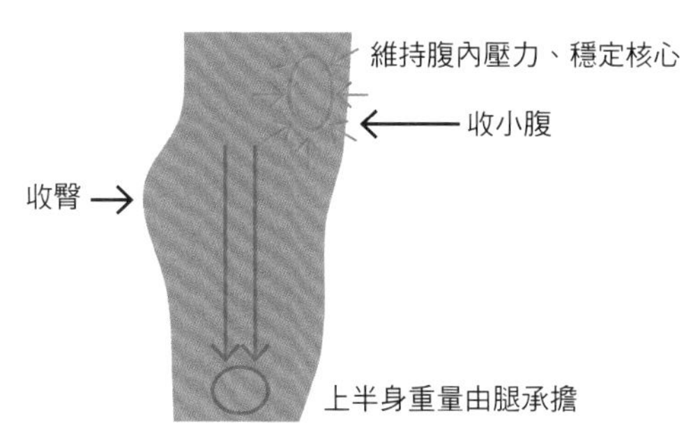

圖12.8.8　站立正確的腰臀姿勢。

追　蹤　這個位置的痠痛，若是偶發性的，則在體感按摩後可獲得相當快速且明顯的改善。若是長期慢性的痠痛，則前兩次按摩（中間休息一週）可能會有較強烈的壓痛感，且按摩後可能會呈現瘀青。這瘀青並非過度的按摩造成軟組織損傷，而是該處的軟組織長期受到壓迫，本身可能已有撕裂傷，軟組織深層有瘀血。當軟組織放鬆後，軟組織深層的瘀血得以浮向表皮，才呈現瘀青。長期慢性痠痛的個案，在接受按摩並矯正正確的站姿之後，大約在三至四週可解決痠痛問題。通常只要保持正確的站姿，髂嵴後側、薦椎與下背中央部位的痠痛問題不會再犯。

尾椎部位痠痛

緊痠痛 沒有跌倒撞傷尾椎的經歷，但坐著時尾椎部位卻會痠痛，如**圖12.9.1**所示。問題嚴重時，甚至會陰用力或肛門收縮時尾椎部位就痠痛。部分個案可能會在排便時由尾椎部位痠痛到大腿內側，如**圖12.9.2**所示。

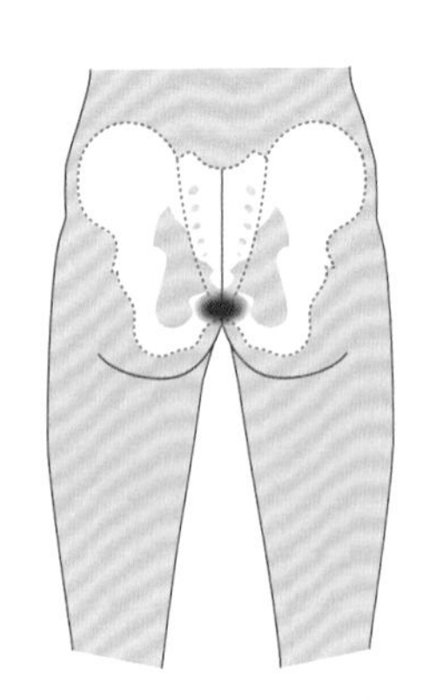
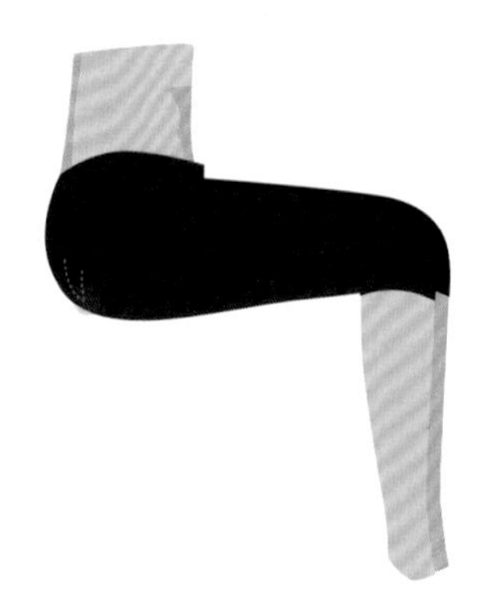

圖12.9.1 尾椎部位痠痛。

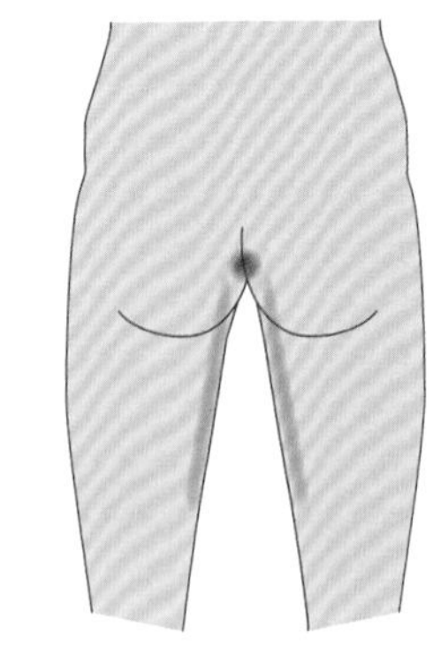

圖12.9.2 尾椎部位痠痛連帶影響大腿內側痠痛。

判斷 尾椎部位在身體正面與背面的交界處，該處的痠痛來自於下腹、臀部、大腿內側以及會陰部位的軟組織緊繃。例如騎臥式健身車（recumbent exercise bike）訓練臀部、後腿、下腹部的肌群，如**圖12.9.3**所示，若訓練完後沒有做充分的伸展放鬆，當疲勞累積過多時就會造成這些部位的軟組織緊繃，進而引發尾椎部位的緊痠痛。

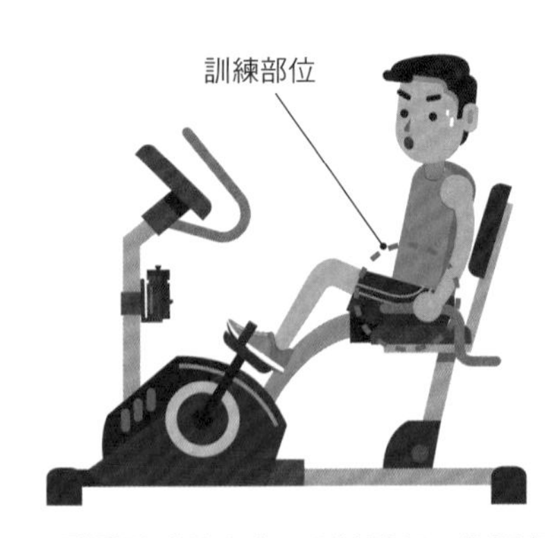

圖12.9.3 騎乘臥式健身車，訓練臀部、後腿與下腹部的肌群。

相似炎症 尾椎骨挫傷、恥骨骨炎

解法 按摩放鬆尾椎部位的緊繃，以及與尾椎部位相連的肌群和軟組織，包含下腹、臀部、大腿內側以及會陰部位，如**圖12.9.4**所示。尾椎、臀部內下與會陰部位，可能會有點狀緊繃。尾椎與臀部內下部位的緊繃就地揉散，如**圖12.9.5**所示。會陰部位的緊繃往周圍分散，如**圖12.2.4**所示。按摩尾椎部位的緊繃時，可能會有如撞傷瘀青被按摩的疼痛感。按摩會陰部位的緊繃時，可能會有強烈的壓痛感。尾椎與會陰部位接近生殖器，在按摩這些部位前應先告知個案，在取得個案同意後才可進行操作。在操作過程要把速度放慢，避免因接觸個案隱私部位而引起爭議。大腿內側可能有粗的線狀緊繃，以垂直於線狀緊繃的方向按摩較有效，如**圖12.1.6**所示。下腹部可能會有面狀緊繃，緩慢於原處揉散該緊繃，如**圖12.9.6**所示。按摩下腹部時，一定要將施力的速度放慢，以緩和、均勻的力量逐漸從淺層按摩到深層，才不會傷到個案的內臟。注意，如果對下腹部驟然加壓，可能造成個案疼痛。這個疼痛不是正常按摩的壓痛，而是可能導致受傷的疼痛。放鬆完下腹、臀部、大腿內側以及會陰部位的緊繃之後，還要緩和地按摩與尾椎部位相連的軟組織，使各部位的張力均勻。

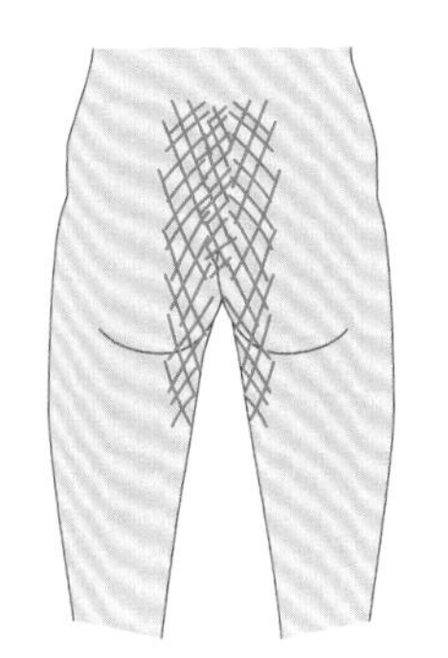

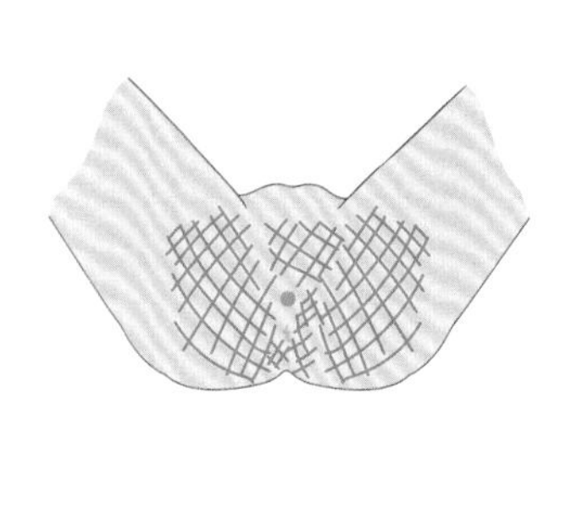

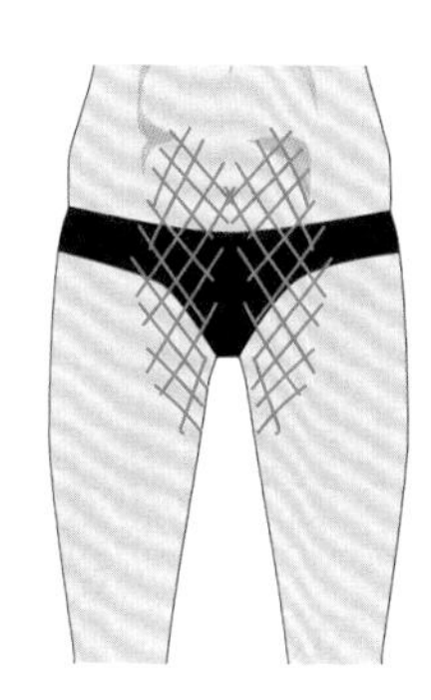

圖12.9.4 放鬆尾椎部位痠痛相關的軟組織。

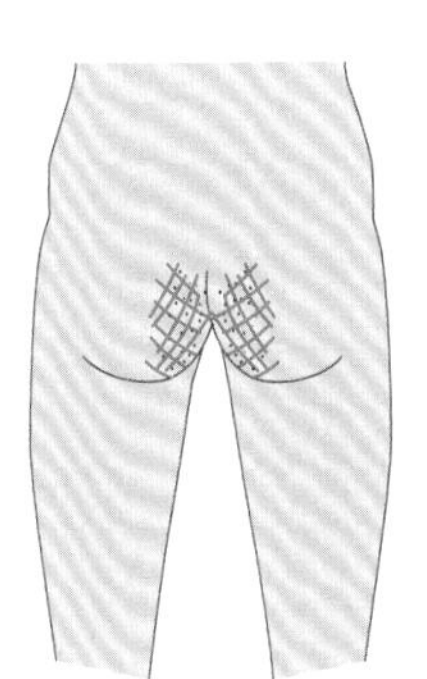

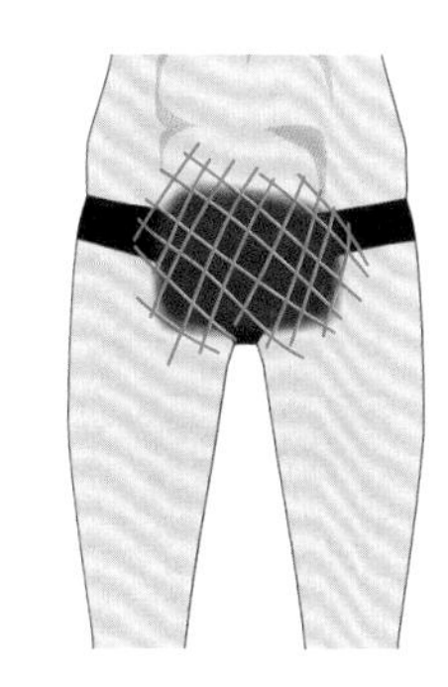

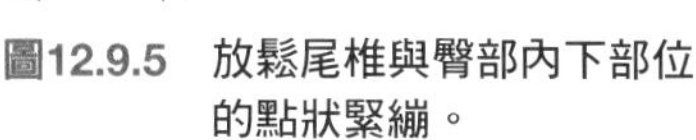

圖12.9.5 放鬆尾椎與臀部內下部位的點狀緊繃。

圖12.9.6 尾椎部位痠痛，放鬆面狀緊繃的下腹。

訓　練　尾椎部位非主要的運動部位，只會受周圍肌群影響，故無須特別訓練尾椎部位。值得提醒的是，在臀部、下腹與大腿部位的肌力訓練之後，記得要充分拉筋放鬆尾椎周圍的肌群，避免讓尾椎周圍的肌群累積疲勞。開腿下壓可以同時伸展大腿內側與臀部，一腳蹲踞，另一腳往腳的同側方向伸直出去，腳尖朝前，儘量讓臀部貼近地面，如**圖12.9.7**所示。開腿下壓的姿勢若正確，大腿內側與臀部的周邊區域應該都會有伸展時的緊綳痠痛感。

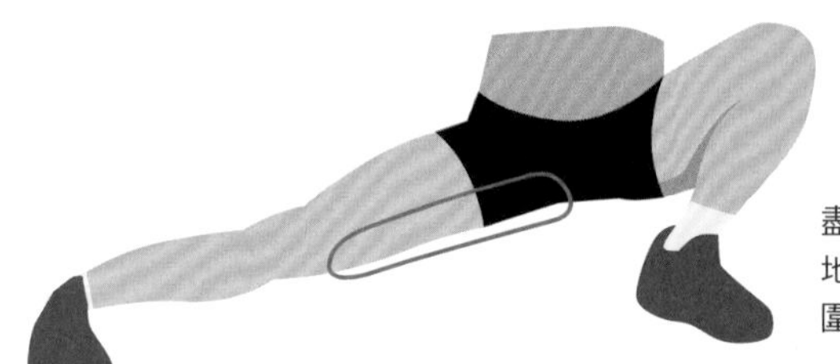

圖12.9.7　開腿下壓，伸展尾椎周圍肌群。

追　蹤　尾椎部位的痠痛通常需要一到二週時間慢慢復原，恢復速度主要由尾椎周圍的軟組織影響。因此，臨床操作時將尾椎周圍軟組織的張力按摩至均勻，可以縮短解決痠痛的時間。

下背外側痠痛

緊痠痛　時常覺得下背外側痠痛，如**圖12.10.1**所示。扭腰轉體讓脊椎有「喀」的彈響聲後可獲得暫時舒緩，如**圖12.8.2**所示。可能在扭腰一段時間後再次痠痛，且痠痛問題逐漸惡化，或在數週或數月之後，扭腰轉體放鬆腰背脊椎與筋膜也無法舒緩痠痛。

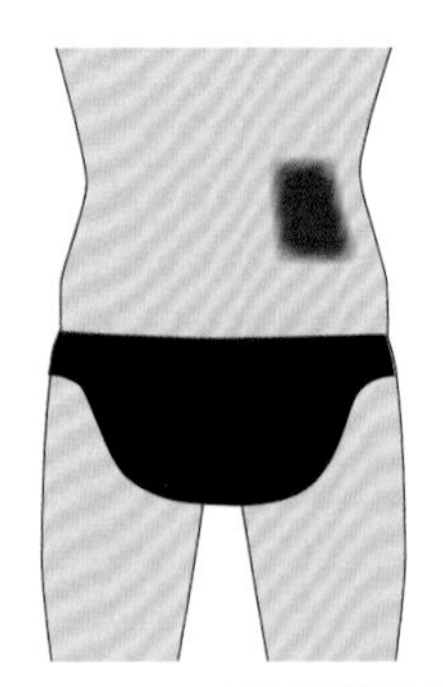

圖12.10.1　下背外側痠痛。

判　斷　下背外側痠痛，其實是腹側或腹部深層軟組織緊綳所造成。可能由於鍛鍊核心肌群的練習量太重，導致腹側或腹部深層軟組織緊綳，如**圖12.10.2**所示。也有案例在短時間內吞食大量不容易消化的糯米製品，因消化不良，導致食物經過腸道時給予腹部過大壓力，導致腹部深層軟組織緊綳，如**圖12.10.3**所示。往往一直處理腰背部的脊椎與筋膜卻無法有效解決下背外側的痠痛問題，原因在於問題不是出在背部，而是在腹側或腹部深層軟組織。

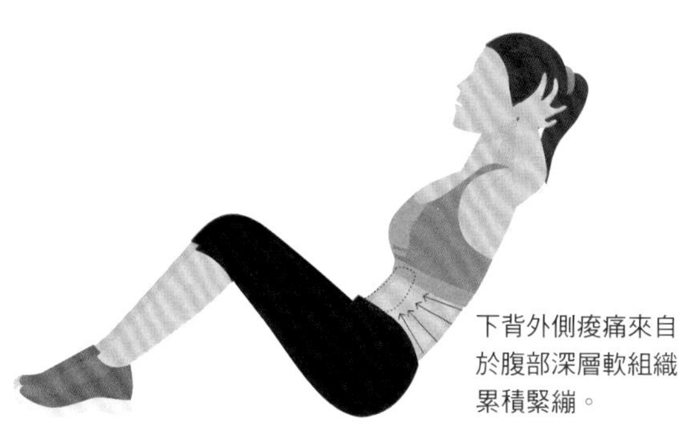

圖12.10.2 鍛鍊核心肌群造成腹部深層緊繃。

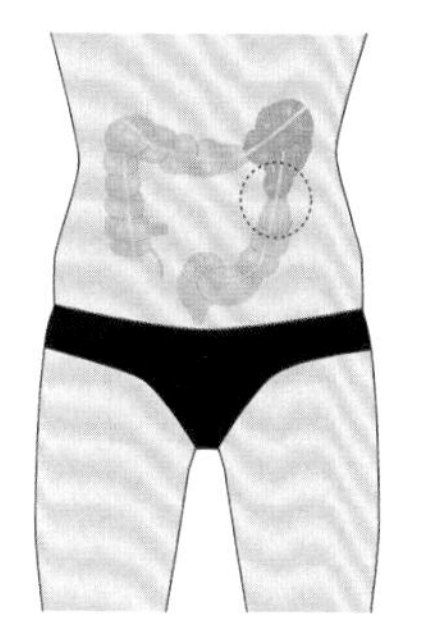

圖12.10.3 食物卡在腸道造成腹部深層緊繃。

相似炎症 腎炎、腰椎間盤突出、腰椎骨折、腰部韌帶損傷、腰部筋膜損傷、脊椎側彎

解　法 讓個案平躺，腹部朝上，放鬆個案腹部深層的緊繃。放鬆完腹部後，讓個案平臥，背部朝上，按摩個案的下背、臀部以及薦椎周圍，使個案的腹部、下背、臀部及薦椎區域的軟組織張力均勻。整體按摩位置如**圖12.10.4**所示。腹部與腹側的淺層可能有面狀緊繃，將面狀緊繃斜向往四周分散，如**圖12.10.5**所示。腹部與腹側的深層可能有線狀緊繃，以垂直於線狀緊繃的方向按摩較有效，如**圖12.10.6**所示。按摩腹部與腹側時，一定要將施力的速度放慢，以緩和、均勻的力量逐漸從淺層按摩到深層，才不會傷到個案的內臟或肋骨。注意，如果對腹部或腹側驟然加壓，可能造成個案疼痛。這個疼痛不是正常按摩的壓痛，而是可能導致受傷的疼痛。

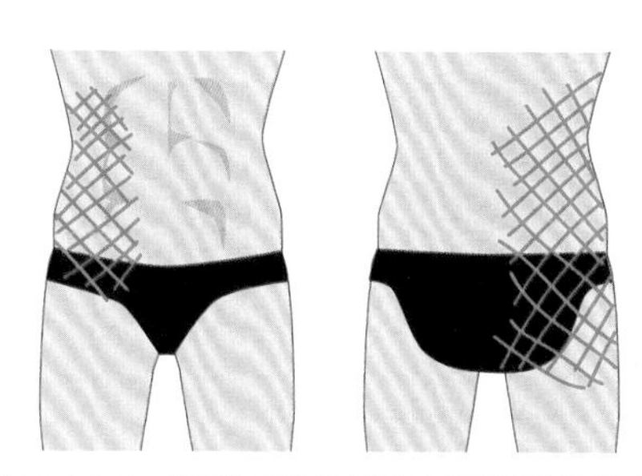

圖12.10.4 放鬆下背外側痠痛相關的軟組織。

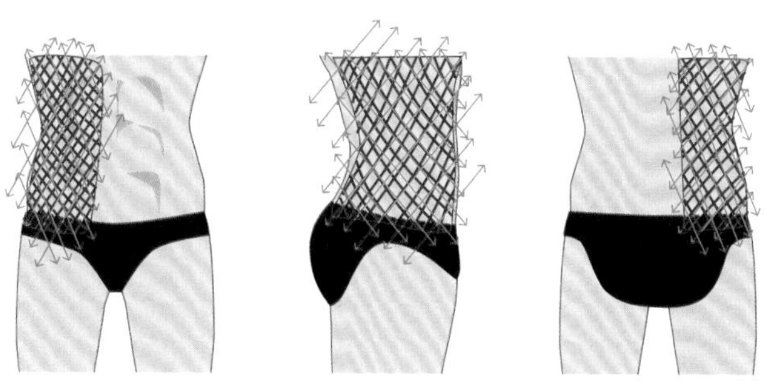

圖12.10.5 放鬆腹部、下背部淺層的面狀緊繃。

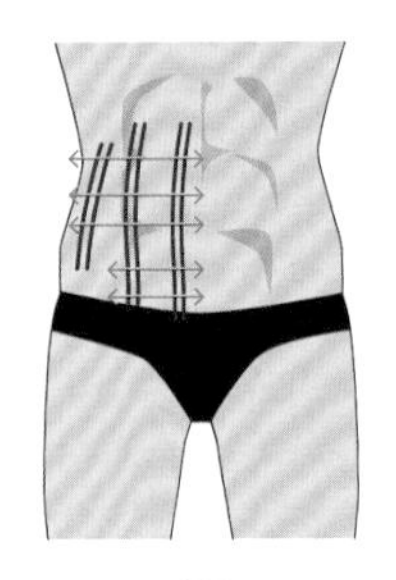
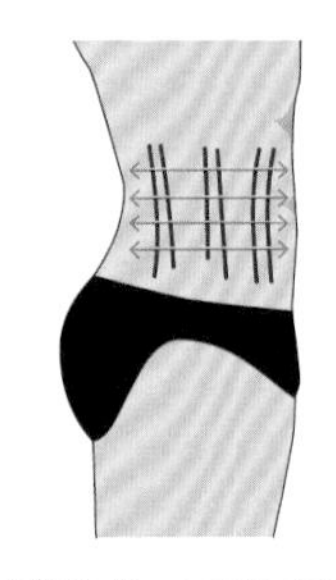
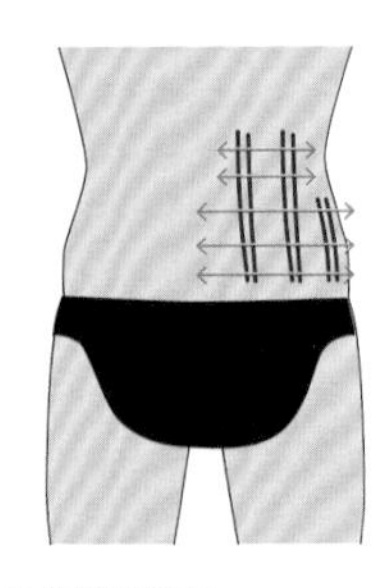

圖12.10.6　放鬆腹部、下背部深層的線狀緊繃。

訓　練　通常腹部深層軟組織不會緊繃。倘若讓腹部深層的軟組織累積疲勞，就表示個案對於核心肌群的訓練強度超出目前身體可負荷的強度。原則上，建議暫時減少訓練強度，增加按摩放鬆腹部深層軟組織的時間。待下背外側的痠痛都解除之後，再恢復核心肌群訓練。

追　蹤　腹部或側腹部深層軟組織的緊繃，恢復速度較慢。在按摩放鬆完緊繃之後，腹部可能會有悶、脹等等不舒服的感覺，不舒服的感覺一般會在兩天內消失。下背外側的痠痛可能需要經過一週至兩週才會完全消除。

腹側痠痛

緊痠痛　在轉身時，腹側痠痛，如**圖12.11.1**所示。問題嚴重時，可能深呼吸就會引起腹側痠痛。

判　斷　腹側痠痛，若排除腹側拉傷，則可能是腹側自身緊繃，造成腹側痠痛。或者是工作需要常捧重物，讓胸、脅肋、背部緊繃，與腹側之間的張力不均勻，導致腹側緊繃，如**圖12.11.2**所示。

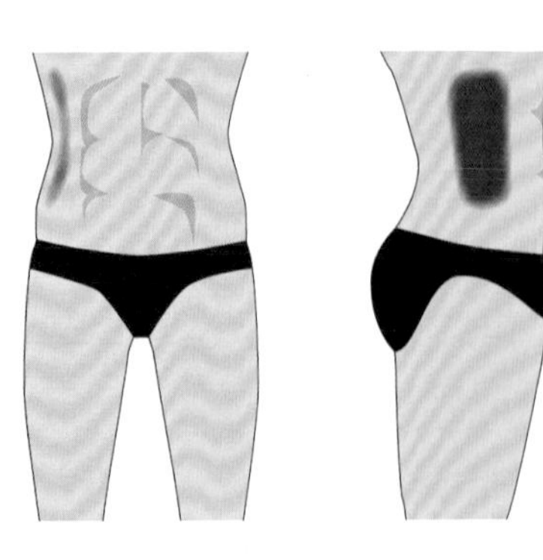

圖12.11.1　腹側痠痛。

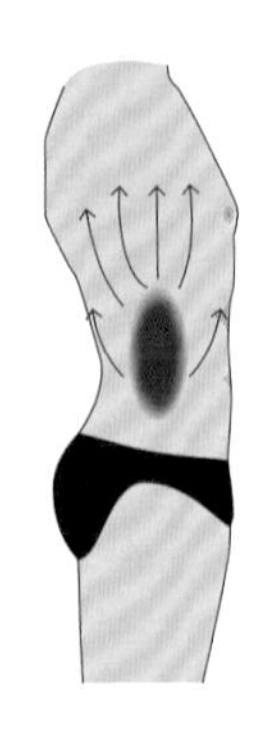

圖12.11.2　胸、脅肋、背部緊繃造成腹側痠痛。

相似炎症 闌尾炎、腎炎、腰部韌帶損傷、腰部筋膜損傷、脊椎側彎

解　法 按摩放鬆腹側的緊繃。腹側的淺層可能有面狀緊繃，將面狀緊繃斜向往四周分散，如**圖12.11.3**所示。腹側的深層可能有線狀緊繃，以垂直於線狀緊繃的方向按摩較有效，如**圖12.11.4**所示。按摩腹側時，一定要將施力的速度放慢，以緩和、均勻的力量逐漸從淺層按摩到深層，才不會傷到個案的內臟或肋骨。注意，如果對腹側驟然加壓，可能造成個案疼痛。這個疼痛不是正常按摩的壓痛，而是可能導致受傷的疼痛。放鬆完腹側的緊繃後，還要按摩胸部、脅肋以及背部，使這些與腹側相連部位的軟組織張力均勻。胸部、脅肋與背部，可能會有面狀緊繃，按摩這部位的面狀緊繃以上下方向為主，如**圖12.11.5**所示。胸部的緊繃被按摩時，可能會有如撞傷般的壓痛感。脅肋部位的緊繃被按摩時，可能會有撕裂般的壓痛感。若個案為女性，在按摩胸部之前務必告知，在取得個案同意後才可以進行按摩。脅肋部位通常怕被搔癢。按摩脅肋部位時，有些技巧可以減緩個案的搔癢感。在按摩時可以用緩慢的速度讓按摩師的手掌平貼於脅肋，待個案習慣脅肋有按摩師的手之後，按摩師再換其他按摩技術。注意，脅肋部位的肋骨很脆弱，按摩時務必控制力量在安全的範圍，勿造成個案肋骨骨折。按摩胸部與脅肋部位的力量可以輕一點，一方面減少這部位的緊繃被按摩時的壓痛感，一方面避免讓肋骨受傷。

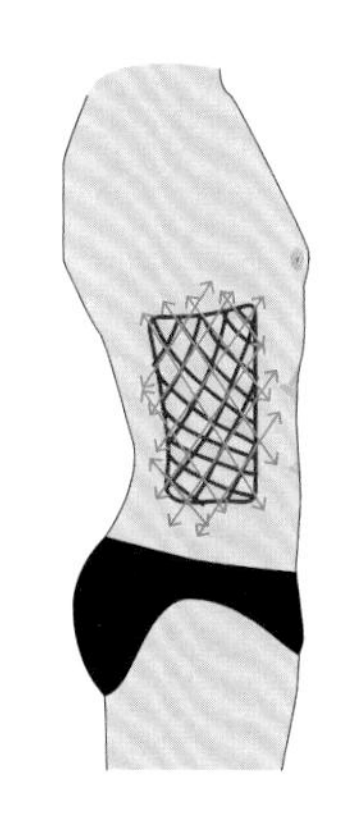

圖12.11.3　放鬆腹側淺層的面狀緊繃。

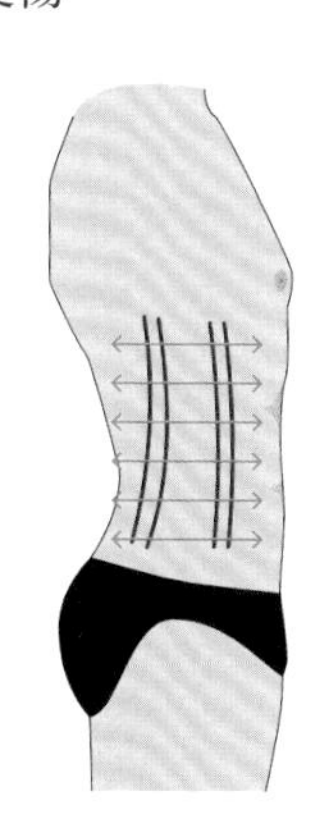

圖12.11.4　放鬆腹側深層的粗線狀緊繃。

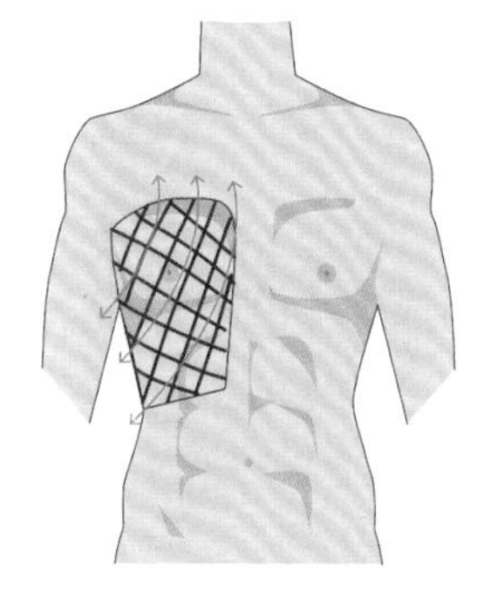

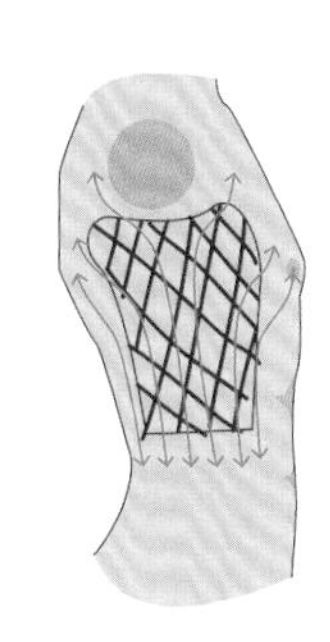

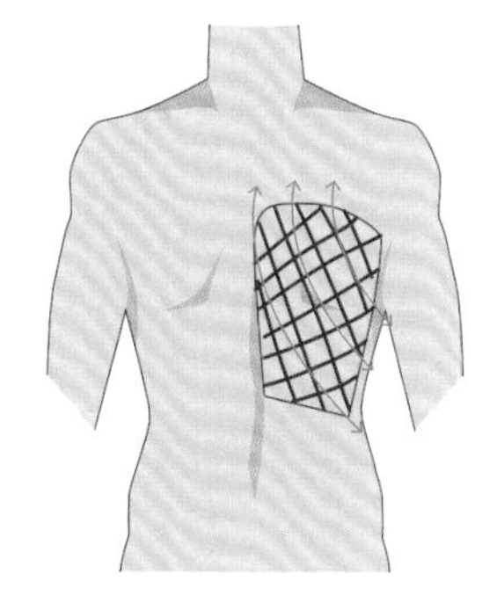

圖12.11.5　放鬆胸部、脅肋、背部的面狀緊繃。

訓練 在腹部運動之後，或雙手捧重物之後，記得做舉手轉體伸展運動，放鬆腹側、胸、脅肋與背部的軟組織，如**圖12.11.6**所示。

側向伸展胸、脅肋、
背部及腹側的軟組織
順時針、逆時針轉體

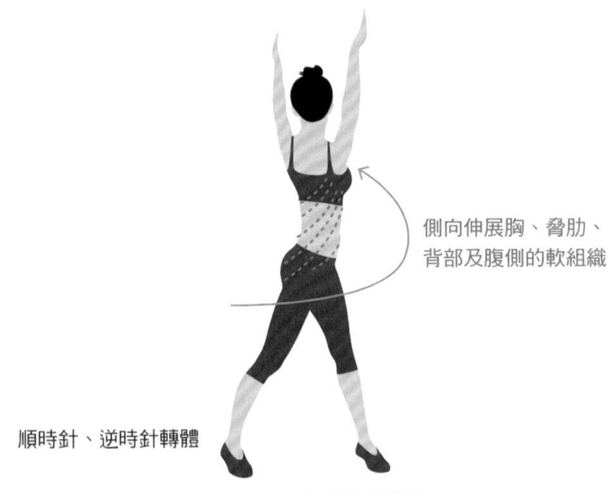

圖12.11.6 舉手轉體運動。

追蹤 如果緊繃的部位只有側腹部位，則放鬆完腹側的緊繃之後，不到一週腹側的痠痛就會消除。如果緊繃的部位包含胸部與脅肋部，則在按摩後，可能會有修復的發炎反應數日，然後胸部、脅肋與側腹部才一起恢復正常。

腹部痠痛

緊痠痛 腹部痠痛，在做腹肌的運動時特別痠痛，如**圖12.12.1**所示。嚴重時可能個案深呼吸就會引發腹部痠痛。

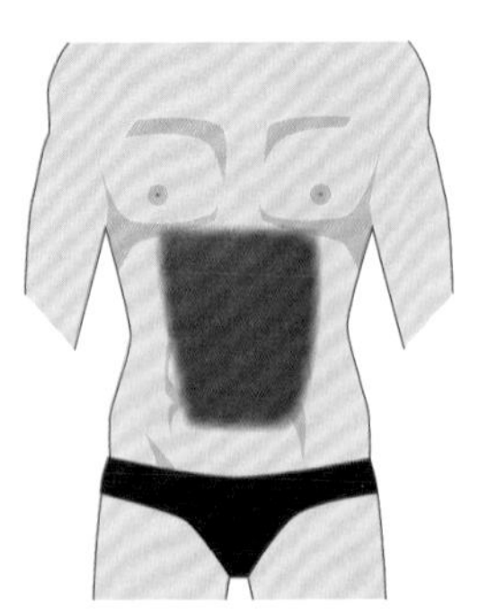

圖12.12.1 腹部痠痛。

判斷 腹部沒有骨骼與關節，只有軟組織。若是腸胃發炎、內臟發炎與腹部肌肉拉傷，這些症狀屬於組織損傷，需尋求醫療處置。排除組織損傷的問題，腹部痠痛的原因來自於腹部的軟組織緊繃。鍛鍊腹肌的運動，若在運動後沒有確實伸展與放鬆肌肉，則可能累積疲勞造成腹部的軟組織緊繃。腹部淺層軟組織的緊繃會造成腹部的痠痛感。腹部深層軟組織的緊繃會造成腹部的悶脹感。

相似炎症 腹部肌肉拉傷、腸胃炎、腹膜炎

解　法 按摩放鬆腹部與周圍軟組織即可，如**圖12.12.2**所示。腹部的淺層可能有面狀緊繃，將面狀緊繃斜向往四周分散，如**圖12.12.3**所示。腹部的深層可能有線狀緊繃，以垂直於線狀緊繃的方向按摩較有效，如**圖12.12.4**所示。按摩腹部時，一定要將施力的速度放慢，以緩和、均勻的力量逐漸從淺層按摩到深層，才不會傷到個案的內臟或腸道。注意，如果對腹部驟然加壓，可能造成個案疼痛。這個疼痛不是正常按摩的壓痛，而是可能導致受傷的疼痛。若腹部的深層有緊繃，則胸部下半部、脅肋、腹側可能也有面狀緊繃，將胸部下半部的面狀緊繃由腹部往胸部方向分散，將脅肋與腹側的面狀緊繃斜向往四周分散，如**圖12.12.5**所示。胸部的緊繃被按摩時，可能會有如撞傷般的壓痛感。脅肋部位的緊繃被按摩時，可能會有撕裂般的壓痛感。若個案為女性，在按摩胸部之前務必告知，取得個案同意後才可進行按摩。脅肋部位通常怕被搔癢。按摩脅肋部位時，有些技巧可以減緩個案的搔癢感。在按摩時可以用緩慢的速度讓按摩師的手掌平貼於脅肋，待個案習慣脅肋有按摩師的手之後，按摩師再換其他按摩技術。注意，脅肋部位的肋骨很脆弱，按摩時務必控制力量在安全的範圍，勿造成個案肋骨骨折。按摩胸部與脅肋部位的力量可以輕一點，一方面減少這部位的緊繃被按摩時的壓痛感，一方面避免讓肋骨受傷。放鬆完胸部下半部、腹部、腹側與脅肋的緊繃後，還要緩和地按摩這些部位，使這些部位的軟組織張力均勻，避免讓腹部的軟組織再次緊繃。

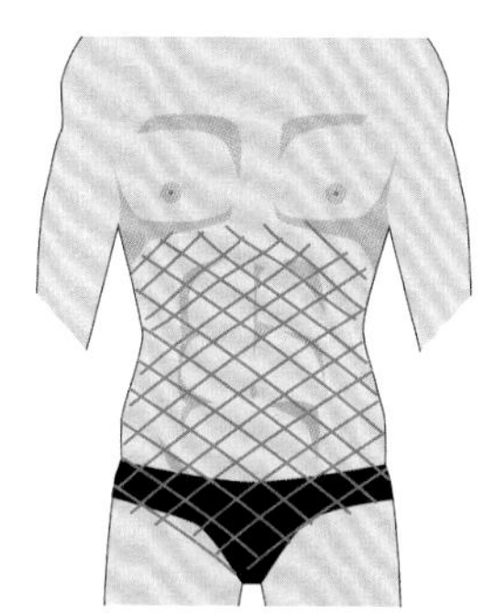

圖12.12.2 放鬆腹部痠痛相關的軟組織。

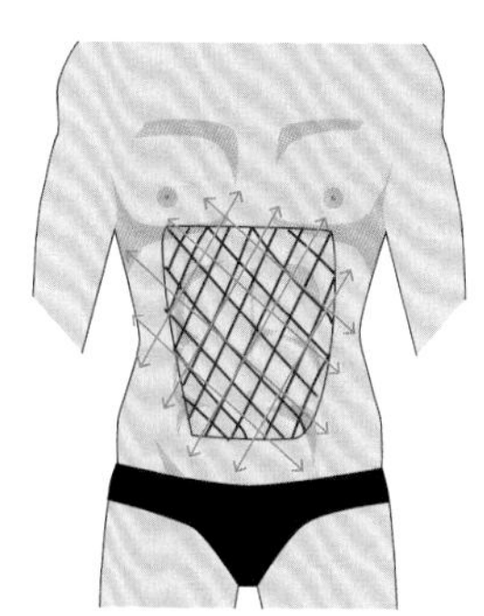

圖12.12.3 放鬆腹部淺層的面狀緊繃。

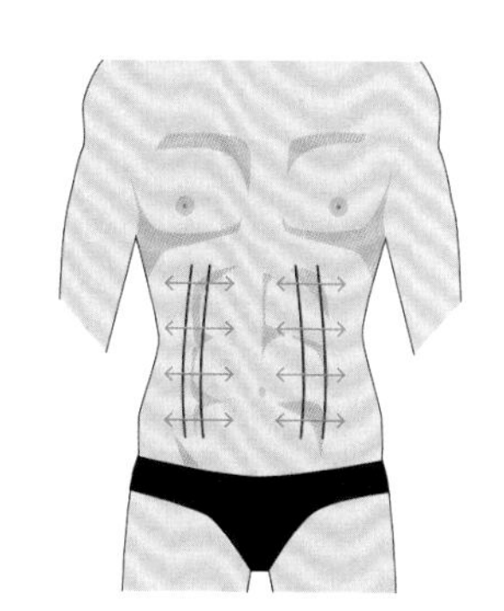

圖12.12.4 放鬆腹部深層的粗線狀緊繃。

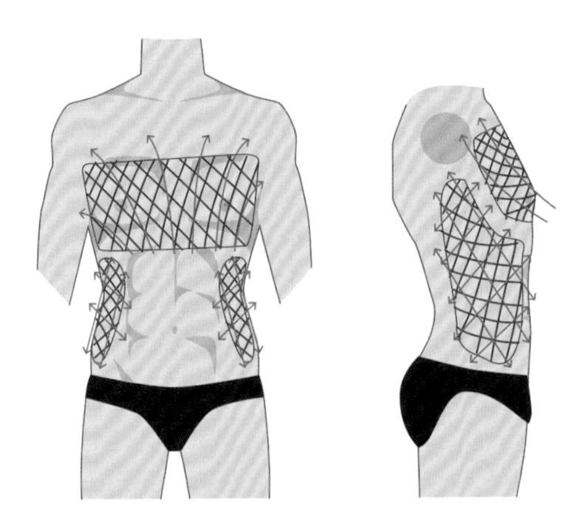

圖12.12.5　放鬆胸部下半部、脅肋、腹側的面狀緊繃。

訓　練　腹部的緊繃主要來自於腹部運動後未確實伸展，導致腹部累積疲勞。在鍛鍊腹肌後，可以做撐地運動伸展腹部，如**圖12.12.6**所示。

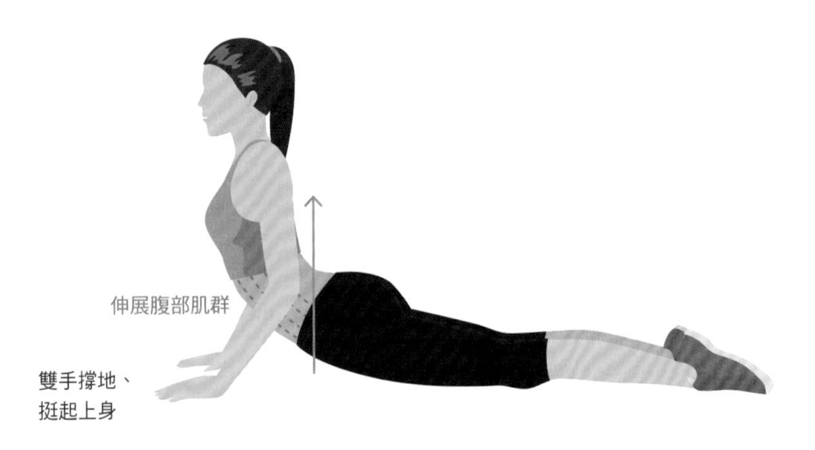

圖12.12.6　撐地挺身伸展運動。

追　蹤　如果緊繃的部位只在腹部淺層，則放鬆完腹部淺層的緊繃之後，不到一週腹部的痠痛就會消除。如果腹部不僅痠痛還有悶脹感，也就是腹部的深層軟組織緊繃，則按摩一次不一定能完全解決腹部悶脹的問題。可能在一週後，還要再按摩一次，確保腹部與周圍軟組織皆無緊繃且張力均匀，才能解決腹部深層緊繃造成的痠痛與悶脹問題。

13 上臂、肩膀、胸與上背

本章介紹上臂、肩膀、胸與上背的緊痠痛。這些部位都連結著肩關節，所以彼此或多或少都會互相影響。在處理一個部位的痠痛時，往往還要放鬆其他部位的緊繃，才能解決痠痛問題。肩關節的軟組織有最複雜的連結方式，讓肩關節成為人體各關節中活動角度最大的關節。當肩關節的軟組織輕微緊繃時，可能不影響生活，而使人無所察覺緊繃問題。直到整個肩膀、胸部、背部都連帶緊繃時，才因為有手舉不高、無法摸後背或有痠痛無力等情況發生，讓人注意到肩關節周圍的軟組織發生問題了。這時候處理肩關節的緊繃往往需要數週到數月的時間（一週按摩一次），加上個案要配合訓練，才能解決痠痛問題。

肩關節軟組織的緊繃是全身最難放鬆的緊繃，原因有三：①軟組織連結方向複雜，②壓痛感強烈，③痠痛感強烈。這三個原因讓體感按摩師在解決個案肩關節的緊痠痛時，既需要按摩師的專業知識和技能，也需要個案的信任與忍耐。隨意地按摩肩膀或活動肩關節，往往只會造成個案壓痛或惡化，無助於放鬆肩關節軟組織的緊繃。即使操作方向正確，但按摩時的壓痛以及按摩後的恢復反應，也令人非常不舒服，且個案對於休息與訓練的配合，也會影響痠痛的恢復狀況。所以需要個案信任體感按摩的操作，讓按摩師陪伴個案忍耐數週的處理與恢復過程。最後，分享處理肩關節部位痠痛的大原則。按摩師在操作後，如果個案表示依舊痠痛、肩膀活動角度依舊狹窄，這在處理肩關節部位時是正常的事情。只要在每次操作後，肩關節部位的軟組織越來越軟、越來越有彈性，當肩關節最深層的軟組織也獲得放鬆時，個案就會開始感覺痠痛逐漸減少了。

上臂後側痠痛

緊痠痛 上臂後側用力時痠痛，或時常感覺沉重，或上臂後側的表皮有麻麻的感覺，如**圖13.1.1**所示。

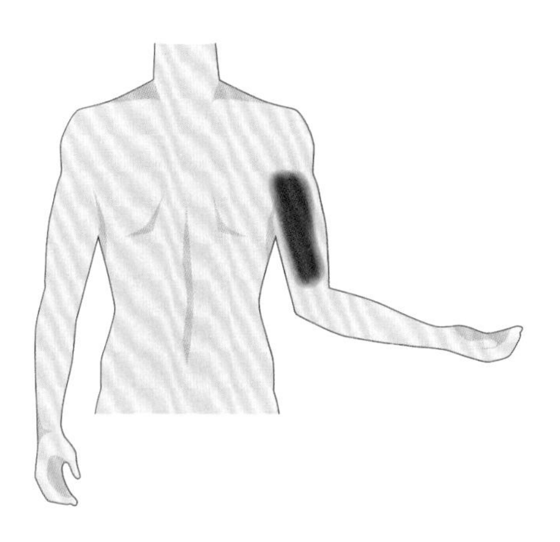

圖13.1.1 上臂後側痠痛。

判　斷　上臂後側的痠痛，來自於長期累積疲勞，導致局部軟組織緊繃。也因為軟組織緊繃，所以活動手臂時會有沉重感。若有表皮麻麻麻的感覺，則緊繃的部位可能包含腋下與背部靠肩膀的位置，如**圖13.1.2**所示。因為腋下與背部的軟組織緊繃，拉扯上臂後側，使上臂後側因軟組織張力不均勻而有麻或沉重感。

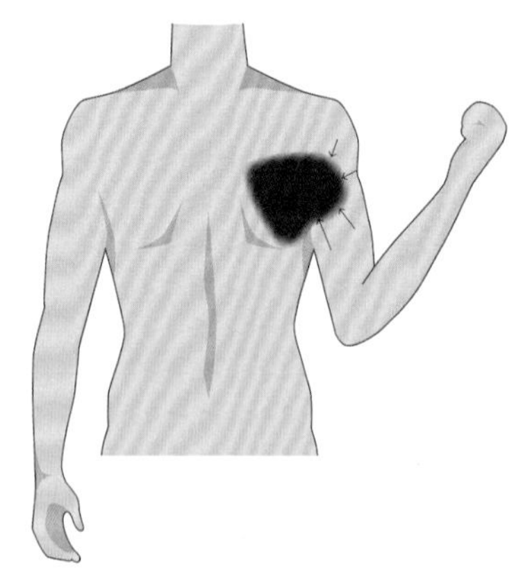

圖13.1.2　背部與腋下的緊繃拉扯導致上臂後側痠痛。

相似炎症　肱三頭肌撕裂傷、頸椎間盤突出

解　法　若只有上臂後側痠痛，則放鬆上臂後側的緊繃即可。按摩上臂後側時，可能摸到較粗的線狀緊繃，斜向按摩該緊繃，把該緊繃由上臂往前臂方向釋放，如**圖13.1.3**所示。若上臂後側的表皮有麻麻的感覺，或手臂活動時上臂後側有沉重感，則要按摩腋下與背部。按摩腋下時，可能摸到體狀緊繃。腋下的背側與前側都要按摩。由背側放鬆腋下的緊繃時，讓手臂自然下垂或平擺，將緊繃往手臂、肩膀與背部分散，由前側放鬆腋下的緊繃時，讓手臂擺放成舉手的姿勢，將緊繃往肩膀與手臂分散，如**圖13.1.4**所示。腋下是人體容易有搔癢感的部位。按摩腋

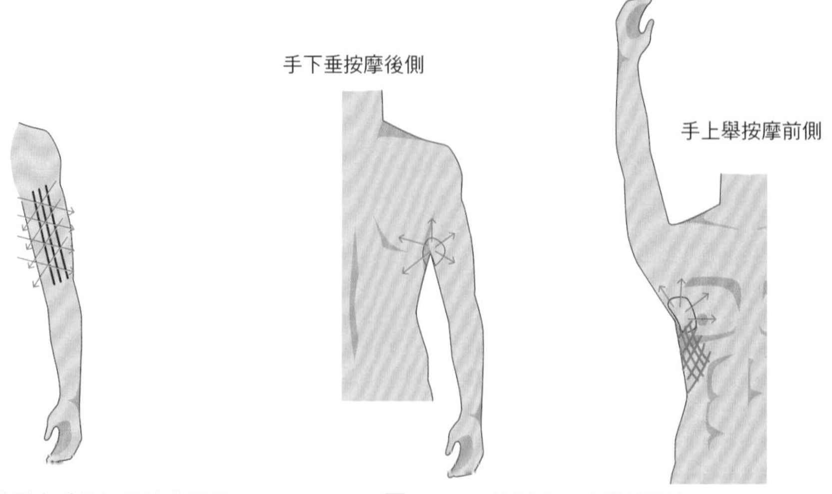

圖13.1.3　放鬆上臂後側的線狀緊繃。　**圖13.1.4　放鬆腋下的體狀緊繃。**

下的緊繃時，個案可能同時有壓痛與搔癢感。為了避免造成個案的搔癢感，按摩師可以慢慢地讓手掌平貼個案腋下，待個案習慣腋下的手掌後，按摩師再開始按摩。放鬆腋下深層的緊繃時，可能會有觸電般的麻痺感，甚至會從腋下麻到手指。這是因為腋下有神經通過，若按摩腋下過程有觸電感是正常與安全的，請個案放心繼續接受按摩。按摩背部時，可能在靠近肩膀的位置摸到面狀緊繃，將緊繃由肩膀往背部的中央與腰的方向分散，如圖**13.1.5**所示。在放鬆完緊繃後，還要按摩整個肩膀與背部，使整區域的軟組織張力均勻，如圖**13.1.6**所示。

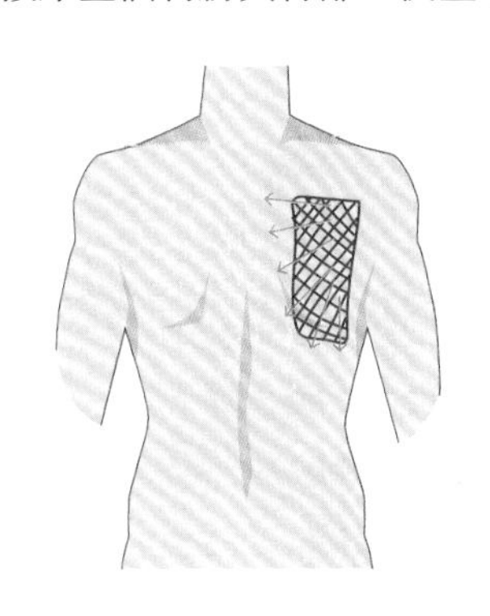

圖13.1.5　放鬆上背外側的面狀緊繃。

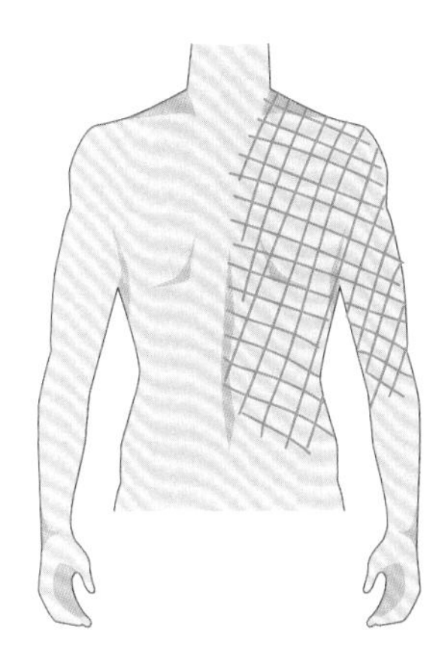

圖13.1.6　放鬆上臂後側痠痛相關的軟組織。

訓　練　若只有上臂後側痠痛，則在運動後要多伸展上臂後側的肌群，避免累積疲勞。伸展上臂後側的方式，將欲伸展手臂的手肘彎屈、手掌朝後，儘量往另一側的肩膀伸展，另一手臂可以壓欲伸展手臂的手肘來幫助伸展，如圖**13.1.7**所示。若上臂後側有沉重感或表皮麻麻的感覺，則伸展上臂後側時可能會感覺腋下與肩膀卡卡的，如圖**13.1.8**所示。所以，要先活動放鬆肩膀與背部，再執行上臂後側伸展。活動方式，手臂伸直繞大圈，由前往後繞、由後往前繞，各繞50圈，如圖**11.6.6**所示。

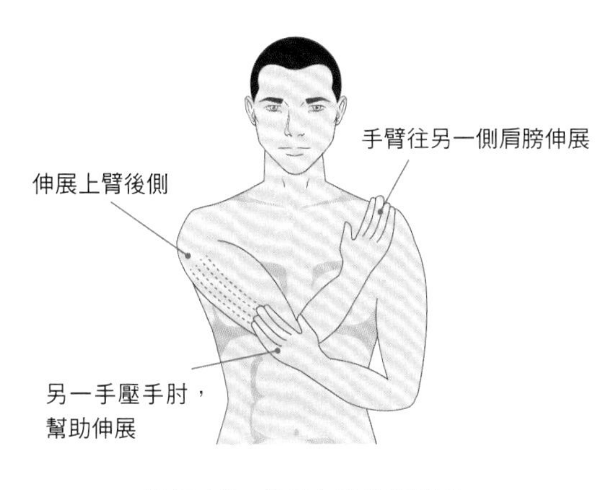

圖13.1.7　伸展上臂後側肌群。

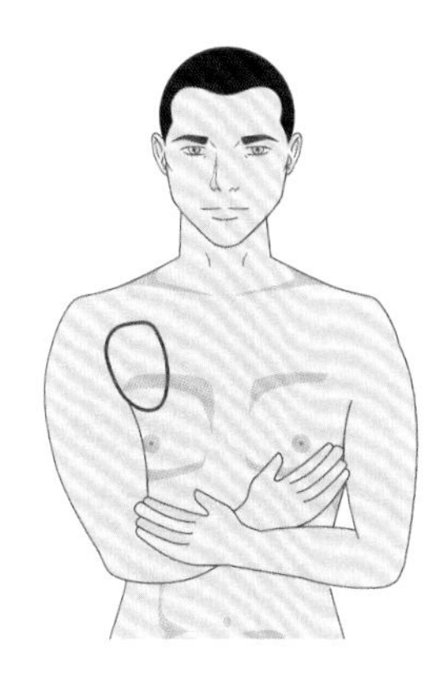

圖13.1.8　肩膀與腋下緊繃，阻礙伸展上臂。

追蹤 若只有上臂後側痠痛，則按摩後一週，痠痛將逐漸解除。若有麻的感覺，就要花較多時間才能解決麻與痠痛問題。按摩後，一定要使手臂至背部區域軟組織的張力均勻，否則麻的感覺不會消失。且一週按摩一次，還要配合手臂繞圈運動與伸展，大約二到三週才會解決痠痛問題。

肩前、頸前或胸部痠痛

緊痠痛 肩膀前方痠痛，或感覺活動手臂時，肩膀前方緊緊的、卡卡的。問題嚴重的個案，可能不止肩前痠痛，還連帶頸前痠或胸部痠，如**圖13.2.1**所示。

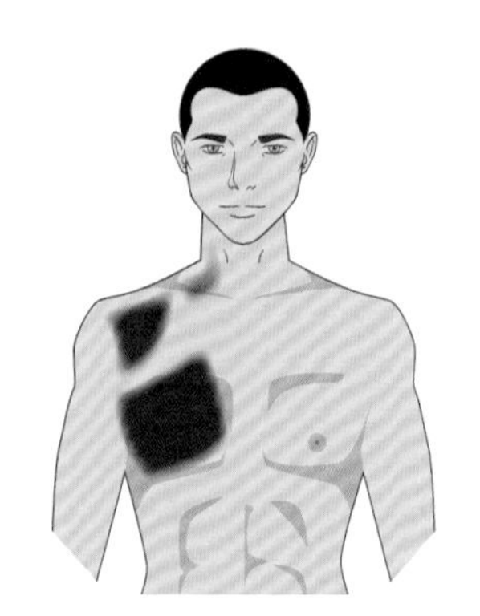

圖13.2.1 肩前、頸前、胸部痠痛。

判斷 單手舉重物或雙手捧重物，或鍛鍊上臂與胸肌的運動，與肩前、頸前和胸部的肌群相關。若在使用這些肌群之後沒有充分伸展或按摩放鬆，則可能累積疲勞，長期下來將導致軟組織緊繃，引發痠痛。上臂前方的活動量大，一般少見緊繃個案。常見的個案是肩膀前方緊繃。部分嚴重的個案可能連胸部與頸部都有緊繃。

相似炎症 肩旋轉肌群肌腱炎、棘上肌肌腱炎、肩峰下滑囊炎、肩關節周圍炎、沾黏性肩關節囊炎、頸椎間盤突出、五十肩、冰凍肩、脊椎側彎

解法 無論個案是否有頸前或胸部痠痛，按摩時若發現個案的肩前、頸前或胸部有緊繃，要把這些緊繃全部都放鬆，這些位置的痠痛才解決得快。按摩胸部與肩關節交界之處時，可能會摸到線狀緊繃，建議以垂直於線狀緊繃的方向按摩，將緊繃分散到手臂與胸部，如**圖13.2.2**所示。按摩頸前時，可能會在頸部的上方與下方摸到體狀緊繃，在頸部的中間摸到線狀緊繃，建議由上往下移動，以斜下方向將緊繃放鬆到身體，如**圖13.2.3**所示。按摩胸部時，可能會摸到點狀緊繃，建議在原處分散緊繃，如**圖13.2.4**所示。按摩頸部時，動作務必放慢，按摩的位置控制

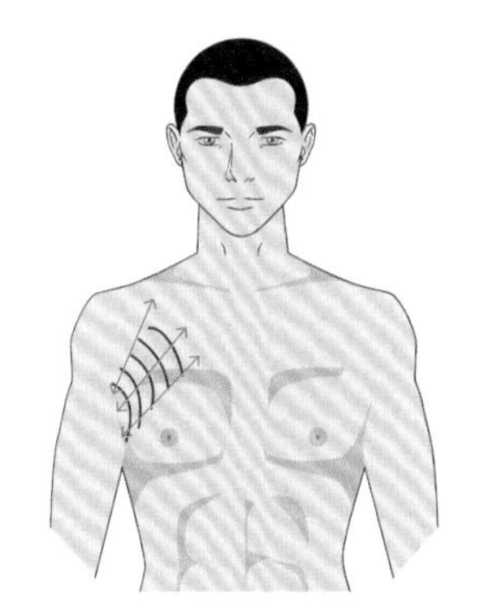

圖13.2.2　放鬆胸肩交界的線狀緊繃。

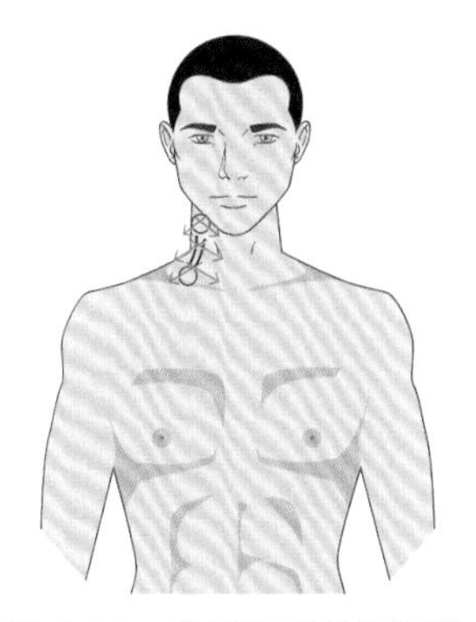

圖13.2.3　放鬆頸前的線狀與體狀緊繃。

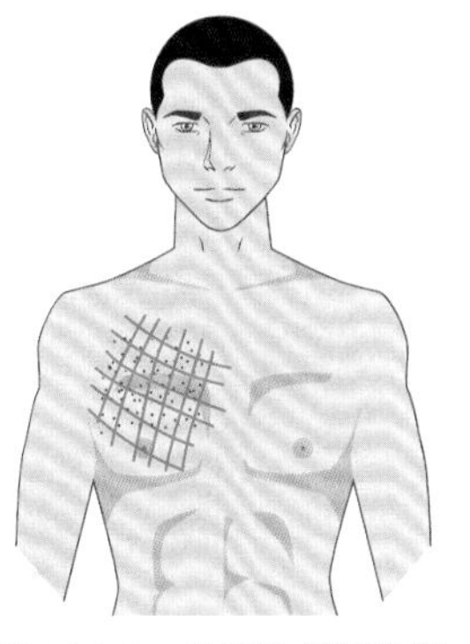

圖13.2.4　放鬆胸部的點狀緊繃。

在緊繃的軟組織上，避免壓到氣管或傷到頸動脈。頸部上方的體狀緊繃被按摩時會有強烈的痠痛。頸部下方的體狀緊繃被按摩時，會有強烈的壓痛，甚至會有觸電般的麻痺感，由頸部麻到腹部。這是頸部下方的緊繃被放鬆時可能產生的正常反應。在頸部的緊繃都被放鬆後，正常地按摩頸部不會有麻痺感。因此，可以請個案安心繼續接受按摩。按摩女性個案的胸部之前務必告知，在獲得個案同意之後才可繼續操作。

訓　練　為了避免肩前與胸部累積疲勞，有空時可以將手臂上舉，手肘打直靠近耳朵，維持此姿勢2分鐘即可放鬆肩前與胸部的肌群，如**圖13.2.5**所示。

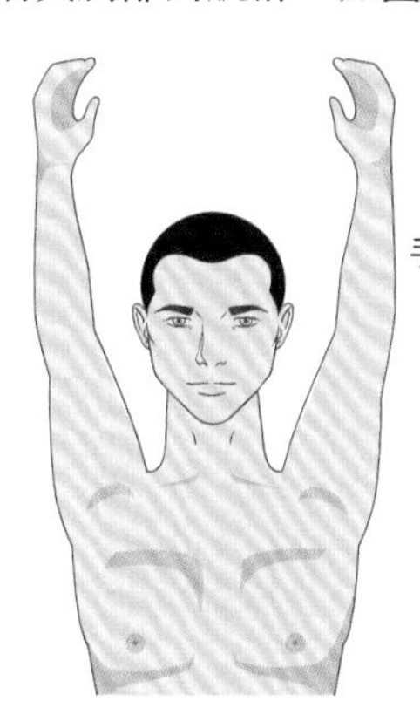

圖13.2.5　手臂上舉訓練。

追　蹤　如果只有肩膀前方與胸部痠痛，在按摩之後數日問題就會消失。若有頸前痠痛，則在按摩後可能頸部會有修復的發炎反應數日。一週後再按摩一次，使肩前、頸前與胸部的軟組織張力均勻，這些部位的痠痛才會徹底解決。

上背痠痛（膏肓痠痛）

緊痠痛 上背痠痛，特別是中央部位，如**圖13.3.1**所示。也許做扭腰轉體的動作，伸展脊椎與背部時可以聽到「啪」的彈響聲，也能舒緩痠痛，如**圖12.8.2**所示。或做肢體前彎與後仰的伸展後，能舒緩痠痛，如**圖13.3.2**所示。或以有支撐力的墊子置於地面，躺在墊子上放鬆背部，也能舒緩痠痛，如**圖13.3.3**所示。然而，這些舒緩上背痠痛的方法，都只有暫時的效果。往往在數小時或數日後，上背又再次痠痛。

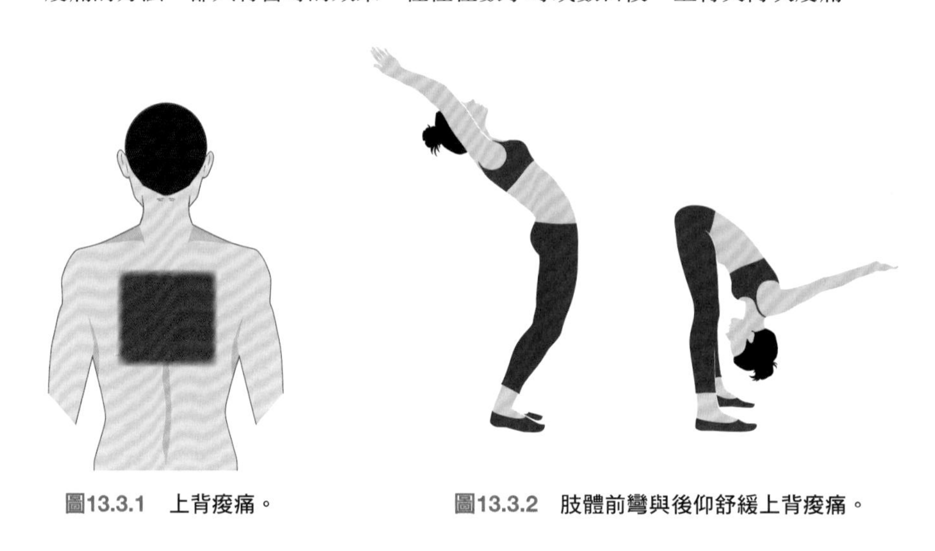

圖13.3.1 上背痠痛。

圖13.3.2 肢體前彎與後仰舒緩上背痠痛。

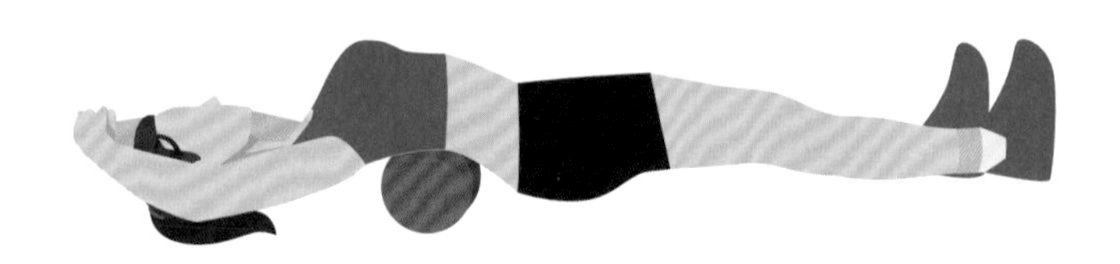

圖13.3.3 躺支撐墊舒緩上背痠痛。

判斷 上背痠痛是臨床上的常見痠痛問題。產生問題的主因往往與個案的生活與工作習慣有關，例如長時間固定姿勢坐辦公桌前。因為上背長時間固定姿勢缺乏活動，導致上背軟組織緊繃，造成痠痛問題。

相似炎症 僵直性脊椎炎、背部肌肉拉傷、背部韌帶拉傷、脊椎側彎

解法 上背緊繃，要按摩整個背部與脅肋，如**圖13.3.4**所示。按摩的重點在上背。按摩上背中央區域時，在脊椎兩側可能會摸到較粗的線狀緊繃，以垂直於線狀緊繃的方向按摩較容易放鬆緊繃，如**圖13.3.5**所示。放鬆中央區域的緊繃時要避免直接

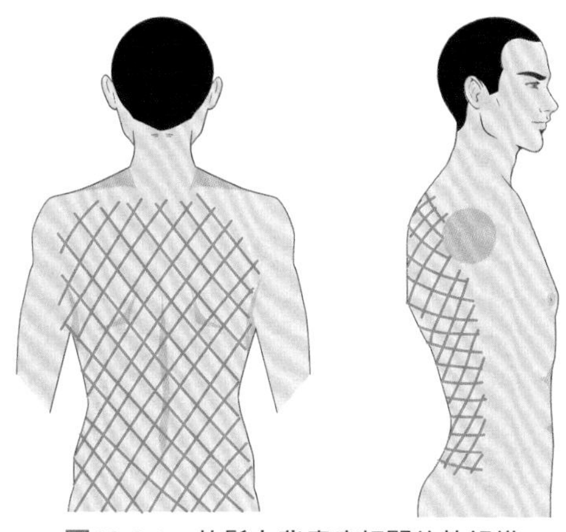

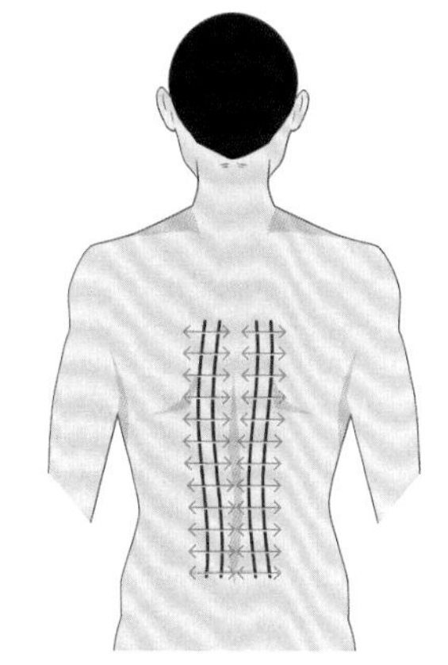

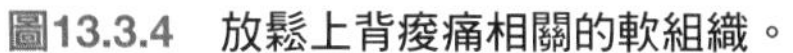

圖13.3.4　放鬆上背痠痛相關的軟組織。

圖13.3.5　放鬆脊椎兩側的線狀緊繃。

對脊椎大力按摩，不讓脊椎受傷。按摩上背兩側區域時，可能會摸到面狀緊繃，將面狀緊繃由上而下、由中間往兩側分散，如**圖13.3.6**所示。若要用較大的力量按摩上背時，要提醒個案微微張嘴，不可憋氣，以免按摩背部時將個案的肺擠壓受傷。按摩下背與脅肋時，可能會摸到面狀緊繃，將面狀緊繃斜向往四周分散，如**圖13.3.7**所示。放鬆完背部與脅肋的緊繃後，還要使整體的軟組織張力均勻，才可結束操作。

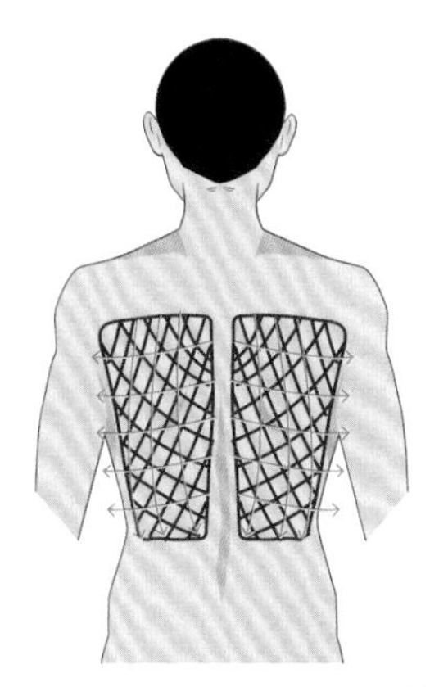

圖13.3.6　放鬆上背兩側的面狀緊繃。

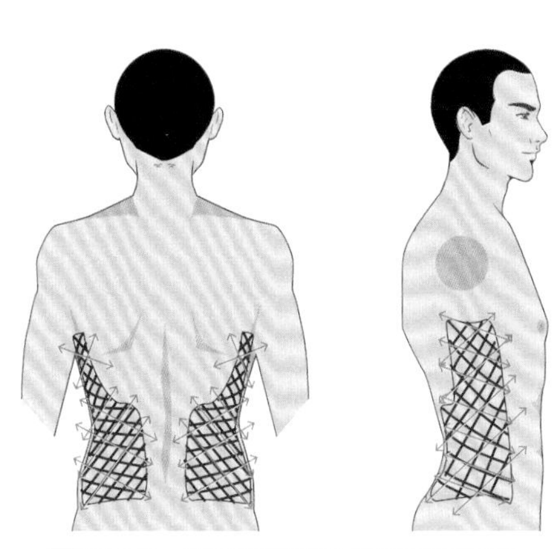

圖13.3.7　放鬆下背與脅肋的面狀緊繃。

訓　練　上背容易緊繃痠痛的人，可以鍛鍊背部的肌耐力，增加背部軟組織對於疲勞的代謝能力。同時也藉由鍛鍊背部的活動，伸展放鬆背部。訓練姿勢採坐姿或站姿皆可，雙手反覆舉高、放下手肘，每回訓練重複100次，如**圖13.3.8**所示。由於背部的肌肉本身就有良好的耐力，所以重複舉手10下、20下，對背部肌群而言太過輕鬆，毫無鍛鍊效果。要做到數十次或者100次以上，才有訓練效果。

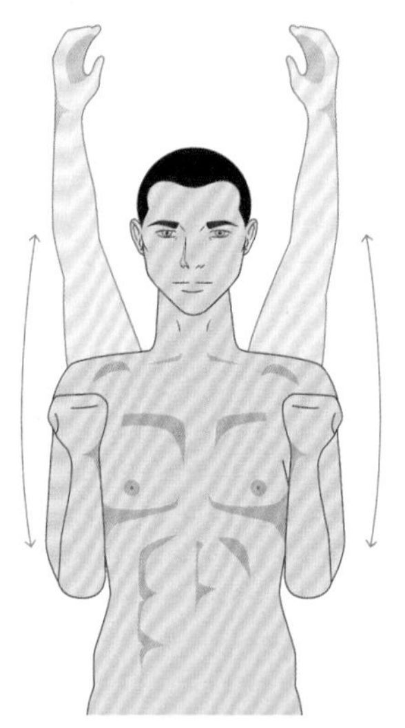

圖13.3.8　反覆舉手訓練。

追　蹤　對於長時間坐在辦公桌前上班的人，上背痠痛是難纏的困擾。在正確地放鬆完背部的緊繃，並使背部與脅肋的軟組織張力均勻後，上背痠痛可以獲得大幅改善。然而，要預防上背痠痛，還需要個案配合訓練背部肌耐力。若在工作期間，每半小時可以活動背部2分鐘，便可積極地避免背部累積疲勞與緊繃，有效預防上背痠痛。

肩膀痠痛

緊痠痛　時常覺得肩膀沉重、痠痛，也可能肩膀與頸部同時都痠痛，如**圖13.4.1**所示。聳肩或轉動脖子可以稍微舒緩痠痛，但往往不用多久肩膀又再度痠痛。

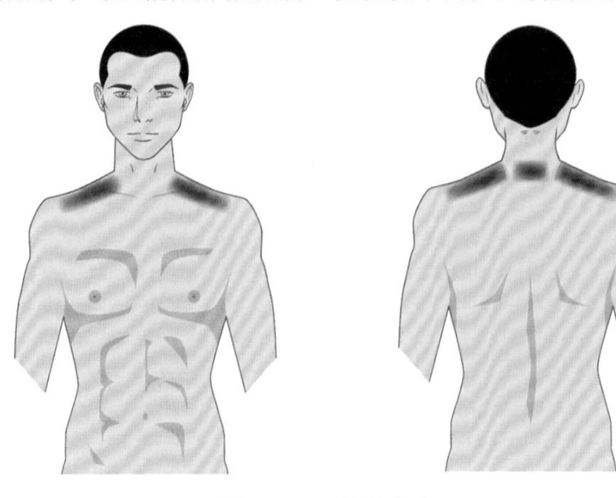

圖13.4.1　肩膀痠痛。

判　　斷　肩膀痠痛有三種可能原因。第一種是肩膀長時間負荷工作未適當放鬆，因過度累積疲勞導致軟組織緊繃而痠痛。第二種是肩膀正常，但背部與胸部的軟組織緊繃，肩膀的軟組織被胸背的緊繃拉扯而痠痛。第三種是肩膀、背部與胸部的軟組織都正常，但肩膀的肌力與肌耐力過於弱小，導致肩膀容易疲勞痠痛。可以運用軟組織的緊繃或正常，來判別肩膀痠痛的原因。第一種的肩膀觸感僵硬；第二種的肩膀柔軟，但是背部或胸部僵硬；第三種的肩膀、背部以及胸部都柔軟。

相似炎症　棘上肌肌腱炎、肩峰下滑囊炎、頸椎間盤突出

解　　法　肩膀位於身體正面與背面的交界，解決肩膀的痠痛，要同時找出胸部、頸部、肩膀、上背以及腋下的緊繃，並在放鬆緊繃後，按摩使胸部、肩膀、背部的軟組織張力均勻。解決肩膀痠痛的問題，所有可能需要按摩放鬆的部位如**圖13.4.2**所示。肩膀的緊繃狀態不嚴重時，可能呈現線狀緊繃，嚴重時可能呈現體狀緊繃，按摩肩膀時要將緊繃往胸部與背部分散，如**圖11.7.5**所示。兩肩的中間位置，可能會有面狀緊繃，將面狀緊繃往兩側斜下方向分散較有效，如**圖13.4.3**所示。兩肩的中間位置底下有脊椎，按摩該位置時要控制力量，限制作用在脊椎上方與周

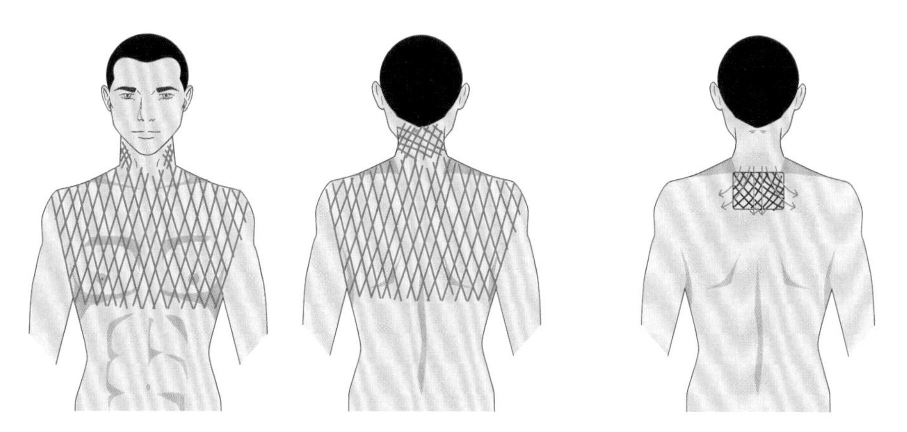

圖13.4.2　放鬆肩膀痠痛相關的軟組織。　　**圖13.4.3**　放鬆兩肩中間的面狀緊繃。

圍的軟組織，避免直接對脊椎施予壓迫，造成脊椎損傷。上背的中央在脊椎兩側可能會有線狀緊繃，以垂直於線狀緊繃的方向按摩較有效放鬆緊繃，如**圖13.3.5**所示。上背的兩側可能會有面狀緊繃，將面狀緊繃往兩側脅肋與下方腰部分散，如**圖13.3.6**所示。胸部可能會有點狀緊繃，將點狀緊繃在原處按摩放鬆即可，如**圖13.2.4**所示。按摩女性個案的胸部之前務必告知，在獲得個案同意之後才可繼續操作。頸部可能會有線狀緊繃，以垂直於線狀緊繃的方向由上而下按摩，如**圖11.4.4**所示。按摩頸部時，要注意頸後的頸椎以及頸前的頸動脈與氣管，避免造成損傷。在頸部與上背的連接位置，可能會有體狀緊繃，建議由上而下、由內而

外放鬆，如**圖11.7.4**所示。按摩腋下時，可能摸到體狀緊繃。腋下的背側與前側都要按摩。由背側放鬆腋下的緊繃時，讓手臂自然下垂或平擺，將緊繃往手臂、肩膀與背部分散，由前側放鬆腋下的緊繃時，讓手臂擺放成舉手的姿勢，將緊繃往肩膀與手臂分散，如**圖13.1.4**所示。腋下是人體容易有搔癢感的部位。按摩腋下的緊繃時，個案可能同時有壓痛與搔癢感。為了避免造成個案的搔癢感，按摩師可以慢慢地讓手掌平貼個案腋下，待個案習慣腋下的手掌後，按摩師再開始按摩。放鬆腋下深層的緊繃時，可能會有觸電般的麻痺感，甚至會從腋下麻到手指。這是因為腋下有神經通過，若按摩腋下過程有觸電感是正常與安全的，請個案放心繼續接受按摩。

訓　練　舉手可以強化肩膀的肌耐力，增加肩膀代謝疲勞的速度。將手臂上舉，手肘打直靠近耳朵，維持此姿勢2分鐘，如**圖13.2.5**所示。當舉手時，可能會感覺肩膀與頸部一點點緊繃微痠，這是肩頸肌肉收縮的正常感覺。肩膀肌耐力弱的人，可能舉手不到30秒就感覺疲勞痠痛想放下手臂。對於肌耐力弱的人，可以舉手30秒後休息30秒再舉。每次練習總共累積舉手2分鐘即可。目標是可以一次就舉手2分鐘。

追　蹤　由肩膀緊繃造成的肩膀痠痛，痠痛在緊繃被放鬆後可以獲得明顯的緩解。不過，由於肩膀的軟組織厚實且結構複雜，前方連結胸部、後方連結背部，所以肩膀的痠痛往往無法一次解決。通常按摩後一週到兩週，會有部分軟組織再次緊繃。大約需要四次按摩，才能確保軟組織已穩定在放鬆狀態。無論肩膀痠痛的原因為何，在按摩後都要訓練肩膀的肌耐力。大約需要持續訓練四到六週，肩膀的肌耐力才會增強並適應舉手2分鐘的負荷。如果個案不願訓練肩膀，日常工作後也沒有放鬆伸展肩膀，那麼肩膀的軟組織可能會在數週或數個月後，再次因累積疲勞而緊繃。

上臂外側痠痛

緊痠痛　舉手時，上臂外側痠痛，如**圖13.5.1**所示。痠痛的情況輕微時，可能舉手高過肩膀，才覺得上臂外側有些緊繃與痠痛，如**圖13.5.2**所示。痠痛的情況嚴重時，可能舉手、摸另一側肩膀或將手後置的活動角度都縮減，活動角度稍微大一點就會痠痛或疼痛，如**圖13.5.3**所示。痠痛的感覺可能放射至前臂或頸背部，甚至在睡眠時會被突然的痠痛或疼痛驚醒。痠痛的個案不一定有拉傷史，可能一直都正常生活，有天突然發現手臂活動角度受限，動了會痠痛，然而休息不使用手也不會解除痠痛，甚至越不活動就越痠痛，手臂越休息可活動角度就越小。

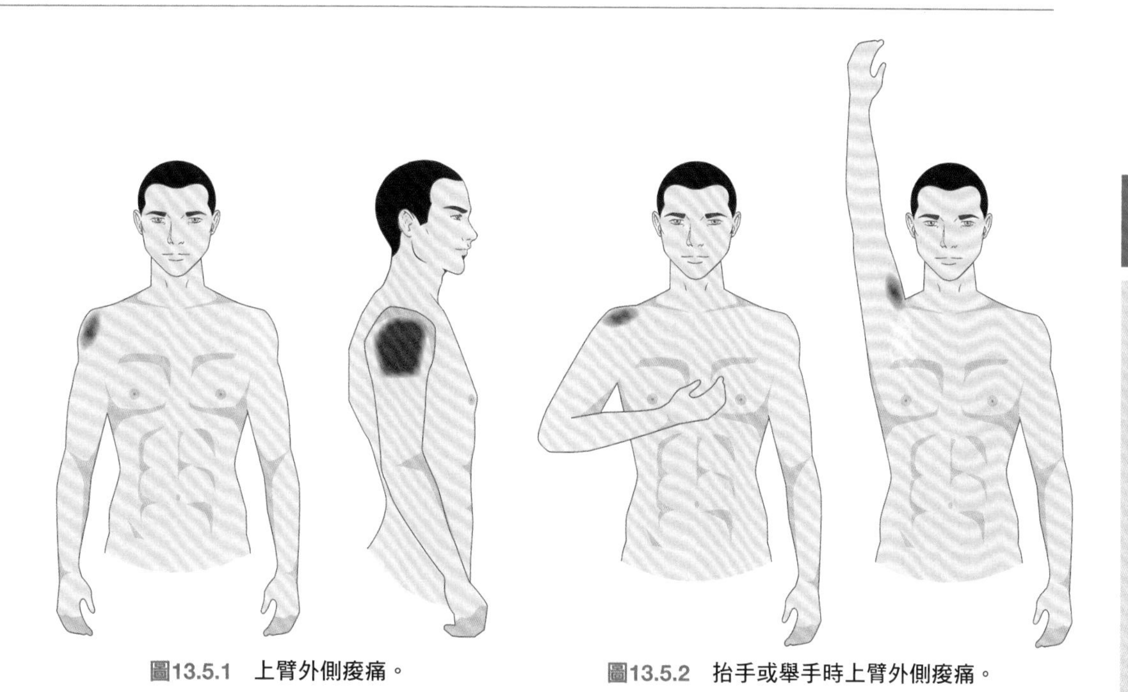

圖13.5.1　上臂外側痠痛。

圖13.5.2　抬手或舉手時上臂外側痠痛。

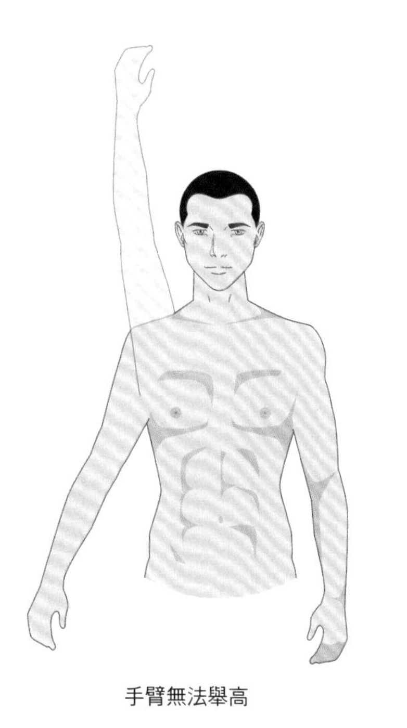

手臂無法舉高

摸不到另一側肩膀

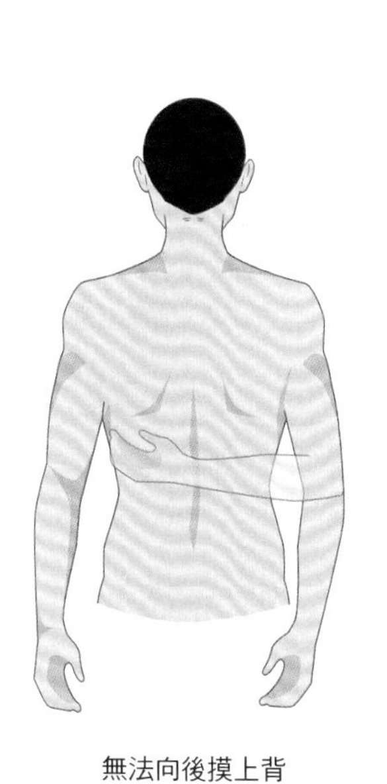

無法向後摸上背

圖13.5.3　上臂活動角度受限。

判　斷　上臂外側的緊痠痛，與俗稱冰凍肩的炎症不同。冰凍肩的正式學名是沾黏性肩關節囊炎，又稱為肩關節周圍炎。顧名思義，沾黏性肩關節囊炎代表著軟組織的沾黏與發炎。相對地，緊痠痛是由軟組織緊綳造成的痠痛，並無軟組織沾黏或紅、腫、熱等典型發炎症狀。上臂外側痠痛是典型的軟組織張力不均勻造成痠痛問題的範本。痠痛的上臂外側，往往其軟組織觸感柔軟，痠痛的原因來自於周圍的軟組織緊繃拉扯上臂外側，才造成上臂外側痠痛。當舉手或做其他肩關節的活動時，肩膀周圍的軟組織收縮，增加對上臂外側的拉扯，導致上臂外側劇烈痠痛或疼動。休息無法解決上臂外側的痠痛，因為上臂外側本身是放鬆的，緊繃的是其他部位的軟組織。睡覺時會突然地上臂外側痠痛，因為上臂外側在清醒時可能還有少許收縮用力，抵抗周圍緊繃的拉扯，在睡著時上臂外側進入放鬆狀態，上臂外側就被周圍的緊繃拉扯引發痠痛或疼痛。臨床上，痠痛程度尚可忍受、手還可以上舉的個案，緊繃的部位只有肩峰，如**圖13.5.4**所示。當手臂上舉吃力，活動角度受限，上臂外側痠痛程度已影響正常生活時，緊繃的部位可能涉及腋下與肩膀的整體範圍，如**圖13.5.5**所示。上臂外側的緊痠痛發展到這種程度時，可以從外觀上發現個案的肩膀向前傾，其實是腋下與肩膀後方的軟組織緊繃拉扯使肩膀向前傾斜，如**圖13.5.6**所示。向前傾的肩關節，就會阻礙手臂的上舉、平舉、後背等活動角度。當手臂活動角度嚴重受限，上臂外側嚴重痠痛令人感覺痛苦時，緊繃的部位可能涉及身體腰部以上的半邊，如**圖13.5.7**所示。當上臂外側的緊痠痛發展到這種程度時，可以從外觀上發現個案的上臂往前傾內往旋，手肘可能內旋彎屈要刻意用力才能伸直，如**圖13.5.8**所示。往前傾往內旋轉的上臂，幾乎阻礙了手臂的一切活動角度。

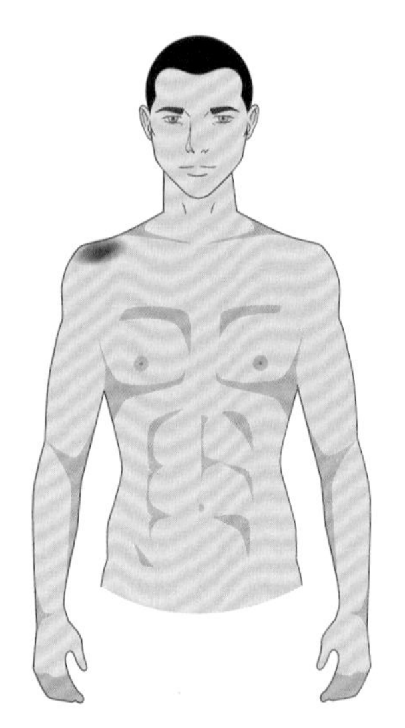

圖13.5.4　上臂外側輕度痠痛的緊繃範圍。

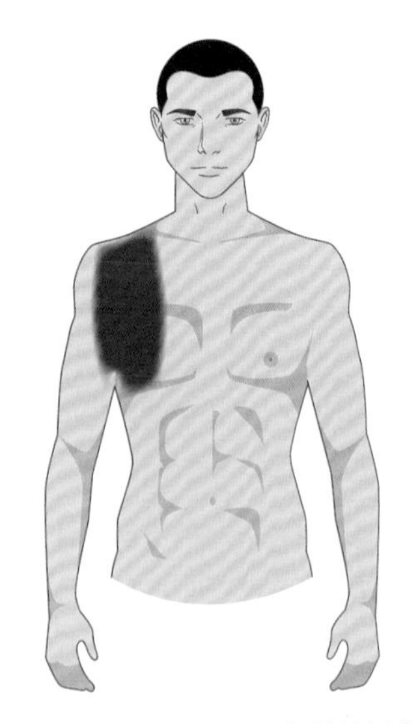

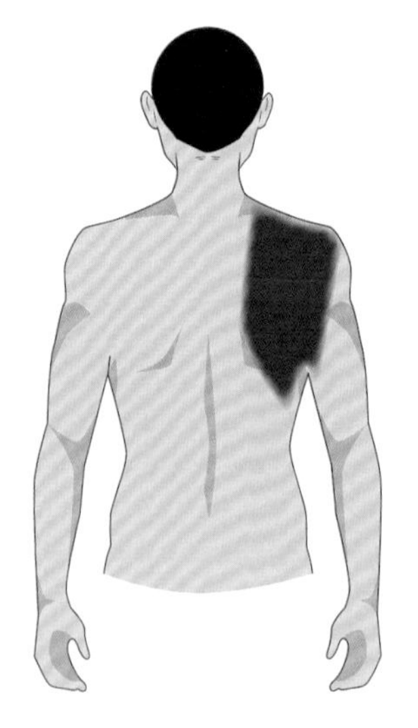

圖13.5.5　上臂外側中度痠痛的緊繃範圍。

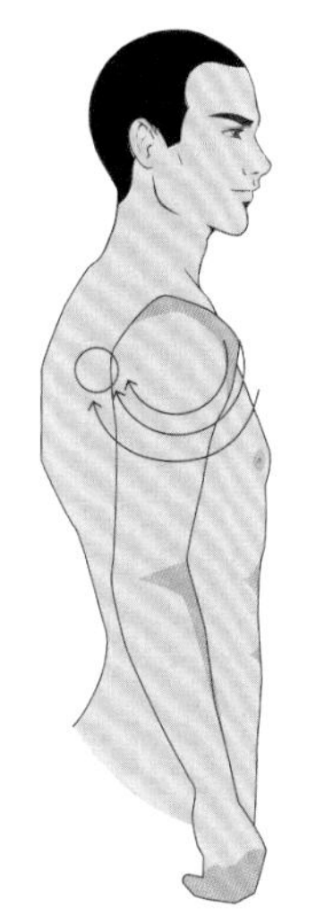
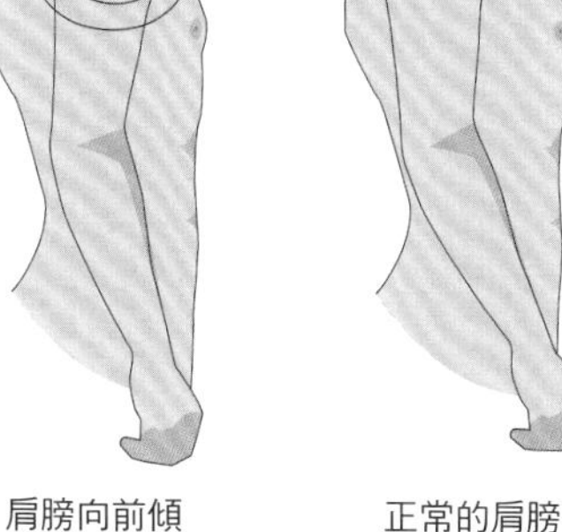

圖13.5.6　肩膀因腋下與肩後的緊綳拉扯而向前傾。

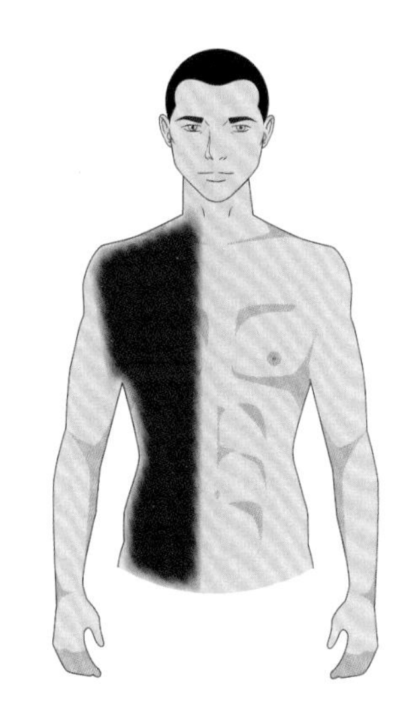
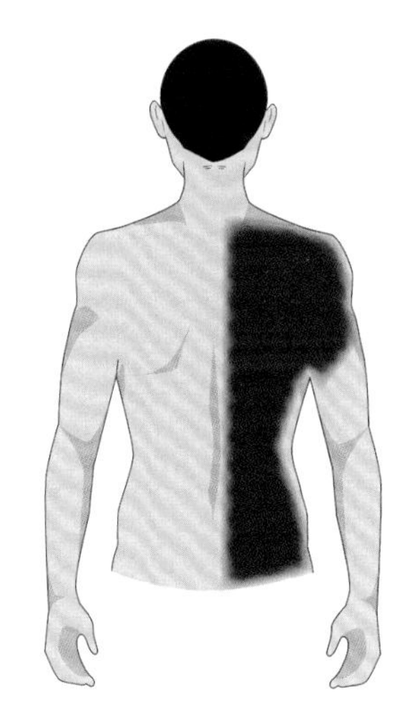

圖13.5.7　上臂外側重度痠痛的緊綳範圍。

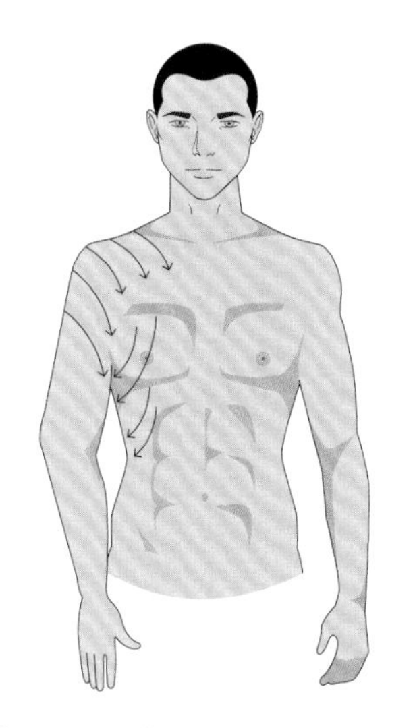
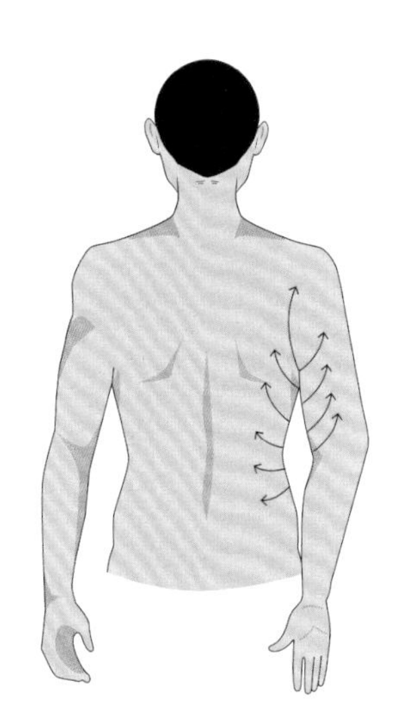

圖13.5.8　肩膀因腋下、肩後與胸部的緊綳拉扯而向前傾、向內旋。

相似炎症　肩旋轉肌群肌腱炎、肩關節周圍炎、沾黏性肩關節囊炎、五十肩、 冰凍肩

解　　法　上臂外側的痠痛不是來自於本身軟組織的緊綳，而是被周圍軟組織的緊綳拉扯而造成痠痛。所以解決這個痠痛問題，不是直接按摩上臂外側，而是要放鬆所有可能影響上臂外側的緊綳。緊綳的範圍可能涉及個案的上半身。在按摩開始時，先確認個案目前緊綳的範圍。確認緊綳的分布範圍後，由遠離肩關節的緊綳開始按摩，逐漸放鬆到肩關節的緊綳，如**圖13.5.9**所示。對於活動角度受限的肩膀，按摩師不可以蠻力硬扳將個案的手上舉。硬扳可能會造成個案的手臂、肩膀或背部

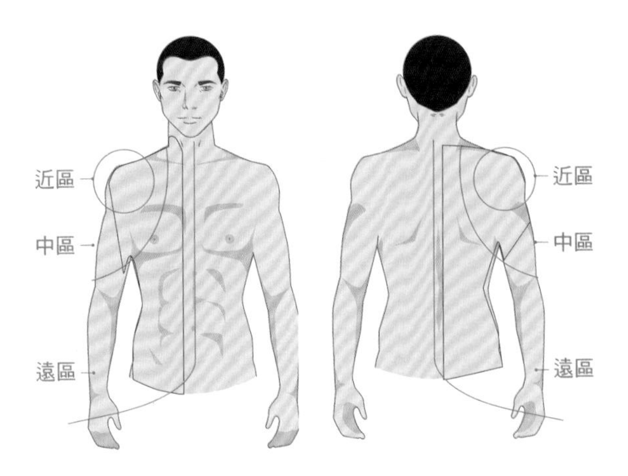

圖13.5.9 由外而內，先放鬆距肩關節遠的緊繃。

軟組織拉傷，甚至可能造成關節骨裂。且由於身上的緊繃仍在，硬扳只是將正常的軟組織拉得更開，製造出手能上舉的表象，往往一段時間後個案的上臂又無法上舉。較佳的方式是如剝洋蔥般地放鬆所有緊繃，由遠至近、由表層軟組織至深層軟組織，當肩關節及周圍的軟組織都放鬆後，肩關節自然會恢復正常的活動角度，如**圖13.5.10**所示。若未先放鬆肩關節周圍的緊繃，直接按摩肩關節，則因為肩關節的緊繃被周圍的緊繃包圍而無從釋放，導致直接按摩肩關節往往只會帶給個案壓痛，放鬆的效果不良，如**圖13.5.11**所示。

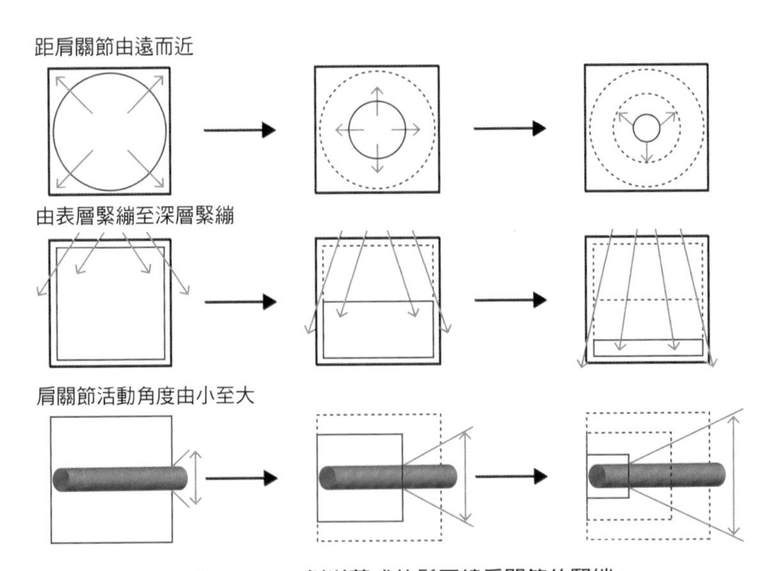

圖13.5.10 剝洋蔥式放鬆圍繞肩關節的緊繃。

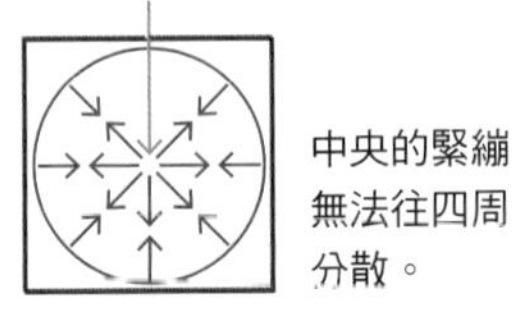

圖13.5.11 直接按摩大範圍緊繃的中央，放鬆效果差。

若個案的緊繃範圍大，手完全無法舉起，此時不宜操作肩關節活動，更不可硬將個案的手拉高，按摩時以放鬆胸部、腹部與背部的緊繃為主，參考**圖13.5.9**的遠區。腹部與下背部可能有面狀緊繃，將面狀緊繃斜向往四周分散，如**圖12.10.5**所示。下背部與脅肋可能有面狀緊繃，將面狀緊繃斜向往四周分散，如**圖13.3.7**所示。胸部可能有點狀緊繃，建議在原處分散緊繃，如**圖13.2.4**所示。上背中央區域在脊椎旁可能會摸到較粗的線狀緊繃，以垂直於線狀緊繃的方向按摩較容易放鬆緊繃，如**圖13.3.5**所示。放鬆中央區域的緊繃時要避免直接對脊椎大力按摩，不讓脊椎受傷。上背肩胛骨一帶可能會摸到面狀緊繃，將面狀緊繃由上而下、由中間往兩側分散，如**圖13.3.6**所示。在背部靠近肩膀的位置可能有面狀緊繃，將緊繃由肩膀往背部的中央與腰的方向分散，如**圖13.1.5**所示。在上臂後側可能有較粗的線狀緊繃，斜向按摩該緊繃，把該緊繃由上臂往前臂方向釋放，如**圖13.1.3**所示。當上臂的緊繃往前臂釋放過去時，手肘的軟組織可能因此緊繃起來，在手肘的內外兩側可發現體狀緊繃，以橫向搓揉方式釋放手肘兩側的緊繃，如**圖13.5.12**所示。當上臂與手肘的緊繃往前臂釋放後，前臂可能變得緊繃起來，將手肘、前臂到手腕一起按摩，直到緊繃前臂變得柔軟，如**圖9.5.3**所示。每當胸部、肩膀或背部的緊繃往上臂釋放後，就要由上臂往手掌的方向繼續釋放緊繃。當上肢的按摩完成後，再指示個案將手掌張開撐大，手掌維持用力1分鐘。此動作的目的是藉由撐開手掌，伸展手掌的軟組織，放鬆釋放到手掌的緊繃，避免釋放到手掌的緊繃回頭影響到上臂。

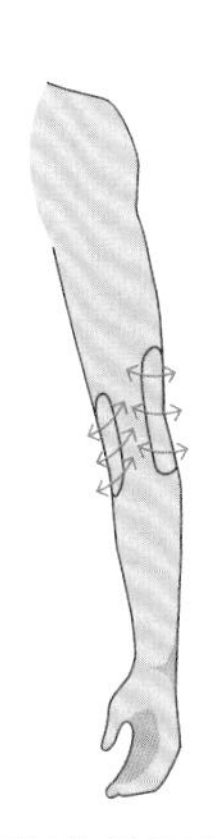

圖13.5.12　放鬆手肘內外兩側的體狀緊繃。

若個案的緊繃範圍只在肩膀，手可舉起至胸口高度，按摩時以放鬆腋下與肩膀為主，參考**圖13.5.9**的中區。肩膀可能有線狀緊繃，嚴重時可能呈現體狀緊繃，按摩肩膀時要將緊繃往胸部與背部分散，如**圖11.7.5**所示。胸肩交界處可能有線狀緊繃，建議以垂直於線狀緊繃的方向按摩，將緊繃分散到手臂與胸部，如**圖13.2.2**所示。按摩腋下時，可能摸到體狀緊繃。腋下的後側與前側都要按摩。由後側放鬆腋下的緊繃時，讓手臂自然下垂或平擺，將緊繃往手臂、肩膀與背部分散，如**圖13.5.13**所示。由前側放鬆腋下的緊繃時，將緊繃往前臂與胸部分散，而手臂因為無法舉高，可平置於胸前按摩腋下，或由按摩師一手將個案的手臂平舉，另一手按摩個案的腋下，如**圖13.5.14**所示。腋下的緊繃被大力按摩時會有強烈的壓痛，這壓痛的強度超過一般人所能忍耐的限度。所以在放鬆腋下的緊繃時，務必以長時間緩和的按摩代替短時間強力的按摩。腋下的緊繃可能要被按摩超過5分鐘才會開始放鬆。放鬆腋下的表層軟組織與深層軟組織，花費半小時以上時間是正常的。可邊按摩腋下與肩關節邊搖晃肩關節，在不造成個案拉傷疼痛的前提下，緩緩地擴大個案上臂的活動角度。幫個案操作舉手動作時，絕對不可以由外側直接將手拉高，而是要順著軟組織緊繃的方向（參考**圖13.5.8**）從內側將手臂內旋再舉高，如**圖13.5.15**所示。注意，若個案已表示肩膀卡住或疼痛時，將個案的手停留在感覺卡住的位置，然後繼續放鬆腋下與肩膀周圍的緊繃。不可硬將個案的手拉高，會造成劇烈疼痛與拉傷。腋下按摩完，接著按摩肩關節部位。肩關節的前側可能會有體狀緊繃，將體狀緊繃往身體中央與肩膀釋放，如**圖13.5.16**所示。肩前的緊繃被按摩時會產生強烈的壓痛，甚至超過腋下被按摩的壓痛，即使輕輕按摩都可能讓個案非常不舒服。然而，不放鬆腋下與肩前的緊繃，就不可能解決上臂前側的痠痛問題。所以按摩師在手法上要依個案的耐受程度調整按摩力量的輕重，才能幫助個案度過這艱難的按摩過程。臨床上，當個案的背部、腋下與肩膀等部位明顯的緊繃都被放鬆之後，個案的手臂就可以勉強舉起了。所謂勉強舉起，指的是按摩師可以將個案的手臂由內側往上舉高，個案仍會覺得肩膀有些緊繃、無力與可接受的痠痛。

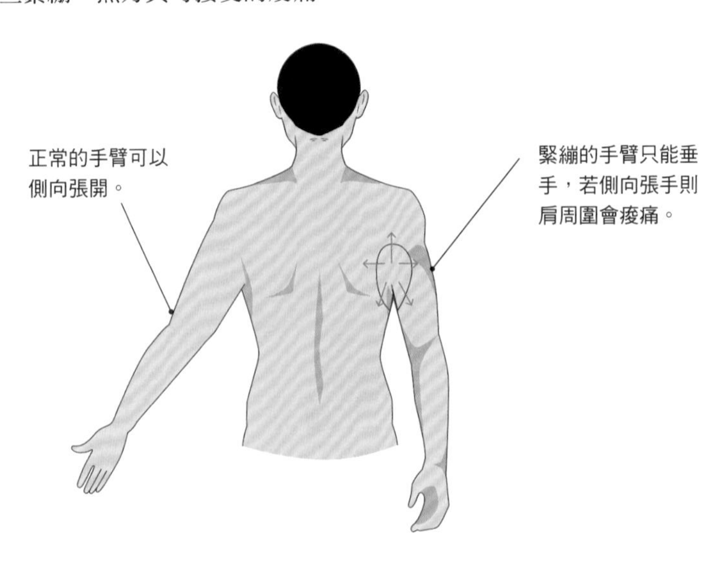

圖13.5.13　自然垂擺手臂，放鬆腋下緊繃的後側。

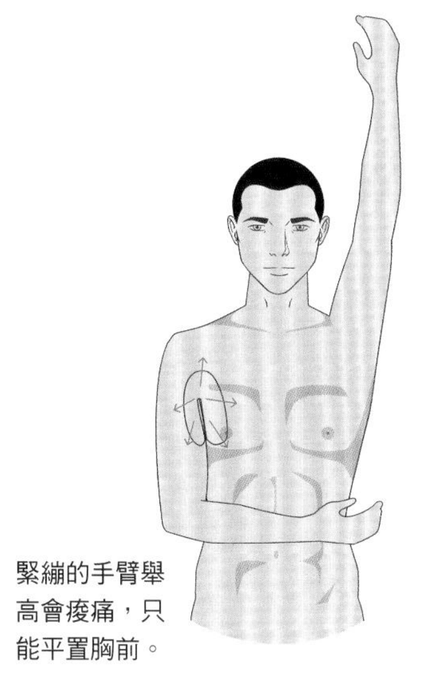

圖13.5.14　手臂平置胸前，放鬆腋下緊繃的前側。

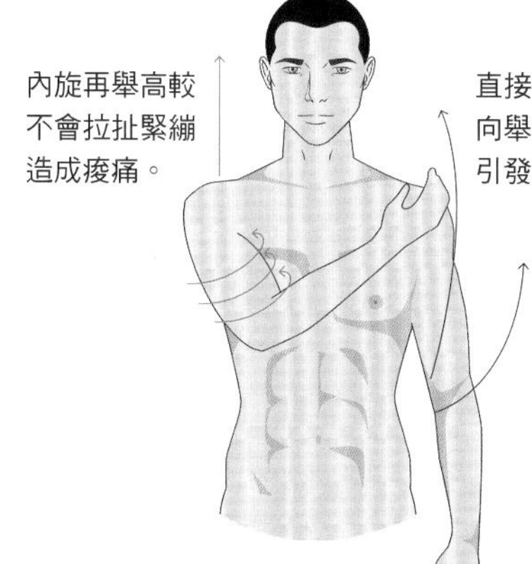

圖13.5.15　將手臂內旋再舉高。

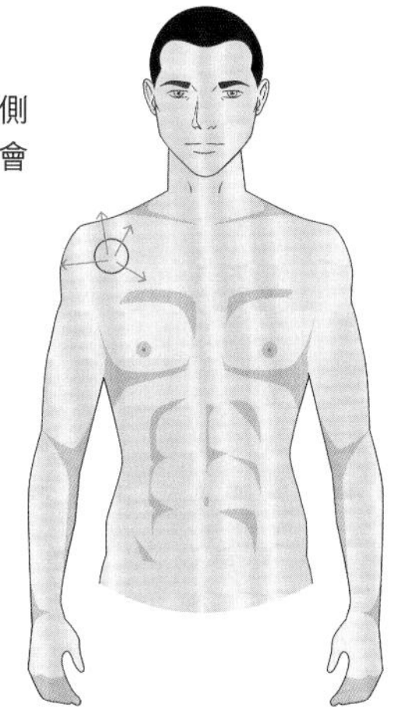

圖13.5.16　放鬆肩關節前側的體狀關節。

當手臂可以勉強舉起時，表示特別緊繃的位置只剩下肩峰範圍，參考**圖13.5.9**的近區。放鬆肩峰的緊繃時，要按摩肩峰以及肩關節。肩峰與肩關節間隙可能都有線狀緊繃。肩峰的線狀緊繃位於骨頭上，按摩時會有撕裂般的壓痛感，以垂直於線狀緊繃的方向按摩，如**圖13.5.17**所示。按摩肩關節間隙的線狀緊繃前，要先將個案的手臂上舉，然後再以手指深入肩關節，將前側的緊繃往肩膀釋放，將後側的緊繃往背部釋放，如**圖13.5.18**所示。臨床操作上，按摩師可以雙手同時握住

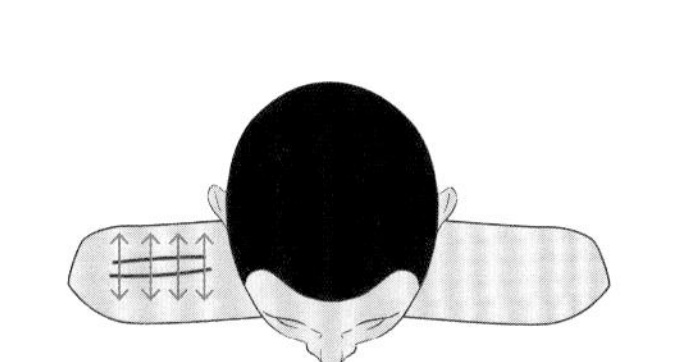

圖13.5.17　放鬆肩峰的線狀緊繃。

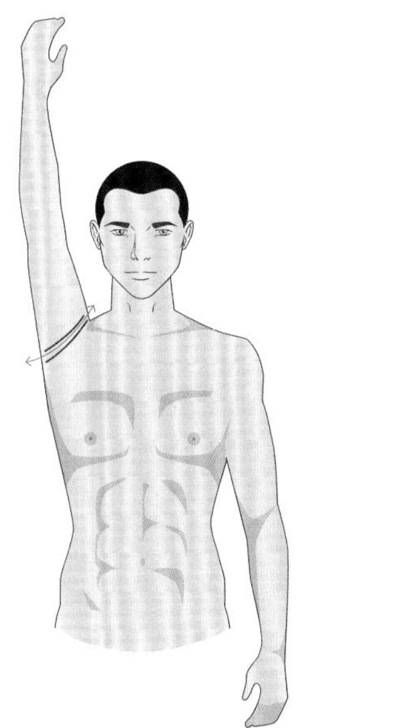

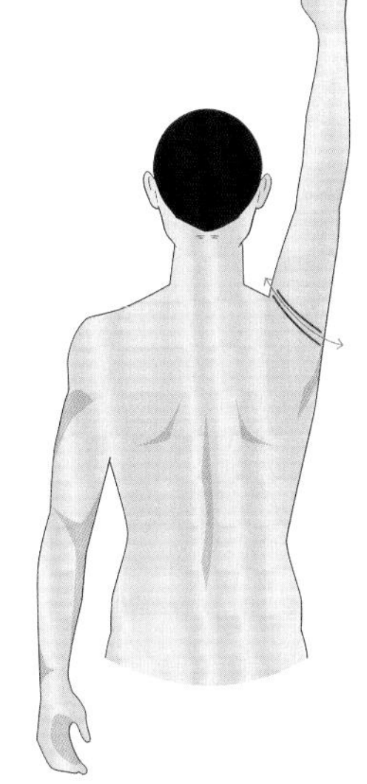

圖13.5.18　放鬆肩關節間隙的線狀緊繃。

肩關節，一邊旋轉活動肩關節，一邊以手掌或手指按摩肩關節間隙的緊繃。此技術可加速放鬆該部位的緊繃。肩關節間隙的線狀緊繃被按摩時，會有強烈的壓痛感，要像放鬆腋下的緊繃一樣，花費多點時間慢慢地按摩。若在接受按摩時，緊繃的範圍過大，在按摩後仍無法舉高手臂，則先不要做關節活動與肌力訓練，多多休息就好。若在接受按摩時，緊繃的範圍小，在按摩後可以舉高手臂，則要開始訓練肩背肌力並多多活動肩關節，使肩膀軟組織常保持放鬆。

訓　練　上臂前側痠痛的個案，除了有大範圍軟組織緊繃的問題，還有肩背肌肉無力的現象。所以在緊繃解除後，雖然按摩肩膀一帶不會痠痛，手臂被動舉起也不會卡住，但個案往往會表示自己無力舉起手臂，或舉起手臂後一下子就疲勞痠軟想放下。目前沒有顯著證據可證明是肌肉退化無力造成周圍軟組織緊繃，還是軟組織緊繃造成肌肉退化無力。臨床上，更多休息不會讓解除緊繃的肩膀恢復力量，而是要訓練肩膀與背部，重新建立肌力與肌耐力，才能徹底解決上臂前側痠痛無法上舉的問題。若手臂上舉時還會痛，就還不能訓練肌力，此時只適合做旋扭肩關節的活動，幫助放鬆肩膀周圍的軟組織。旋扭肩關節的活動方式，上臂向內旋到底，然後再向外旋到底，如**圖13.5.19**所示。來回50次為一組，早晚各活動一組。若手臂已可上舉只是容易痠軟無力，就要開始訓練肩背部的肌力。可做手臂上舉繞圈的動作。手臂上舉，手肘打直靠近耳朵，然後以順時針、逆時針各繞小圈1分鐘，如**圖13.5.20**所示。注意！在手臂可以輕鬆上舉之前，不宜進行任何拉

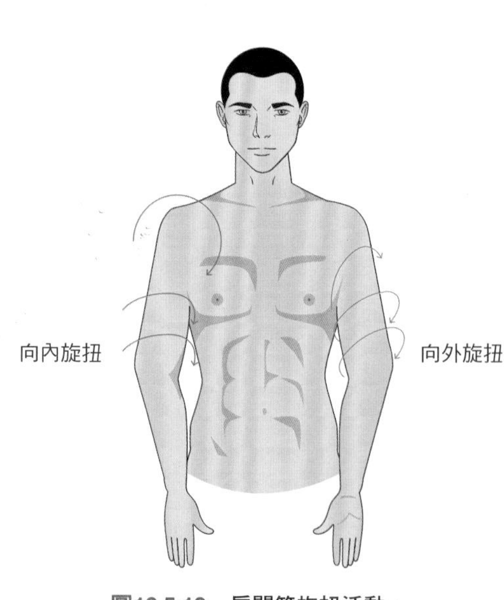

圖13.5.19　肩關節旋扭活動。

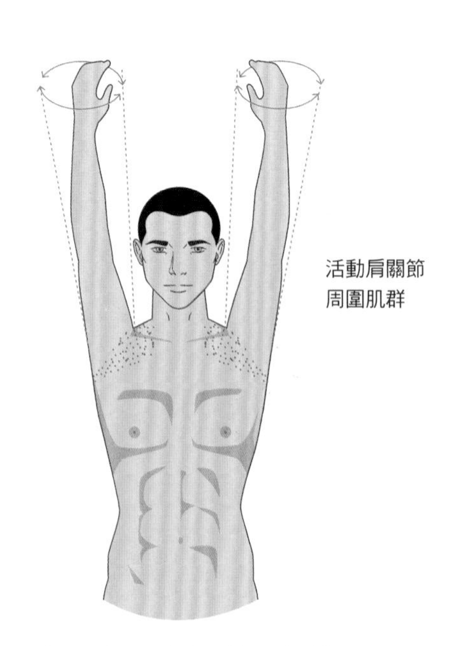

圖13.5.20　手臂上舉繞圈活動。

筋伸展增加柔軟度的訓練。因為上臂前側痠痛時，其肩膀與背部同時有肌力退化與軟組織緊繃兩個問題存在。若進行拉筋伸展活動，只會讓退化的肌肉被緊繃的軟組織拉得更緊，造成更嚴重的軟組織張力不均勻狀態。在解決緊繃並強化肩背肌力之前，拉筋只會造成上臂前側痠痛問題惡化。在肩背放鬆並恢復肌群的力量後，就可以做各種拉筋伸展活動了。

追蹤 造成上臂前側痠痛的緊繃牽涉了太多部位，所以解決這個痠痛問題需要花費較長的時間。整體的過程是將大範圍的軟組織逐一放鬆，讓緊繃的部位越來越少，讓肩膀不會痠痛的活動角度越來越大，然後鍛鍊肩背部的肌力，直到肩膀完全恢復正常活動功能。體感按摩師一定要告知個案，解決上臂外側痠痛將是辛苦且漫長的過程。按摩完後會有數日恢復的發炎反應，要等軟組織修復後才可進行下一次按摩。考慮恢復時間，通常一週按摩一次。痠痛問題輕微的個案需要接受四到六次按摩，嚴重的個案需要接受八到十二次按摩。且按摩次數只是經驗上的參考數字，臨床上無法保證解決痠痛的日期，只能做到一次比一次緊繃的部位更少、痠痛更少、活動角度更大。只要柔軟的軟組織部位越來越多、柔軟的軟組織位置越來越深，痠痛與手臂不能上舉的問題就必然可解決。

擴展篇

運用體感按摩解決疑難雜症

14 疑難雜症

前面的章節介紹身體各部位的緊痠痛：由軟組織緊繃造成的痠痛。臨床上，緊繃造成的身體不適不是只有痠痛問題，還可能有不適症狀。也就是說，有些症狀接受醫療處置後未獲得治癒，是由於引發症狀的原因並非涉及醫療專業的疾病或身體損傷，而是單純地由緊繃引發症狀，只要解決緊繃就治好了症狀。這一章將介紹緊繃引起的非痠痛身體不適，提供給醫療人員或資深體感按摩師參考。

麻痺、麻木、發麻、手腳麻

中文「麻」這種感覺在英文有四種可能的對應。第一是完全失去知覺與行動能力的麻痺（paralysis）。第二是只有喪失知覺但還可以行動的麻木（numbness）。第三是行動可能受影響，感覺有些遲鈍，還可能帶有刺痛感的發麻（tingling）。第四是手腳麻（limb falls asleep），意思指手腳神經持續受壓迫造成的感覺異常（paresthesia），會感到患肢麻痺、麻木或發麻，並有灼痛、皮膚有蟲爬行或針刺般的感覺。由於這四個英文字所描述的症狀或多或少都有些重疊，為了避免用詞含糊不清，故以下暫時用「感覺異常」來代替中文的「麻」。

造成感覺異常的原因可粗略分為四類：心理因素、神經病變、神經損傷與骨骼壓迫以及軟組織緊繃壓迫神經。心理因素引起的感覺異常，如情緒壓力過大時可能引發自律神經失調，需要找諮商師或心理醫師治療。神經病變，如感染、血栓、自體免疫疾病造成感覺異常，需要找內科的專科醫師治療。神經損傷與骨骼壓迫，如外傷、骨贅、椎間盤突出造成的神經損傷或壓迫，需要找外科醫師、復健科醫師治療。軟組織緊繃壓迫神經，如盤腿、用胳膊當枕頭會造成手腳麻木的感覺異常，這種原因的感覺異常不需要醫療處置治療，只要適當休息與放鬆軟組織，神經感覺就會恢復正常。

臨床上軟組織緊繃壓迫神經導致感覺異常的個案，可能接受了心理治療、藥物治療、手術治療或物理治療等，感覺異常的症狀在治療後卻無法治癒，甚至在多次療程之後惡化。這些個案的感覺異常無法被治癒的原因在於，他們是健康的人，他們根本不需要醫療處置，他們只是軟組織緊繃壓迫神經才導致感覺異常。就像是盤腿後或以胳膊當枕頭睡後往往會有手腳麻的現象，這樣的感覺異常現象並非疾病的症狀，只要接受適當的按摩與休息就會恢復。以醫療處置手腳麻反而是錯誤的，是浪費醫療資源的。

對體感按摩師來說，處理軟組織緊繃壓迫神經導致的感覺異常，就像處理一般的緊痠痛一樣。核心流程都是：首先尋找緊繃，然後執行按摩操作放鬆它，最後再按摩調整患部關連的軟組織使其張力均勻。掌握這個原則，就能解決軟組織緊繃壓迫神經導致的麻痺、麻木、發麻以及手腳麻。

關於緊繃與按摩的位置，回憶第7章體感按摩手法原則，由活動度小的部位往活動度大的部位來按摩。也就是說，活動度大的部位其感覺異常，是由活動度小的部位緊繃所造成。因此，手掌感覺異常，要按摩前臂至手掌。前臂感覺異常，要按摩上臂至前臂。上臂感覺異常，要按摩腋下、背、肩、頸部與上臂。上肢的感覺異常按摩部位整理如**圖14.1.1**所示。足趾與足掌感覺異常，要按摩足弓、足背、足趾與足掌。足弓與足跟感覺異常，要按摩足踝、小腿後方、足弓與足跟。足背感覺異常，要按摩足踝、小腿前方與足背。小腿感覺異常，要按摩大腿至小腿。大腿感覺異常，要按摩臀部至大腿。臀部感覺異常，要按摩下背、臀部至大腿。下肢的感覺異常按摩部位整理如**圖14.1.2**所示。頭皮感覺異常，要按摩頭皮至頸部，如**圖14.1.3**所示。

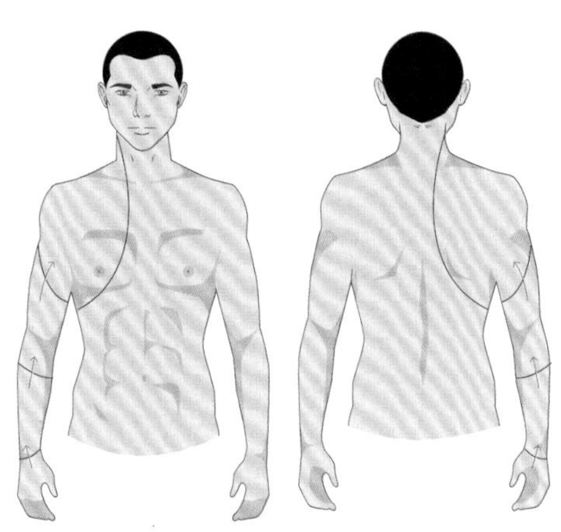

放鬆活動度小的部位，以解決活動度大的部位其感覺異常。

圖14.1.1　上肢感覺異常按摩部位。

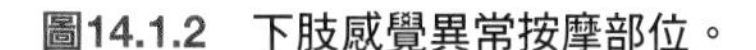

放鬆活動度小的部位，以解決活動度大的部位其感覺異常，但大腿後側會與臀部互相影響。

圖14.1.2　下肢感覺異常按摩部位。

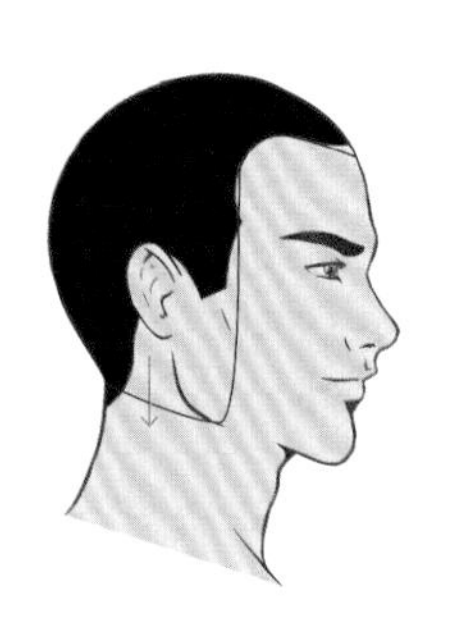

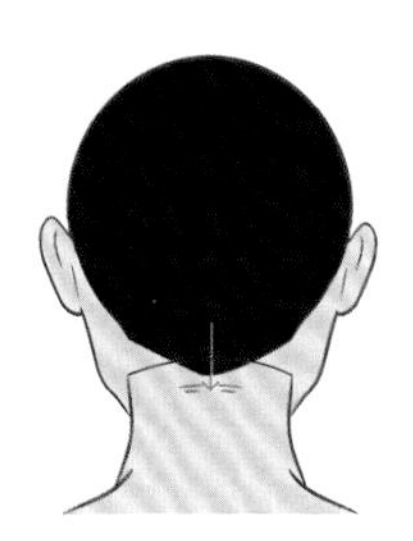

圖14.1.3　頭皮感覺異常按摩部位。

頸部、胸部或背部通常只會有緊痠痛，鮮少有軟組織緊繃壓迫神經導致的感覺異常。如果頸部、胸部或背部發現感覺異常現象，體感按摩師務必轉介個案尋求醫療診斷。如果個案感覺異常的四肢沒有緊繃，或者緊繃被放鬆後，感覺異常的症狀未獲得改善或解決，表示個案可能罹患神經疾病，而非軟組織緊繃造成感覺異常，需尋求醫療處置。

退化性關節疾病

退化性關節疾病，常被稱為退化性關節炎或骨關節炎。指的是關節軟骨的持續性病變，可能有贅骨增生或軟骨磨損。骨關節炎並非真正的炎症，也沒有炎症典型的紅、腫、熱症狀。我們應該捨棄錯誤且常用的名詞，即骨關節炎與退化性關節炎。

退化性關節疾病的致病機轉不明，目前只確認關節受傷、年齡增加與承重負荷大的關節會增加罹患退化性關節疾病的風險。定期運動與減輕關節負荷可以緩解症狀。退化性關節疾病的主要症狀是關節疼痛和僵硬，以及關節活動困難。有些人還會出現腫脹、壓痛以及彈響關節等症狀。嚴重時，可能有贅骨增生壓迫軟組織，或軟骨磨損導致關節骨直接摩擦。顯然，嚴重的症狀需要尋求醫療處置。然而，輕度症狀的退化性關節疾病，種種症狀其實與緊痠痛的現象相似。假如退化性關節疾病的患者長期接受醫療處置卻未被治癒或只能暫時緩解症狀，就必須考慮，其實這些患者是健康的個案。他們的不舒服來自於軟組織緊繃而非疾病，所以醫療無法「治癒」健康的個案。

實務上，許多個案無法清楚分辨痠痛與疼痛的差別。這兩種感覺都是令人不舒服的，當個案使用疼痛而非痠痛來描述身體的不舒服，就可能給予診斷醫師錯誤的資訊。所以許多被醫師宣告罹患退化性關節炎的患者，可能接受過物理治療（包含徒手療法、電療、熱療、震波治療）、口服非類固醇消炎止痛藥（NSAIDs）、局部注射（類固醇、玻尿酸）或再生注射治療（葡萄糖、高濃度血小板血漿），都只能暫時緩解關節的痠痛，甚至治療無效或在一段時間後症狀惡化。然而，這些罹患退化性關節疾病的患者，可能是健康的個案。因為關節緊痠痛的不舒服與退化性關節疾病的不舒服過於相似，導致他們給予醫師錯誤的資訊，才接受了無效的醫療處置。這些個案只要接受正確的體感按摩，關節痠痛、活動困難、腫脹、壓痛、彈響關節等緊痠痛帶來的困擾都可獲得有效的解決。

退化性關節疾病好發於指關節、腕關節、肘關節、肩關節、踝關節、膝關節以及髖關節等承重關節。若個案的關節痠痛、活動困難、腫脹、壓痛等臨床症狀輕微，且關節周圍有明確的緊繃軟組織，則可考慮該個案並非罹患退化性關節疾病，而是單純的緊痠痛。指關節緊痠痛，要按摩手掌至手指。腕關節緊痠痛，要按摩前臂、腕關節至手掌。肘關節緊痠痛，要按摩上臂、肘關節至前臂。肩關節緊痠痛，要按摩胸部、肩膀、上背、肩關節至上臂。上肢的關節緊痠痛按摩部位整理如**圖 14.2.1**所示。踝關節緊痠痛，要按摩足背、足弓、足跟、足踝與小腿。膝關節緊痠痛，要按摩大腿、膝關節至小腿。髖關節緊痠痛，要按摩下背、臀部、髖關節與大腿。下肢的關節緊痠痛按摩部位整理如**圖 14.2.2**所示。

如果個案關節周圍沒有緊繃，或者關節周圍的緊繃被放鬆後，關節痠痛的問題依舊，就表示個案可能罹患退化性關節疾病，而非關節緊繃，需尋求醫療處置。

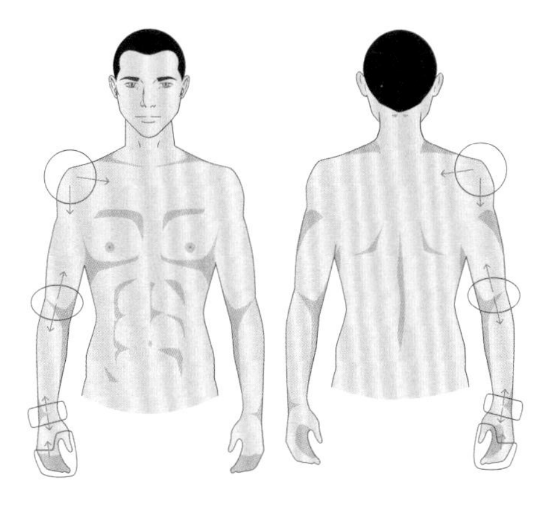

圖14.2.1 上肢關節軟組織緊瘦痛按摩部位。

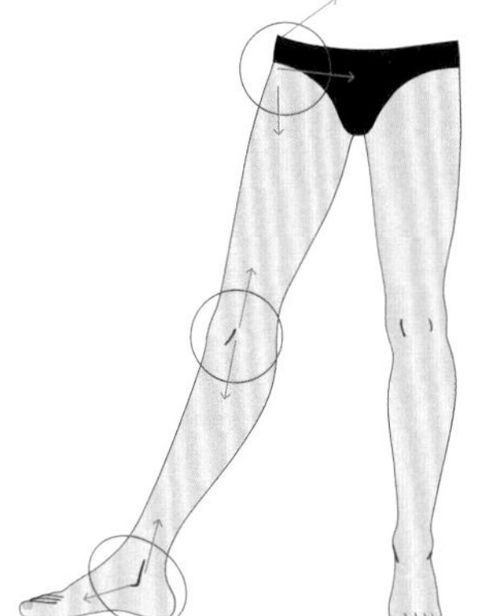

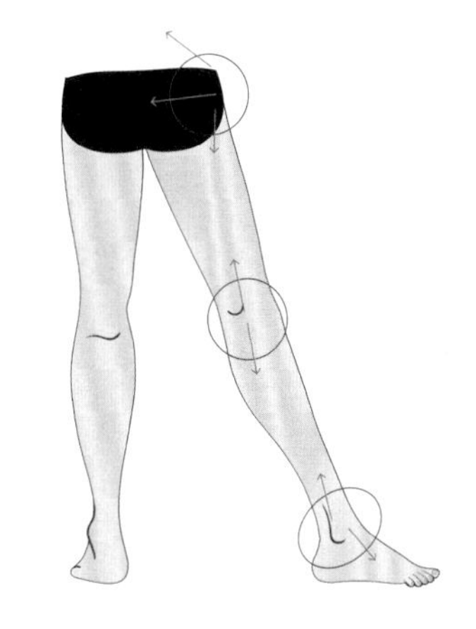

圖14.2.2 下肢關節軟組織緊瘦痛按摩部位。

不寧腿症候群

不寧腿症候群是一種會引起強烈動腳慾望的慢性病。此類患者大多在白天時無任何症狀，到了晚上想睡覺時，靜靜躺在床上才覺得小腿有不適感。這感覺通常被描述為癢、刺痛或爬行感，專業術語稱之為蟻走感。透過活動腿部可以舒緩這種不適感。由於不寧腿症候群通常在休息時特別令人不舒服，因此可能使患者難以入睡。然後睡眠不良將導致患者白天嗜睡、精力不集中、煩躁不安和情緒低落。臨床上以小腿的案例最多，少數是足部、大腿與臀部。下背與上肢的案例較罕見。

不寧腿症候群的已知危險因素包括鐵水平低、腎功能衰竭、帕金森氏病、糖尿病、類風濕關節炎和懷孕。抗抑鬱藥、抗精神病藥、抗組胺藥和鈣通道阻滯劑等藥物也可能引發不寧腿症候群。若在患者身上找不到任何原因，則歸類為特發性不寧腿症候群。治療方式有改變生活方式與藥物治療。改變生活方式包含戒菸、戒酒、睡前避免飲用茶、咖啡等飲品。藥物治療包含補充鐵劑、鎮定劑、左旋多巴胺以及多巴胺促動劑。當前的療法可以使症狀最小化並增加睡眠時間。然而，即使承擔了藥物副作用，這些療法依舊不能治癒不寧腿症候群。

由體感按摩的觀點來看，緊瘦痛也可能導致不寧腿症候群。當軟組織深層分布零星的點狀緊繃，淺層與深層軟組織張力不均勻將導致描述為癢的輕微瘦痛。以小腿來說，白天工作時肌肉較為亢奮，肌肉與緊繃抗衡，所以無不適症狀，晚上休息時肌肉放鬆，軟組織與緊繃的張力變得不均勻，所以產生不適感，如**圖14.3.1**所示。活動腿部相當於收縮腿部肌肉以平衡肌肉與緊繃的張力，因此可以暫時緩解不適感。另一方面，由於鐵劑、鎮定劑、左旋多巴胺以及多巴胺促動劑皆無法放鬆軟組織內的緊繃，所以也無法治療緊瘦痛導致的不寧腿症候群。事實上，緊瘦痛導致的不寧腿症候群並非疾病患者，而是健康的個案，所以藥物當然無法治癒健康

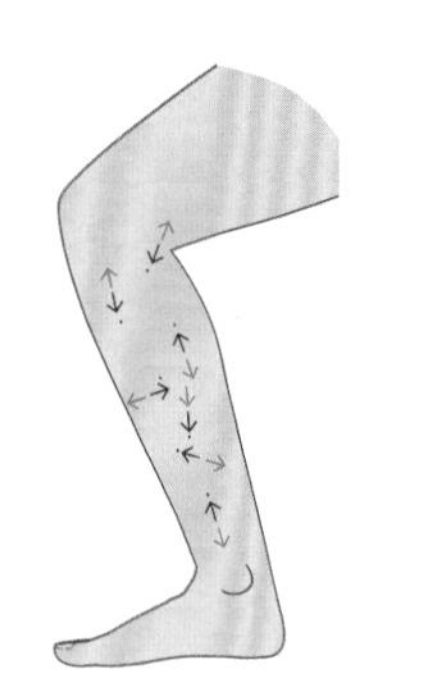

休息時，點狀緊繃拉扯軟組織，造成張力不均勻導致小腿有蟻走感。

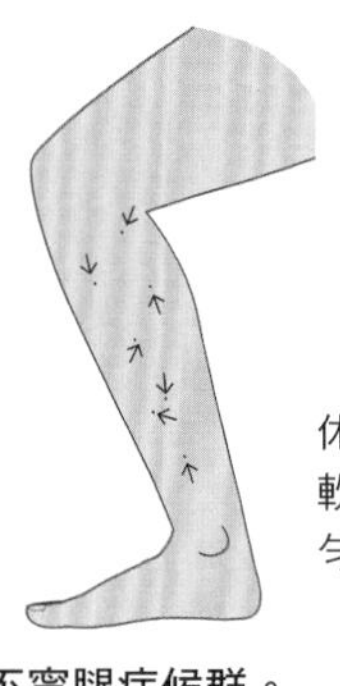

圖14.3.1　緊痠痛導致不寧腿症候群。

的個案。這些個案需要的是專業的體感按摩。只要放鬆深層軟組織裡的緊繃，使淺層軟組織與深層軟組織的張力均勻，就能解決緊痠痛帶來的不舒服。

解決小腿深層軟組織緊繃的方式，要由小腿側面深入軟組織，再以斜向、由上而下地按摩，如**圖14.3.3**所示。一般人習慣由正後方壓迫、垂直方向推揉，或做腿部筋膜伸展，這些操作都將作用在小腿淺層的腓腸肌和比目魚肌，無法有效放鬆小腿的深層緊繃，如**圖14.3.4**所示。

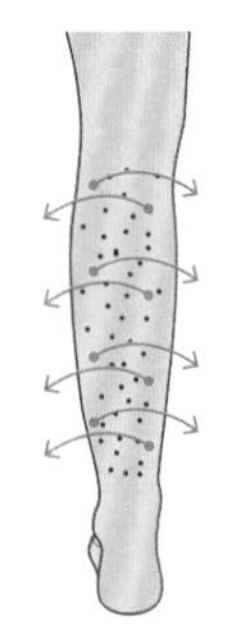

圖14.3.3　放鬆小腿的深層緊繃。

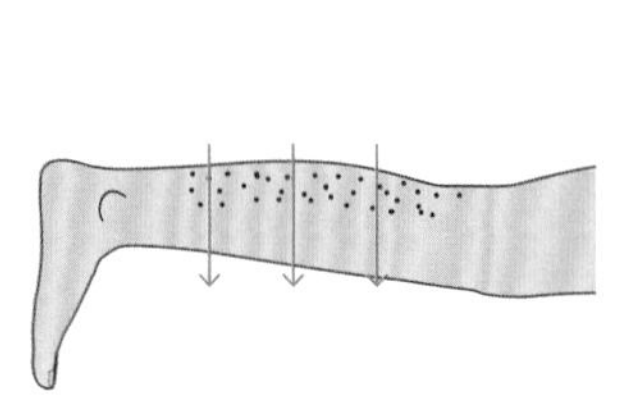

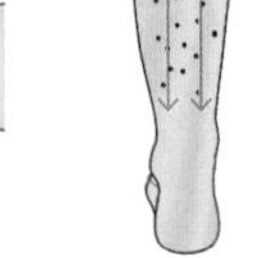

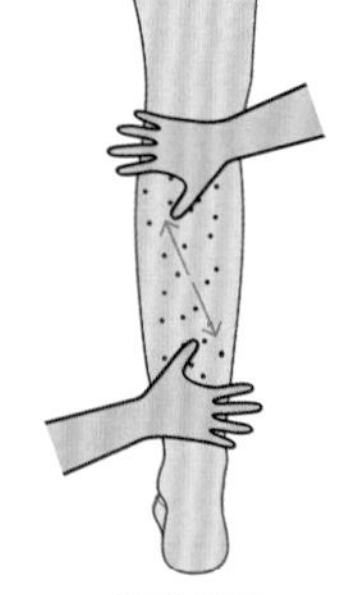

圖14.3.4　作用在淺層肌肉的操作，無法有效放鬆小腿的深層緊繃。

最後，如果腿部不適的部位摸不到緊繃，或者緊繃處理完但是腿部的不適感依舊在，就表示個案可能是不寧腿症候群患者，而非緊痠痛問題，應當尋求醫療處置。

經痛

在女性的月經週期過程中，子宮內膜脫落後會釋放前列腺素。前列腺素以及其他子宮發炎介質的釋出會讓子宮產生收縮。子宮強烈的收縮引起下腹悶、痠痛、疼痛或絞痛。此即原發性經痛的成因。長短腳被假定為經痛加劇的原因之一。平常有運動習慣的女性較少有經痛的困擾。熱敷可以減緩經痛。

就以上資訊，讓我們由體感按摩的觀點重新理解原發性經痛。大多數長短腳並非左右腳的骨骼長度不同，而是下腹或大腿的軟組織緊繃收縮，才導致雙腳併攏時有數公分的差距，如**圖14.4.1**所示。只要解除緊繃，長短腳可獲得立即改善。良好的運動習慣可讓軟組織維持柔軟有彈性。熱敷有助於放鬆軟組織。子宮收縮導致下腹軟組織張力不均勻。下腹張力不均勻程度增加時，將引起悶、痠痛、疼痛或絞痛等緊痠痛。由前述討論可以將軟組織緊繃歸納為原發性經痛的成因之一，並且柔軟有彈性的下腹可以減緩或預防經痛。

臨床上，由軟組織緊繃導致經痛的個案，其下腹深層兩側可摸到線狀緊繃，中央可摸到點狀緊繃，處理緊繃的方式是以水平方向按摩將緊繃往兩側與大腿分散，如**圖14.4.2**所示。按摩時務必把速度放慢，且要注意個案的感受。因為下腹裡有子宮、卵巢與膀胱，驟然地大力壓迫恐怕傷害到個案的器官。一般人習慣以水平方式繞圈搓揉下腹淺層軟組織，這樣的按摩方式無法放鬆深層的緊繃，如**圖14.4.3**所示。放鬆深層緊繃務必以緩慢的力量透入軟組織深層，摸到緊繃後，以緩慢持續的力量推揉緊繃，直到緊繃鬆開來。然後再於下腹淺層與深層全面大面積地按摩，使下腹軟組織張力均勻。

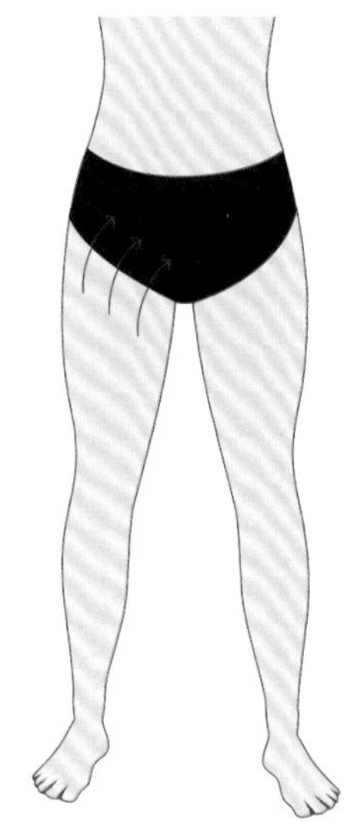

圖14.4.1 軟組織緊繃導致長短腳。

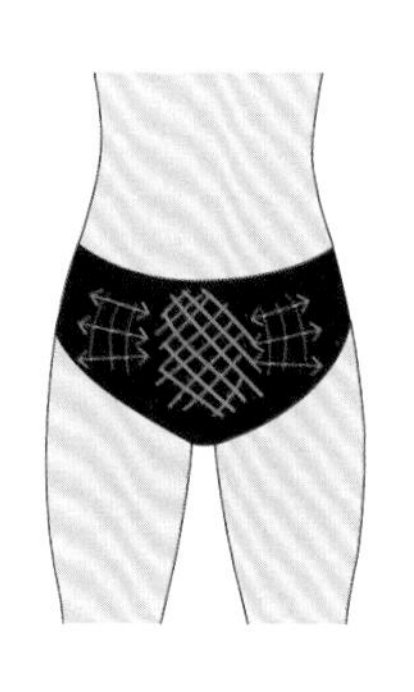

圖14.4.2 放鬆造成經痛的深層緊繃。

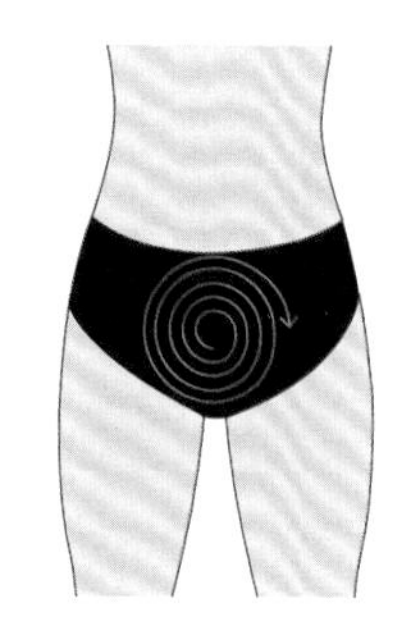

圖14.4.3 水平式淺層操作無法有效放鬆下腹的深層緊繃。

由下腹緊繃導致的經痛，其實本質是緊痠痛，所以可以透過正確的按摩操作解決這類經痛問題。若是續發性經痛，如子宮肌瘤、子宮肌腺瘤、子宮內膜異位症、卵巢瘤等導致的經痛，則應尋求醫療處置。

腹脹

腹脹是腹部飽滿或撐開的感覺。暴飲暴食、食用碳酸飲料、食物在腸胃道內發酵產生氣體，都會引發急性腹脹。腹腔疾病、便祕、腫瘤、腸梗阻等內科疾病會引發經常性腹脹。在體感按摩的個案中，有些經常性腹脹的案例，其腹脹的原因不是罹患內科疾病，而是腹部軟組織緊繃造成張力不均勻引發腹脹感。

腹部軟組織緊繃的原因，可能由內引起或由外引起。由內引起指的是由腸胃道的問題引發腹部緊繃。例如，暴飲暴食後腹部被撐開，腹部為了維持腹內壓而收縮，待食物消化後，收縮的腹部軟組織卻未隨之放鬆，於是就在腹部形成緊繃，造成經常性腹脹。由外引起指的是腹部運動後未伸展放鬆導致腹部緊繃。腹部軟組織緊繃並非疾病，所以這類腹脹的個案在接受各種腹脹的醫療後，往往得不到症狀改善。事實上，他們只是需要接受按摩的健康個案。

放鬆腹部緊繃的方式請參考第12章的腹部痠痛。一般人容易犯的錯誤有兩個。第一是規律地同一方向按摩腹部淺層軟組織，如**圖14.5.1**所示。這樣的按摩方式既無法放鬆深層的緊繃，又會造成腹部軟組織形成旋扭張力，引發額外的不適感。第二是瞬間大力壓迫腹部，可能造成個案內臟受傷。按摩腹部需要耐心與敏銳的觸感。按摩時，務必緩慢地增強力量，緩慢地由淺入深，摸到深層的緊繃後，緩慢地按摩放鬆它。由腹部緊繃導致的經常性腹脹，可在正確地按摩放鬆緊繃後，解決腹脹的問題。

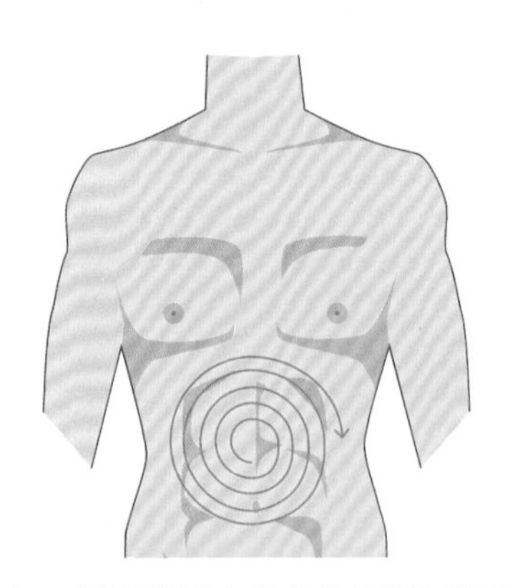

圖14.5.1　水平式淺層操作無法有效放鬆腹部的深層緊繃。

如果個案的腹部沒有緊繃，或緊繃被放鬆後腹脹的問題依舊，表示個案可能罹患腹部疾病，需尋求醫療處置。

搏動性耳鳴

搏動性耳鳴的主要症狀是聽到轟轟作響的聲音，似乎與心跳同步。尤其在夜深人靜的夜晚，更是因為吵鬧不停的耳鳴聲而無法入眠。與大多數類型的耳鳴不同，搏動性耳鳴的聲音來自血液循環的聲音被傳遞至耳朵。其他種類耳鳴的聲音如鈴聲或嗡嗡聲，則是神經異常的電信號從耳朵傳遞到大腦。

搏動性耳鳴可根據其發生部位分為動脈、動靜脈或靜脈。典型的動脈原因是動脈硬化、纖維肌發育異常。在動靜脈連接處的常見原因包括動靜脈血管畸形和高度血管化的顱底腫瘤。常見的靜脈原因是顱內高壓，以及作為誘發因素的基底靜脈和鼻竇變異。

體感按摩實務中，尚有頸部軟組織緊繃造成夜深人靜時即聽到與心跳同步轟轟聲的個案。這類個案的頭部核磁共振攝影若顯示血管正常，即可排除罹患搏動性耳鳴。他們是健康的人，只是因為頸部軟組織緊繃，失去吸收震動的彈性，所以頸動脈的震動會直接透過頸部的緊繃傳遞到內耳。只要接受正確的體感按摩，將頸部的緊繃解除，耳朵聽到轟轟聲的困擾就會立刻獲得明顯改善，甚至消失。

按摩的重點在頸部深層緊繃。頭部後側與頸部側面的交接處可能有體狀緊繃，將它往下方與後方分散，如**圖14.6.1**所示。該緊繃被按摩時引起的痠痛可能會牽連到整個頭部，讓頭部有悶與痠的感覺。頸部的側面與前方可能有線狀緊繃，將線狀緊繃以水平方向按摩，但主要往後方分散，頸部下方與鎖骨交界處可能有體狀緊繃，將它往胸部與肩膀後方分散，如**圖11.6.3**所示。按摩線狀緊繃時，速度務必緩慢，避免快速用力會傷到位於頸部側面的頸動脈或位於頸部正面的氣管。動脈血管富有彈性，所以緩慢地按摩頸部的緊繃時，血管受力會彈開不被壓迫。氣管被軟骨包圍，所以緩慢地按摩頸部時，萬一接觸到氣管，按摩師可以立刻將手遠離氣管。放鬆完緊繃後，再以輕柔手法按摩整個頸部及其周圍，使頸部與周圍軟組織張力均勻，如**圖14.6.2**所示。

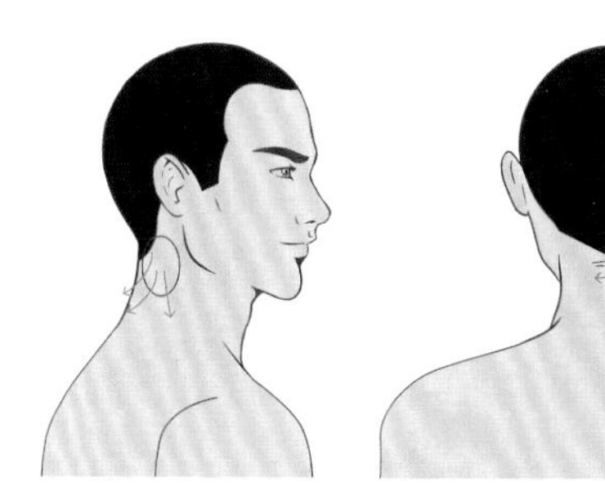

圖14.6.1 放鬆頭後與頸側交界處的體狀緊繃。

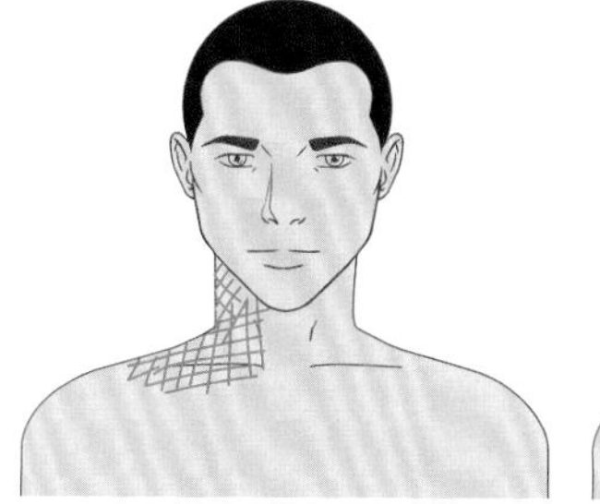

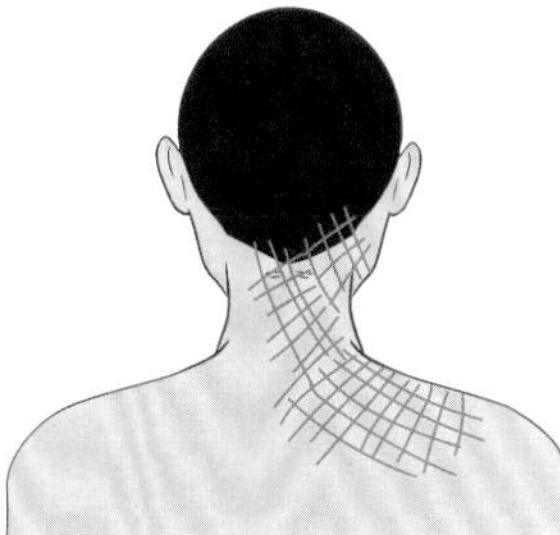

圖14.6.2 放鬆緊繃引發耳朵聽到轟轟聲問題相關的軟組織。

如果個案的頸部沒有緊繃，或者頸部緊繃皆被消除後，個案聽見轟轟聲的困擾未獲得改善，則表示個案可能罹患搏動性耳鳴，並非緊繃造成個案聽見轟轟聲，應尋求醫療處置。

三叉神經痛

三叉神經痛是嚴重的神經性慢性疼痛症，疼痛部位為耳朵前方的臉部，大約是耳朵、眼睛、嘴唇圍起來的三角區域，如**圖14.7.1**所示。典型表現為持續數秒到數分鐘的劇烈疼痛。多數的病人表示這種劇烈疼痛感覺就像被電到一樣。一些動作可能引發疼痛，如洗臉、臉被冷風吹到。引發疼痛的確切原因尚不明瞭，但可能與三叉神經周圍的髓鞘缺損有關。缺損則可能源自於血管畸型壓迫神經、多發性硬化症、中風、外傷或腫瘤。

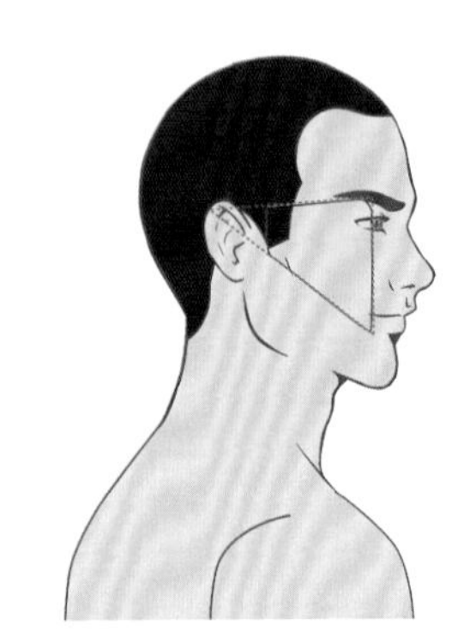

圖14.7.1　三叉神經痛部位。

治療方式包含以藥物治療及手術。抗癲癇藥物可以改善症狀，但其副作用包含嗜睡、眩暈、走路不平衡、便祕、皮膚紅疹、白血球低下及肝功能指數異常，而鴉片類藥物往往無法有效緩解典型的三叉神經痛。以開顱手術減少血管對三叉神經的壓迫需要全身麻醉，以高能量照射或燒灼三叉神經則有臉部麻木的副作用。手術治療有相當高的疼痛緩解效果，然而，風險與副作用是病人接受手術與否的重要考量。

臉部的緊痠痛可能被健康的個案誤認為罹患三叉神經痛。當耳朵前方介於神經與血管之間的軟組織緊繃時，緊繃的軟組織失去緩衝血管震動神經的彈性。若個案洗臉或臉被冷風吹而刺激軟組織收縮，脈搏跳動的震動將透過緊繃直接傳遞至神經，進而引起陣發性的疼痛，如**圖14.7.2**所示。只要個案接受正確的體感按摩放鬆緊繃，就能解決耳前陣發性劇烈疼痛的困擾。

緊繃可能以點狀或線狀的形式分布在耳前，如**圖14.7.3**所示。臉部的緊繃非常細小，寬度不到5㎜，所以按摩師需要靈敏的指尖與細心來發現緊繃。通常，個案在耳前疼痛時，會以手掌或指腹按摩痛處，然而這樣的按摩方式只能壓迫緊繃，暫時舒緩緊繃造成的疼痛，卻無法

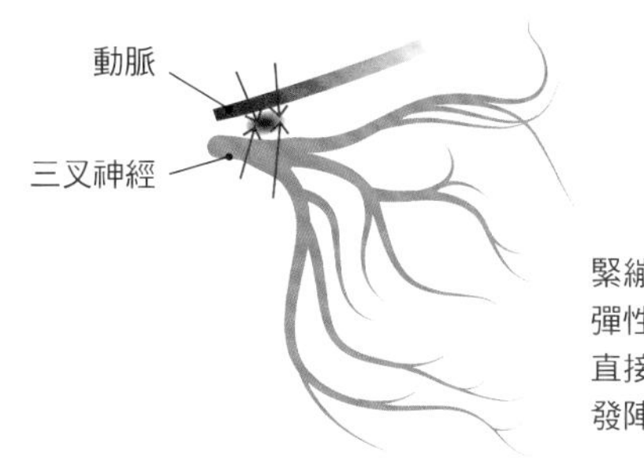

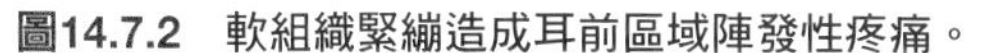

圖14.7.2　軟組織緊繃造成耳前區域陣發性疼痛。

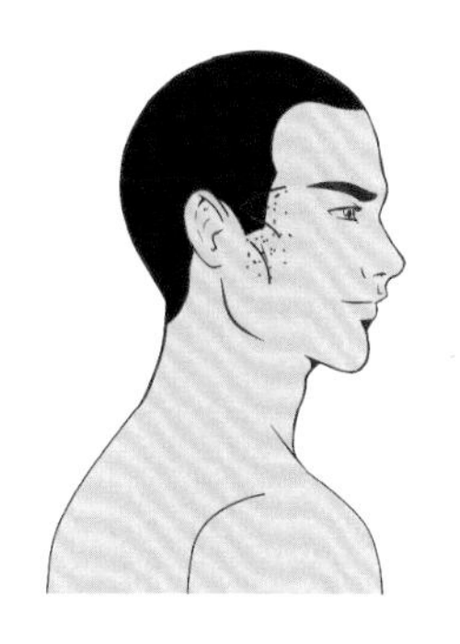

圖14.7.3　引發耳前區域陣發性疼痛的緊繃。

放鬆緊繃，如**圖14.7.4**所示。這就是為何在一般人的認知裡按摩無法治療耳前陣發性疼痛的原因。放鬆這些細小的緊繃有特別的技巧，就是施力點需要比緊繃的面積還小。體感按摩師可以運用指甲尖來撥動緊繃，或者使用工具，如乾針，代替指尖來撥鬆緊繃，如**圖14.7.5**所示。只是，有些國家需要執照才允許使用乾針。所以按摩師在選擇輔助工具時，需要注意在地法規。耳前細小的緊繃被指尖壓入時，可能會有強烈痠痛或疼痛的壓痛。在撥鬆緊繃後，耳前的陣發性疼痛即可獲得顯著改善或停止疼痛。

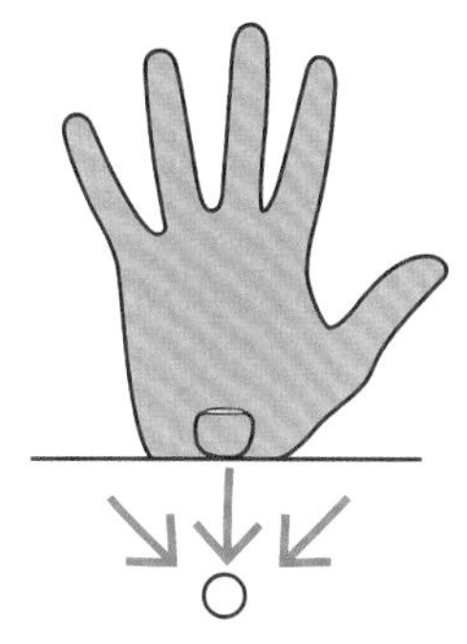

圖14.7.4　大面積地壓迫耳前的緊繃，無法有效放鬆緊繃。

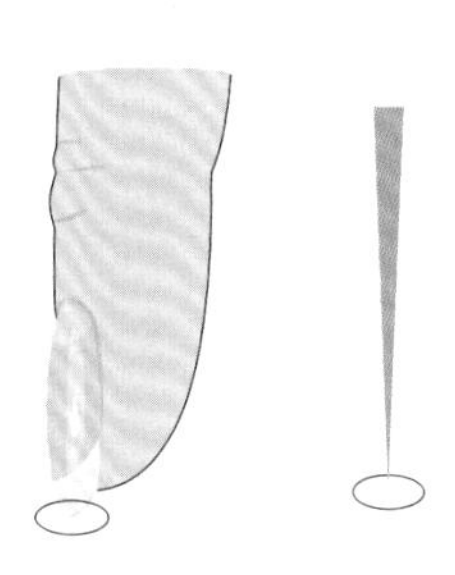

圖14.7.5　以指甲尖或工具撥鬆耳前的緊繃。

如果個案的臉部沒有緊繃，或者緊繃被放鬆後，耳前陣發性疼痛的困擾沒有改善，則表示個案可能罹患三叉神經痛，並非緊繃造成的耳前疼痛，需尋求醫療處置。

偏頭痛

偏頭痛是在頭部一側的中度、重度或搏動性頭痛。疼痛的位置可能在耳上、耳後或頭後，如**圖14.8.1**所示。搏動性疼痛也被描述為抽痛，抽動頻率與脈搏不同步。偏頭痛發作時，可能伴有噁心、嘔吐以及對光和聲音的極端敏感性。偏頭痛可持續4～72小時，有時甚至更長。

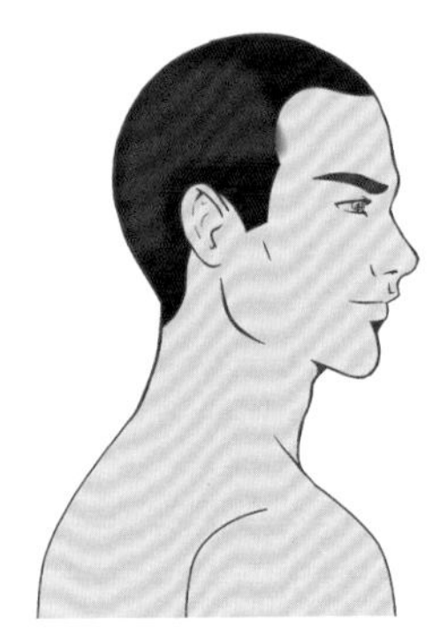
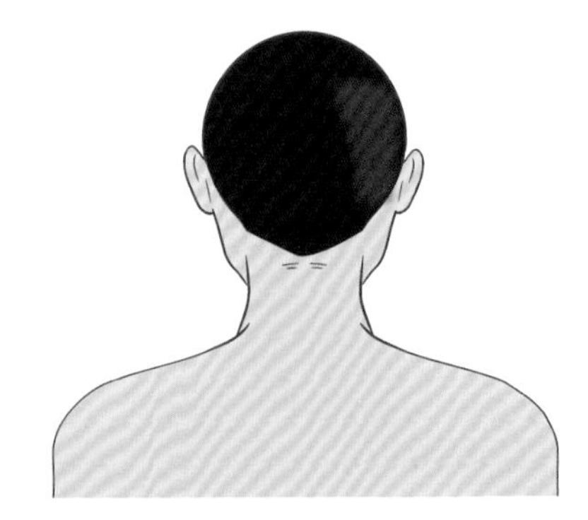

圖14.8.1　偏頭痛部位。

有些人經常偏頭痛，每週數次。部分偶爾偏頭痛的人，可能發作之間間隔數年。在全球範圍內，約有15%的人受到偏頭痛影響。

遺傳因素和環境因素可能與偏頭痛的病因有關，但確切的機制尚不清楚。醫學家一直認為偏頭痛是由大腦血流的變化所引起。其他包含婦女的荷爾蒙變化、酒精、咖啡因、壓力、天氣變化都是可能引發偏頭痛的觸發器。

治療包括止痛藥（如乙醯氨酚）、非類固醇消炎止痛藥（如布洛芬）用於緩解頭痛，止吐藥用於緩解噁心嘔吐症狀。若是藥物治療成效不佳，或是對於藥物副作用反應無法承受，可以考慮接受偏頭痛神經減壓手術。研究文獻顯示脊椎操作徒手療法對偏頭痛無效。

頭部的緊痠痛可能被健康的個案誤認為罹患偏頭痛。當個案的耳上、耳後或後腦的軟組織劇烈緊繃時，在局部造成嚴重的軟組織張力不均勻，就會拉扯周圍的軟組織造成痠痛、疼痛或抽痛等感覺，如**圖14.8.2**所示。長期洗完頭髮後未吹乾就直接被冷風吹，這是導致頭部側面軟組織緊繃的常見原因。當天氣變化、工作壓力大、個案飲用酒類或咖啡後，導致緊繃的軟組織變得更緊繃，或周圍軟組織放鬆使張力不均勻增大，就會引發頭部一側不舒服。由緊繃引發的耳上、耳後或頭後部位的疼痛或抽痛，只要個案接受正確的體感按摩放鬆緊繃，就能解決這部位疼痛的困擾。

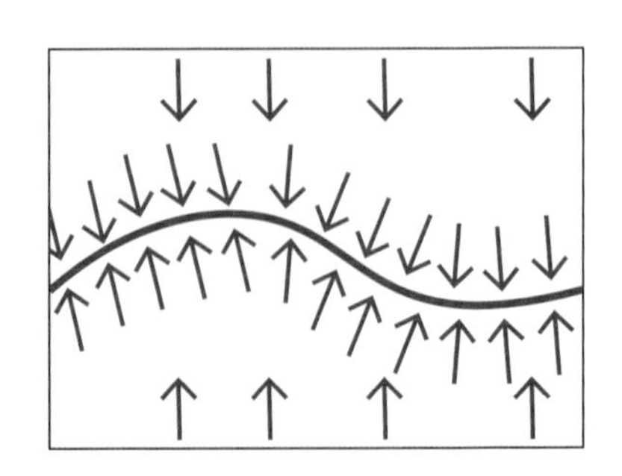

圖14.8.2　頭部的局部過於緊繃，軟組織張力不均勻引發拉扯感、抽痛、疼痛。

緊繃可能以點狀或線狀的形式分布在耳上、耳後或頭後，如**圖14.8.3**所示。頭部的緊繃非常細小，寬度不到5㎜，所以按摩師需要靈敏的指尖與細心來發現緊繃，並予以放鬆。通常，個案在頭部側面疼痛時，會以手掌或指腹按摩痛處，然而這樣的按摩方式只能壓迫緊繃，暫時舒緩緊繃造成的疼痛，卻無法放鬆緊繃，如**圖14.8.4**所示。這就是為何在一般人的認知裡按摩無法治療頭側抽痛的原因。放鬆這些細小的緊繃有特別的技巧，就是施力點需要比緊繃的面積還小。體感按摩師可以運用指甲尖來撥動緊繃，或者使用工具，如乾針，代替指尖來撥鬆緊繃，如**圖14.7.5**所示。只是，有些國家需要執照才允許使用乾針。所以按摩師在選擇輔助工具時，需要注意在地法規。耳上、耳後或頭後細小的緊繃被指尖壓入時，可能會有強烈痠痛或疼痛的壓痛。在撥鬆緊繃後，耳上、耳後或頭後的疼痛或抽痛即可獲得顯著改善或停止疼痛。

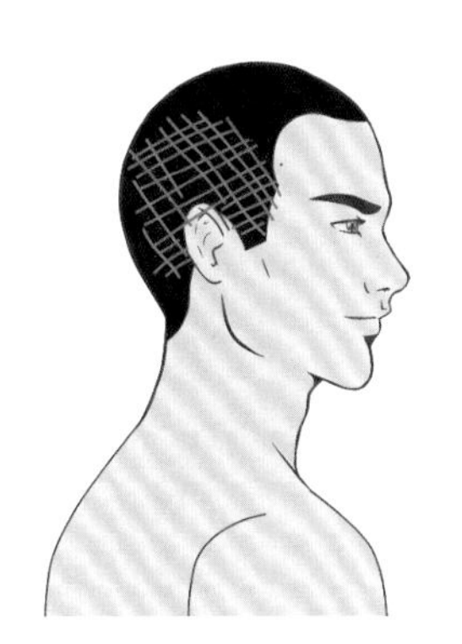

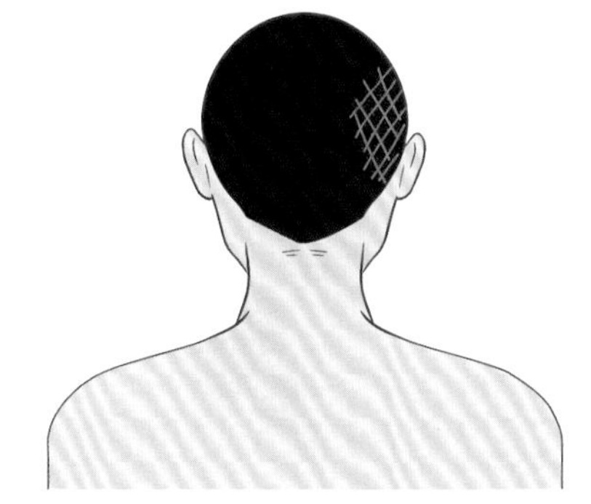

圖14.8.3　放鬆耳上、耳後、頭後的緊繃。

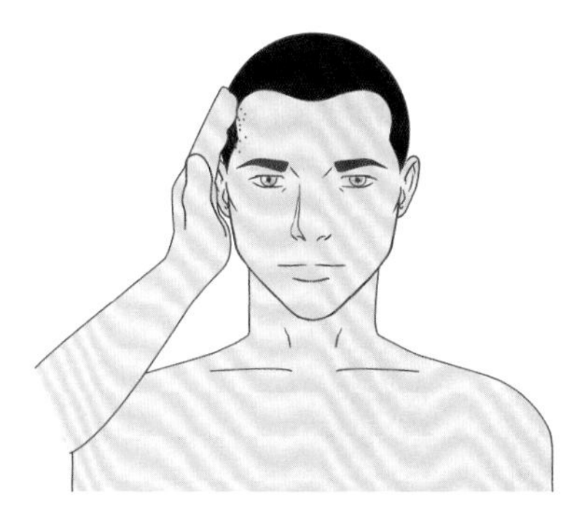

圖14.8.4　手掌壓迫頭側的緊繃，無法有效放鬆緊繃。

如果個案的頭部沒有緊繃，或者緊繃被放鬆後，耳上、耳後或頭後疼痛的困擾沒有改善，則表示個案可能罹患偏頭痛，並非緊繃造成的頭部側面疼痛，需尋求醫療處置。

顏面神經麻痺

顏面神經麻痺是一種急性神經發炎，發病的特徵是半邊臉部肌肉無力不受控制、眼睛閉不緊、嘴角歪向一邊、流口水，如**圖14.9.1**所示。也可能有麻木感、不協調、耳後疼痛、味覺異常及淚液減少等情形。造成顏面神經麻痺的原因有許多種可能。貝爾氏麻痺，發病機制不明，目前傾向認為是因為皰疹病毒感染顏面神經造成神經發炎，產生顏面肌肉無力的狀況。萊姆病，是由伯氏疏螺旋體細菌引起的感染，並通過壁蝨傳播。在萊姆病常見的地區，萊姆病約佔面神經麻痺病例的25%。耳鼻喉科疾病（如中耳炎、帶狀疱疹）、創傷（如槍傷、刀傷、擊傷）、腫瘤（如鼻咽癌、腦癌）、顱內神經疾病（如腦血管意外病變、腦膜炎）、缺血或出血性中風，以及周圍神經系統的自身免疫性疾病，皆可能導致顏面神經麻痺。

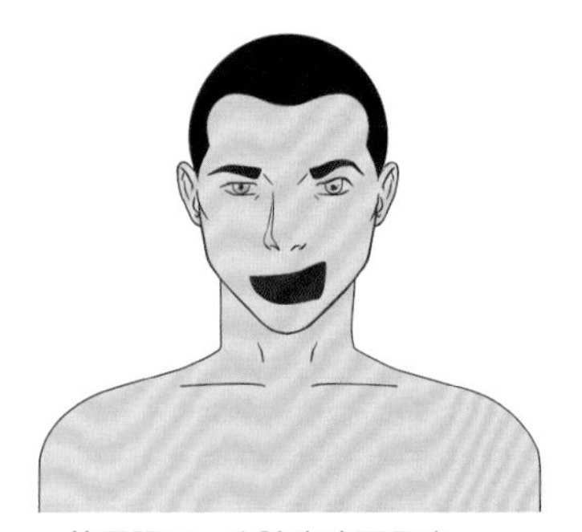

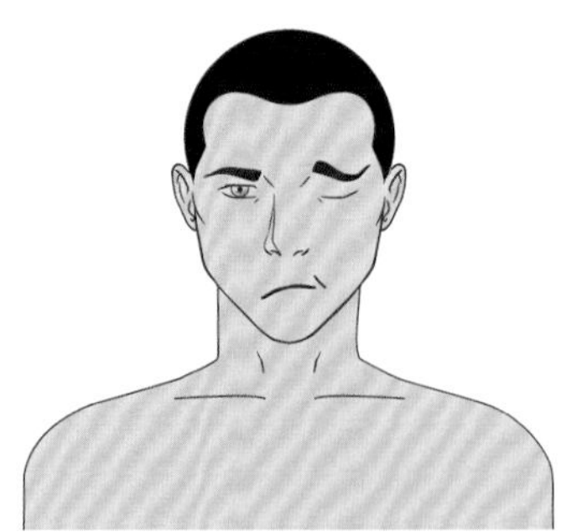

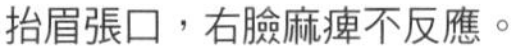

抬眉張口，右臉麻痺不反應。　　擠臉閉眼，右臉麻痺不反應。

圖14.9.1　顏面神經麻痺症狀。

治療方式依據疾病原因投以抗病毒藥物、抗生素或類固醇。大約80%的患者在三個月內會痊癒；較嚴重的患者會留下後遺症，需要復健治療或物理治療。復健治療或物理治療的項目主要包含針對顏面肌肉的運動治療、徒手治療、電刺激及熱療。用來促進受損的神經組織恢復或避免肌肉萎縮。中醫針灸治療可刺激顏面神經修復、促進周邊血管和肌肉組織代謝循環。

實務上，額頭與耳朵周圍軟組織緊繃，也可能造成健康的個案半邊臉部肌肉不受控制。當顏面外側的軟組織過度緊繃時，收縮的張力大於顏面肌肉的力量，即導致該側臉部肌肉不受控制，甚至臉頰會有麻木感，如**圖14.9.2**所示。只要將這些緊繃的軟組織放鬆，並使臉部周圍的軟組織張力均勻，即可解決半邊臉部肌肉不受控制的問題。

按摩由緊繃造成半邊臉部肌肉不受控制的個案時，可能會在顏面的外側摸到觸感如橡膠般的體狀緊繃，如**圖14.9.3**所示。通常在頭部只會有點狀或線狀緊繃，因此當頭部發生體狀緊繃，代表該部位的軟組織將周圍的軟組織都拉扯過去，扭成一團，才形成體狀緊繃。如此劇烈緊繃造成的軟組織張力不均勻，無法用一般的按摩方式解開緊繃。需要以指骨推刮或以指尖

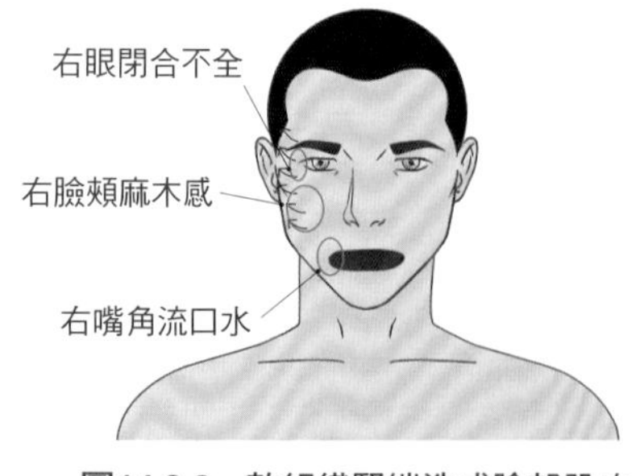

圖14.9.2　軟組織緊繃造成臉部肌肉不受控制與麻感。

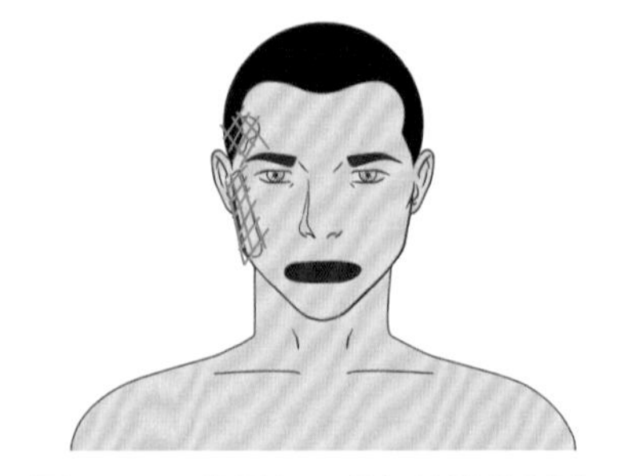

圖14.9.3　放鬆顏面外側的體狀緊繃。

戳刺的技術，進入體狀緊繃內，將緊繃分散開來，如**圖14.9.4**所示。體狀緊繃被按摩時，可能會有強烈的壓痛。並且當體狀緊繃放鬆時，周圍軟組織的張力獲得舒緩，可能會有眼皮跳、臉頰癢、嘴角抖動等現象。當體狀緊繃放鬆後，可能還可以在同部位的深層或周圍摸到線狀緊繃，如**圖14.9.5**所示。按摩時，將線狀緊繃往垂直於線狀緊繃的方向分散，較能有效放鬆線狀緊繃。無論是放鬆顏面周圍的體狀緊繃或線狀緊繃，體感按摩師務必要讓按摩緊繃的接觸面積小於緊繃的組織。實務上，可以運用指甲尖來撥動緊繃，或者使用工具，如乾針，代替指尖來撥鬆緊繃，如**圖14.7.5**所示。只是，有些國家需要執照才允許使用乾針。所以按摩師在選擇輔助工具時，需要注意在地法規。要以撥鬆纖維束的方式來撥鬆這些緊繃。事實上，肌肉確實是由肌纖維組成。顏面周圍細小的緊繃被指尖壓入時，可能會有強烈痠痛或疼痛的壓痛。在放鬆緊繃後，還要大面積地按摩顏面周圍，使整體的軟組織張力均勻，如**圖14.9.6**所示。在放鬆緊繃並使軟組織張力均勻後，半邊臉部肌肉不受控制的問題即可獲得顯著改善。

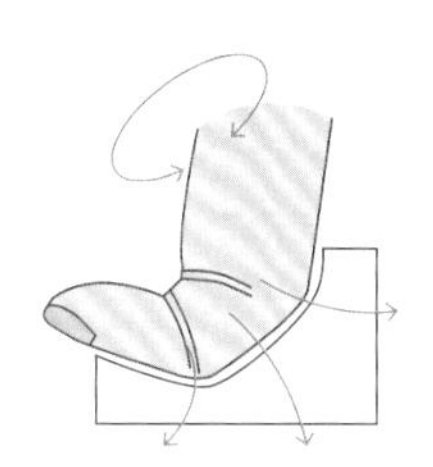

圖14.9.4　以指骨壓推或以指尖戳刺，放鬆體狀緊繃。

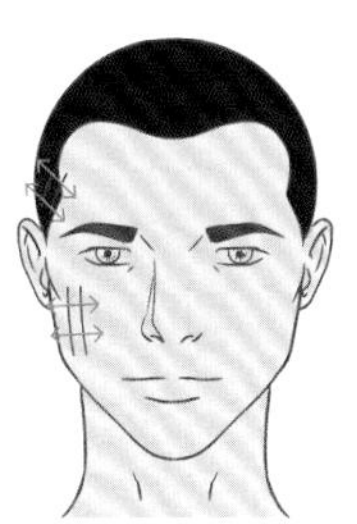

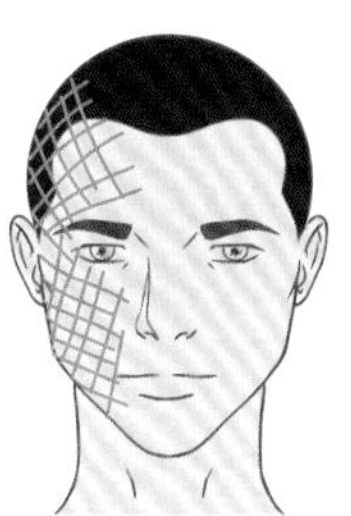

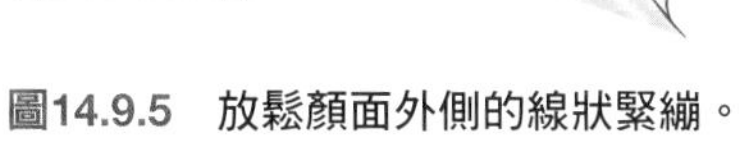

圖14.9.5　放鬆顏面外側的線狀緊繃。

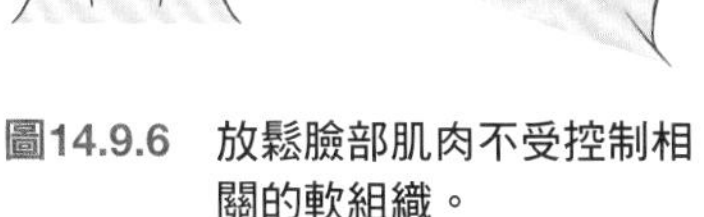

圖14.9.6　放鬆臉部肌肉不受控制相關的軟組織。

如果個案的顏面周圍沒有緊繃，或者緊繃被放鬆且使軟組織張力均勻後，半邊臉部肌肉不受控制的困擾沒有改善，則表示個案可能罹患顏面神經麻痺，並非緊繃造成的臉部肌肉不受控制，需尋求醫療處置。

心絞痛

心絞痛是由於流向心臟的血液減少而引起的胸痛，將來有可能發生心肌梗塞。常見胸骨下或心前區產生短暫陣發性之疼痛、撕裂感，如**圖14.10.1**所示，也可能在前頸、喉嚨、左肩、左前臂等區域有陣發性的疼痛或沉重壓迫感、緊縮感、燒灼感。

心絞痛是心臟疾病的表現，主要原因為心臟冠狀動脈血管阻塞。心絞痛可在服用舌下含片硝化肝油後得到緩解，藥物作用是直接鬆弛血管平滑肌使血管擴張。手術可透過氣球擴張或支架置放的技術，將阻塞的血管打通。心臟其他部分之疾病，如心包膜炎、瓣膜疾病，也會造成心絞痛。

胸部軟組織的緊瘥痛可能被健康的個案誤認為罹患心絞痛。當個案胸部外側的軟組織劇烈緊繃時，在前胸造成嚴重的軟組織張力不均勻，就會拉扯胸部中央的軟組織造成胸悶、撕裂痛或陣發性抽痛等感覺，如**圖14.10.2**所示。胸部外側的緊繃常見於突然過度地使用胸部肌群，如短時間內做了過多伏地挺身、臥推訓練或搬重物，累積的疲勞未獲得釋放就造成軟組織緊繃。緊繃也可能來自於側睡習慣。長時間往身體的同一側壓迫，清醒時未適度活動放鬆胸部肌群，也可能導致胸部外側緊繃。對於胸部外側緊繃造成的胸悶、撕裂痛或陣發性抽痛，只要以正確的按摩解除緊繃，這些問題都能立即獲得解決。

按摩由胸部外側緊繃造成的胸悶、胸痛個案時，可能在胸部外側靠近腋下的部位摸到體狀緊繃，將該緊繃往胸部中央、肩膀以及腋下釋放較容易放鬆，如**圖14.10.3**所示。若該體狀緊繃的範圍涵蓋到腋下，則背部的腋下周圍也要被按摩，並將腋下的緊繃往背部分散。在胸部與脅肋部位可能摸到面狀緊繃，將面狀緊繃往身體斜向分散，如**圖14.10.4**所示。放鬆完緊繃，還要大範圍地按摩整個胸部、上腹部與脅肋部位，使軟組織張力均勻，如**圖14.10.5**所示。若被按摩的個案是女性，務必在按摩之前充分告知即將按摩的部位，獲得個案同意之後才可進行操作。並且按摩的對象並非胸部淺層的脂肪組織，而是深層靠近肋骨的軟組織。

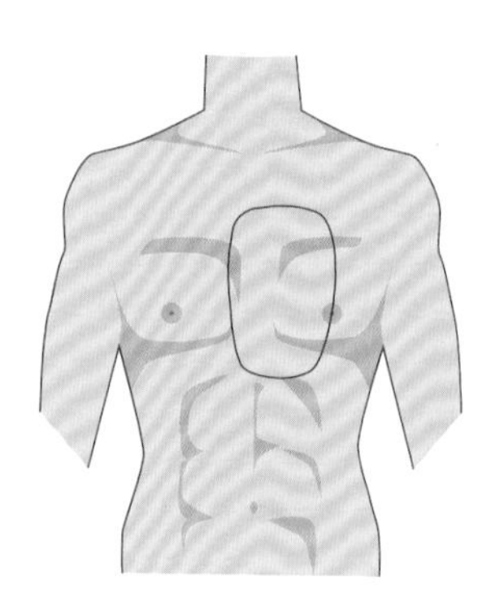

圖14.10.1　心絞痛部位。

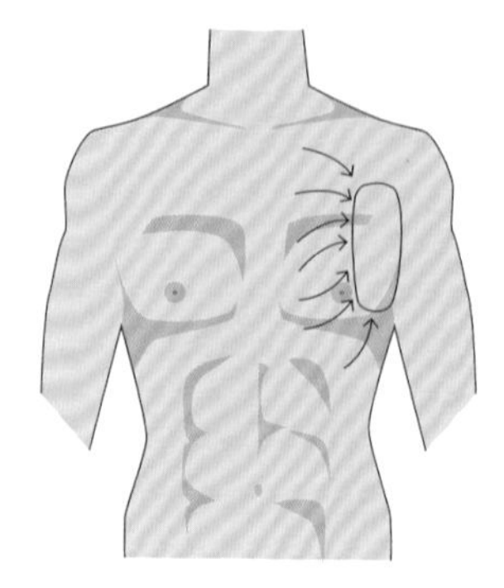

圖14.10.2　胸部外側軟組織緊繃造成胸悶、陣發性疼痛。

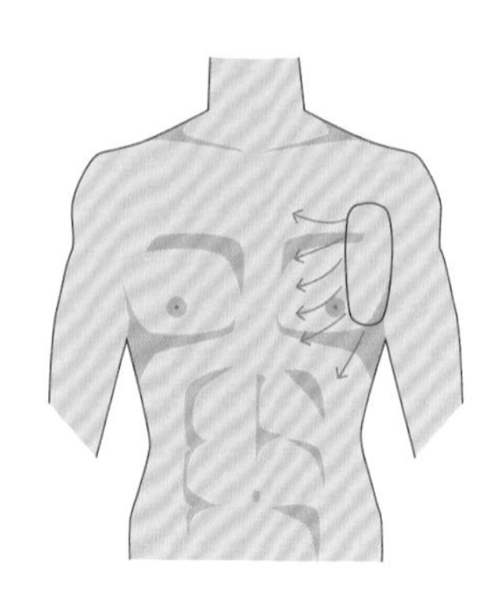

圖14.10.3　放鬆胸部外側的體狀緊繃。

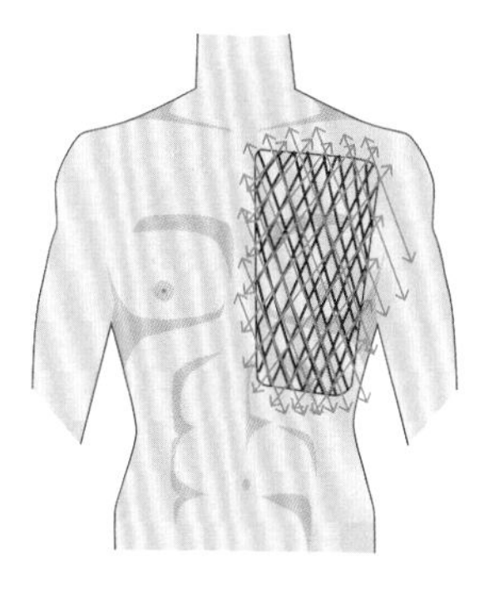

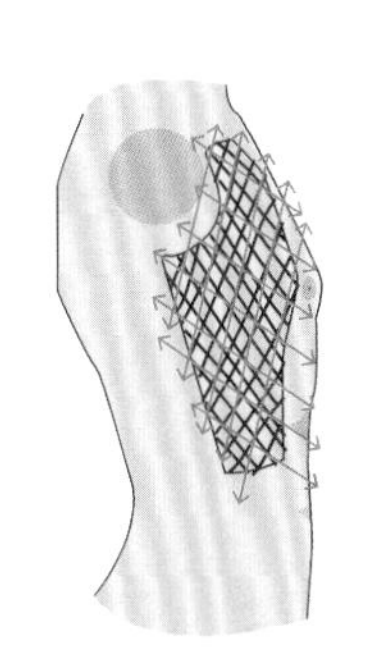

圖14.10.4 放鬆胸部與脅肋的面狀緊繃。

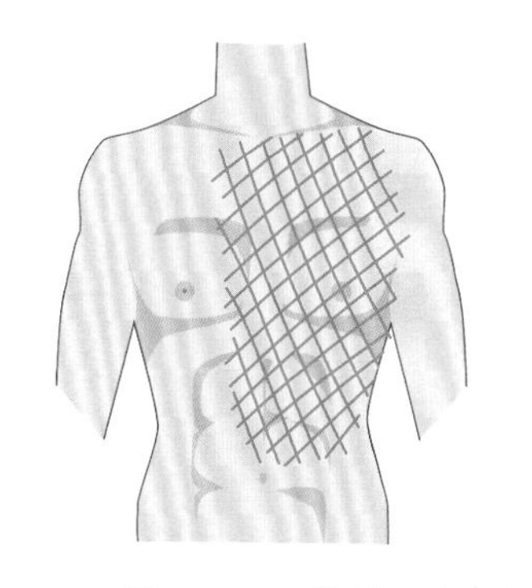

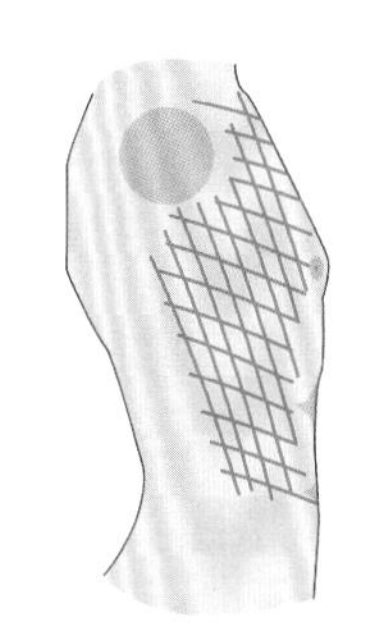

圖14.10.5 放鬆緊繃造成胸悶、陣發性抽痛相關的軟組織。

若胸悶、胸痛是由胸部外側緊繃所造成，則按摩胸部中央的疼痛發作部位並不會有強烈的壓痛。胸部外側的緊繃被按摩時才有強烈的壓痛。如果在胸部周圍都沒有緊繃，或者緊繃放鬆後胸悶、胸痛問題未獲得改善，則表示個案可能罹患心絞痛，並非緊繃造成的胸悶、胸痛，需尋求醫療處置。

氣喘

氣喘又稱哮喘，是一種支氣管慢性發炎、阻塞及過度敏感反應的疾病。常見症狀表現為喘息、咳嗽、胸腔緊迫、胸悶和呼吸困難。氣喘的發生和惡化與遺傳和環境因素有關。誘發或惡化的環境因素，包括病毒感染、環境中的過敏原、空氣污染；情緒、食物添加劑、藥物、內分泌異常也可能引發氣喘發作。世界衛生組織建議減少危險因素，如吸菸、空氣污染、化學刺激物包括香水，通過避免觸發因素來預防氣喘症狀。

目前對氣喘的治療方式以藥物治療為主。支氣管擴張劑，用來擴張支氣管平滑肌。口服或注射型類固醇，用來快速減輕氣管壁的發炎反應。氣喘被認為是無法治癒的疾病，只能在症狀發作時以藥物控制減緩症狀。

軟組織緊繃也會造成健康的個案呼吸不順暢。與吸氣相關的肌肉，包含橫膈膜、外肋間肌、內肋間肌、肋間提肌、後上鋸肌、胸鎖乳頭肌、斜角肌、斜方肌、胸大肌、胸小肌、前鋸肌、鎖骨下肌、提肩甲骨肌、大菱形肌、小菱形肌。與呼氣相關的肌肉，包含內肋間肌、胸橫肌、肋下肌、後下鋸肌、背闊肌、腹橫肌、腹內斜肌、腹外斜肌、腹直肌、腰方骨肌。當胸部的軟組織緊繃，拉扯胸腹的肌群就可能造成胸悶。當胸部與背部的軟組織同時緊繃，拉扯身體正面和背面與呼吸相關的肌群，就可能造成胸腔緊迫、胸悶和呼吸不順，如**圖14.11.1**所示。只要將胸部與背部的緊繃都放鬆，胸悶或呼吸不順的問題即可獲得顯著改善。

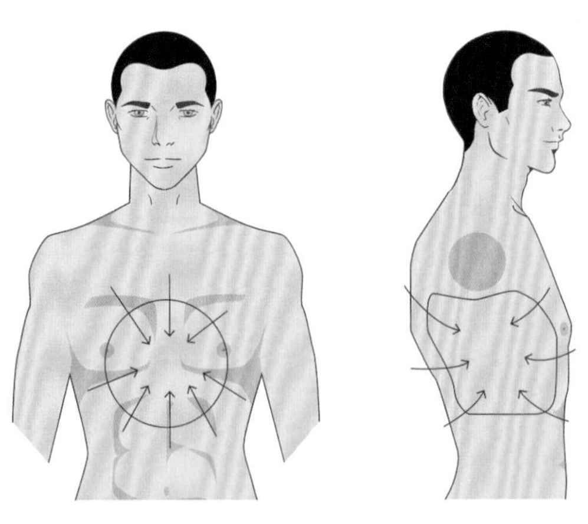

圖14.11.1　胸部與背部緊繃，導致胸悶、呼吸困難。

按摩胸部與背部時，可能會摸到大面積的面狀緊繃，原處揉散面狀緊繃即可，如**圖14.11.2**所示。在胸部的周圍與中央軟組織較薄處的緊繃，被按摩時會可能有撕裂般的壓痛感，按摩這些部位時建議用輕柔的力量慢慢舒緩緊繃，可使個案承受較少的壓痛過程，如**圖14.11.3**所示。按摩脅肋時，可能會摸到面狀緊繃，將緊繃往胸部、背部與下方釋放較有效，如**圖14.11.4**所示。對於緊繃造成的胸悶與呼吸困難的個案，通常需要反覆按摩背部與胸部數次，才能使背部與胸部的軟組織張力均勻。也就是先按摩背部，然後請個案翻身，按摩胸部，再請個案翻身，按摩背部。反覆數次，直到解除個案胸部與背部的緊繃，並使整個胸背區域的軟組織張力均勻，才結束體感按摩操作。

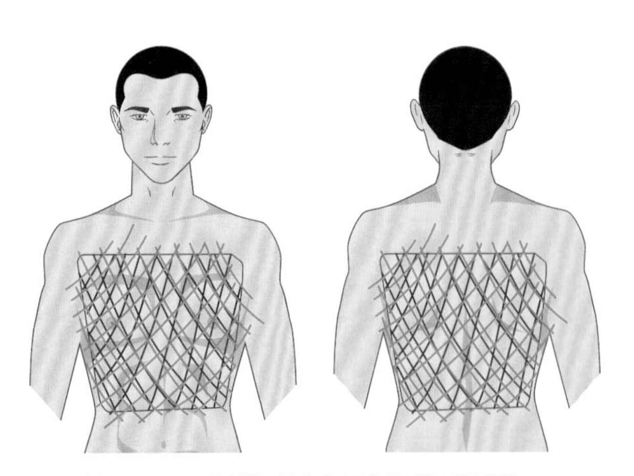

圖14.11.2　放鬆胸部與背部大面積面狀緊繃。

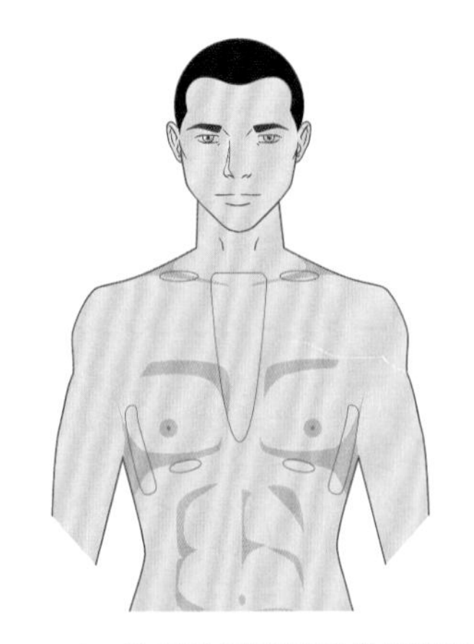

圖14.11.3　胸部軟組織較薄處的緊繃壓痛感強烈。

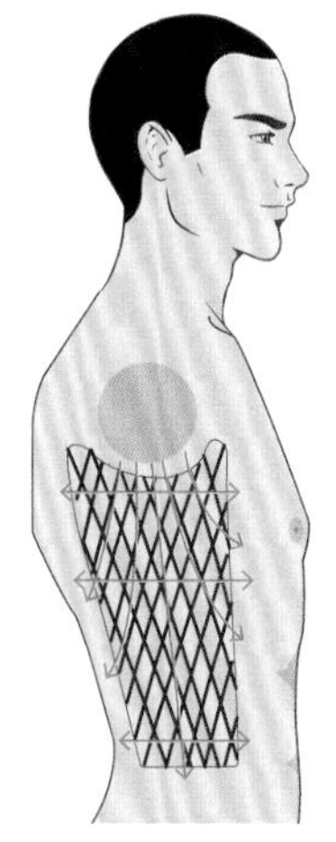

圖14.11.4　放鬆脅肋的面狀緊繃。

若胸悶、呼吸不順是由胸部與背部的緊繃所造成，則按摩胸部或脅肋的肋骨部位必有強烈的壓痛。如果在胸部與背部都沒有緊繃，或者緊繃放鬆後胸悶、呼吸不順問題未獲得改善，則表示個案可能罹患氣喘，並非緊繃造成的胸悶、呼吸不順，需尋求醫療處置。

纖維肌痛

纖維肌痛以前稱為纖維炎，是一種慢性疼痛症狀。纖維肌痛患者的大腦和脊髓處理疼痛感覺的方式異常。患者對於刺激引起疼痛或不適的閾值已被證明較低，因此對疼痛有較強烈的敏感性。可能還有容易疲勞、不寧腿症候群、麻木、瘙癢等不適感。其他症狀還包括睡眠障礙、記憶障礙、大腸激躁症，以及對聲音、光、溫度的敏感。纖維肌痛經常與抑鬱、焦慮和創傷後壓力症候群相關。

引起纖維肌痛的詳細機制尚未明朗，目前相信與遺傳及環境因子有關。纖維肌痛被認為是由中樞神經系統引起，可能是中樞敏感化症候群的一種。類風濕關節炎，系統性紅斑狼瘡和其他健康狀況以及自身免疫性疾病的慢性疼痛可以觸發纖維肌痛的發展。纖維肌痛可能造成長期的疼痛，但並不會造成死亡或組織損傷。治療纖維肌痛的藥物包括止痛藥、抗抑鬱藥以及抗癲癇藥，用來減緩纖維肌痛的疼痛與促進睡眠。然而，目前尚無法治癒纖維肌痛。

臨床上，可能會有健康的個案，因為全身有多處軟組織長期緊繃未放鬆，造成身體容易疲勞、被按壓時有壓痛，甚至有麻、蟲爬感等不舒服，誤以為自己罹患纖維肌痛。實際上這些不舒服的感覺都是緊痠痛，只要放鬆緊繃，就能解決各種不適感。

然而，全身大範圍緊繃，也代表著身體失去可承受緊繃張力的彈性。如果身體只有局部緊繃，可以將緊繃往周圍分散；若身體大範圍緊繃，則無處可分散張力，如**圖14.12.1**所示。對於大範圍緊繃，只能直接使緊繃鬆弛，一點一點地讓軟組織解除緊繃，如**圖14.12.2**所示。解除緊繃的軟組織可能鬆垮失去彈性、力氣，需要執行運動訓練以恢復肌力。目前尚不明瞭是緊繃周圍的肌肉先退化失去力氣才被緊繃拉扯形成更大的緊繃，還是緊繃本身造成肌肉退化失去力氣，也可能兩者互為因果，形成肌力喪失與緊繃擴大的惡性循環。

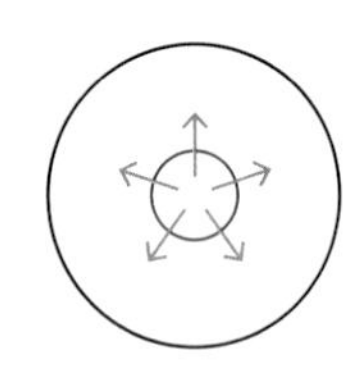

局部緊繃可以往周圍低張力處分散緊繃處的張力。

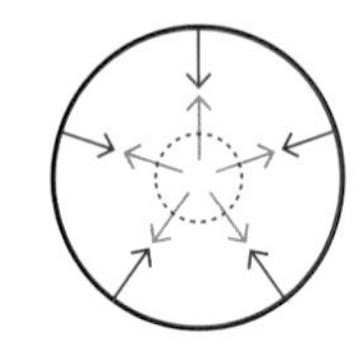

大範圍緊繃，無低張力處可分散緊繃處的張力。

圖14.12.1　放鬆緊繃需要低張力的空間。

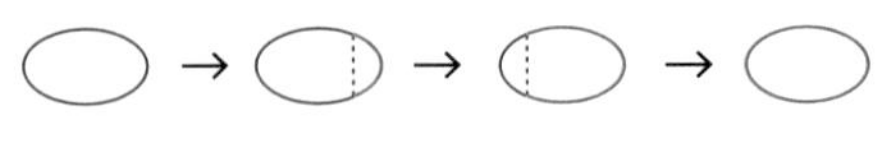

先按摩末梢，製造出放鬆的小區域，再逐漸擴大。

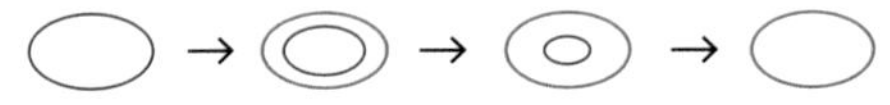

直接大範圍按摩，製造出放鬆的表層，再逐漸放鬆深層。

圖14.12.2　放鬆大範圍緊繃的方法。

身體大範圍緊繃的個案，需要接受長期固定全身按摩，才能將身體的緊繃持續放鬆。同時，還需要執行運動訓練，慢慢重建全身的肌力，使軟組織恢復彈性與結實感。這可能是長達三個月或半年以上的長期過程。並且在開始接受按摩的初期，由於緊繃的範圍大，所以個案的全身都要忍受按摩的壓痛。直到數次按摩後，緊繃的範圍縮小，個案才會有比較少壓痛的按摩過程。這些資訊可以在按摩之前先讓個案知道，使個案對接下來的長期恢復過程能有心理準備。

如果個案全身各處都對按壓敏感、容易疲勞，甚至有麻、蟲爬感等不舒服，卻沒有緊繃，或者當緊繃解除後這些不舒服症狀卻未減緩，則表示個案並非緊繃造成不舒服的健康個案，而可能是罹患纖維肌痛的病人，需尋求醫療處置。

相似炎症速查表

ㄅ

半月板撕裂…… 119
半腱肌撕裂傷…… 136
半膜肌撕裂傷…… 136, 138
冰凍肩…… 166, 175
貝爾氏麻痺…… 128
背部肌肉拉傷…… 168
背部韌帶拉傷…… 168
剝離性軟骨炎…… 112
薄股肌撕裂傷…… 138
髕骨前滑囊炎…… 112
髕腱炎…… 112

ㄆ

跑者膝…… 116

ㄇ

拇趾外翻…… 91
拇趾滑囊炎…… 91
媽媽手…… 75

ㄈ

附生舟狀骨症候群…… 97
腓骨肌拉傷…… 103, 106
跗骨隧道症候群…… 93
跗管綜合症…… 93
腹部肌肉拉傷…… 161
腹膜炎…… 161
縫匠肌撕裂傷…… 142

ㄉ

狄奎凡氏症…… 75
第五蹠骨骨折…… 98

ㄊ

退化性關節炎…… 112, 114, 116, 119
跳躍膝…… 112

ㄋ

內半月板撕裂…… 114
內收大肌撕裂傷…… 136, 138, 142
內收肌群肌鍵炎…… 144
內收長肌撕裂傷…… 142
內收短肌撕裂傷…… 142
內側踝三角韌帶扭傷…… 106
腦震盪…… 122, 123, 125, 126

ㄌ

梨狀肌症候群…… 146
落枕…… 129
闌尾炎…… 159
類風濕性關節炎…… 80
顱骨骨折…… 122, 123, 125, 126

ㄍ

股二頭肌撕裂傷…… 136
股中間肌撕裂傷…… 142
股內側肌撕裂傷…… 142
股四頭肌肌腱炎…… 112
股外側肌撕裂傷…… 140, 142
股直肌撕裂傷…… 142
肱三頭肌撕裂傷…… 164
肱骨內上髁炎…… 86
肱骨外上髁炎…… 83
高位踝韌帶扭傷…… 106
高爾夫球肘…… 86
跟下滑囊炎…… 100
跟骨下脂肪墊炎…… 100
跟骨骨折…… 100
跟骨骨骺炎…… 100
跟骨結核…… 100
跟腱炎…… 103

ㄎ

闊筋膜張肌撕裂傷…… 140
髂恥滑囊炎…… 144

髂脛束症候群……116
髂脛束撕裂傷……140
髂腰肌肌腱炎……144

ㄏ

哈格蘭症候群……103
踝關節積水……106

ㄐ

肩峰下滑囊炎……166, 171
肩旋轉肌群肌腱炎……166, 175
肩關節周圍炎……166, 175
急性面關節閉鎖症候群……129
急性斜頸症……129
急性頸椎關節周圍炎……129
脊椎側彎……152, 157, 159, 166, 168
脛前肌腱炎……93
脛後肌腱炎……97
脛骨內側壓力症候群……109
脛骨疲勞性骨折……109
脛骨骨折……109
脛骨結節骨骺炎……112
脛骨壓力性骨折……109
棘上肌肌腱炎……106, 171
棘上韌帶炎……152
僵直性脊椎炎……152, 168
頸脊髓病變……132
頸部肌肉扭傷……129
頸椎退化……132
頸椎間盤突出……132, 164, 166, 171

ㄑ

前足肌腱炎……95
前臂伸肌腱周圍炎……82
瓊斯骨折……98

ㄒ

小腿肌肉拉傷……110
膝內側副韌帶扭傷……114
膝外側副韌帶扭傷……116
膝關節積水……112

ㄓ

中暑……122, 123
正中神經炎……80
肘部扭挫傷……83, 86
沾黏性肩關節囊炎……166, 175
掌骨骨折……78
蹠腱筋膜炎……100
轉子滑囊炎……144, 146, 149

ㄔ

恥骨骨炎……146, 154
腸胃炎……161

ㄕ

十字韌帶扭傷……119
手指屈指肌腱狹窄性腱鞘炎……72
手指屈指肌腱腱鞘炎……72
手腕腱鞘囊腫……80
伸腕肌群肌腱病變……83
腎炎……157, 159

ㄖ

橈肱關節滑液膜炎……83
橈肱關節滑囊炎……83
橈骨莖突狹窄性腱鞘炎……75
橈側伸腕肌腱周圍炎……82

ㄗ

坐骨神經炎……146, 152
坐骨結節滑囊炎……144
足底筋膜炎……95, 97, 98, 100
足趾屈指肌腱腱鞘炎……88
足趾屈趾肌腱狹窄性腱鞘炎……88

ㄙ

三叉神經炎……………………………… 125

一

腰部筋膜損傷……………………… 157, 159
腰部韌帶損傷……………………… 157, 159
腰椎退化狹窄……………………………… 146
腰椎骨折…………………………………… 157
腰椎間盤突出……………… 146, 152, 157
腰椎滑脫…………………………………… 146
顏面神經炎………………………………… 128

ㄨ

五十肩……………………………… 166, 175
外半月板撕裂……………………………… 116
外廣肌撕裂傷……………………………… 140
外踝韌帶扭傷……………………………… 106
尾椎骨挫傷………………………………… 154
腕隧道症候群……………………………… 80
腕關節扭傷………………………………… 80
腕關節骨折………………………………… 80
網球肘……………………………………… 83

ㄚ

阿基里斯腱撕裂傷………………………… 103

體感按摩

運用體感精準找出痠痛源頭

出　　版／楓樹林出版事業有限公司
地　　址／新北市板橋區信義路163巷3號10樓
郵政劃撥／19907596 楓書坊文化出版社
網　　址／www.maplebook.com.tw
電　　話／02-2957-6096
傳　　真／02-2957-6435
作　　者／李侑青
企劃編輯／陳依萱
校　　對／周季瑩
港澳經銷／泛華發行代理有限公司
定　　價／700元
初版日期／2022年8月

國家圖書館出版品預行編目資料

體感按摩 / 李侑青作. -- 初版. -- 新北市 :
楓樹林出版事業有限公司, 2022.08
面； 公分

ISBN 978-626-7108-58-1 (平裝)

1. 按摩

413.92　　　　111008437

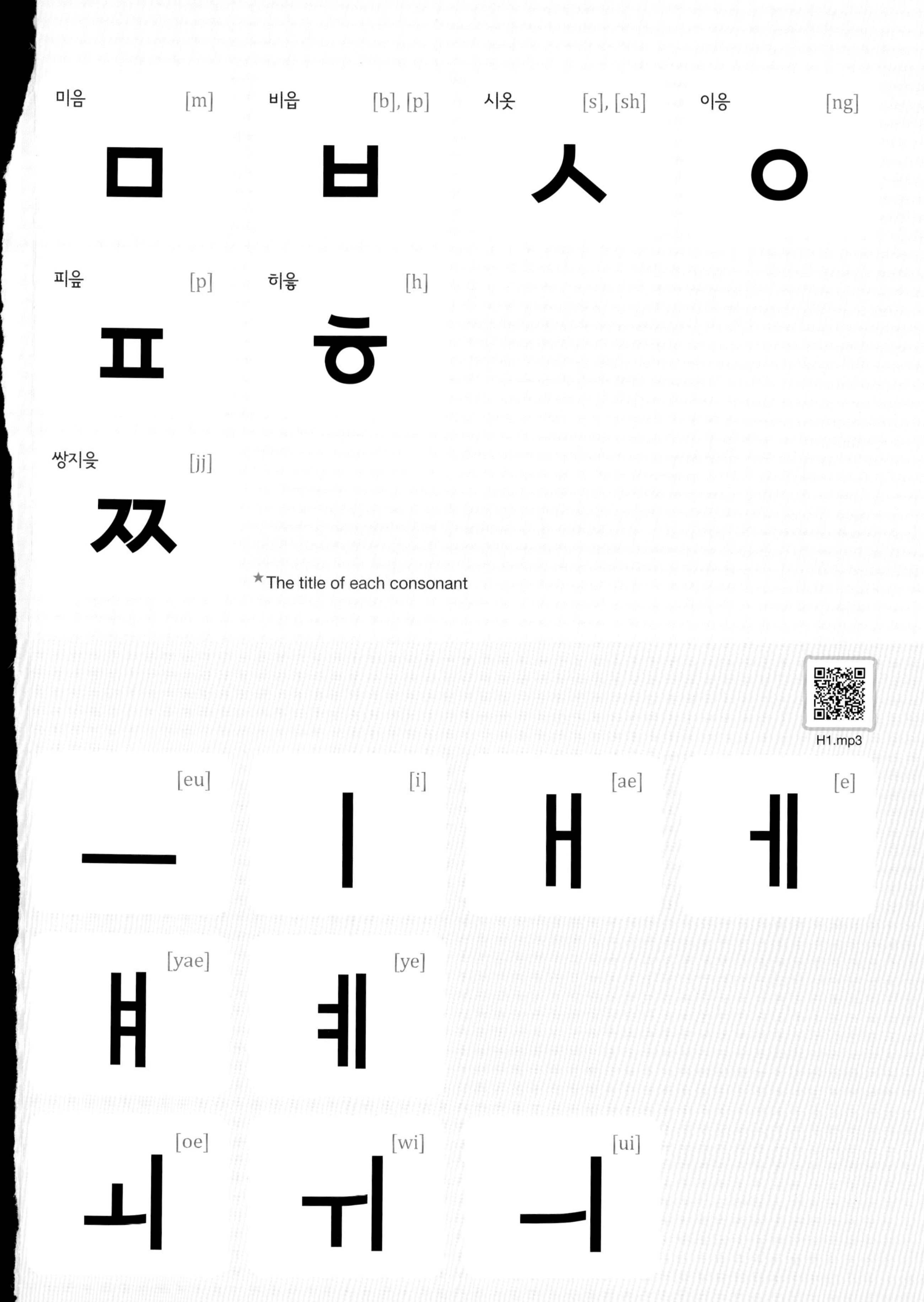

미음 [m]
ㅁ
비읍 [b], [p]
ㅂ
시옷 [s], [sh]
ㅅ
이응 [ng]
ㅇ
피읖 [p]
ㅍ
히읗 [h]
ㅎ
쌍지읒 [jj]
ㅉ
★The title of each consonant
H1.mp3
[eu]
ㅡ
[i]
ㅣ
[ae]
ㅐ
[e]
ㅔ
[yae]
ㅒ
[ye]
ㅖ
[oe]
ㅚ
[wi]
ㅟ
[ui]
ㅢ

子音＋母音

Vowels / Consonants	ㅏ [a]	ㅑ [ya]	ㅓ [eo]	ㅕ [yeo]	ㅗ [o]	ㅛ [yo]
ㄱ [g], [k]	가 [ga]	갸 [gya]	거 [geo]	겨 [gyeo]	고 [go]	교 [gyo]
ㄴ [n]	나 [na]	냐 [nya]	너 [neo]	녀 [nyeo]	노 [no]	뇨 [nyo]
ㄷ [d], [t]	다 [da]	댜 [dya]	더 [deo]	뎌 [dyeo]	도 [do]	됴 [dyo]
ㄹ [r], [l]	라 [ra]	랴 [rya]	러 [reo]	려 [ryeo]	로 [ro]	료 [ryo]
ㅁ [m]	마 [ma]	먀 [mya]	머 [meo]	며 [myeo]	모 [mo]	묘 [myo]
ㅂ [b], [p]	바 [ba]	뱌 [bya]	버 [beo]	벼 [byeo]	보 [bo]	뵤 [byo]
ㅅ [s], [sh]	사 [sa]	샤 [sha]	서 [seo]	셔 [sheo]	소 [so]	쇼 [sho]
ㅇ [ng]	아 [a]	야 [ya]	어 [eo]	여 [yeo]	오 [o]	요 [yo]
ㅈ [j], [ch]	자 [ja]	쟈 [jya]	저 [jeo]	져 [jyeo]	조 [jo]	죠 [jyo]
ㅊ [ch]	차 [cha]	챠 [chya]	처 [cheo]	쳐 [chyeo]	초 [cho]	쵸 [chyo]
ㅋ [k]	카 [ka]	캬 [kya]	커 [keo]	켜 [kyeo]	코 [ko]	쿄 [kyo]
ㅌ [t]	타 [ta]	탸 [tya]	터 [teo]	텨 [tyeo]	토 [to]	툐 [tyo]
ㅍ [p]	파 [pa]	퍄 [pya]	퍼 [peo]	펴 [pyeo]	포 [po]	표 [pyo]
ㅎ [h]	하 [ha]	햐 [hya]	허 [heo]	혀 [hyeo]	호 [ho]	효 [hyo]

H2.mp3

ㅜ [u]	ㅠ [yu]	ㅡ [eu]	ㅣ [i]
구 [gu]	규 [gyu]	그 [geu]	기 [gi]
누 [nu]	뉴 [nyu]	느 [neu]	니 [ni]
두 [du]	듀 [dyu]	드 [deu]	디 [di]
루 [ru]	류 [ryu]	르 [reu]	리 [ri]
무 [mu]	뮤 [myu]	므 [meu]	미 [mi]
부 [bu]	뷰 [byu]	브 [beu]	비 [bi]
수 [su]	슈 [shu]	스 [seu]	시 [shi]
우 [u]	유 [yu]	으 [eu]	이 [i]
주 [ju]	쥬 [jyu]	즈 [jeu]	지 [ji]
추 [chu]	츄 [chyu]	츠 [cheu]	치 [chi]
쿠 [ku]	큐 [kyu]	크 [keu]	키 [ki]
투 [tu]	튜 [tyu]	트 [teu]	티 [ti]
푸 [pu]	퓨 [pyu]	프 [peu]	피 [pi]
후 [hu]	휴 [hyu]	흐 [heu]	히 [hi]

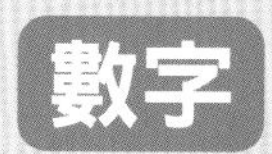

H3.mp3

	純韓文數字	漢字數字
1	하나 [hana]	일 [il]
2	둘 [dul]	이 [i]
3	셋 [set]	삼 [sam]
4	넷 [net]	사 [sa]
5	다섯 [daseot]	오 [o]
6	여섯 [yeoseot]	육 [yuk]
7	일곱 [ilgop]	칠 [chil]
8	여덟 [yeodeol]	팔 [pal]
9	아홉 [ahop]	구 [gu]
10	열 [yeol]	십 [ship]

子音

★기역 [g], [k]	니은 [		리을 [r], [l]
ㄱ	ㄴ	ㄷ	ㄹ
지읒 [j], [ch]	치읓 [ch]	키읔 [k]	티읕 [t]
ㅈ	ㅊ	ㅋ	ㅌ
쌍기역 [kk]	쌍디귿 [tt]	쌍비읍 [pp]	쌍시옷 [ss]
ㄲ	ㄸ	ㅃ	ㅆ

母音

[a]	[eo]	[o]	[u]
ㅏ	ㅓ	ㅗ	ㅜ
[ya]	[yeo]	[yo]	[yu]
ㅑ	ㅕ	ㅛ	ㅠ
[wa]	[weo]	[wae]	[we]
ㅘ	ㅝ	ㅙ	ㅞ

同樣也是因為「s」必須有母音「ㅡ」才能夠發音。

例

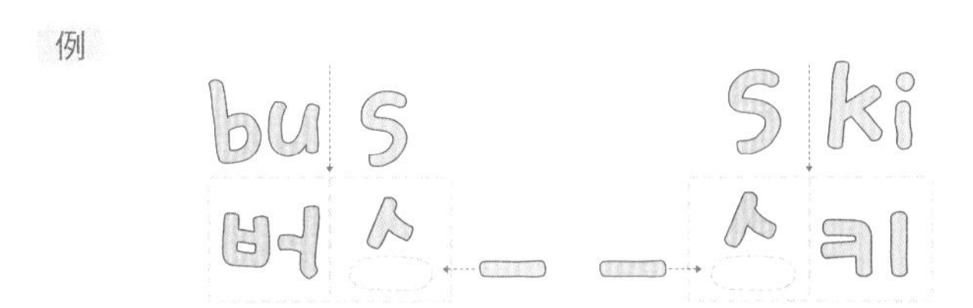

4 基本母音的發音單一且短促。

韓文中，在發基本母音像是ㅏ（[a]）、ㅗ（[o]）、ㅐ（[ae]）時，唇形幾乎都沒有變化，與英文中像是「ice（[ai]）」這類需要放大嘴型的長音大不相同。因此在書寫外來語時，就會發生英文單字可能只有一個音節，在韓文卻需要使用多音節來書寫的狀況，例如，「ice」這個短短的單字，韓文就必須寫成아이스。

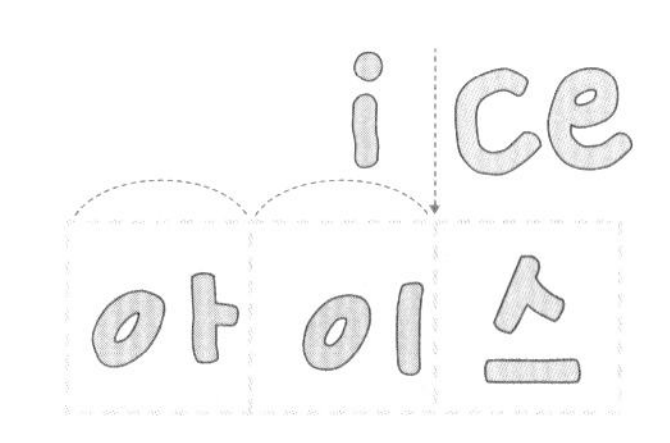

例　rice　라이스

5 字中與字尾的「r」在韓文中都不發音。

韓文沒有英文裡的「r」或中文裡的「ㄦ」發音。當「r」這個發音當作一個韓文單字的初聲時寫作「ㄹ」，出現在字中與字尾時都不發音。以「card」這個英文單字為例，子音「c」後面連接著母音「a」，這樣的韓文發音寫作카。為了發出終聲「d」，加上母音「ㅡ」後的發音為드。然而，韓文沒有可替代「r」這個發音的母音，因此「card」在韓文中寫作只有兩個音節的카드。

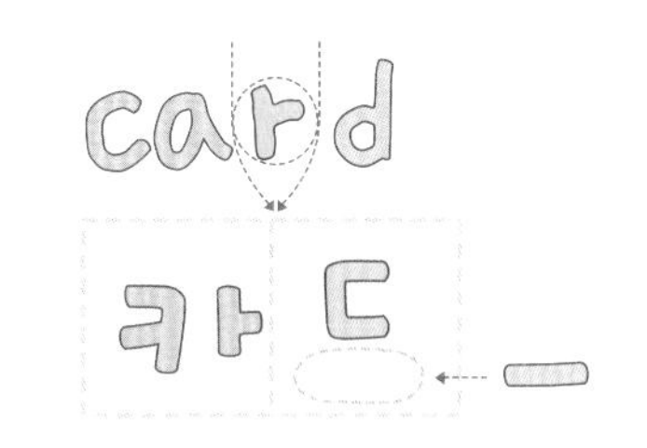

例　mart　마트 [ma-teu]

car　카 [ka]

6 「p／f」、「b／v」以及「l／r」在韓文中的發音皆相同。

「p／f」、「b／v」以及「l／r」這幾組英文字母，在韓文中的發音皆沒有明顯的差別。韓文中，「p」與「f」的發音都寫作「ㅍ」，「b」與「v」的發音都寫作「ㅂ」，「l」與「r」的發音都寫作「ㄹ」。因此，在英文中唸起來可能有很大差別的字彙，用韓文書寫時卻是一模一樣的。例如 pan 與 fan 都寫作팬，ban 與 van 都寫作밴，leader 與 reader 都寫作리더。

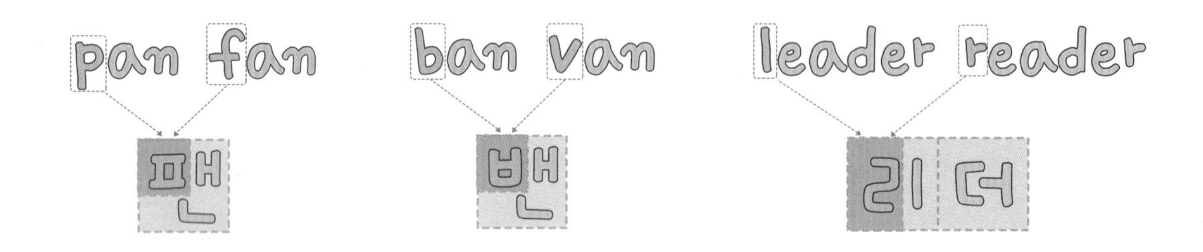

7 韓文中沒有強烈的咬舌音「z」與「th」。

韓文中沒有與英文單字 pizza 的「z」和 health 的「th」相對應的發音。因此，「z」這個發音被ㅈ（[j]）取代（例：pizza → 피자），而「th」這個發音被ㅅ（[s]）所取代（例：health → 헬스）。

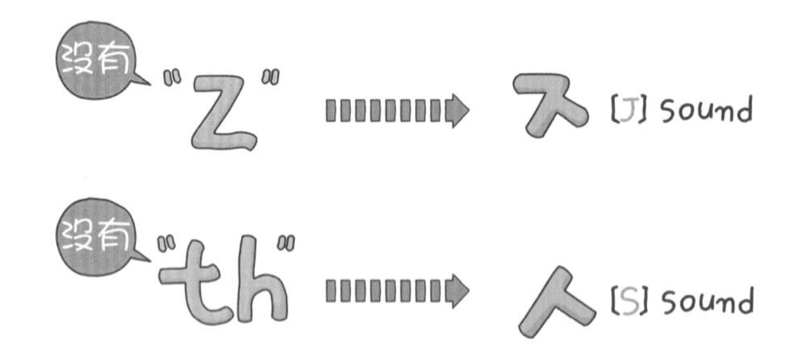

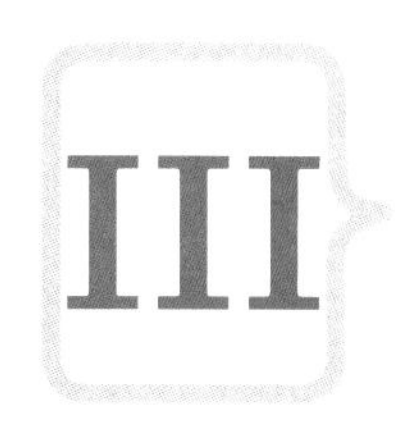

韓文句型的特色

1 動詞永遠放在句子的最後。

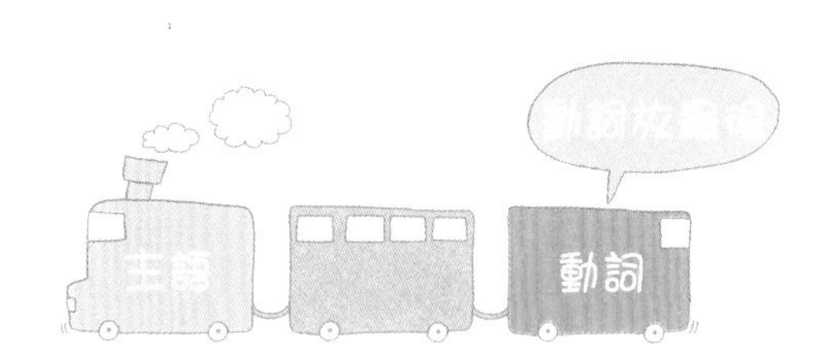

和中文一樣，韓文的主語（你、我、他等等）放在句子的最前面；但與中文和英文不同的是，動詞永遠出現在句尾。

例　저는 책을 읽어요.
我讀書。

2 形容詞可以像動詞一樣放在句子的最後。

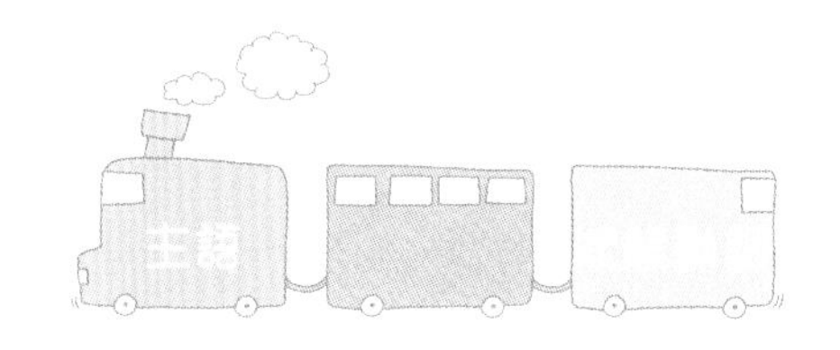

某些在英文中被視為是一般形容詞的詞彙，在韓文中被稱作「狀態動詞」（例如：便宜 to be cheap、好 to be good）。和中文一樣，這些狀態動詞不像英文，需要 be動詞的幫忙才能使用，它們能夠單獨出現構成句子。在韓文中，狀態動詞的擺放位置就像上述的動詞一樣，是出現在句尾。

例　한국 단어는 발음하기 쉬워요.
韓文單字容易發音。

3 韓文的動詞與形容詞，會在語尾上做變化。

韓文動詞與形容詞的原形是「語幹 + 다」。在文法上需要做變化時，是去掉「다」再加上各式各樣的語尾。語幹和語尾的概念是韓文的一大特色，與中文大不相同，這是讀者需要花較多時間去習慣的部分。

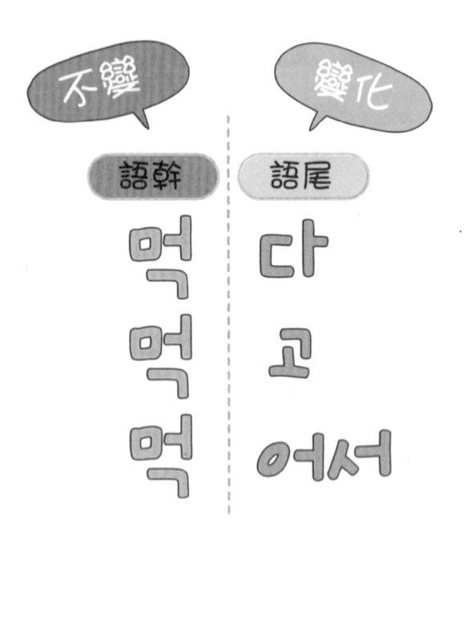

	語幹	語尾
例	먹	다
	먹	고
	먹	어서
	먹	지만

	語幹	語尾
例	비싸	다
	비싸	고
	비싸	서
	비싸	지만

4 韓文使用各式各樣的「助詞」。

在中文與英文中，一個句子中哪個是主語、哪個是受詞，可由其相對位置來識別。但在韓文中，要判斷是主語或是受詞不能依賴句中出現的順序來決定，所以韓文中有主格助詞、受格助詞，還有表示時間、地點與方向的各種助詞，它們的作用類似於英文中的介系詞。因為有這些助詞的幫忙，只要記住動詞永遠出現在句子的最後，那麼主語、受詞與其他詞彙的順序就不重要了。但一般而言，韓文句子的語順通常是：主語、副詞片語、受詞，最後才是動詞。

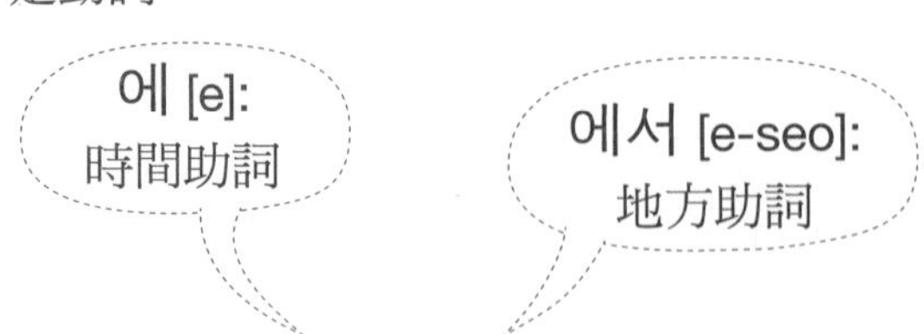

例 진수가 저녁 7시에 집에서 텔레비전을 봐요.

真洙七點時在家看電視。

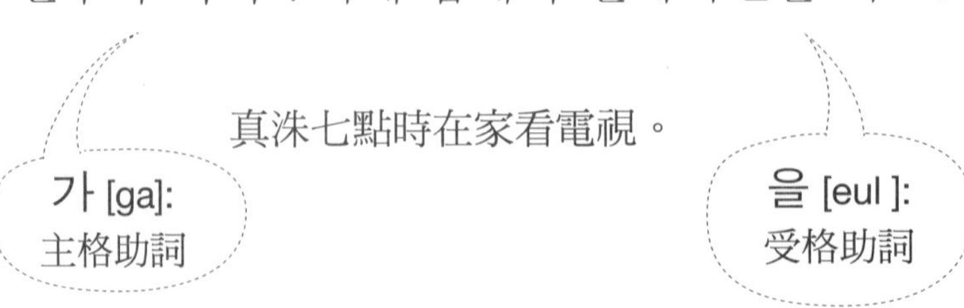

5 韓文常常省略主語。

韓文中的主語常被省略。當陳述句的主語為第一人稱，與疑問句的主語為第二人稱時，省略主語的情況尤其常見。另外，在進行一段對話時，當某個主語被重複提起，在這個主語出現過第一次之後，接下來的對話中就可以被省略。儘管主語在談話中被省略了，仍可以從上下文推測出來。

例　A: 어디에 가요?　（你）要去哪裡？
（省略了第二人稱主語）

B: (저는) 집에 가요.　（我）要回家。
（省略了第一人稱主語）

6 韓文中，疑問句與陳述句的語順相同。

韓文與中文一樣，疑問句與陳述句的語順是相同的，同一個句子，句尾打上問號就是疑問句，打上一個點就是陳述句。如果是疑問句，語尾的音調要上揚；如果是陳述句的話，語尾的音調平穩。至於Yes／No問句和WH問句，其答句結構與問句相同。

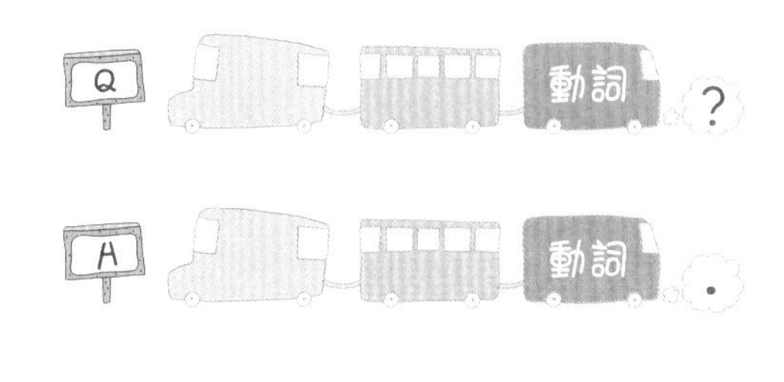

例　A: 점심을 먹었어요?　（你）吃過午餐了嗎？

B: 네, 점심을 먹었어요.　是的，（我）吃過午餐了。

A: 어디에서 먹었어요?　（你）在哪裡吃（午餐）的？

B: 한식집에서 먹었어요.　（我）在一家韓式餐廳吃（午餐）的。

7 韓文的動詞不會因為主語的人稱或單複數而改變。

在英文裡，動詞會隨著主語的改變而改變，例如第一人稱是「I go」，第三人稱是「He goes」；單數是「He wants」，複數是「They want」。但韓文和中文一樣，不管主語如何改變，動詞都是一樣的。

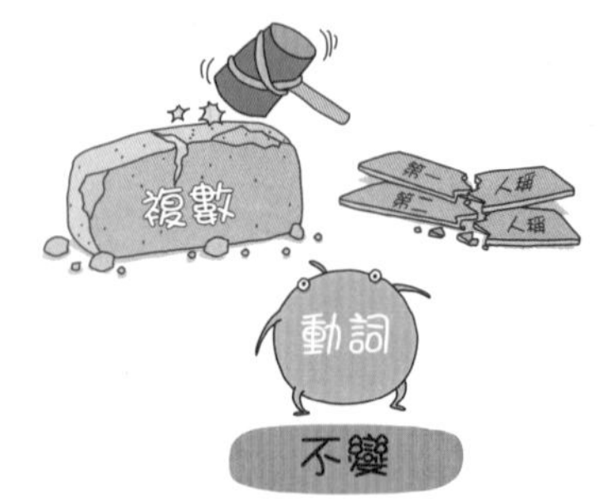

例 제가 학교에 가요. 我去學校。

그 사람이 학교에 가요. 那個人去學校。

사람들이 학교에 가요. 人們去學校。

8 在韓文裡，主語和句子的動詞必須隨著是否使用敬語而做一致變化。

在韓文裡，如果句子的主語是比話者年長或社會地位較高的人，就必須使用敬語。在這個情況下，動詞必須要加上敬語的語尾。

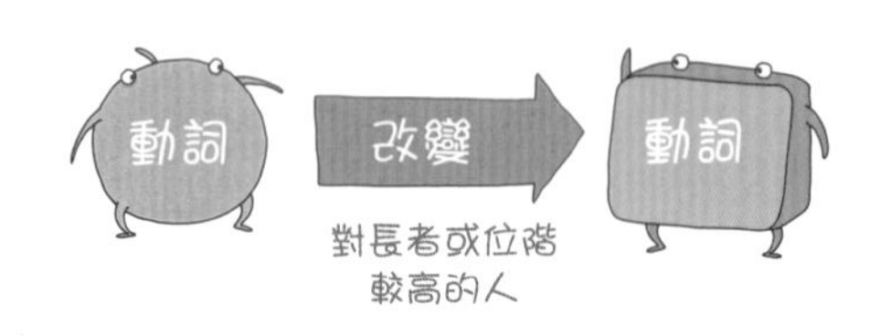

例 （一般） 친구가 학교에 가요. 朋友去學校。

（敬語） 아버지가 학교에 가세요. 父親去學校。

9 在韓文裡，會隨著不同的對話情境而使用不同的語尾。

在韓文對話中，不同的對話情境會使用不同的語尾。正式場合會使用-습니다（seum-ni-da），非正式的場合會使用-아／어요。句子的語尾也會隨著說話者們之間的關係（年齡、社會地位、友好程度等）而改變。

例

▶ 不同的場合

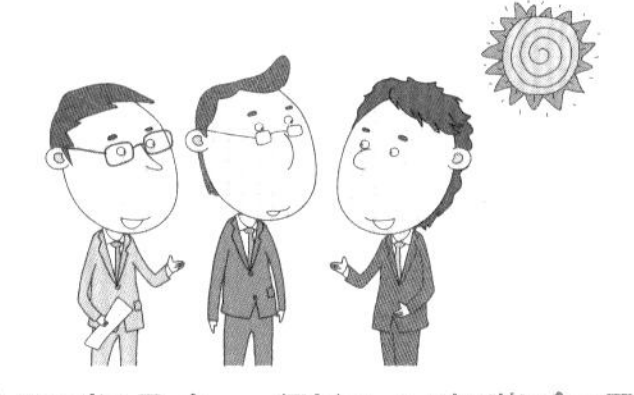

오늘 날씨가 좋습니다.

今天天氣真好。

（正式場合，例如：商業會晤）

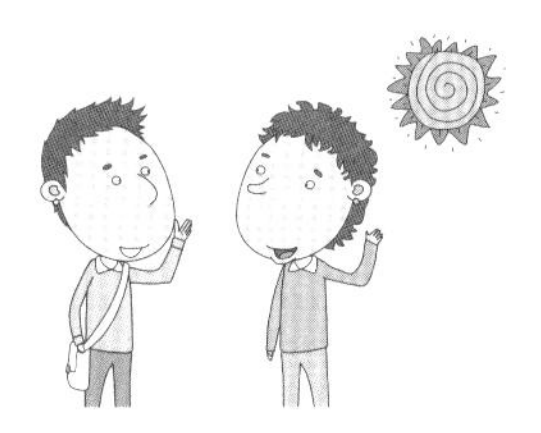

오늘 날씨가 좋아요.

今天天氣真好。

（非正式場合，例如：與家人的對話）

▶ 不同的談話對象

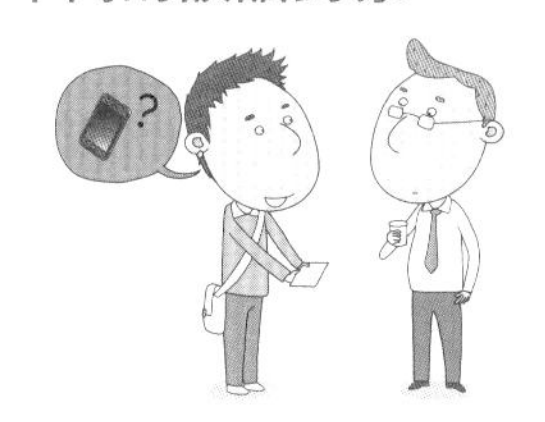

전화 번호를 써 주세요.

請寫下您的電話號碼。

（使用敬語，例如：跟父母親說話）

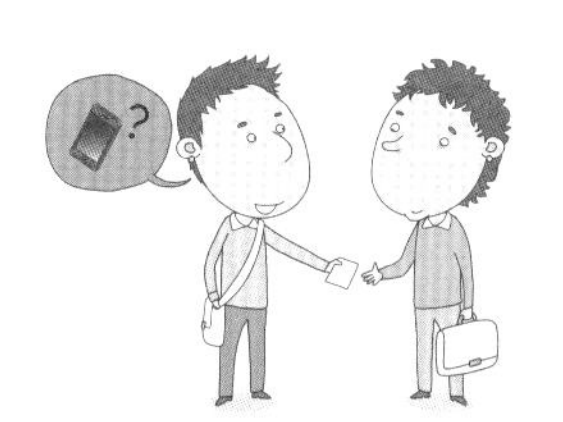

전화 번호를 써 줘.

寫下你的電話號碼。

（不需使用敬語，例如：和同學或弟弟妹妹說話）

★ 補充知識

韓文字母共有 8 個單母音、13 個雙母音、14 個單子音、5 個雙子音，共 40 音。其中，單子音ㄱ、ㄷ、ㅂ、ㅅ、ㅈ、ㅎ屬於平音；單子音、ㅋ、ㅌ、ㅍ、ㅊ屬於激音（又稱送氣音）；雙子音ㄲ、ㄸ、ㅃ、ㅆ、ㅉ屬於硬音。

基本母音（21）	單母音（8）	ㅏ、ㅓ、ㅗ、ㅜ、ㅡ、ㅣ、ㅔ、ㅐ
	雙母音（13）＝複合母音	ㅑ、ㅕ、ㅛ、ㅠ、ㅖ、ㅒ、ㅘ、ㅙ、ㅚ、ㅝ、ㅞ、ㅟ、ㅢ
基本子音（19）	單子音（14）	ㄱ、ㄴ、ㄷ、ㄹ、ㅁ、ㅂ、ㅅ、ㅇ、ㅈ、ㅊ、ㅋ、ㅌ、ㅍ、ㅎ
	雙子音（5）＝複合子音	ㄲ、ㄸ、ㅃ、ㅆ、ㅉ

Chapter 1

六個單母音

ㅏ ㅓ ㅗ ㅜ ㅡ ㅣ

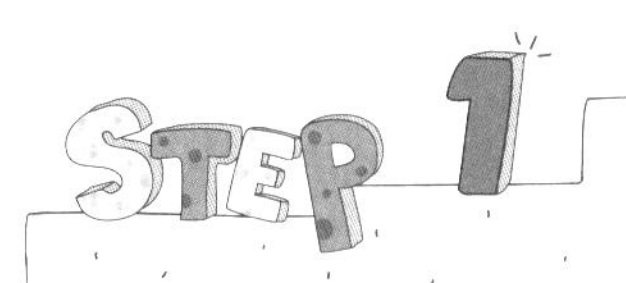

5分鐘暖身！

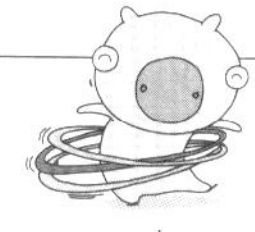

1 聽音檔，跟著朗讀下列數字的發音。

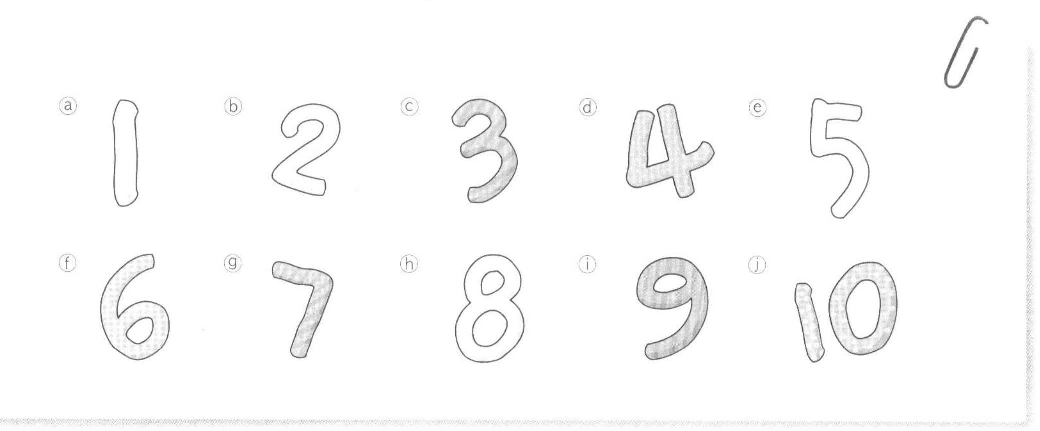

2 聽音檔，勾選出你所聽到的數字。

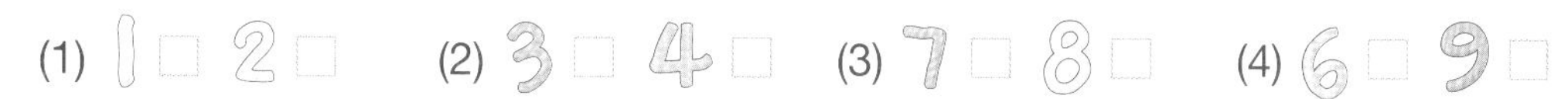

3 聽音檔，寫下你所聽到的數字。

4 朗讀以下圖片中的數字，並聽音檔以確認你的發音是否正確。

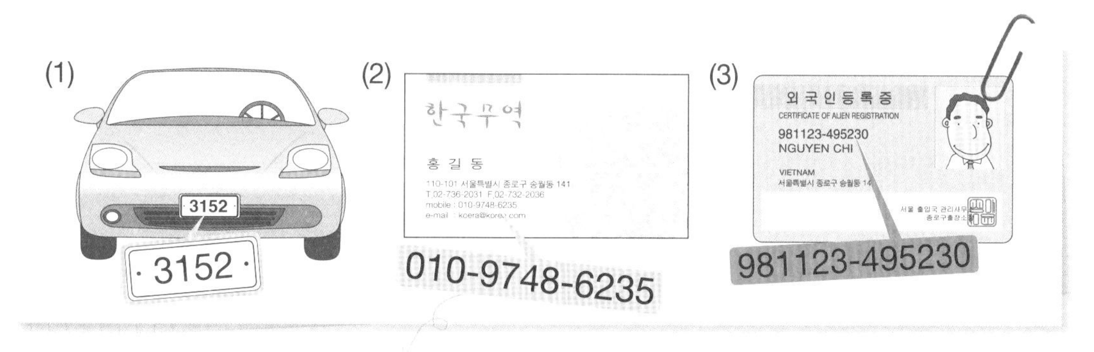

Tip 數字0唸作[gong]，但在這裡[g]的發音較弱。
數字與數字之間的橫線唸作 [e]。

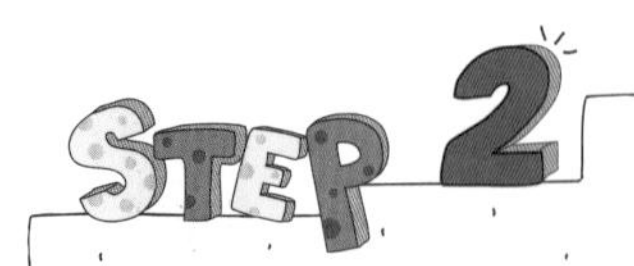

開始來學吧！

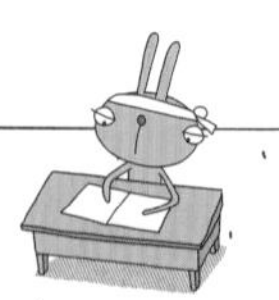

仔細聽 朗讀以下的數字。這些數字的韓文寫法如下。

(1) 2 → 이　　(2) 5 → 오

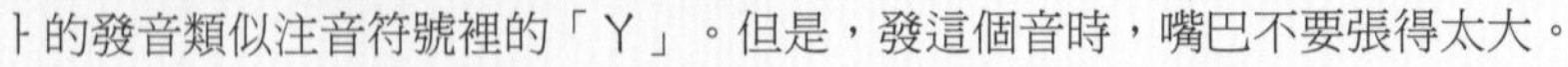

輕鬆學 以下是六個基本韓文母音。跟著音檔，練習朗讀以下的發音。

ㅏ

[ㄚ]/[a]，類似 father 中的 a。

ㅏ的發音類似注音符號裡的「ㄚ」。但是，發這個音時，嘴巴不要張得太大。

ㅓ

[ㄛ]/[eo]，類似 about 中的 a。

ㅓ的發音類似注音符號裡的「ㄛ」。發音時嘴型介於[a]與[o]之間，下巴的位置不動、不可噘起嘴巴，輕輕地發音即可。

ㅗ

[ㄛ]/[o]，類似 nobody 中的 o。

ㅗ的發音類似注音符號裡長音的「ㄛ」。發這個音時，嘴巴要噘起來。

ㅜ

[ㄨ]/[u]，類似 who 中的 o。

ㅜ的發音類似注音符號裡的「ㄨ」。注意發音時不要發長音。

ㅡ

[ㄜ]/[eu]，類似 taken 中的 e。

ㅡ的發音類似注音符號裡的「ㄜ」。發這個音時輕輕拉開你的嘴唇，想像你在微笑。不要用力發音，這是個簡短且較弱的音。

ㅣ

[ㄧ]/[i]，類似 bee 和 teeth 中的 ee。

ㅣ的發音類似注音符號裡的「ㄧ」。發這個音時輕輕拉開你的嘴唇，想像你在微笑。注意發音時不要發長音。

不發音的「ㅇ」

韓文字母的母音能夠獨自發音，但在書寫時，母音不能單獨出現，必須搭配子音或是在母音前面加上不發音的「ㅇ」，才算是一個音節。

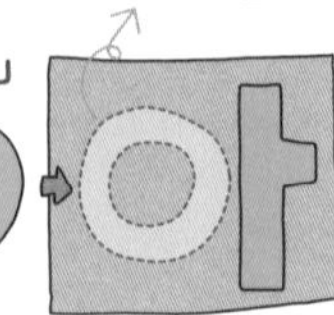

發音小訣竅

韓文母音的發音依嘴巴張開的程度、舌頭的位置以及嘴唇的形狀而有所不同。請參考下圖，在鏡子前面對照自己發音時的的嘴型，確認你發這些母音時的嘴型是正確的。

● 嘴巴張得大大的

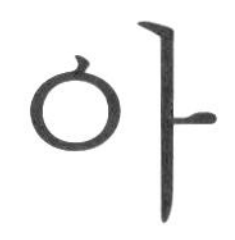

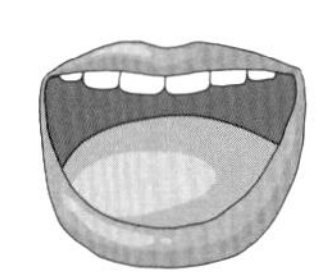

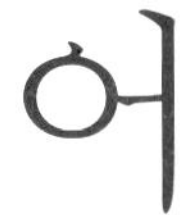

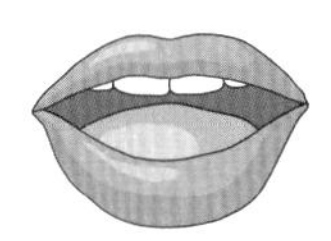

● 嘴型圓圓的

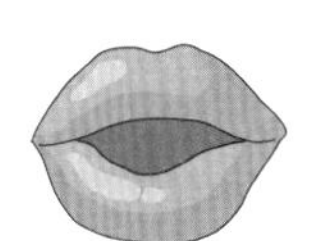

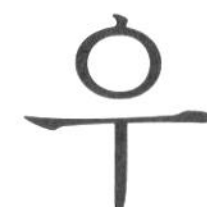

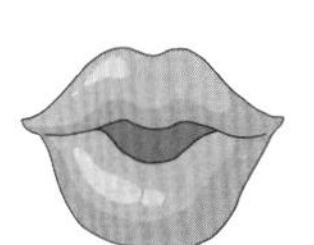

● 嘴唇往兩邊拉開

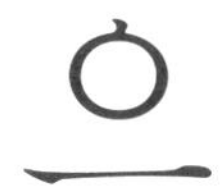

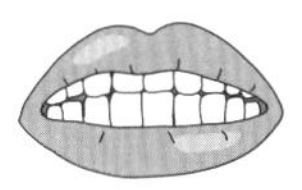

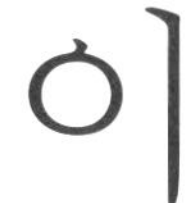

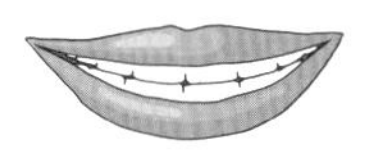

★ 發音重點

1 以下幾個發音較容易搞混，請一邊閱讀發音解說，一邊跟著音檔練習發音。

例

(1)

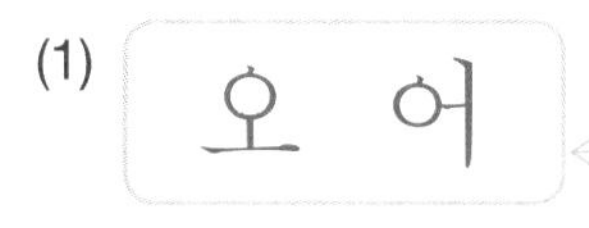

Tip
오：發音時嘴唇噘起來。
어：像發ㅗ[o]的音，但嘴要張開，只是張開的程度比發ㅏ[a]的音時小。

(2)

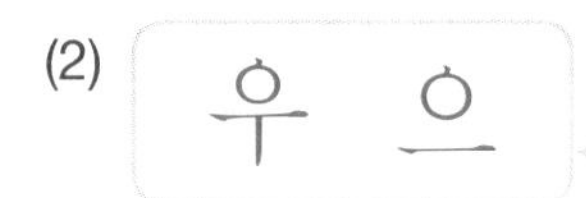

Tip
우：發音時嘴唇噘起來。
으：像發ㅜ[u]的音，但嘴要張開，只是張開的程度比發ㅣ[i]的音時小。

2 聽音檔，把你聽到的字母勾選出來。

(1) ⓐ 아 □ ⓑ 오 □

(2) ⓐ 오 □ ⓑ 어 □

(3) ⓐ 우 □ ⓑ 으 □

(4) ⓐ 으 □ ⓑ 이 □

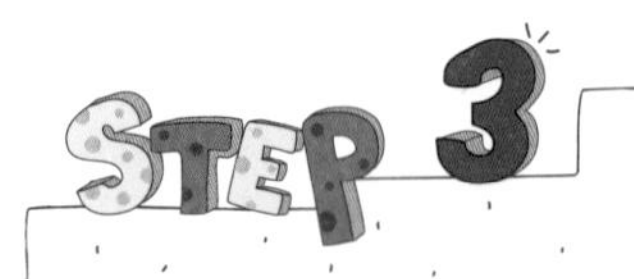

韓文輕鬆說！

1 閱讀下列音節，跟著音檔練習你的發音。

ⓐ 아　ⓑ 어　ⓒ 오　ⓓ 우　ⓔ 으　ⓕ 이

2 聽音檔，用上列的字母，將你聽到的發音依序填入以下的空格中。

(1) ⓑ → ☐ → ☐ → ☐ → ☐ → ☐

(2) ☐ → ☐ → ☐ → ☐ → ☐ → ☐

3 聽音檔，將你聽到的字彙依數字順序（1, 2, 3...）填入以下的空格中。

아 ☐	이 ☐	아이 ☐	아우 ☐
오 1	어이 ☐	오이 ☐	우이 ☐

4 聽音檔，將正確的答案與圖片連接起來。

(1)　(2)　(3)　(4)

ⓐ 오　ⓑ 아이　ⓒ 이　ⓓ 오이

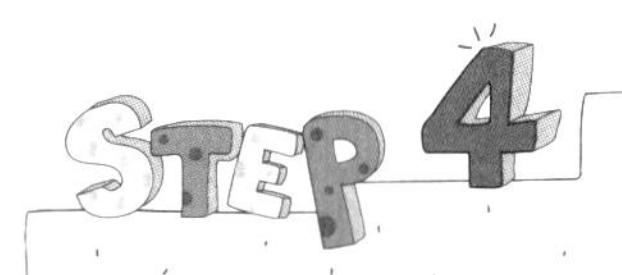

韓文寫寫看！

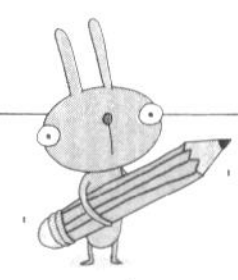

母音書寫筆順

▶ 書寫韓文的筆順，基本上需遵循「從左到右」以及「從上到下」兩個原則。圓圈符號以逆時鐘方向，由上到下書寫。

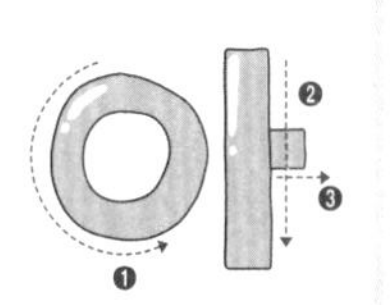

1 跟著音檔練習以下音節的發音，並練習以正確的筆劃順序書寫。

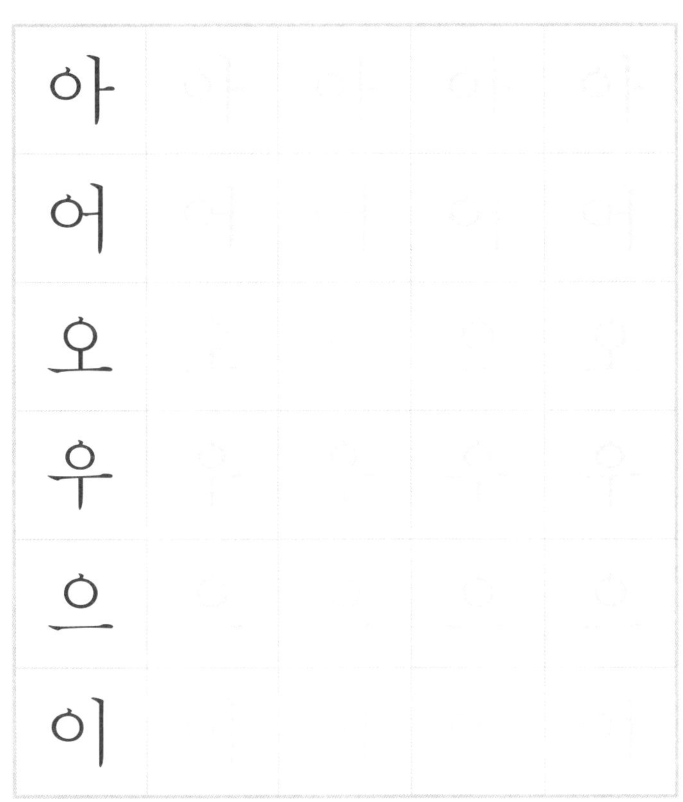

Tip

‧書寫ㅏ、ㅓ與ㅗ、ㅜ這些字母時，筆劃之間一定要相連。但當這些字母加上不發音的 ㅇ，ㅓ或ㅗ可以與圓圈相連，也可以不相連。我們會在不同的印刷字體中看見相連或不相連的寫法，兩者都是正確的。

例1 어 = 어

例2 오 = 오

‧有時 ㅣ會被寫作「 ㅣ 」，而ㅇ會被寫作「 ㅇ 」。這只是字體的不同，但他們都是指同一個字母。

例3 이 = 이

2 聽音檔，完成以下字彙。

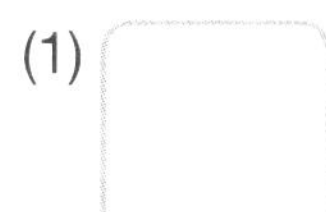

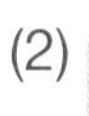

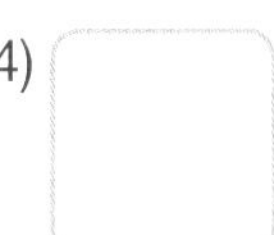

(1) (2) (3) (4)

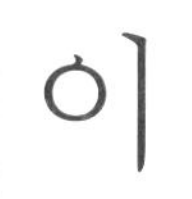

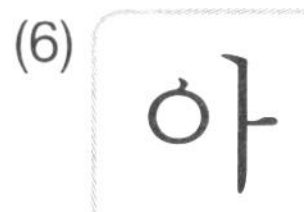

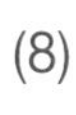

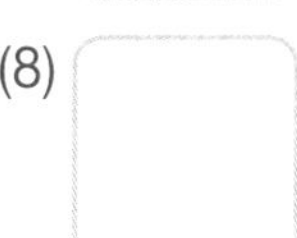

(5) 이 (6) 아 (7) 우 (8)

3 聽音檔，寫出以下的字彙。

이
二
오
五
아이
小孩
오이
小黃瓜
이
牙齒
아
啊
아우
弟弟
우이동
우이
牛耳
（首爾的一個行政區域）

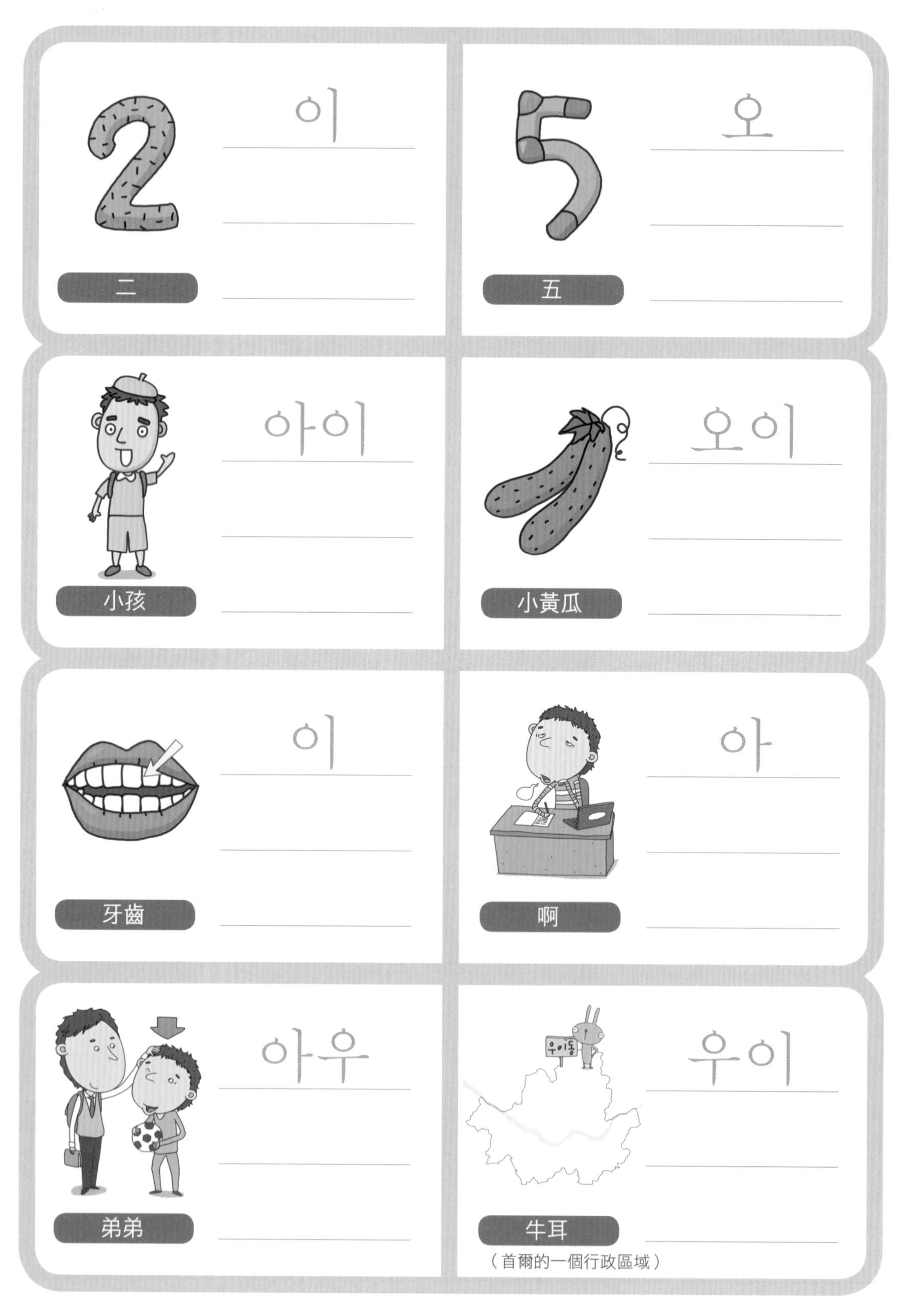

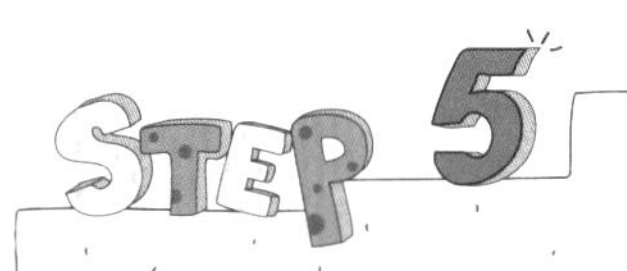

趣味小測驗！

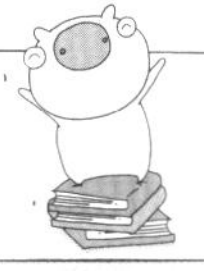

1 聽音檔，如果下列的音節發音正確打○，發音錯誤打×。

(1) 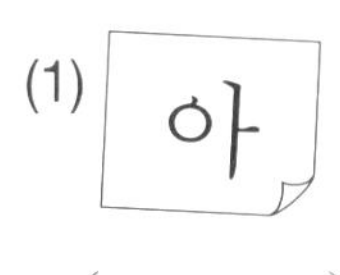

(　　　　)

(2) 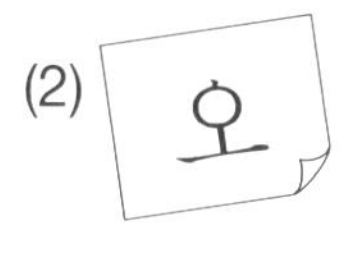

(　　　　)

(3) 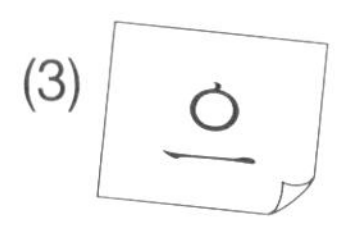

(　　　　)

(4) 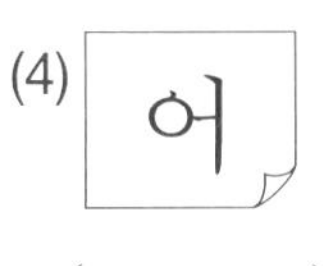

(　　　　)

2 聽音檔，將你聽到的字彙依數字順序（1, 2, 3...）填入以下的空格中。

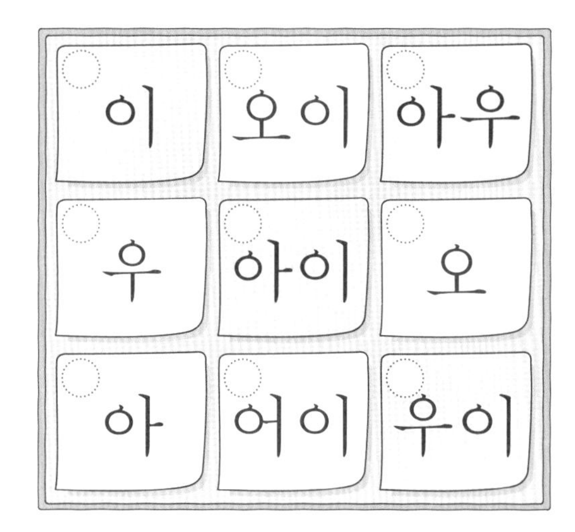

3 聽音檔，完成以下字彙。

(1) 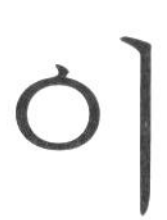

(2) 오

(3) 아

(4) 이

Chapter 2

三個單子音

ㅁ ㄴ ㄹ

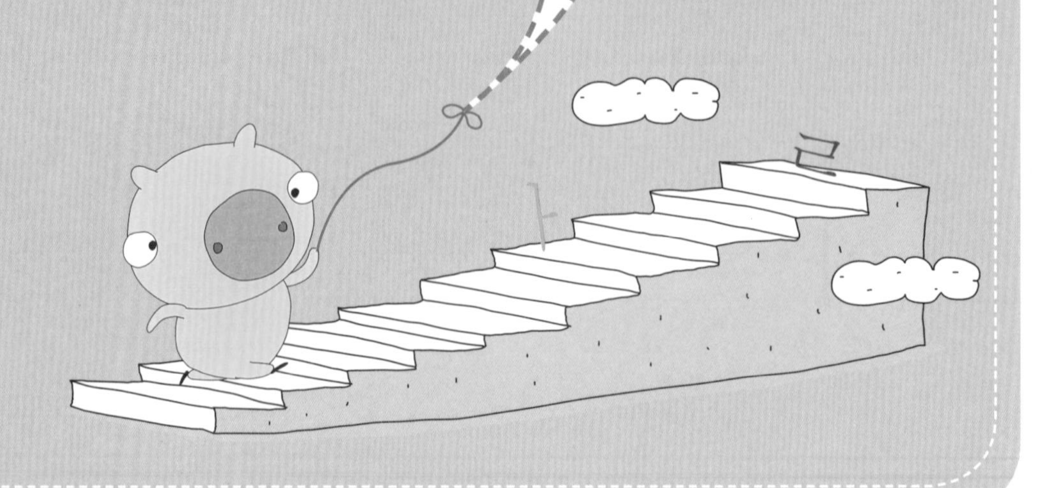

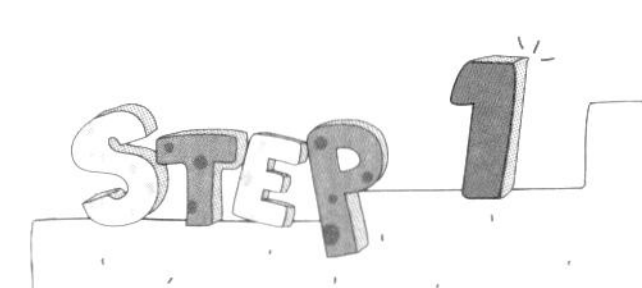

5分鐘暖身！

006

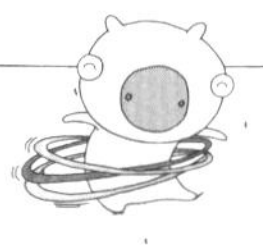

1 聽音檔，跟著朗讀下列食物的發音。

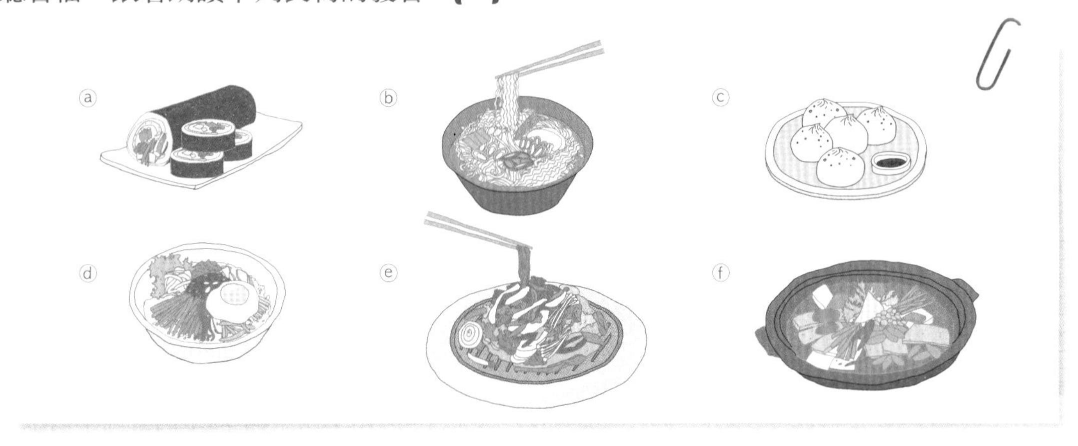

2 聽音檔，對照上列圖片中的字母，寫下你所聽到的食物。

(1) (2) (3) (4) (5)

3 聽音檔，依照範例，回答以下的問題。

例1
這是…？
是！

例2
這是…？
不是！

(1)

這是…？
是！

(2)

這是…？
不是！

(3)

這是…？
不是！

(4)

這是…？

是！

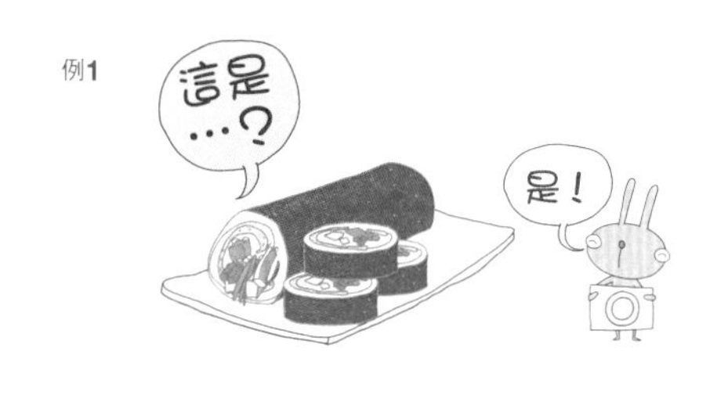

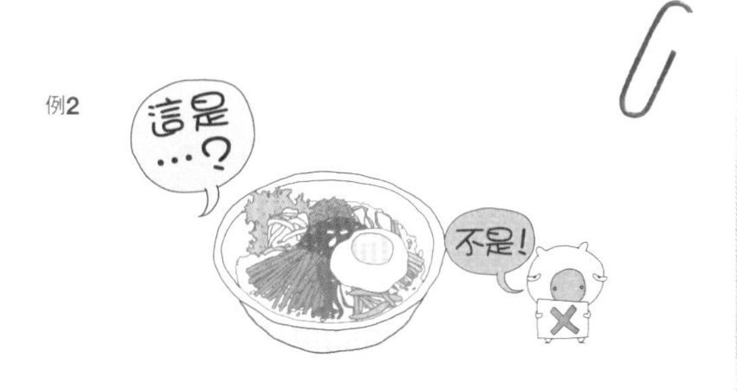

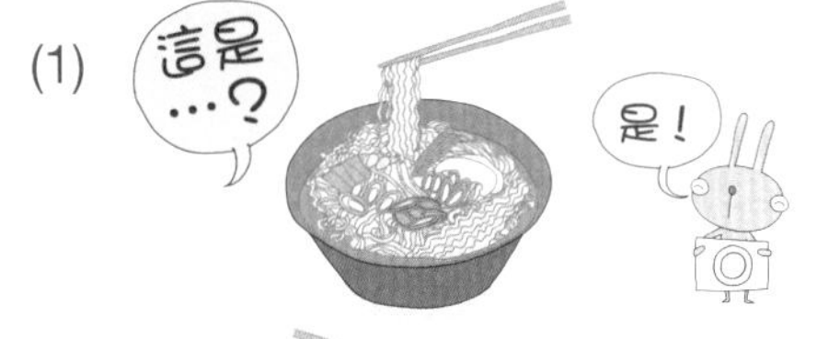

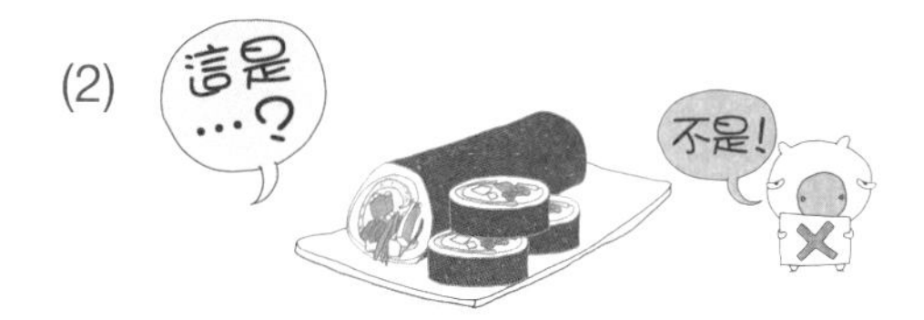

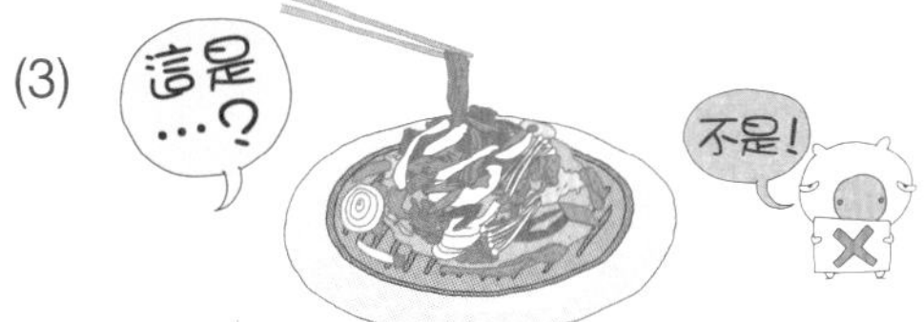

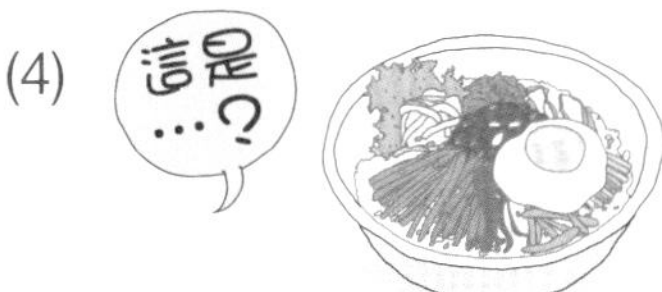

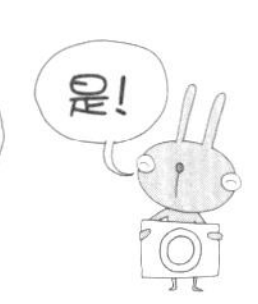

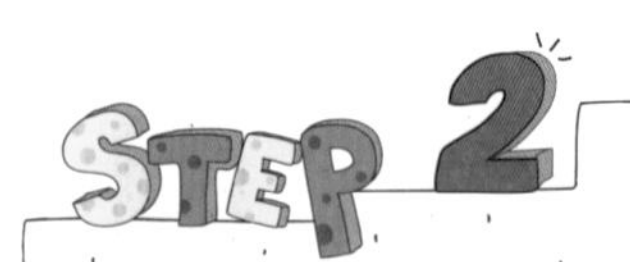

開始來學吧！

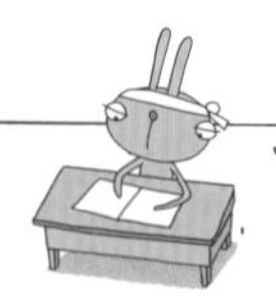

仔細聽 聽音檔，注意下列字彙中第一個音節中初聲的發音方式。

(1)
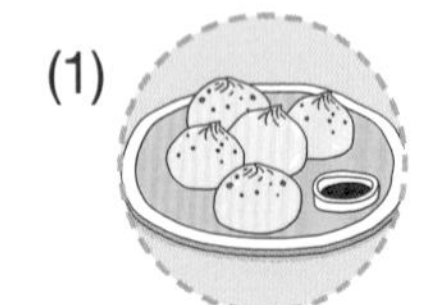
[m] ➡ ㅁ

(2)
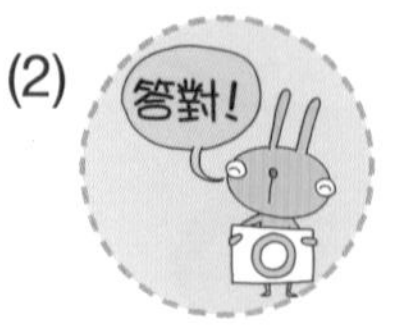

[n] ➡ ㄴ

(3)
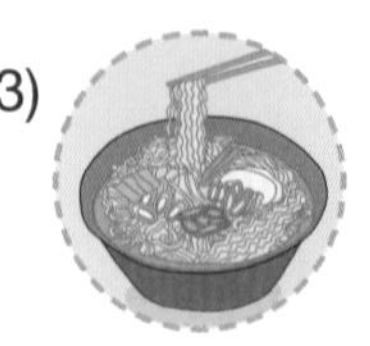
[ℓ] or [r] ➡ ㄹ

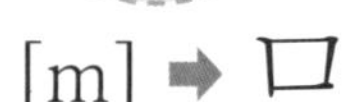

輕鬆學 以下是韓文中的三個基本子音。

ㅁ

[ㄇ]／[m]，類似 money 和 moon 中的 m。

發音類似注音符號裡的「ㄇ」。

ㄴ

[ㄋ]／[n]，類似 no 和 now 中的 n。

發音類似注音符號裡的「ㄋ」。

ㄹ

[ㄖ]／[ℓ]，類似 ball 中的 ll。
[ㄌ]／[r]，類似 x-ray 中的 r。

當ㄹ是音節的初聲時，發音接近注音符號裡的「ㄌ」；不過，當母音的後面跟著ㄹ，舌尖會輕觸上顎門牙後方，而發音會因此改變。這個音近似注音符號的「ㄖ」，但發音不會發「ㄖ」，因為注音符號的「ㄖ」是捲舌音。

練習 每一個子音都需要搭配母音才能夠發音。跟著音檔，練習你的發音。

● 子音連接母音ㅏ

❶ 아 → 마
[a] [ma]

❷ 아 → 나
[a] [na]

❸ 아 → 라
[a] [ra]

● 子音連接母音ㅗ

❹ 오 → 모
[o] [mo]

❺ 오 → 노
[o] [no]

❻ 오 → 로
[o] [ro]

● 子音連接母音ㅣ

❼ 이 → 미
[i] [mi]

❽ 이 → 니
[i] [ni]

❾ 이 → 리
[i] [ri]

★ 發音重點

聽以下字彙的發音，注意當子音ㄹ的位置不同時，發音有什麼樣的不同。

例

(1) 라라

(2) 루루

(3) 리리

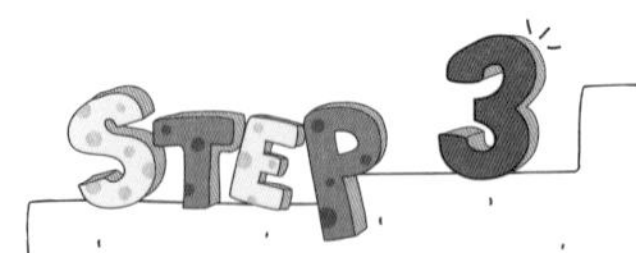

韓文輕鬆說！

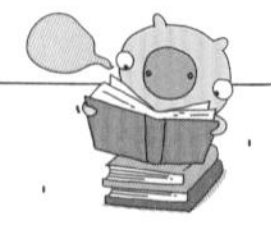

1 閱讀下列音節，跟著音檔練習你的發音。

(1)
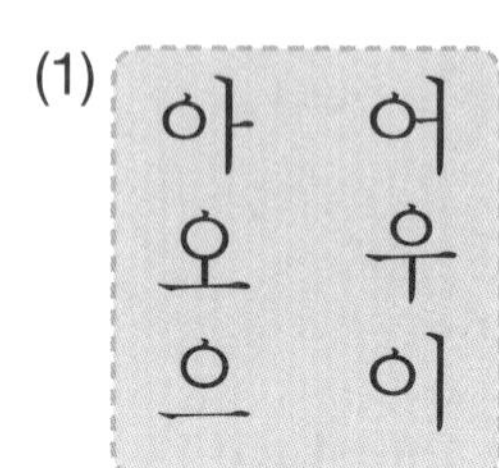

(2)
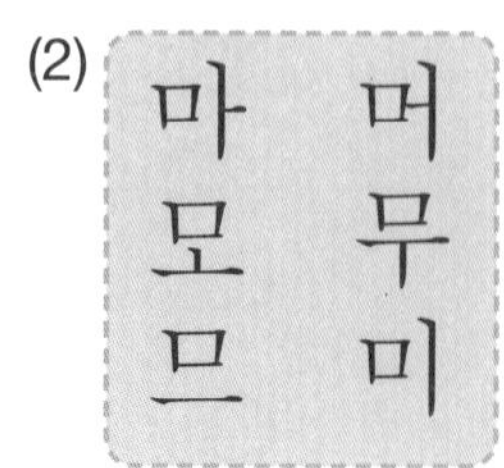

(3)
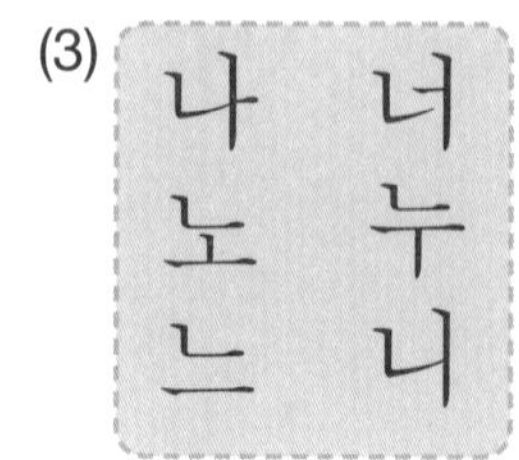

(4)
라 러
로 루
르 리

2 聽音檔，如果下列的音節發音正確打○，發音錯誤打×。

(1)
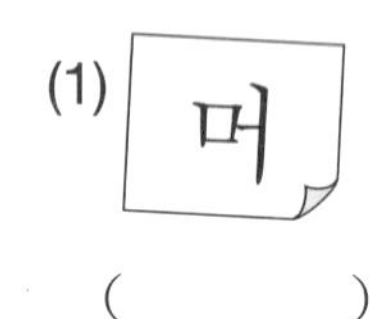

(　　　)

(2)
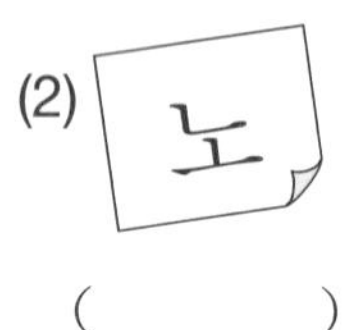

(　　　)

(3)
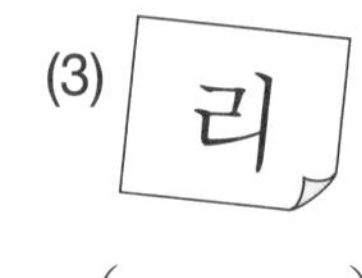

(　　　)

(4)
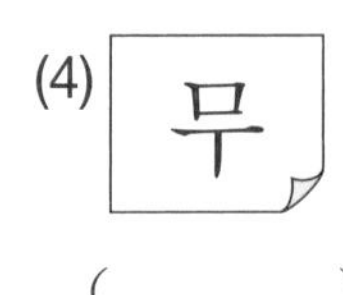

(　　　)

3 聽音檔，勾選出你所聽到的音節。

(1) ⓐ 니 □　ⓑ 리 □　(2) ⓐ 너 □　ⓑ 머 □　(3) ⓐ 느 □　ⓑ 누 □
(4) ⓐ 므 □　ⓑ 무 □　(5) ⓐ 너 □　ⓑ 노 □　(6) ⓐ 머 □　ⓑ 모 □

4 聽音檔，將你聽到的音節依數字順序（1, 2, 3...）填入以下的空格中。

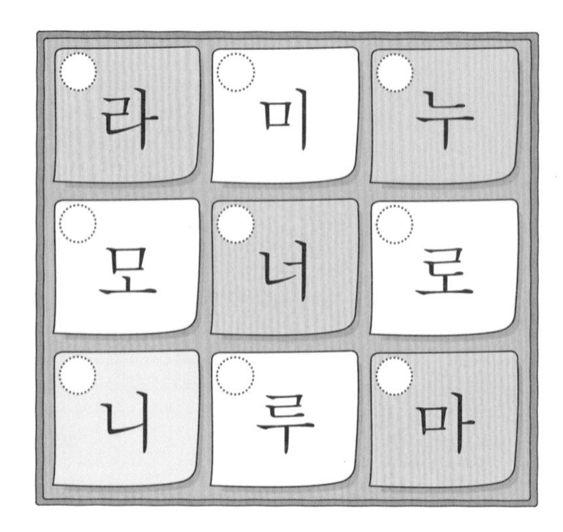

5 聽音檔，將你聽到的字彙依數字順序（1, 2, 3...）填入以下的空格中。

이미 □	이마 □	나라 □	누나 □
어미 □	머리 □	모이 □	머루 □
나무 □	너무 □	우리 □	노루 □

6 聽音檔，選出你所聽到的音節填入空格中，以完成字彙。

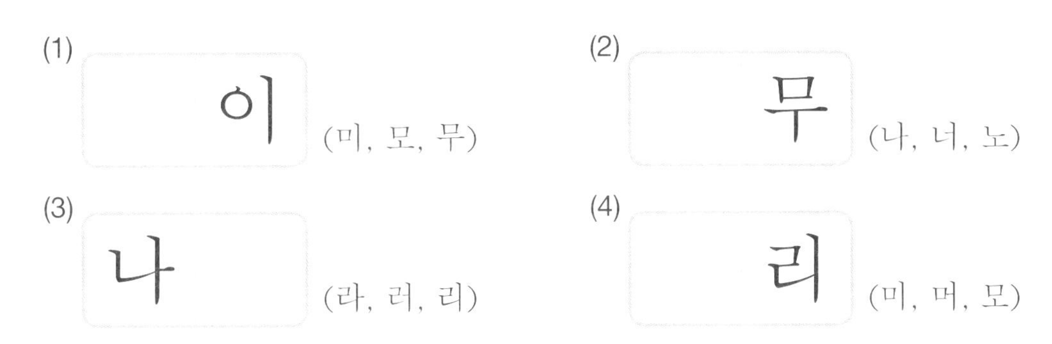

7 聽音檔，將正確的答案與圖片連接起來。

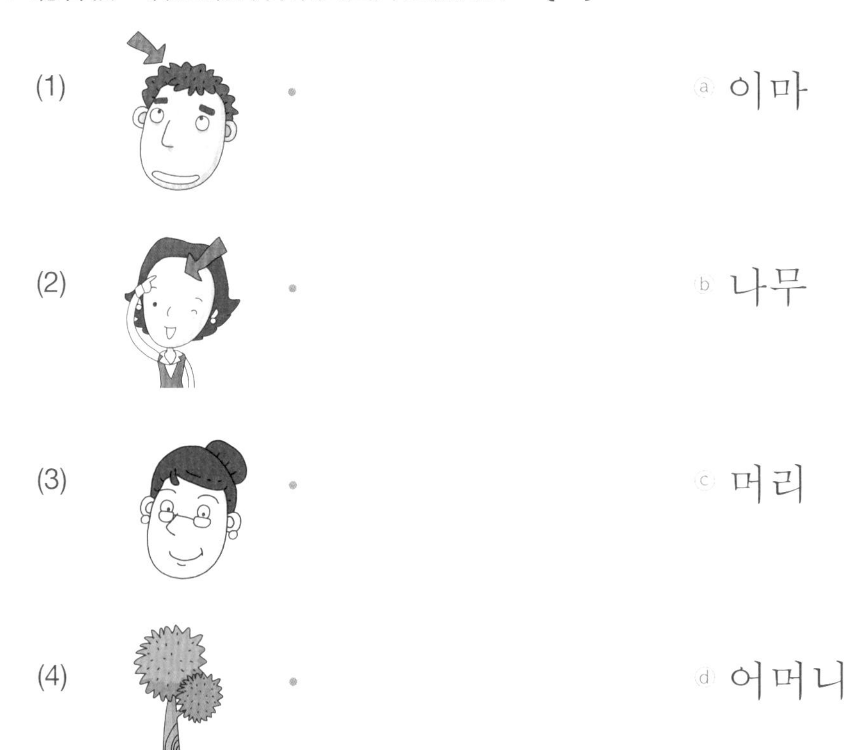

ⓐ 이마

ⓑ 나무

ⓒ 머리

ⓓ 어머니

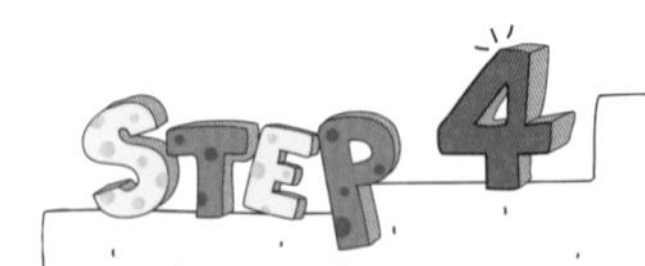

韓文寫寫看！

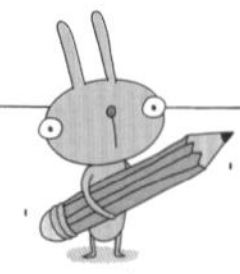

子音書寫筆順

▶ 書寫韓文子音時，基本上都遵循「從左到右」以及「從上到下」的原則。

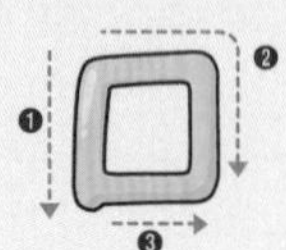
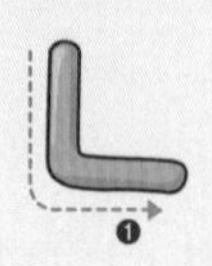
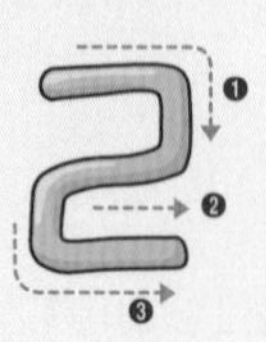

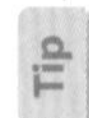

‧確認「ㅁ」的四個角落是關起來的，類似於中文的「口」字。

‧寫ㄴ和ㄹ時，注意筆劃和筆劃銜接處不可凸出。

例1 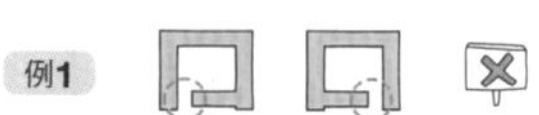

例2 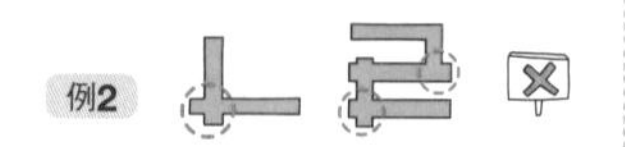

1 跟著音檔練習以下音節的發音，並練習以正確的筆劃順序書寫。

(1)			(2)			(3)		
마	마	마	나	나	나	라	라	라
머	머	머	너	너	너	러	러	러
모	모	모	노	노	노	로	로	로
무	무	무	누	누	누	루	루	루
므	므	므	느	느	느	르	르	르
미	미	미	니	니	니	리	리	리

2 聽音檔，完成以下字彙。

(1) 이

(2) 이

(3) 무

(4) 나

(5) 우

(6) 니

(7) 나

(8) 무

3 聽音檔，選出錯誤的音節，並更改為正確的書寫方式。

例 나 이
① ②
→ 누

(1) 오 리
① ②
→

(2) 이 미
① ②
→

(3) 나 무
① ②
→

(4) 무 리
① ②
→

(5) 나 리
① ②
→

4 聽音檔，寫出以下的字彙。

4
나이
年齡
나무
樹
이마
前額
오리
鴨子
어머니
母親
머리
頭
누나
姊姊
（男性說法）
나라
國家

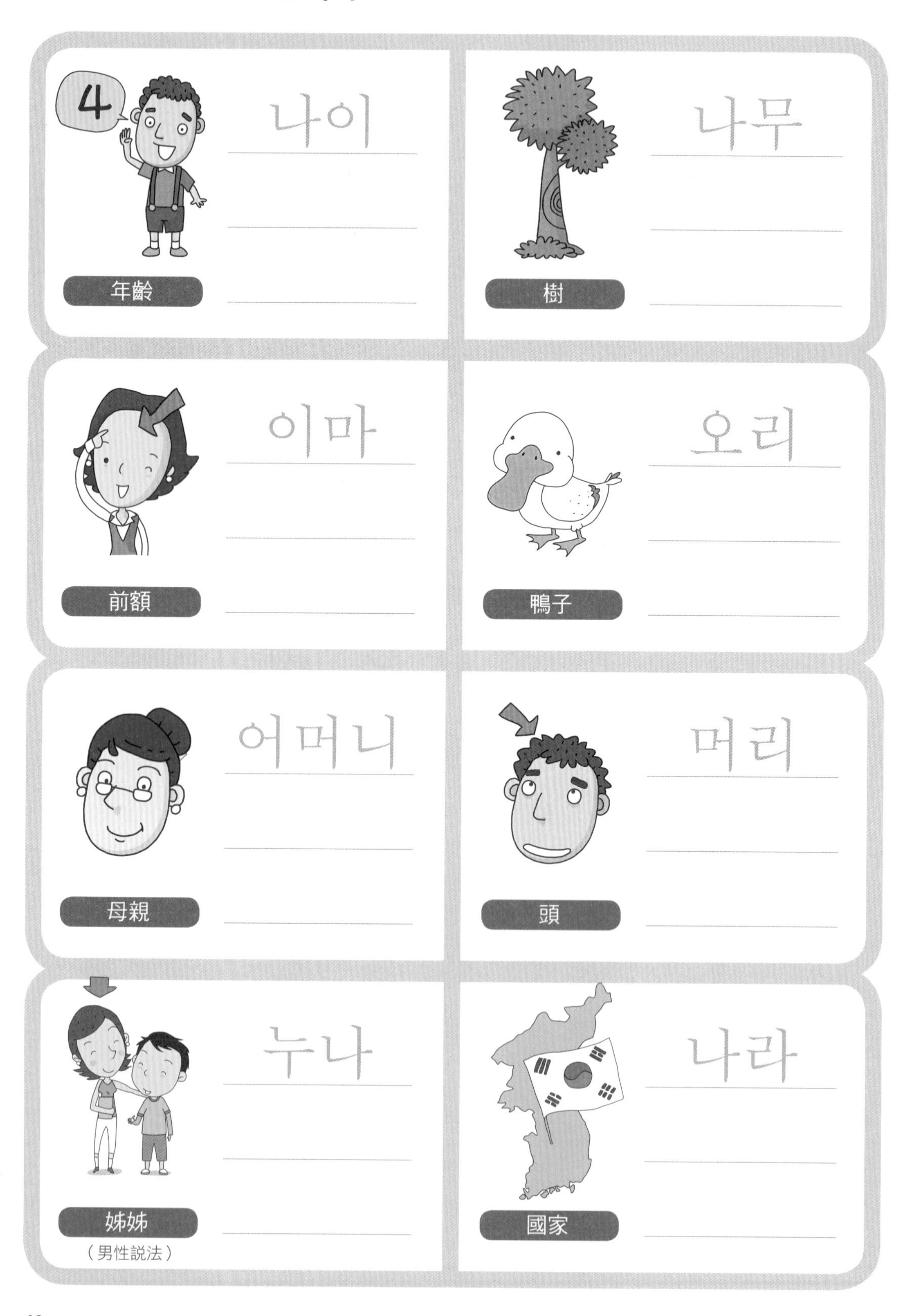

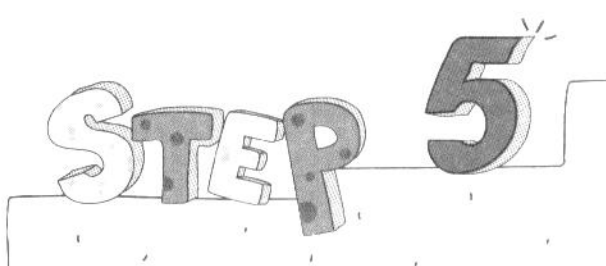

趣味小測驗！

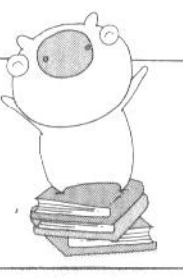

聽音檔，跟著你聽到的單字走。

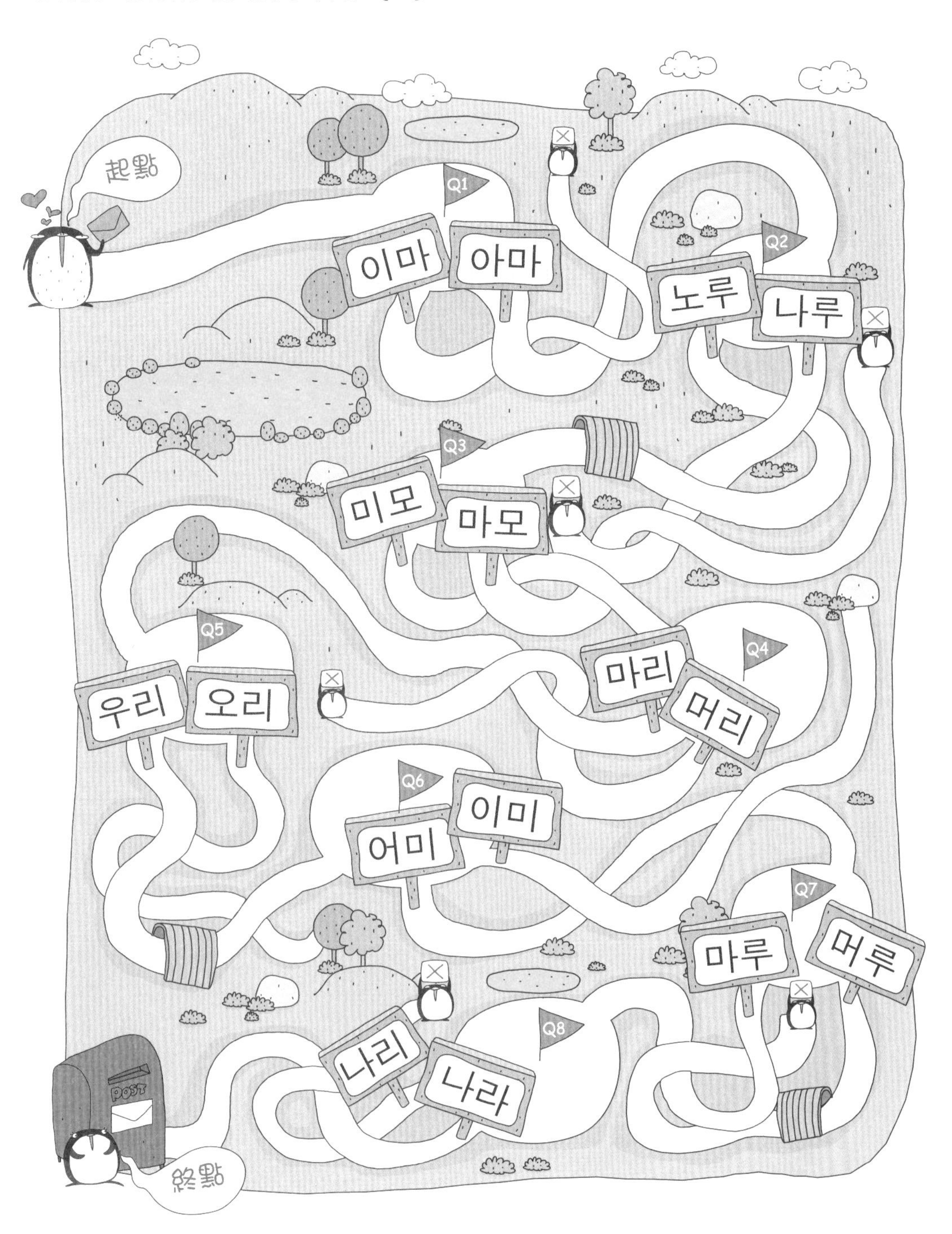

Chapter 3

六個單子音

ㅂ ㄷ ㅅ ㅈ ㄱ ㅎ

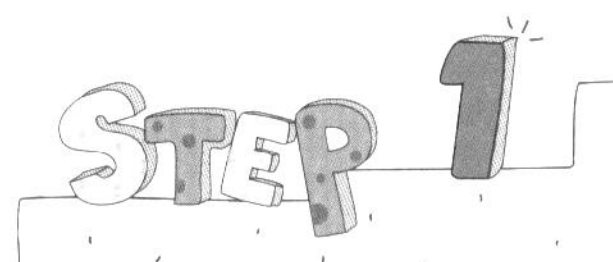

5分鐘暖身！

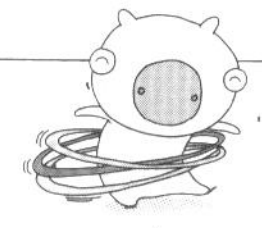

1 聽音檔，跟著朗讀下列城市的發音。

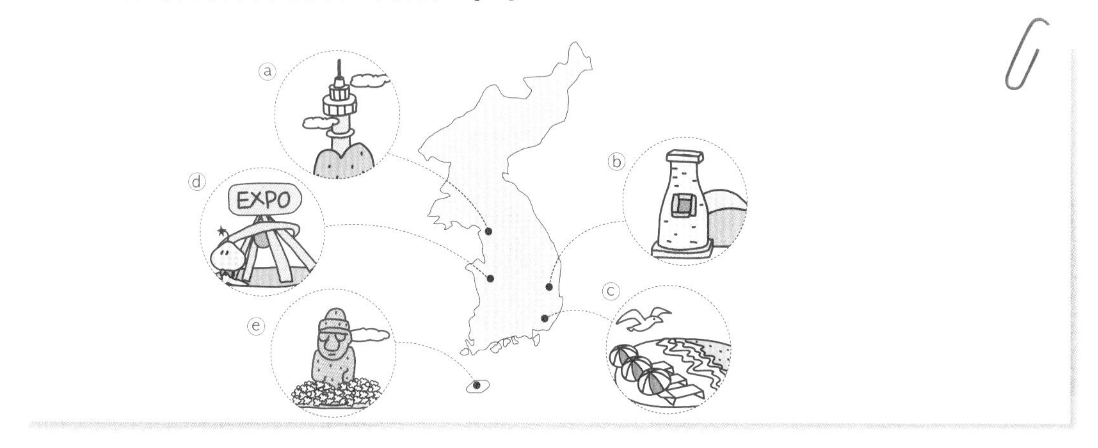

2 聽音檔，對照上列圖片，將你聽到的城市前面標記的英文字母填入空格中。

(1) 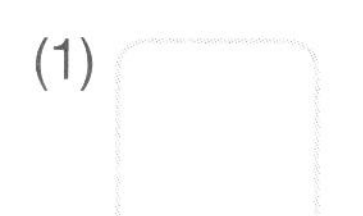 (2) 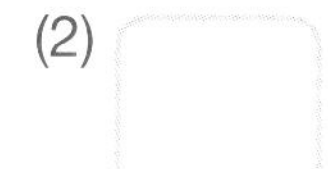 (3) 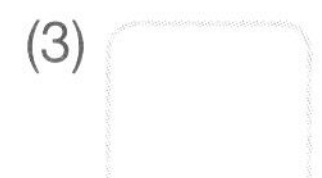 (4) 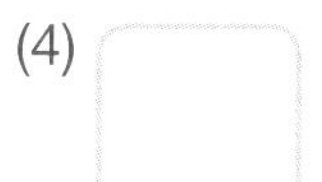 (5)

3 聽音檔，依照範例，回答以下的問題。

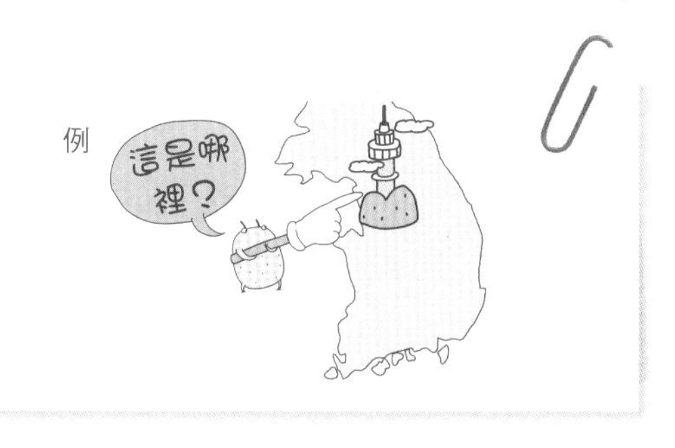

(1)

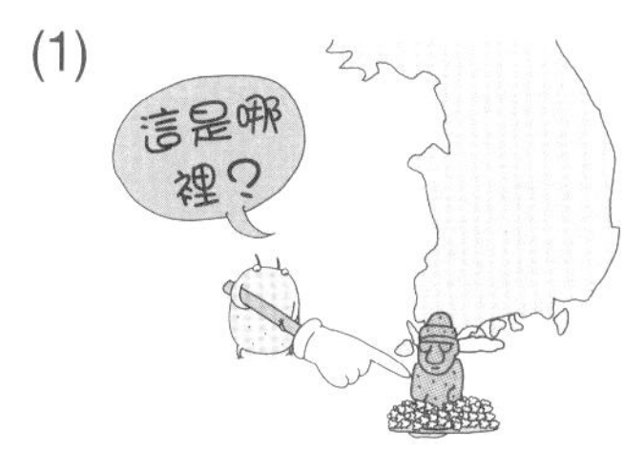

(2)

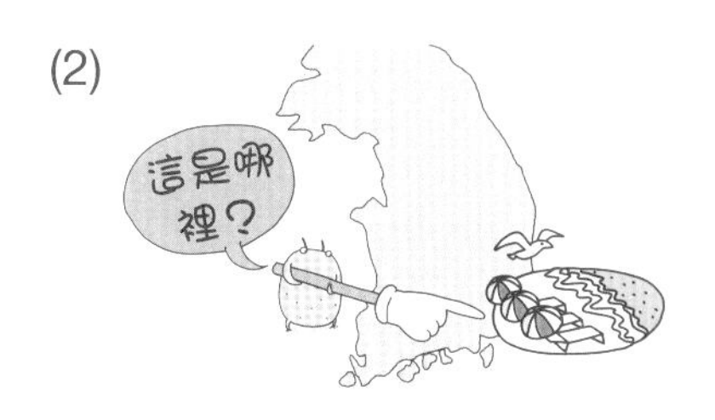

(3)

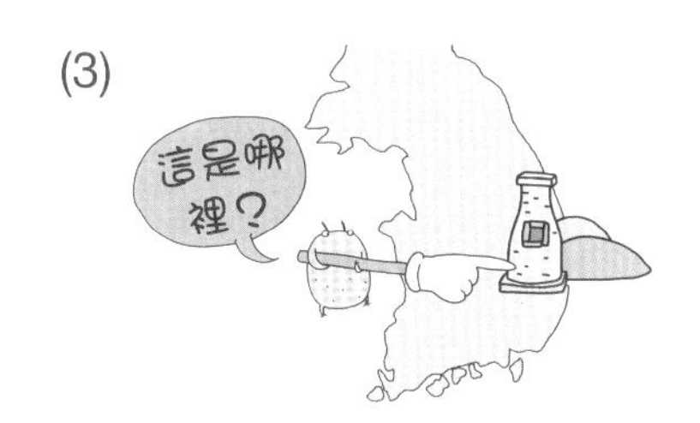

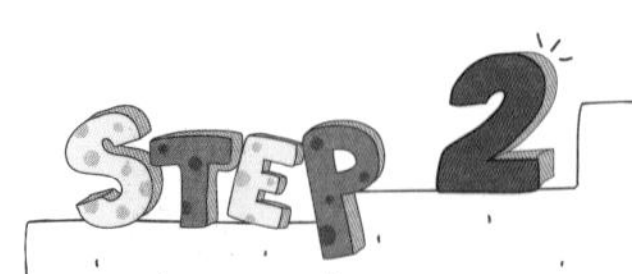

開始來學吧！

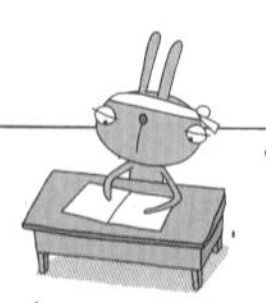

仔細聽 聽音檔，注意下列字彙中第一個音節中初聲的發音方式。

(1)
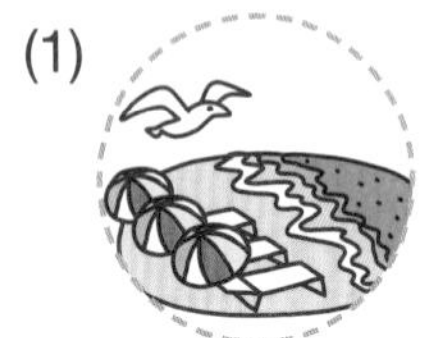
[b] ➡ ㅂ

(2)
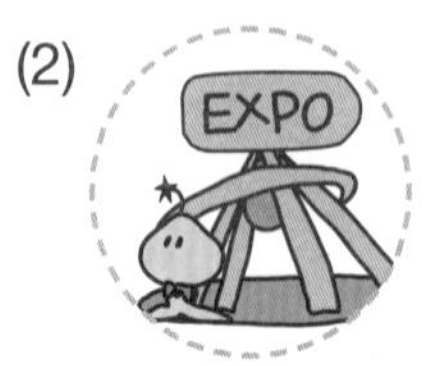

[d] ➡ ㄷ

(3)
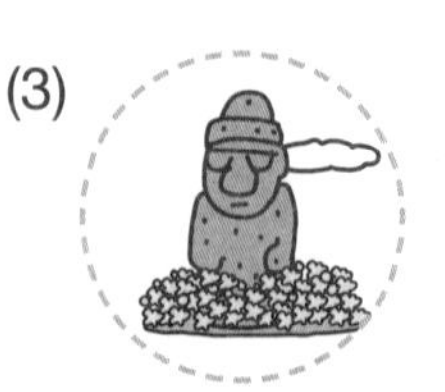
[j] ➡ ㅈ

(4)
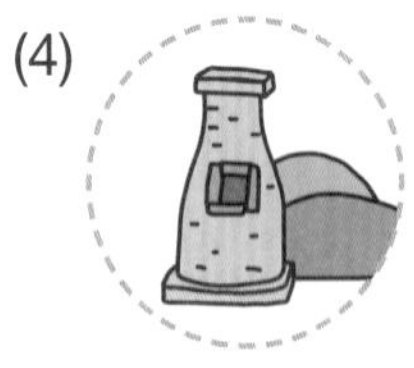
[g] ➡ ㄱ

(5)
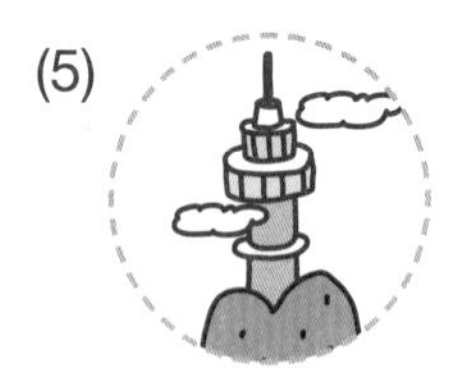
[s] ➡ ㅅ

(6)
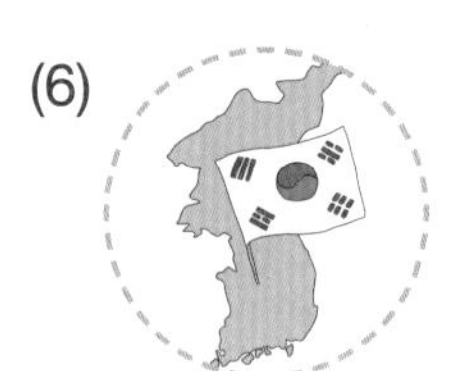
[h] ➡ ㅎ

輕鬆學 以下是六個不同的韓文子音。

這些子音中，有些與第2章介紹過的子音（ㅁ、ㄴ與ㄹ）發音位置相同，有些是用已學過的子音加上一些筆劃形成的新子音。

ㅂ

[ㄆ]／[p]，類似 pop 的 p。
[ㄅ]／[b]，類似 table 的 b。

當ㅂ是一個音節的初聲或終聲時，發音接近注音符號裡的「ㄆ」；當ㅂ位在一個字的中間，不論前一個音節是否有終聲，發音會變為接近注音符號裡的「ㄅ」，注意發音時不要太過用力。

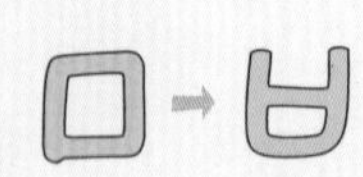

ㄷ

[ㄊ]／[t]，類似 battle 的 tt。
[ㄉ]／[d]，類似 student 的 d。

當ㄷ是一個音節的初聲或終聲時，發音接近注音符號裡的「ㄊ」（發音柔軟）；當ㄷ位在一個字的中間，不論前一個音節是否有終聲，發音會變為接近於注音符號裡的「ㄉ」。

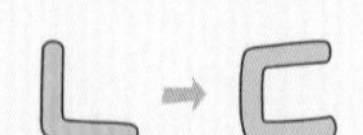

ㅅ

[ㄙ]／[s]，類似 sky 的 s。
[ㄒ]／[sh]，類似 she 的 sh。

ㅅ的發音類似注音符號裡的「ㄙ」。但當ㅅ後面跟著母音「ㅣ」時，發音就變為接近於注音符號裡的「ㄒ」，注意要輕輕地發音。

ㅈ

[ㄐ]／[ch]，類似 church 的 ch。
[ㄗ]／[j]，類似 juice 的 j。

當ㅈ是一個音節的初聲時，發音接近注音符號裡的「ㄐ」；當ㅈ位在一個字的中間，不論前一個音節是否有終聲，發音會變為接近於注音符號裡的「ㄗ」（發音弱）。

ㄱ

[ㄎ]／[k]，類似 pick 的 ck。
[ㄍ]／[g]，類似 baggage 的 gg。

當ㄱ是一個音節的初聲或終聲時，發音接近注音符號裡的「ㄎ」；當ㄱ位在一個字的中間，不論前一個音節是否有終聲，發音會變為接近於注音符號裡的「ㄍ」。

ㅎ

[ㄏ]／[h]，類似 him 的 h。

ㅎ的發音類似注音符號裡的「ㄏ」。

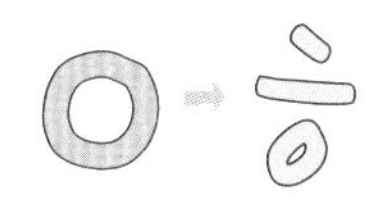

子音不能單獨書寫，也不能單獨發音

韓語發音中，母音可單獨作為音節出現，但子音不行。你不能把兩個子音組合起來成為一個音節，一定要加上一個母音。例如，在唸「drive」這個英文單字時，「d」與「r」是重疊發音成類似「踋」的發音。但用韓文唸「drive」時，因為子音「ㄷ」不能單獨書寫也不能單獨發音，母音「ㅡ」必須與子音「ㄷ」搭配，組合成「드」這個音節。為了形成一個完整的音節，子音一定要搭配母音。

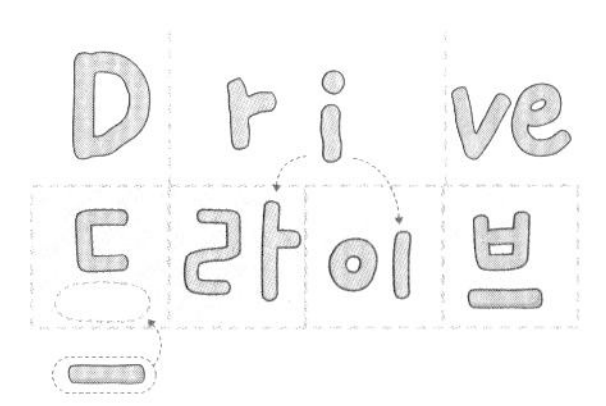

練習 每一個子音都需要搭配母音才能夠發音。跟著音檔，練習你的發音。

❶ 아 → 바
[a] [ba]

❷ 아 → 다
[a] [da]

❸ 아 → 사
[a] [sa]

❹ 아 → 자
[a] [ja]

❺ 아 → 가
[a] [ga]

❻ 아 → 하
[a] [ha]

發音小訣竅

子音(ㅂ、ㄷ、ㅈ、ㄱ)的發音方式會依所在位置的不同而有些微改變。當作音節中的初聲時，發音類似於注音符號中的「ㄆ、ㄊ、ㄐ、ㄎ」；出現在母音後面時，發音類似注音符號中的「ㄅ、ㄉ、ㄗ、ㄍ」。

當作初聲時，發輕輕的「ㄆ」音

在母音後面，發「ㄅ」音

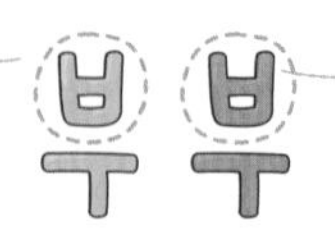

★ **發音重點**

1 仔細聽音檔中以下字彙的發音，聽聽相同的子音在不同的位置時，發音會產生什麼樣的變化。

例

(1) 부부　(2) 도도

(3) 주주　(4) 기기

2 仔細聽音檔中以下字彙的發音，聽聽當ㅅ與不同的母音結合時，發音會有什麼樣的不同。

例 (1) 사시 [sashi]

(2) 스시 [seushi]

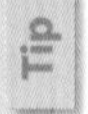

ㅅ在搭配不同的母音時，會出現不同的發音。

시：ㅅ加上ㅣ，發[sh]的音。

사／서／소／수／스：當ㅅ加上ㅏ／ㅓ／ㅗ／ㅜ或ㅡ這些母音時，發[s]的音。

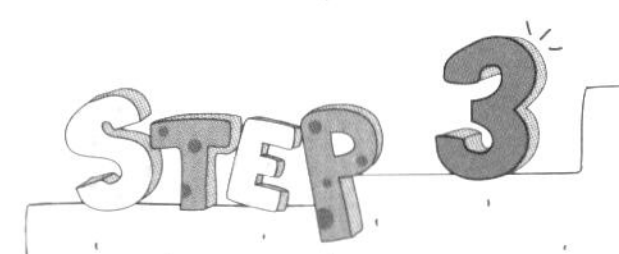

韓文輕鬆說！

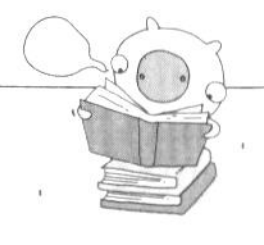

1 閱讀下列音節，跟著音檔練習你的發音。

(1)
바 버
보 부
브 비

(2)
다 더
도 두
드 디

(3)
사 서
소 수
스 시

(4)
자 저
조 주
즈 지

(5)
가 거
고 구
그 기

(6)
하 허
호 후
흐 히

Tip 當子音ㄱ後面跟著垂直母音（ㅏ、ㅓ、ㅣ等）時，寫成 ㄱ（轉彎以後的向左那一撇需明顯地向左彎）；後面跟著水平母音（ㅗ、ㅜ、ㅡ等）時，寫成ㄱ（轉彎以後的向左那一撇僅微幅向左彎。）

例 （直直的寫法）고 구 그 （彎曲的寫法）가 거 기

2 聽音檔，如果下列的音節發音正確打○，發音錯誤打×。

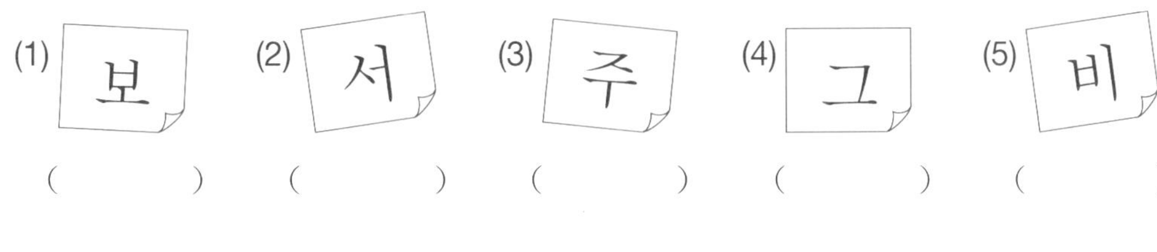

( ) ( ) ( ) ( ) ( )

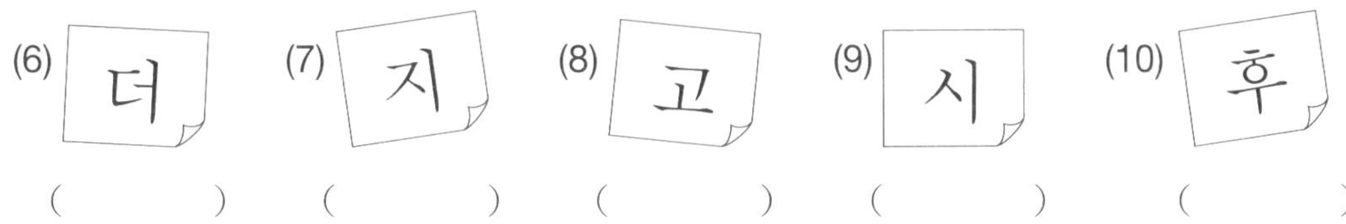

( ) ( ) ( ) ( ) ( )

3 聽音檔，勾選出你所聽到的音節。

(1) ⓐ 거 □ ⓑ 저 □ (2) ⓐ 니 □ ⓑ 디 □ (3) ⓐ 수 □ ⓑ 주 □
(4) ⓐ 마 □ ⓑ 바 □ (5) ⓐ 더 □ ⓑ 도 □ (6) ⓐ 그 □ ⓑ 구 □
(7) ⓐ 버 □ ⓑ 보 □ (8) ⓐ 수 □ ⓑ 시 □ (9) ⓐ 허 □ ⓑ 호 □

4 聽音檔，將你聽到的字彙依數字順序（1, 2, 3...）填入以下的空格中。

바지 □ 기자 □ 지하 □ 드라마 □
가로 □ 두부 □ 고사 □ 아버지 □
무시 □ 후기 □ 자비 □ 도자기 □

5 聽音檔，選出你所聽到的音節填入空格中，以完成字彙。

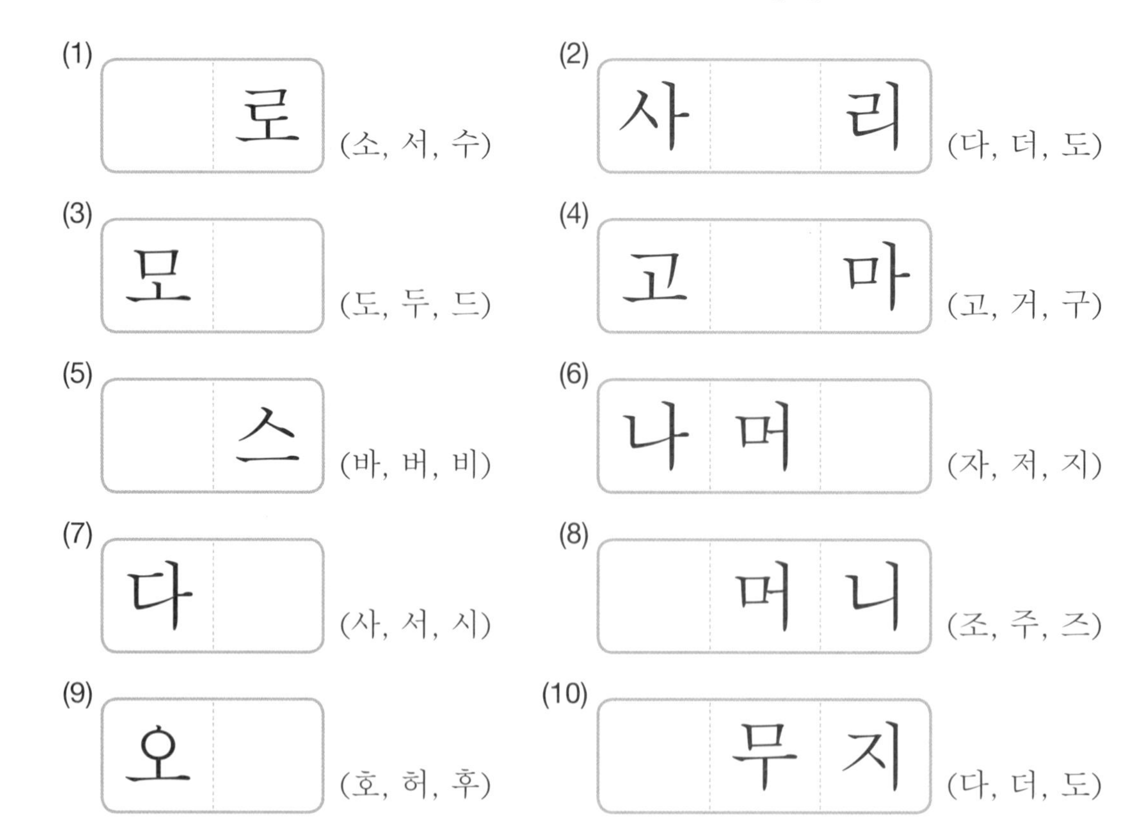

6 聽音檔，將正確的答案與圖片連接起來。

(1) 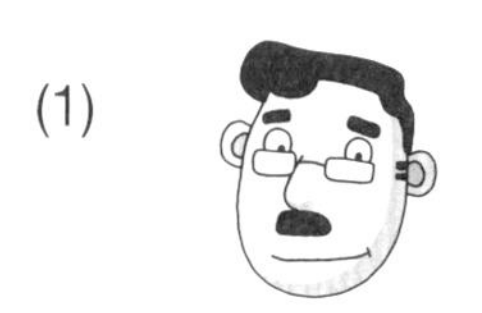 • ⓐ 바지

(2) 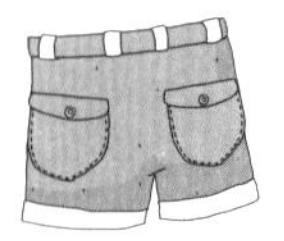 • ⓑ 구두

(3) 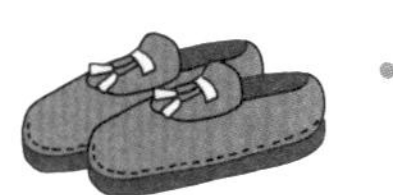 • ⓒ 모자

(4) 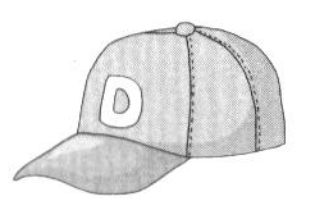

• ⓓ 아버지

7 聽音檔，將你聽到的字彙依數字順序（1, 2, 3...）填入以下的空格中。

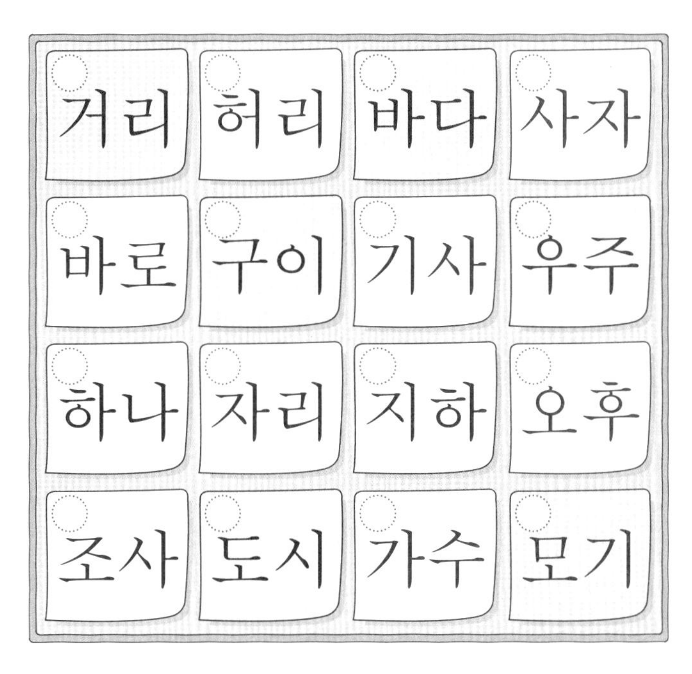

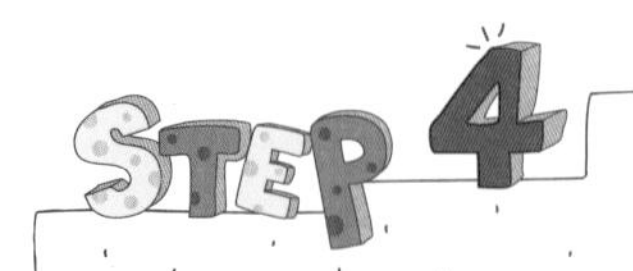

韓文寫寫看！

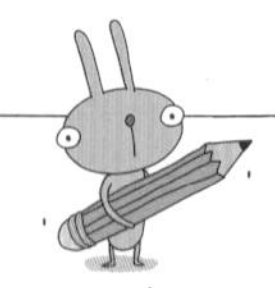

子音書寫筆順

▶ 書寫順序基本上遵循「從左到右」以及「從上到下」的原則。

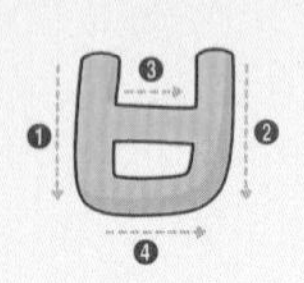

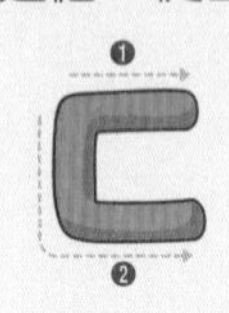

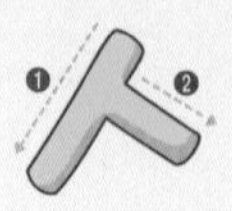

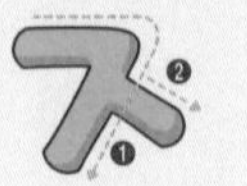

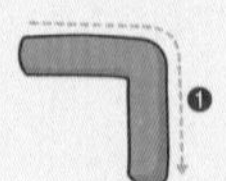

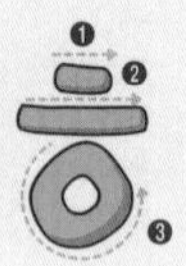

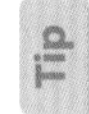

子音ㅅ、ㅈ和ㅎ會因為不同的書寫方式，看起來有些不同。

例 시 시 시 지 지 지 히 히 히

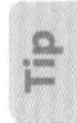

看到 거、구與그這幾個音節時，一時之間可能會不知該怎麼唸，因為在印刷時，這些音節的ㄱ與母音之間沒有留下任何空間。既然在韓文中，組成音節時一定至少要有一個母音，只要你先找出母音的位置，本來看起來很難讀的文字就會變得簡單。書寫時，練習將母音與子音留下一些空間吧。

例

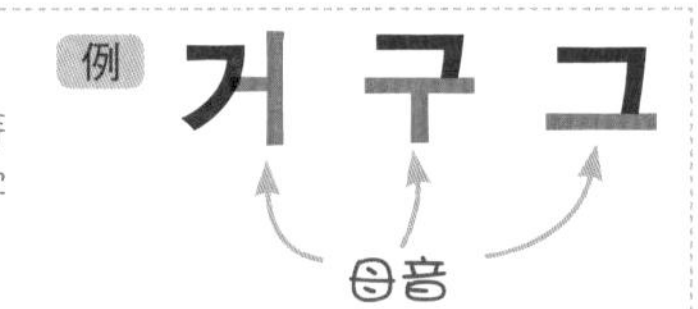

1 跟著音檔練習以下音節的發音，並練習以正確的筆劃順序書寫。

(1)			(2)			(3)		
바	바	바	다	다	다	사	사	사
버	버	버	더	더	더	서	서	서
보	보	보	도	도	도	소	소	조
부	부	부	두	두	두	수	수	수
브	브	브	드	드	드	스	스	즈
비	비	비	디	디	디	시	시	시

(4)			(5)			(6)		
자			가			하		
저			거			허		
조			고			호		
주			구			후		
즈			그			흐		
지			기			히		

2 聽音檔，完成以下字彙。

(1) 지

(2) 도

(3) 고

(4) 가

(5) 부

(6) 그

(7) 기

(8) 아

(9) 루

(10) 서

3 聽音檔，寫出以下字彙。

비 雨	모자 帽子
바지 褲子	구두 鞋子
지도 地圖	바다 海
가수 歌手	사자 獅子

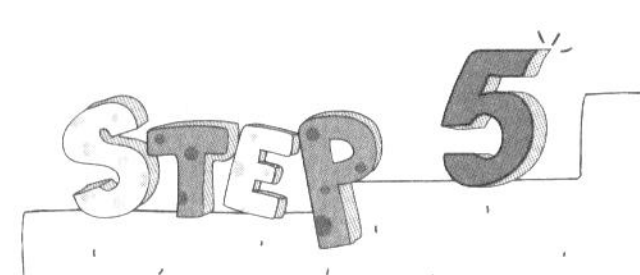

趣味小測驗！

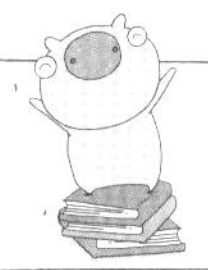

1 聽音檔，勾選出你所聽到的字彙。

(1) ⓐ 조리 □ ⓑ 저리 □

(2) ⓐ 바지 □ ⓑ 비자 □

(3) ⓐ 고리 □ ⓑ 거리 □

(4) ⓐ 조사 □ ⓑ 주사 □

(5) ⓐ 수다 □ ⓑ 다수 □

(6) ⓐ 나리 □ ⓑ 다리 □

(7) ⓐ 서기 □ ⓑ 사기 □

(8) ⓐ 소수 □ ⓑ 조수 □

2 聽音檔，選出正確的答案，小蜜蜂就能夠走上正確的路徑成功採到蜂蜜！

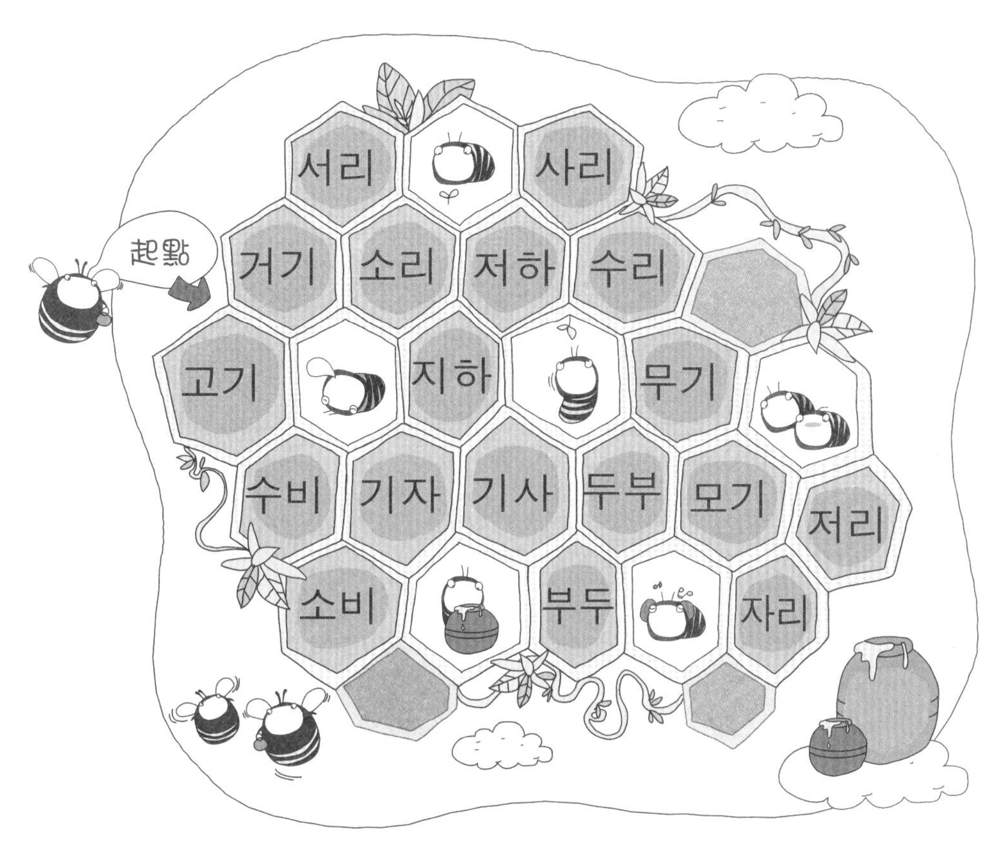

最終答案：______

Chapter 4

終聲

ㅁ ㄴ ㅇ ㄹ

ㅂ ㄷ ㅅ ㅈ ㄱ ㅎ

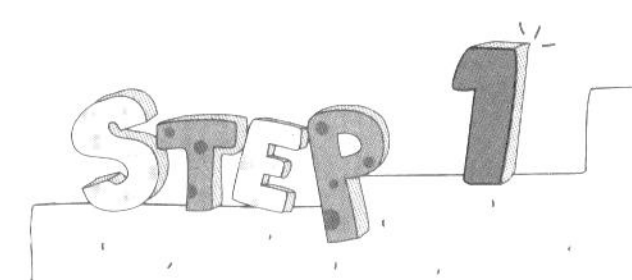

5分鐘暖身！

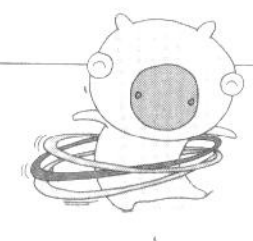

1 聽音檔，跟著朗讀下圖桌上韓國食物與餐具的發音。

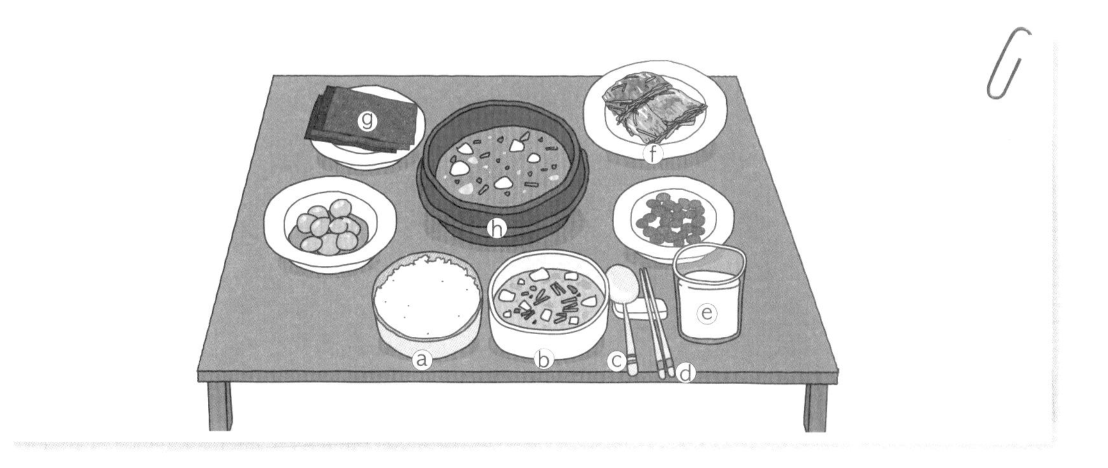

2 聽音檔，對照上列圖片，將你聽到的物品上標記的英文字母填入空格中。

3 聽音檔，依照範例，回答以下的問題。

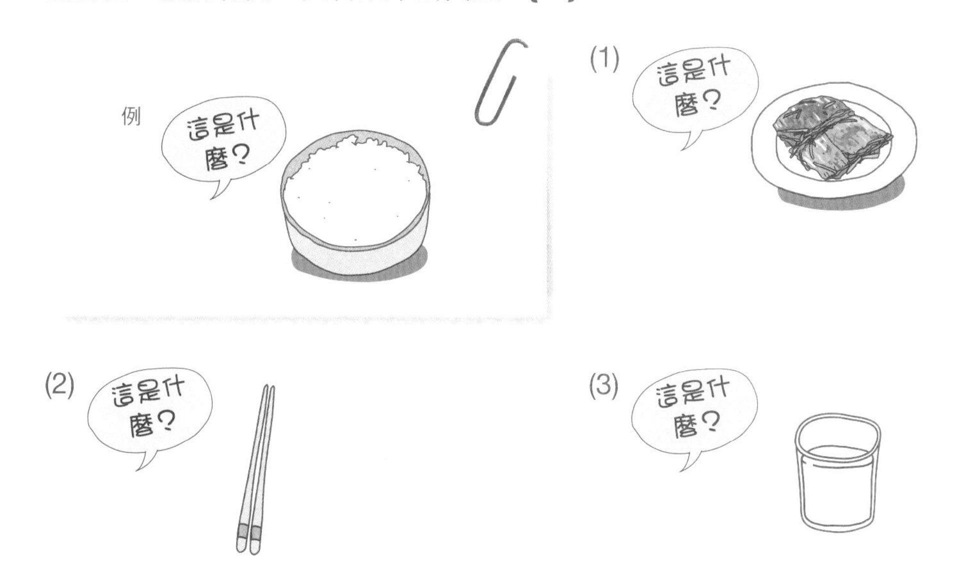

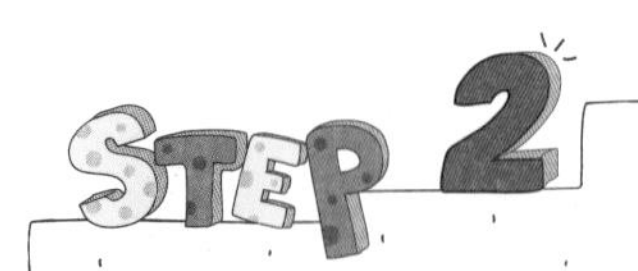

STEP 2

開始來學吧！

017

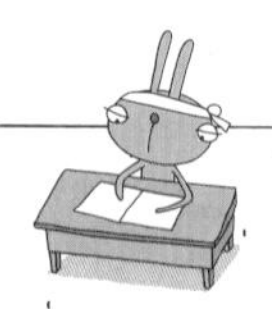

仔細聽 聽音檔，注意下列字彙中終聲的發音方式，並在框中選出正確的子音，填入圖片旁的空白處，以完成字彙。

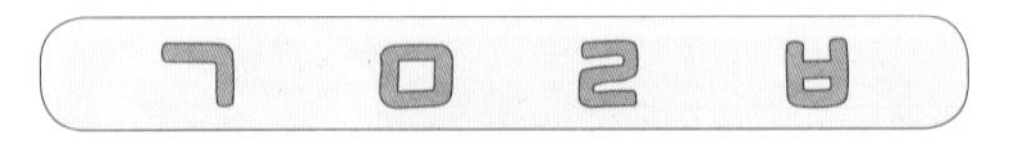

(1) 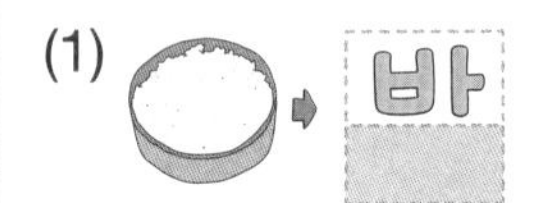

(2) 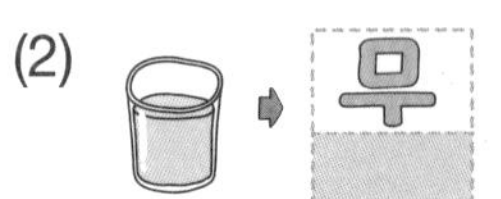

(3) 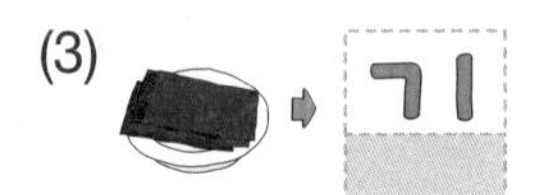

(4) 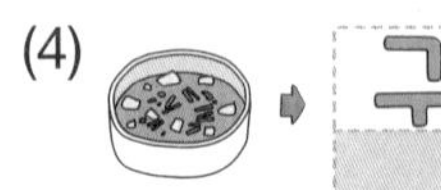

輕鬆學 下列子音可作為終聲使用。這些初聲子音在當收尾音（終聲）時，發音的性質有可能會不變。也就是初聲子音當終聲時，其發音有可能跟作為初聲子音時的發音相同，也有可能不同。不過，當不發音的「ㅇ」放在一個音節的最後，就會發 [ng]／[ㄥ]的音。

ㅁ [ㄇ]／[m]，類似 him 的 m。
ㄴ [ㄋ]／[n]，類似 moon 的 n。
ㅇ [ㄥ]／[ng]，類似 song 的 ng。
ㄹ [ㄖ]／[ℓ]，類似 little 的 l。
ㅂ [ㄆ]／[p]，類似 chop 的 p。
ㄱ [ㄎ]／[k]，類似 book 的 k。
ㄷ ㅅ [ㄊ]／[t]
ㅈ ㅎ [ㄊ]／[t]
類似 dot 的 t。

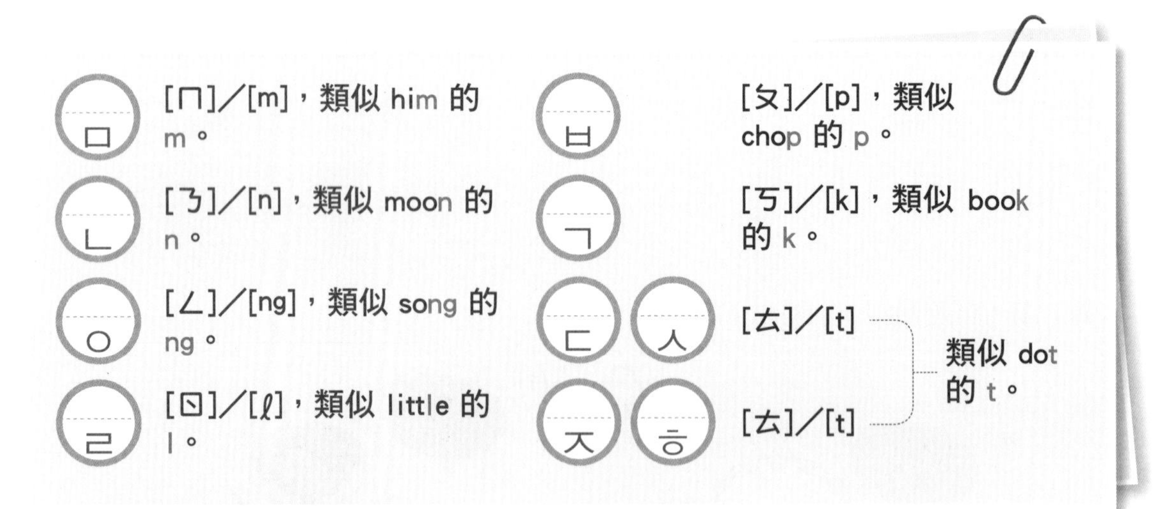

終聲只有七種唸法

雖然所有子音都可以當作終聲，但實際上終聲只有七個音。下列的十個子音中，有四個在當作終聲時，發音是相同的。

ㅁ	ㄴ	ㅇ	ㄹ	ㅂ	ㄱ	ㄷ，ㅅ，ㅈ，ㅎ
[m]	[n]	[ng]	[ℓ]	[p]	[k]	[t]

練習 終聲書寫在母音的下方。請聽以下範例並辨別初聲與終聲有什麼不同。

❶ 當子音是一個音節的初聲

❷ 當子音是一個音節的終聲

發音小訣竅

發終聲的音時，為避免聽起來像在唸兩個音，要快速地將兩個音結合在一起。母音一定要念快一點。

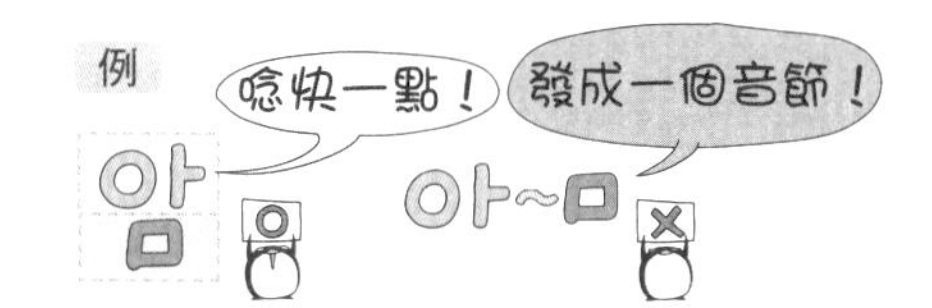

練習 唸唸看母音下方的終聲。聽音檔，練習以下的發音。

❶ 아 → 암
[a] [am]

❷ 아 → 안
[a] [an]

❸ 아 → 알
[a] [al]

❹ 아 → 앙
[a] [ang]

★ 發音重點

1 聽音檔，分辨ㅁ、ㄴ與ㅇ這三個終聲的發音。

例
(1) 삼 : 산 : 상
(2) 감 : 간 : 강
(3) 밤 : 반 : 방
(4) 담 : 단 : 당
(5) 잠 : 잔 : 장
(6) 맘 : 만 : 망

❺

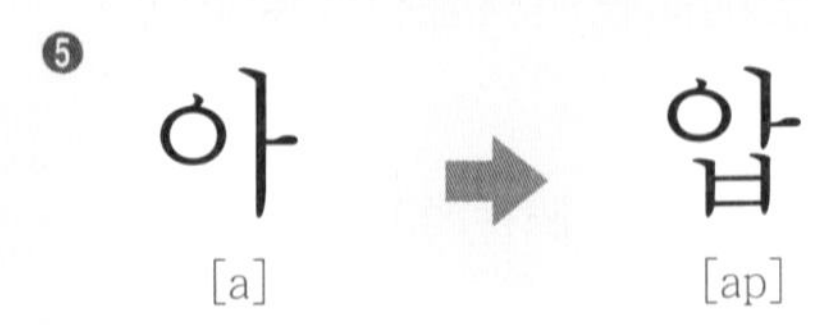

❻

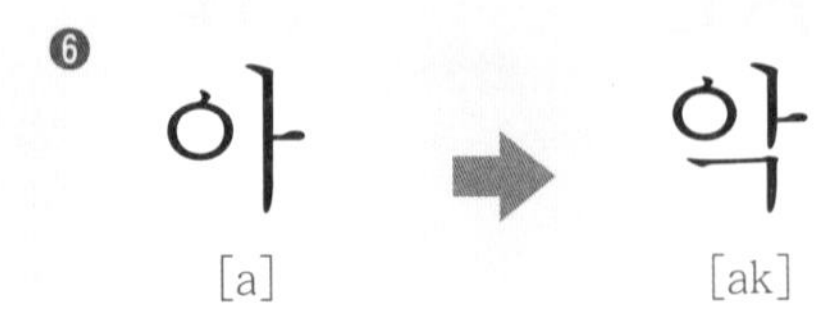

❼

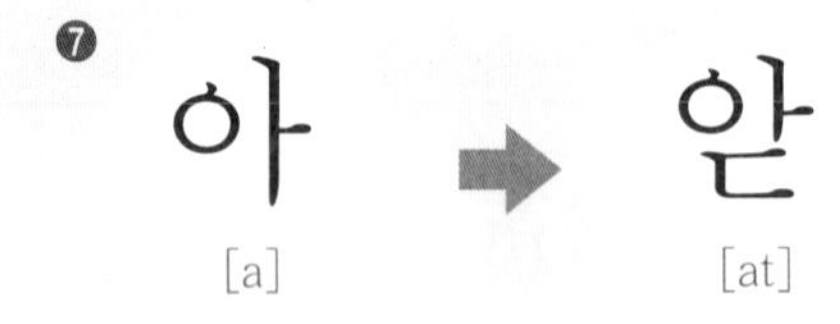

❽

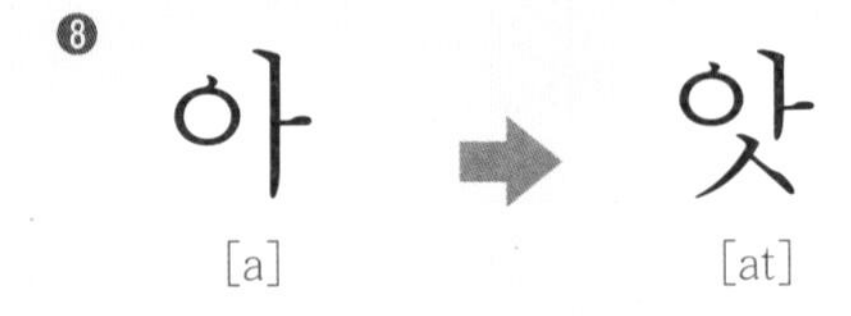

❾

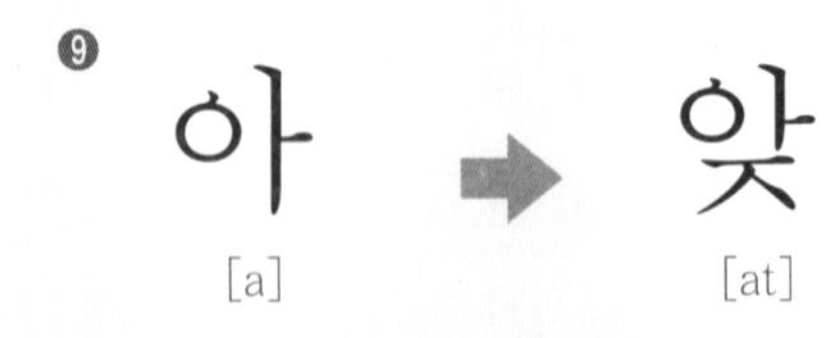

❿

아 → 앟

[a] [at]

Tip 不要把앗分開唸成[a-s]，也不要把앚分開唸成[a-z]，終聲的發音應短且快速唸成一個音節。

例 앋 = 앗 = 앚 = 앟

2 終聲ㄷ、ㅅ、ㅈ、與ㅎ的發音相同。

例

(1) 맏 = 맛 = 맞 = 맣

(2) 낟 = 낫 = 낮 = 낳

3 分辨終聲ㄷ、ㅅ、ㅈ[t]和終聲ㄱ[k]的不同。

例 (1) 곡 : 곧

(2) 목 : 못

(3) 낙 : 낮

4 當終聲子音ㅎ後面接著母音時（即後一音節初聲位置的字母為ㅇ），ㅎ不發音。（稱為ㅎ脫落）

例 (1) 좋아요 [조아요]

(2) 놓아요 [노아요]

(3) 넣어요 [너어요]

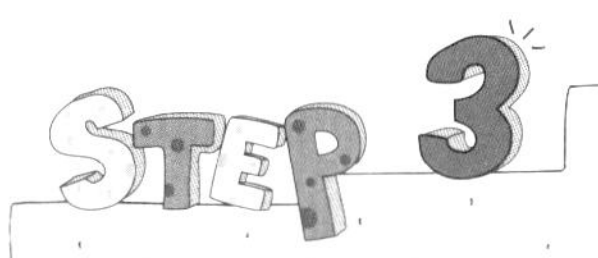

韓文輕鬆說！

1 閱讀下列音節，跟著音檔練習你的發音。

(1)
암 엄
옴 움
음 임

(2)
간 건
곤 군
근 긴

(3)
날 널
놀 눌
늘 닐

(4)
상 성
송 숭
승 싱

(5)
압 업
옵 웁
읍 입

(6)
닥 덕
독 둑
득 딕

(7)
앗 엇
옷 웃
읏 잇

(8)
갓 것
곳 굿
긋 깃

2 聽音檔，如果下列的音節發音正確打○，發音錯誤打×。

(1) 강 (　　)
(2) 난 (　　)
(3) 돌 (　　)
(4) 만 (　　)
(5) 국 (　　)

(6) 빗 (　　)
(7) 낮 (　　)
(8) 집 (　　)
(9) 곳 (　　)
(10) 밥 (　　)

3 聽音檔，勾選出你所聽到的音節。

(1) ⓐ 공 ☐ ⓑ 곰 ☐ (2) ⓐ 근 ☐ ⓑ 금 ☐ (3) ⓐ 장 ☐ ⓑ 잔 ☐

(4) ⓐ 성 ☐ ⓑ 선 ☐ (5) ⓐ 목 ☐ ⓑ 못 ☐ (6) ⓐ 옥 ☐ ⓑ 옷 ☐

(7) ⓐ 몽 ☐ ⓑ 몸 ☐ (8) ⓐ 돈 ☐ ⓑ 동 ☐ (9) ⓐ 북 ☐ ⓑ 붓 ☐

4 聽音檔，將你聽到的字彙依數字順序（1, 2, 3...）填入以下的空格中。

아들 □	도장 □	이름 □	아줌마 □
한국 □	음식 □	거울 □	밀가루 □
시간 □	남산 □	수업 □	젓가락 □

5 聽音檔，選出你所聽到的音節填入空格中，以完成字彙。

(1) 바 □ (럼, 람, 롬)

(2) 미 □ (곡, 격, 국)

(3) 사 □ (진, 짐, 징)

(4) 일 □ (곱, 곳, 곡)

(5) □ 소 (잔, 잠, 장)

(6) 다 □ (섭, 섯, 석)

6 聽音檔，將正確的答案與圖片連接起來。

(1) (2) (3) (4)

ⓐ 가방　ⓑ 버섯　ⓒ 주말　ⓓ 사진

7 聽音檔，勾選出你所聽到的字彙。

(1) ⓐ 정문 □ ⓑ 전문 □　(2) ⓐ 정말 □ ⓑ 전말 □

(3) ⓐ 방문 □ ⓑ 반문 □　(4) ⓐ 정기 □ ⓑ 전기 □

(5) ⓐ 성공 □ ⓑ 선공 □　(6) ⓐ 성물 □ ⓑ 선물 □

★ 特殊發音規則（連音）

輕鬆學

口語中，當終聲的下一個音節接母音時，終聲子音會移動至下一個音節的初聲位置，發初聲子音的音（連音）。然而，當終聲ㅇ的下一個音節接母音時，ㅇ不連音。終聲子音ㅇ會待在原本的位置發終聲的音，下一個音節母音前的ㅇ依然維持待在初聲位置不發音的規則。

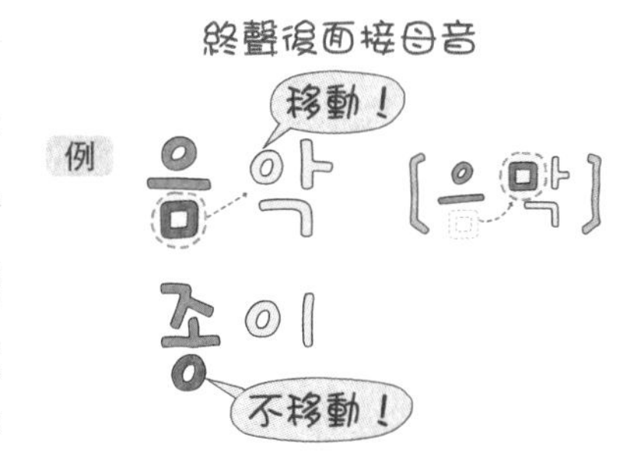

練習

1 聽音檔，將你聽到的字彙依數字順序（1, 2, 3...）填入以下的空格中。

발음 □	얼음 □	웃음 □	녹음 □
만일 □	단어 □	언어 □	본인 □
직업 □	믿음 □	금일 □	길이 □

2 聽音檔，選出你所聽到的音節填入空格中，以完成字彙。

(1) ＿ 음 (발, 밥, 밤)

(2) 웃 ＿ (금, 음, 슴)

(3) ＿ 어 (단, 담, 당)

(4) 직 ＿ (겁, 업, 덥)

(5) ＿ 악 (은, 음, 응)

(6) 얼 ＿ (음, 믐, 름)

(7) ＿ 이 (존, 좀, 종)

(8) 성 ＿ (긴, 인, 신)

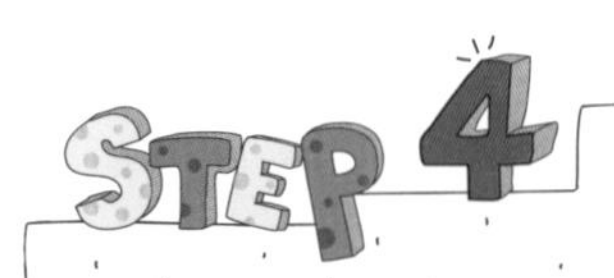

韓文寫寫看！

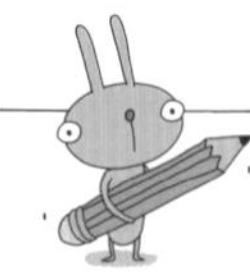

終聲要寫在哪裡

▶ 終聲在音節中是最後發出的一個音，因此它寫在一個音節的最下方。

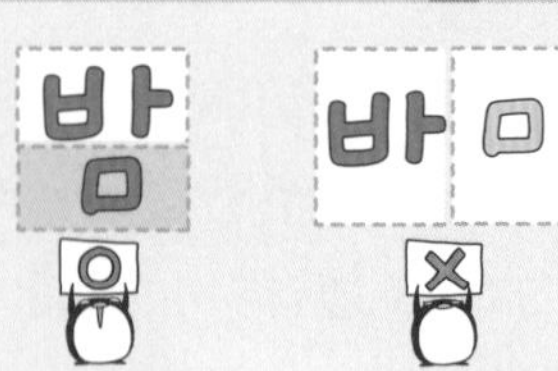

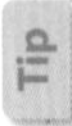

當母音和終聲連在一起時，對初學者來說，帶有終聲的音節可能不好辨認。此時先找出音節中的母音，接著再找出初聲子音和終聲子音，像用注音符號拼字一樣拆解每一個音，就會比較好分辨。

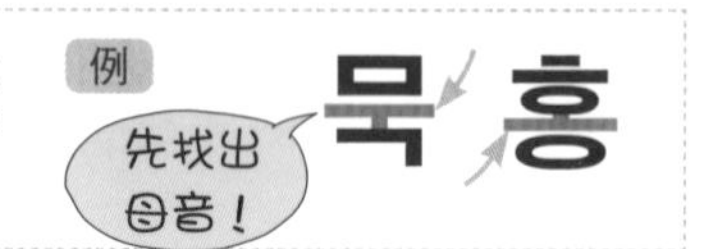

1 跟著音檔練習以下音節的發音，並練習以正確的筆劃順序書寫。

(1)			(2)			(3)		
밤	밤	밤	담	담	담	곤	곤	곤
반	반	반	단	단	단	곳	곳	곳
발	발	발	달	달	달	곶	곶	곶
방	방	방	당	당	당	낫	낫	낫
밥	밥	밥	답	답	답	낮	낮	낮
박	박	박	닥	닥	닥	낳	낳	낳

2 聽音檔，完成以下字彙。

(1) 기

(2) 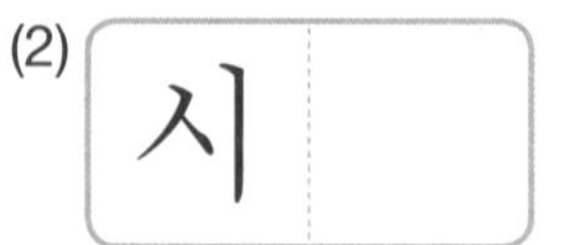

(3) 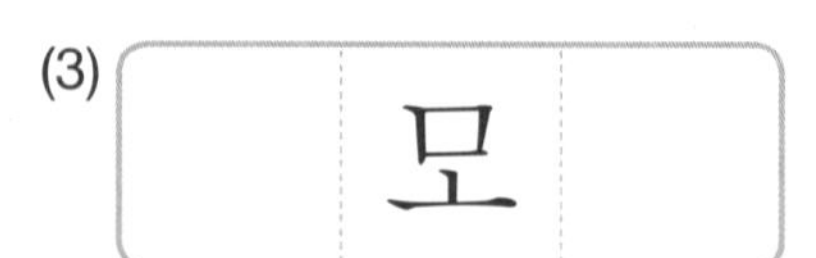

(4) 이

(5) 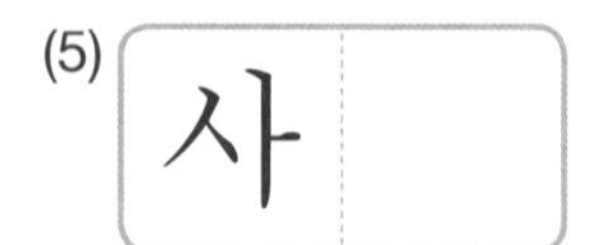

(6) 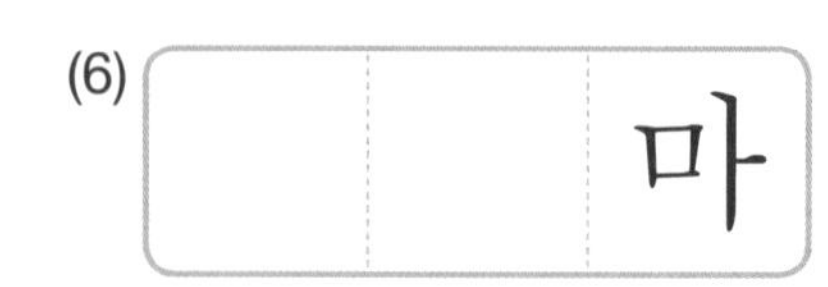

3 聽音檔，寫出以下的字彙。

집
房屋
문
門
발
腳
목
脖子
돈
錢
눈
雪
운동
運動
공항
機場

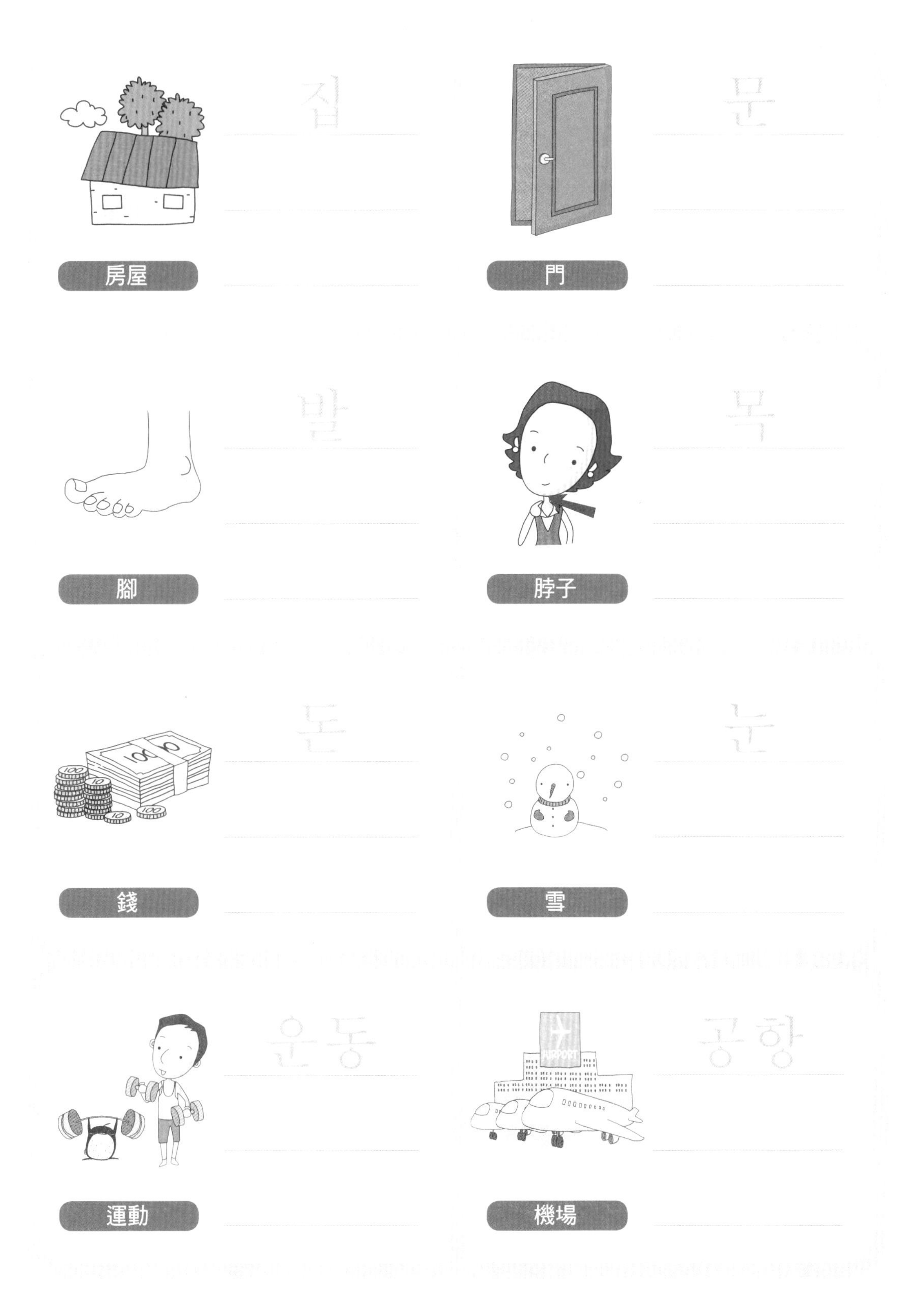

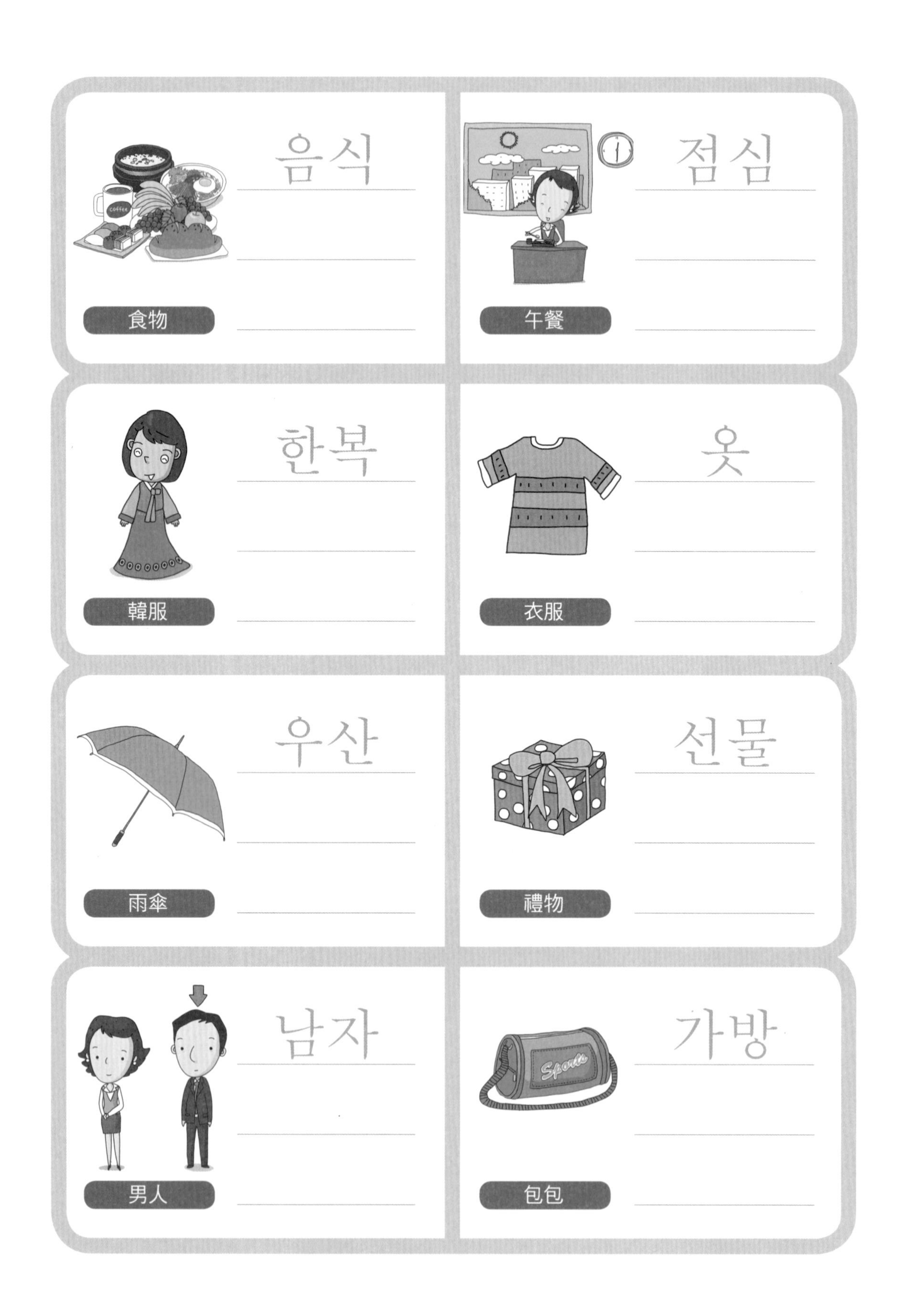
음식
coffee
食物
점심
午餐
한복
韓服
옷
衣服
우산
雨傘
선물
禮物
남자
男人
가방
Sports
包包

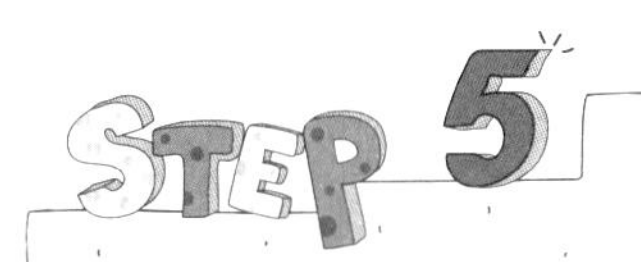

趣味小測驗！

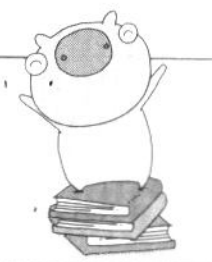

1 聽音檔，勾選出你所聽到的音節。

(1) ⓐ 삼 □ ⓑ 섬 □ ⓒ 솜 □ ⓓ 숨 □

(2) ⓐ 반 □ ⓑ 번 □ ⓒ 본 □ ⓓ 분 □

(3) ⓐ 성 □ ⓑ 선 □ ⓒ 섬 □ ⓓ 설 □

(4) ⓐ 공 □ ⓑ 곤 □ ⓒ 곰 □ ⓓ 골 □

2 聽音檔，將你聽到的字彙依數字順序（1, 2, 3...）填入以下的空格中。

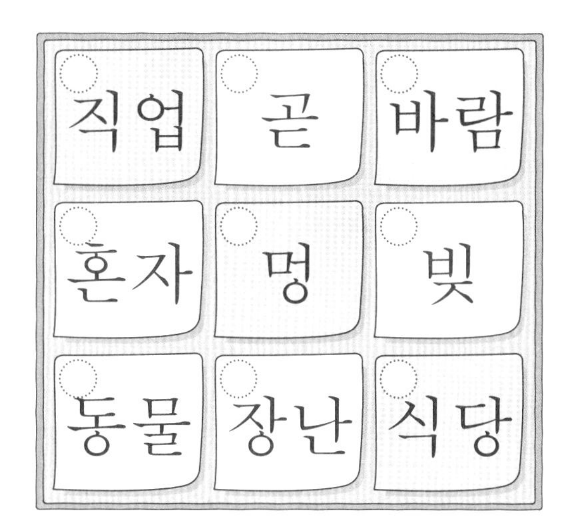

3 聽音檔，完成以下字彙。

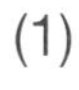

(1) 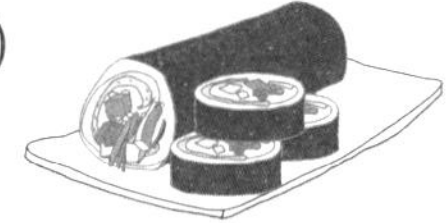 ㄱ ㅂ

(2) 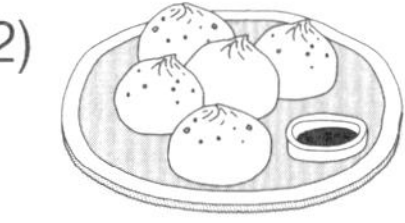 ㅁ ㄷ

(3) 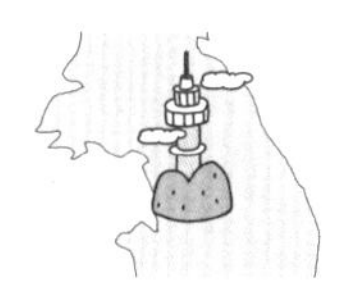 ㅅ ㅇ

(4) 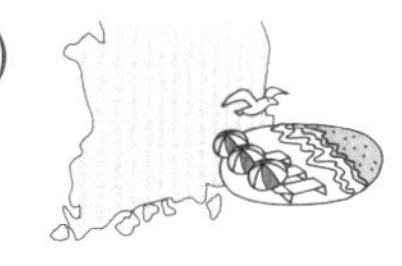 ㅂ ㅅ

4 聽音檔，勾選出你所聽到的字彙。

1
ⓐ방
ⓑ반
2
ⓐ문
ⓑ물
3
ⓐ입
ⓑ임
4
ⓐ동
ⓑ돈
5
ⓐ사람
ⓑ사랑
6
ⓐ남자
ⓑ낭자
7
ⓐ실만
ⓑ실망
8
ⓐ우산
ⓑ우선
help
9
ⓐ일본
ⓑ일번
10
ⓐ가족
ⓑ가죽
11
ⓐ입고
ⓑ입구
12
ⓐ목
ⓑ못
13
ⓐ국
ⓑ굿
終點

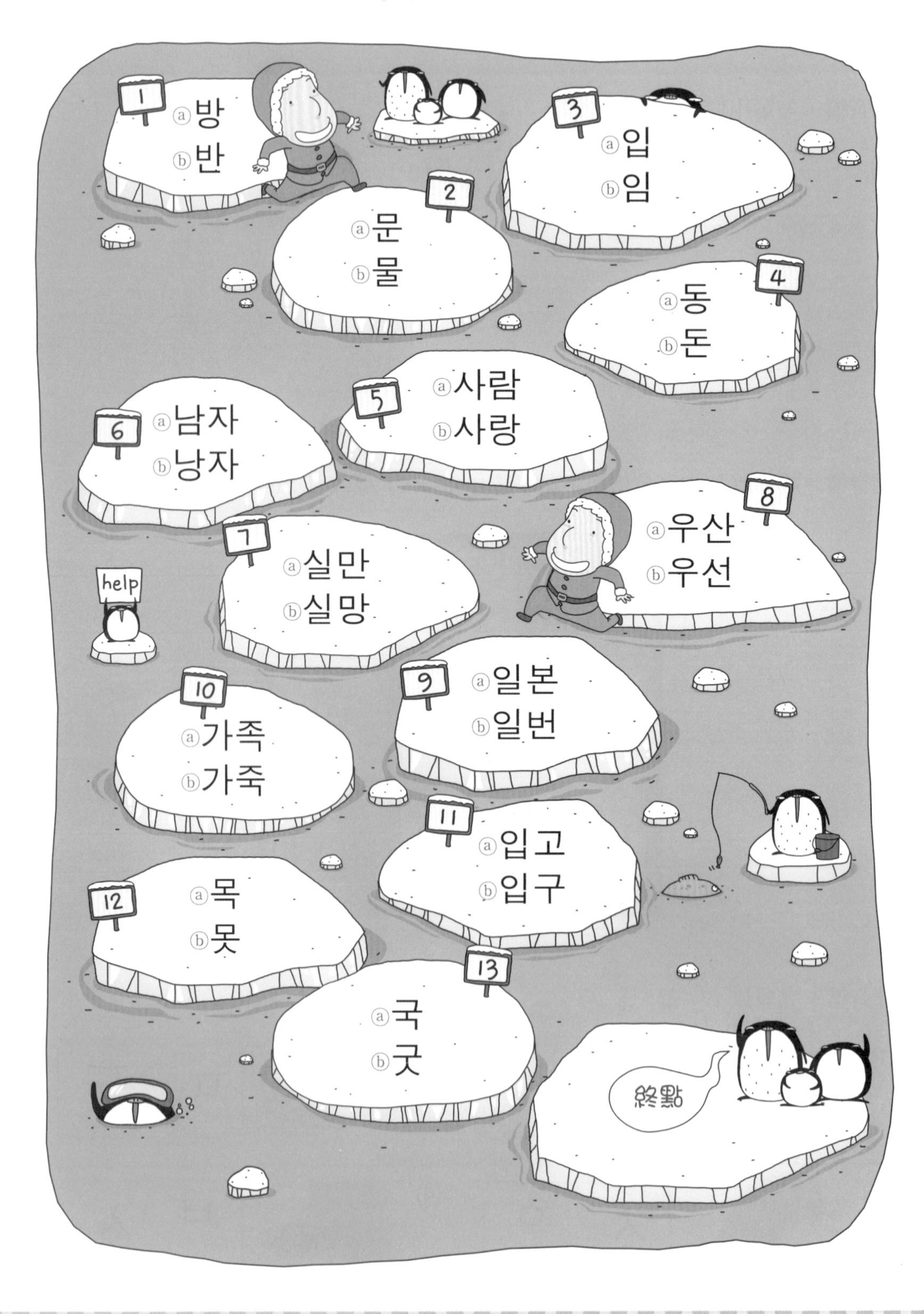

5 聽音檔，寫出你所聽到的字彙。

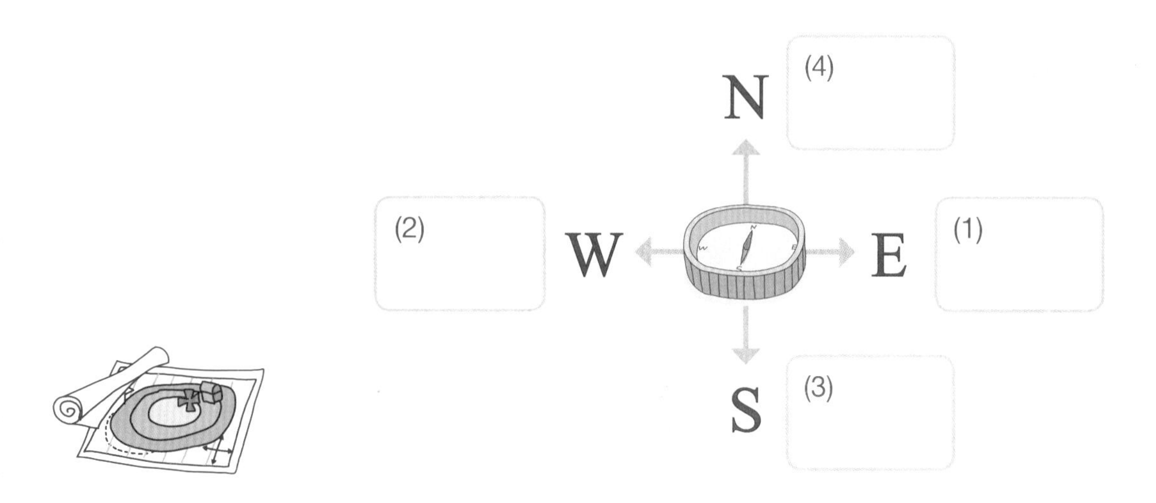

6 聽音檔，完成以下字彙。

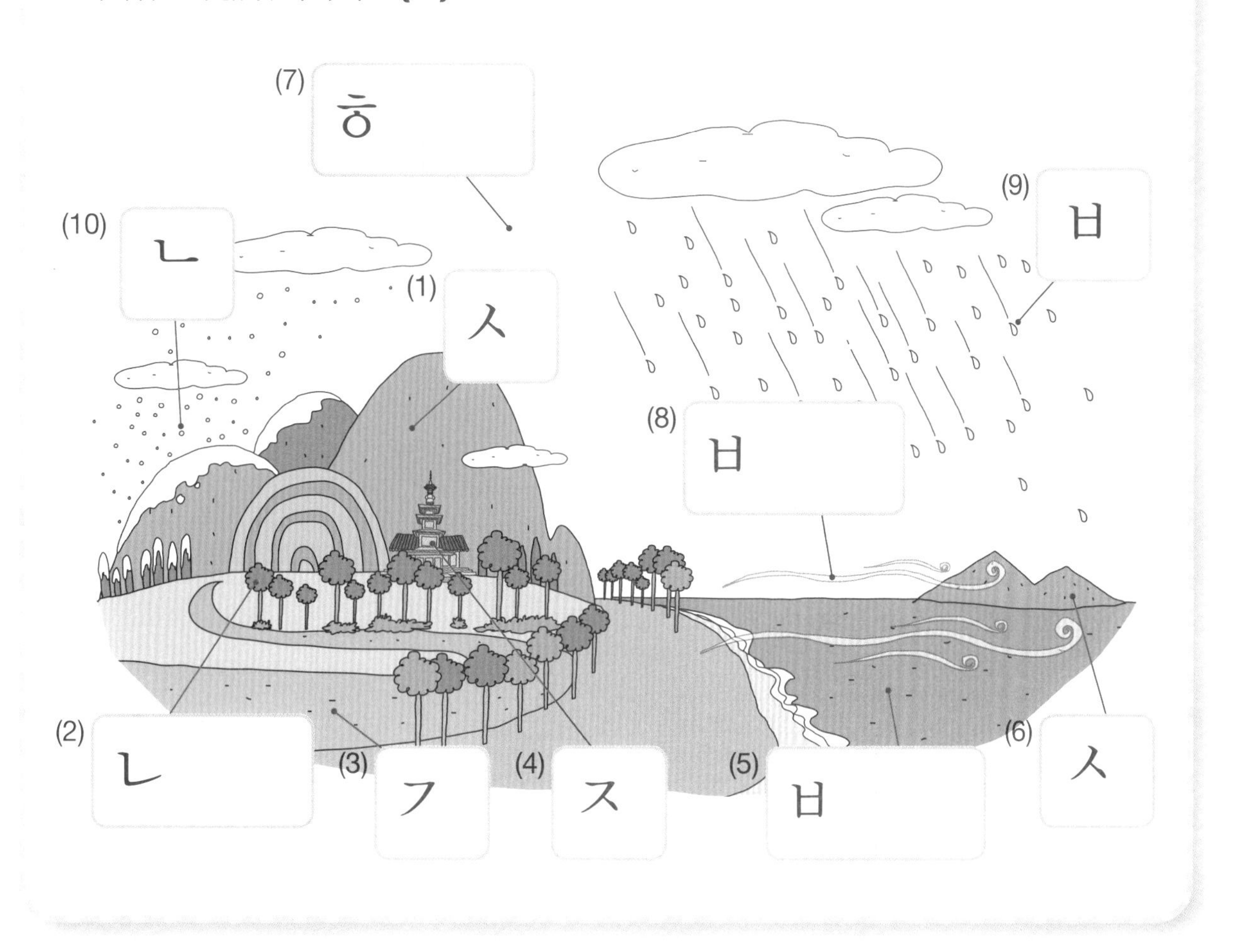

Chapter 5

四個和 ㅣ[y] 結合的雙母音

ㅑ ㅕ ㅛ ㅠ

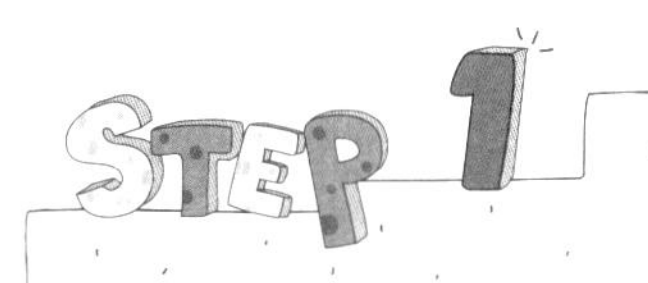

5分鐘暖身！

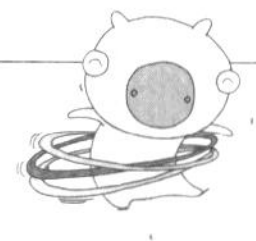

1 聽音檔，跟著朗讀下列各種運動的發音。

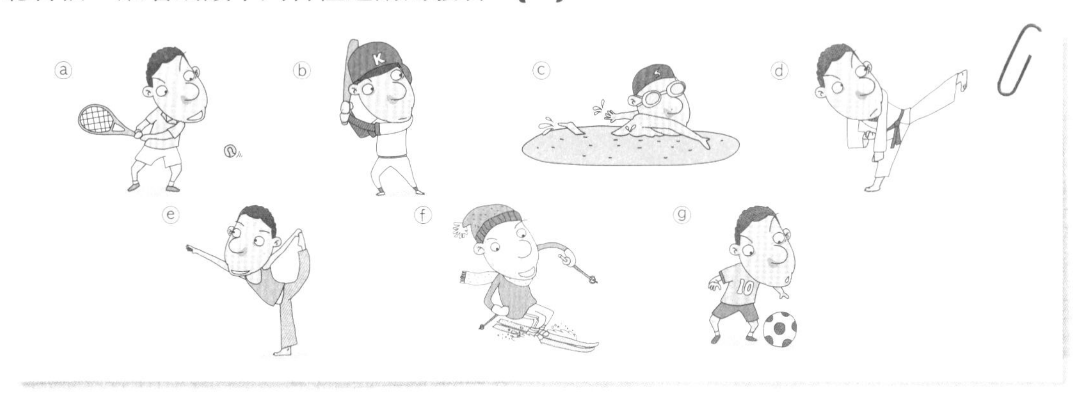

2 聽音檔，對照上列圖片，將你聽到的運動名稱上標記的英文字母填入空格中。

(1)  (2) 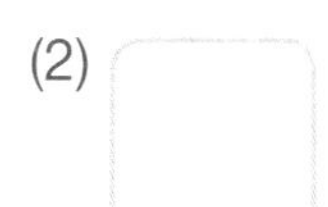 (3) 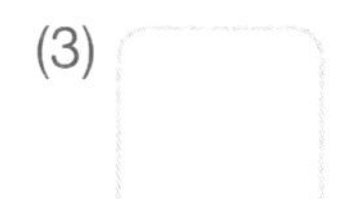 (4) 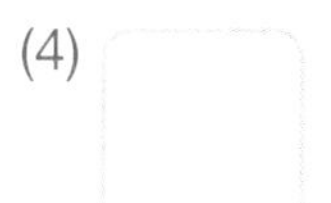 (5) 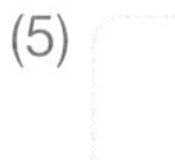

3 聽音檔，依照範例，回答以下的問題。

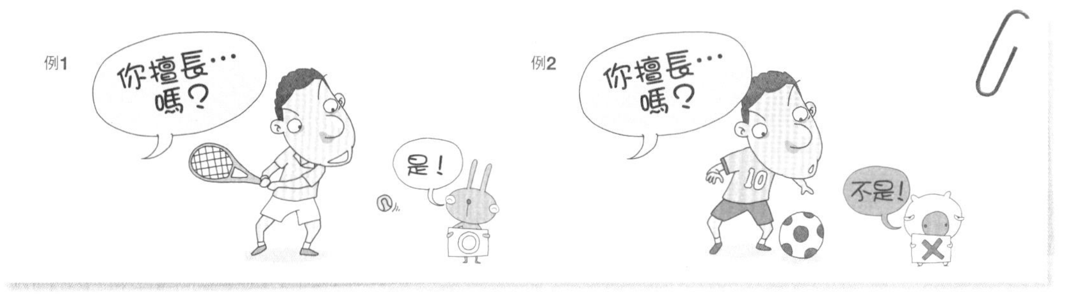

(1)
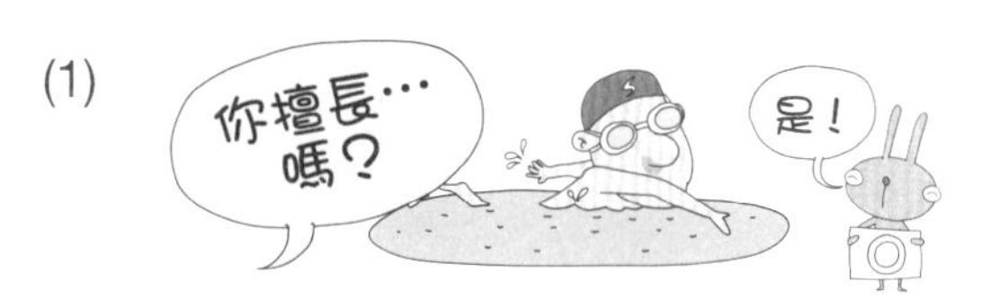

(2)
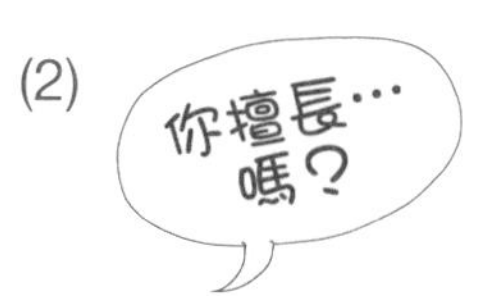
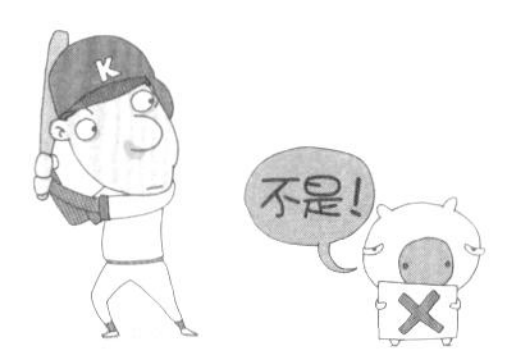

(3)
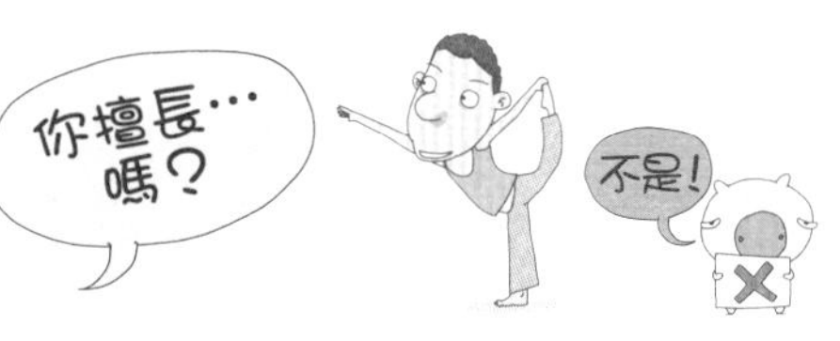

(4)
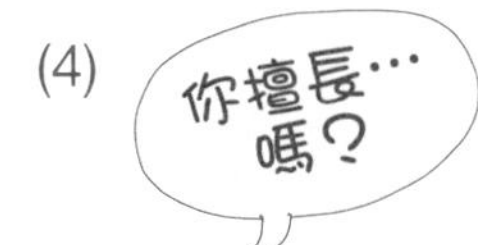
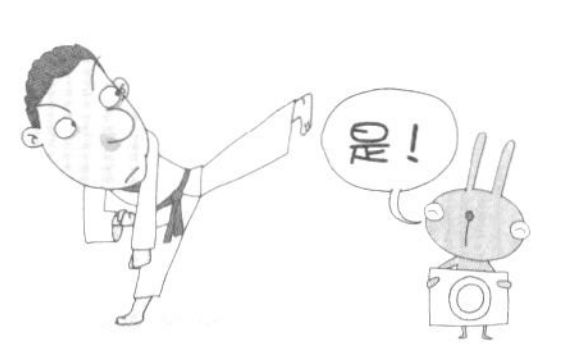

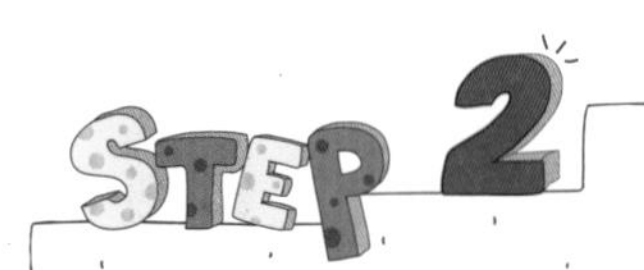

開始來學吧！

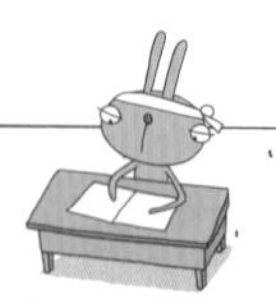

仔細聽 聽音檔，注意下列字彙中橘色母音的發音方式。

(1) 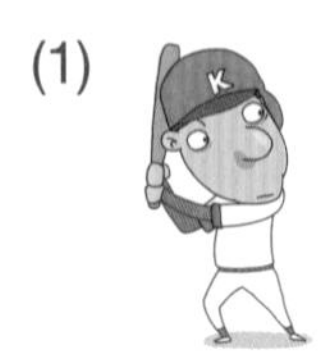 야구 → ㅑ

(2) 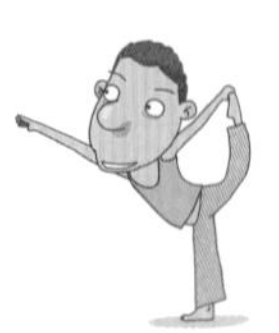 요가 → ㅛ

(3) 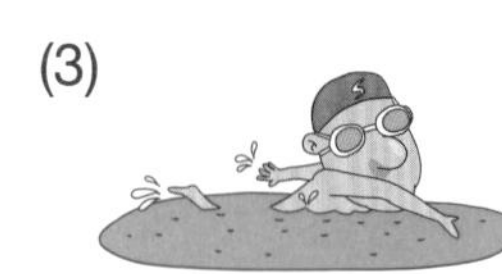 수영 → ㅕ

輕鬆學 以下和ㅣ[y] 結合的母音，都是在基本母音前加上單母音ㅣ[y] 後組合而成的。跟著音檔，練習你的發音。

ㅑ **[ㄧㄚ]／[ya]，類似 yard 中的 ya。**
發ㅑ這個音時，先發注音符號裡的「ㄧ」後，立刻發出「ㄚ」（ㅏ）的音。

ㅕ **[ㄧㄛ]／[yeo]，類似 yawn 中的 ya。**
發ㅕ這個音時，先發注音符號裡的「ㄧ」後，立刻發出「ㄛ」（ㅓ）的音。注意不可以噘嘴，也不要用力發音。

ㅛ **[ㄧㄛ]／[yo]，類似 yoga 中的 yo。**
發ㅛ這個音時，先發注音符號裡的「ㄧ」後，立刻發出「ㄛ」（ㅗ）的音。

ㅠ **[ㄧㄨ]／[yu]，類似 you。**
發ㅠ這個音時，先發注音符號裡的「ㄧ」後，立刻發出「ㄨ」（ㅜ）的音。

母音「ㅣ」

韓文中，母音ㅣ（[y]，注音符號「ㄧ」）被加在基本母音ㅏ、ㅓ、ㅗ、ㅜ之前，發音方式沒有改變。儘管嘴唇會做出發「ㅣ」音的形狀，但是幾乎不會發出聲來。發音時很快就會加上基本母音ㅏ、ㅓ、ㅗ、ㅜ的音，發出雙母音的音（如注音符號ㄧ＋ㄚ＝ㄧㄚ）。

ㅣ + ㅏ = ㅑ
[y] [a] [ya]

聽音檔，練習以下發音。

● 嘴型大大地張開

❶ 結合母音 ㅣ[y]

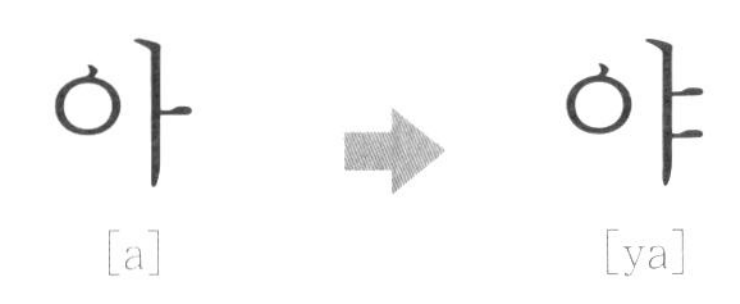

아 → 야
[a] [ya]

❷ 結合母音 ㅣ[y]

어 → 여
[eo] [yeo]

● 嘴唇呈圓形

❸ 結合母音 ㅣ[y]

오 → 요
[o] [yo]

❹ 結合母音 ㅣ[y]

우 → 유
[u] [yu]

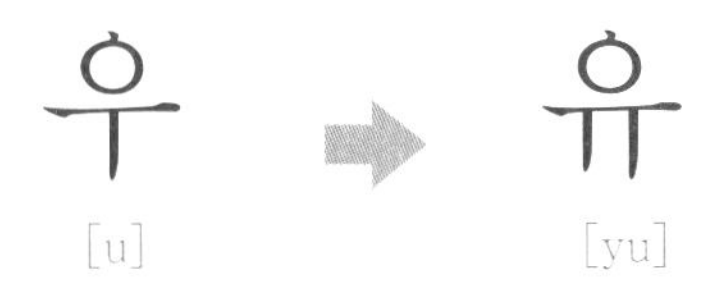

★ 發音重點

1 以下幾個發音較不容易分辨，請一邊閱讀發音解說，一邊跟著音檔練習發音。

例

요 여

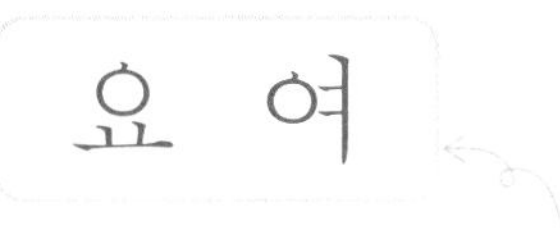

Tip
注意嘴型或唇形的差別
요：發音時嘴唇噘起。
여：像發ㅛ的音，但嘴要張開，只是張開的程度比發ㅑ的音時略小。

2 聽音檔，勾選出你所聽到的字彙。

(1) ⓐ 요리 ☐
ⓑ 유리 ☐

(2) ⓐ 요기 ☐
ⓑ 여기 ☐

(3) ⓐ 요가 ☐
ⓑ 여가 ☐

(4) ⓐ 용 ☐
ⓑ 영 ☐

練習

1 當子音接在母音ㅑ、ㅕ、ㅛ、ㅠ的前面時，發音方式如下圖所示。

❶ 子音ㄴ在母音ㅑ前

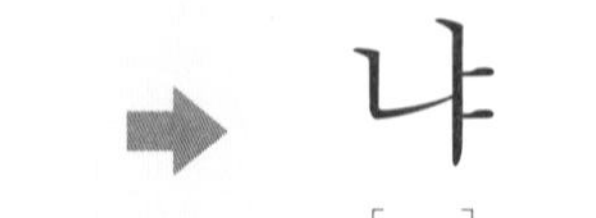

[ya] [nya]

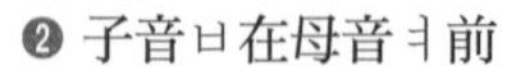

❷ 子音ㅂ在母音ㅕ前

[yeo] [byeo]

❸ 子音ㅁ在母音ㅛ前

요 → 묘

[yo] [myo]

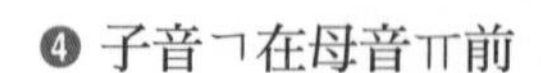

❹ 子音ㄱ在母音ㅠ前

[yu] [gyu]

2 當ㅅ接在母音ㅑ、ㅕ、ㅛ、ㅠ、ㅣ之前，ㅅ的發音會從[s]改變為[sh]。

❶ 子音ㅅ接在母音ㅑ前

[sa] [sha]

❷ 子音ㅅ接在母音ㅛ前

[so] [sho]

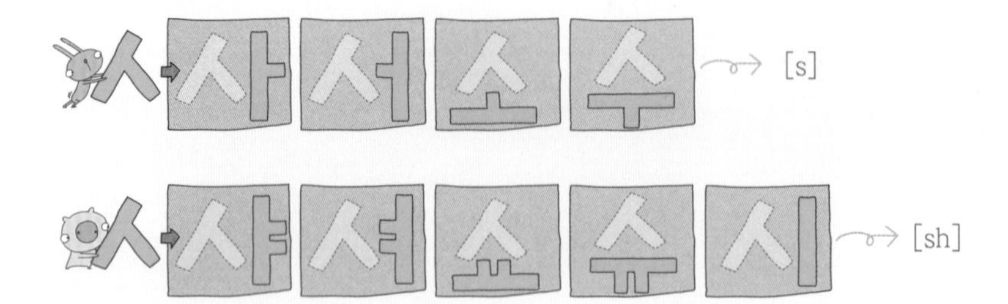

Tip 當ㅅ與ㅑ、ㅕ、ㅛ、ㅠ、ㅣ結合時，發[sh]的音。

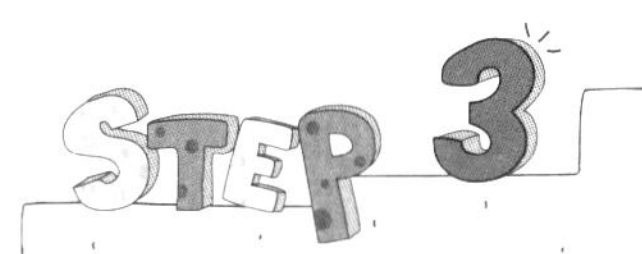

韓文輕鬆說！

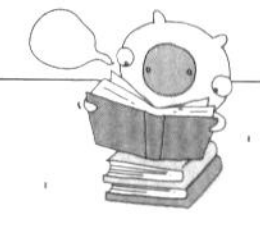

1 閱讀下列音節，跟著音檔練習你的發音。

(1)
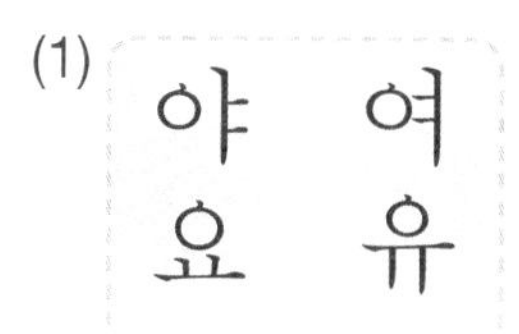

(2)
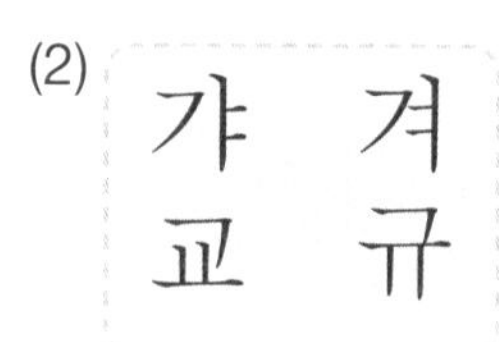

(3)
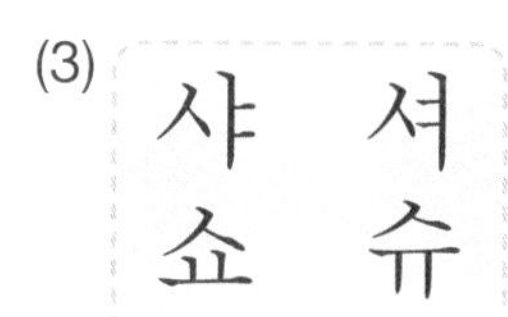

(4) 약 역
욕 육

2 聽音檔，如果下列的音節發音正確打○，發音錯誤打×。

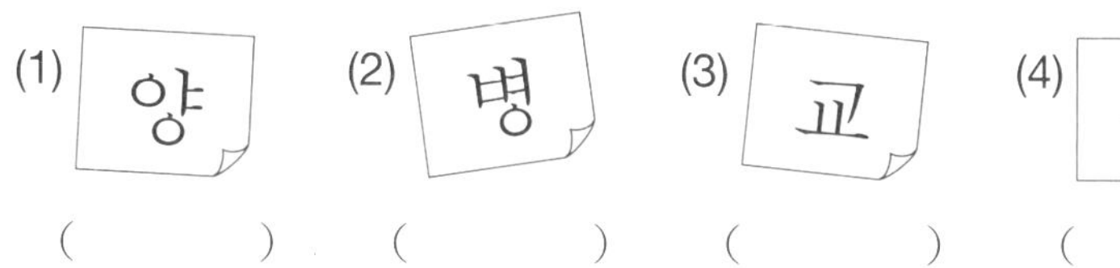

(1) 양

(2)
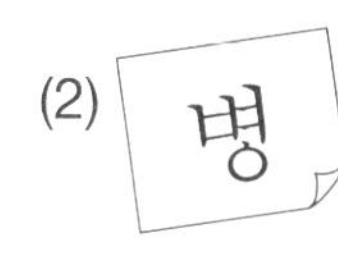

(3)
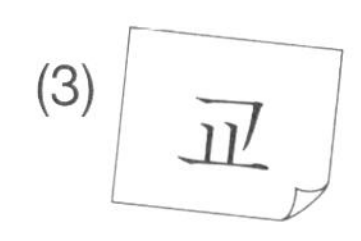

(4)
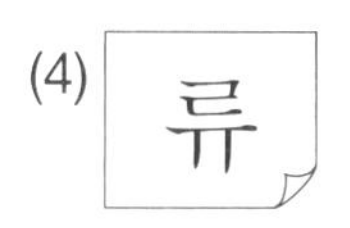

(5)
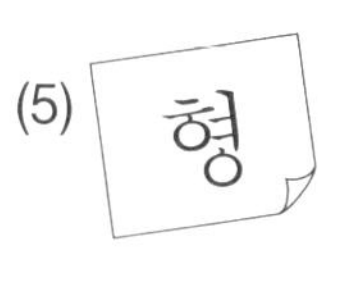

(　　　)　(　　　)　(　　　)　(　　　)　(　　　)

3 聽音檔，勾選出你所聽到的字彙。

(1) ⓐ 약 □ ⓑ 역 □
(2) ⓐ 연기 □ ⓑ 용기 □
(3) ⓐ 별 □ ⓑ 벌 □
(4) ⓐ 귤 □ ⓑ 굴 □
(5) ⓐ 중요 □ ⓑ 조용 □
(6) ⓐ 요금 □ ⓑ 요즘 □
(7) ⓐ 목욕 □ ⓑ 모욕 □
(8) ⓐ 근면 □ ⓑ 금연 □

4 聽音檔，將你聽到的字彙依數字順序（1, 2, 3...）填入以下的空格中。

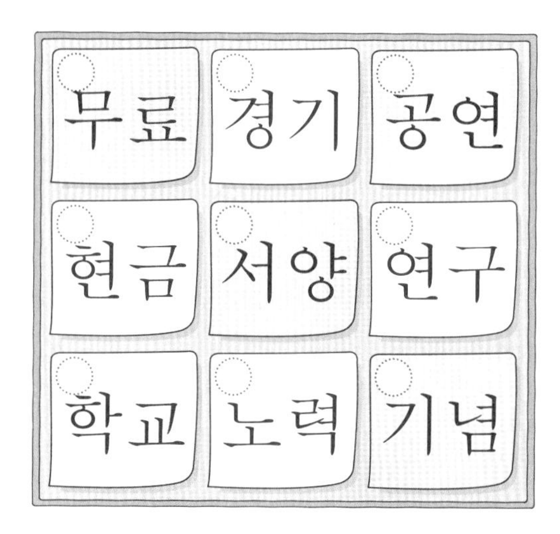

5 聽音檔，將你聽到的字彙依數字順序（1, 2, 3...）填入以下的空格中。

우유 □	중요 □	여자 □	수요일 □
여유 □	여름 □	양말 □	일요일 □
무역 □	안경 □	영어 □	주유소 □

6 聽音檔，選出你聽到的音節填入空格中，以完成字彙。

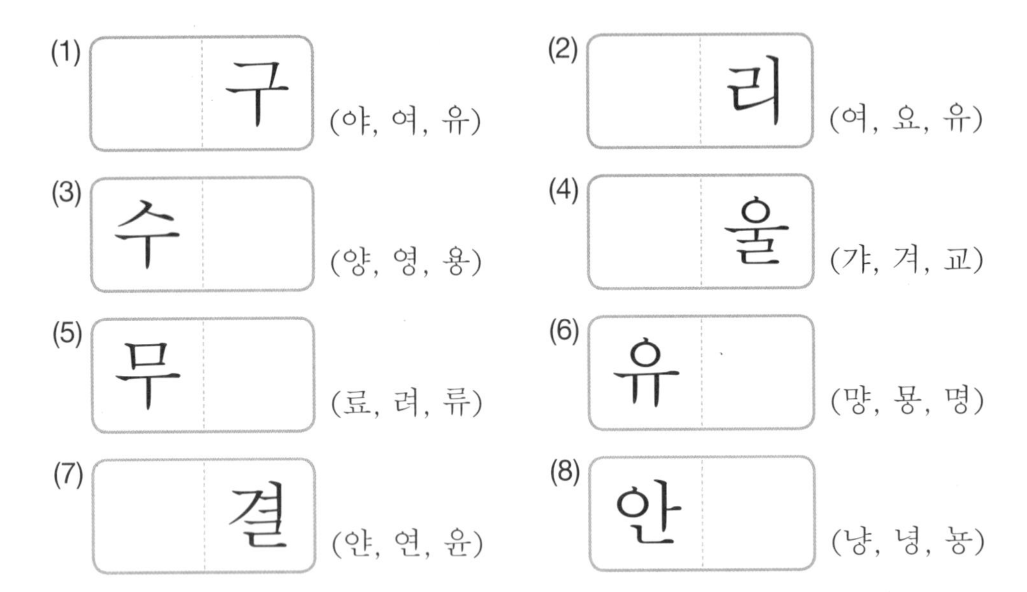

7 聽音檔，將正確的答案與圖片連接起來。

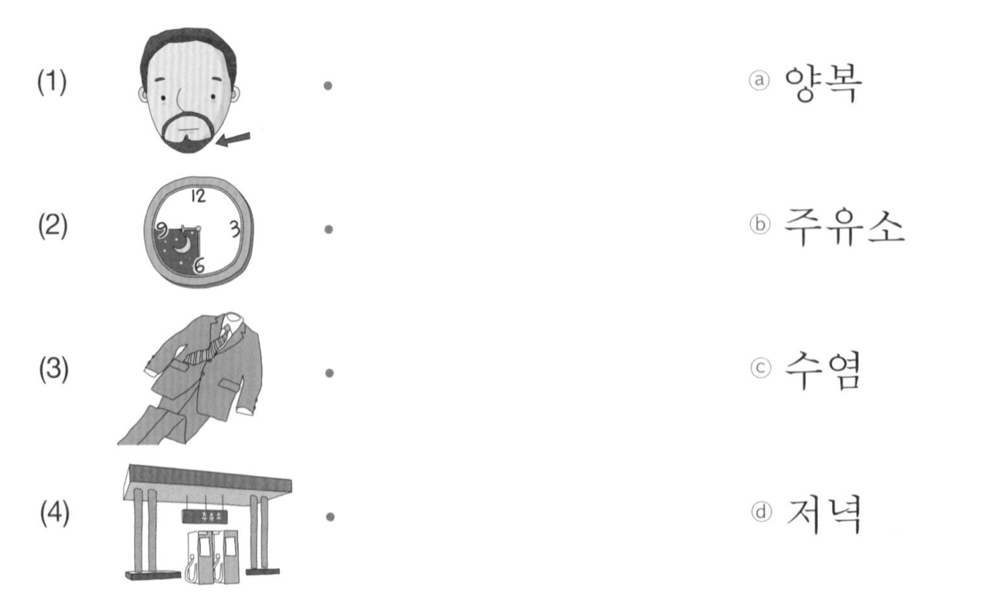

★ 特殊發音規則（鼻音化）

輕鬆學 如果終聲是ㅂ、ㄷ、ㄱ，且後一音節的初聲是ㄴ或ㅁ，則ㅂ、ㄷ、ㄱ的發音分別會變音為ㅁ、ㄴ、ㅇ。

(1) 當終聲子音ㅂ後面接初聲子音ㅁ、ㄴ時，ㅂ的發音會從[ㅂ]變音為[ㅁ]。

例

(2) ㄷ、ㅅ、ㅈ作為終聲時發音都發[ㄷ]。當終聲子音ㄷ、ㅅ、ㅈ後面接初聲子音ㅁ、ㄴ時，ㄷ、ㅅ、ㅈ的發音會從[ㄷ]變音為[ㄴ]。

例 잇몸[인몸] [ㄷ]　　벚나무[번나무] [ㄷ]

(3) 當終聲子音ㄱ後面接初聲子音ㅁ、ㄴ時，ㄱ的發音會從[ㄱ]變音為[ㅇ]。

例

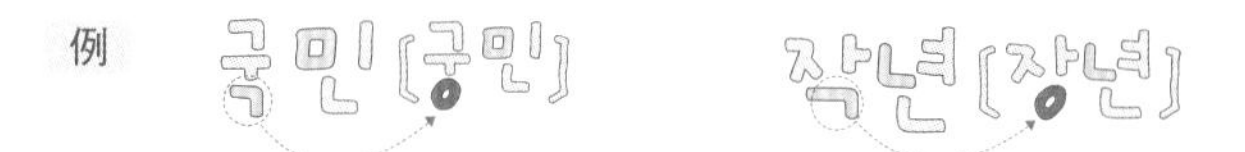

練習 聽音檔，將你聽到的字彙依數字順序（1, 2, 3...）填入以下的空格中。

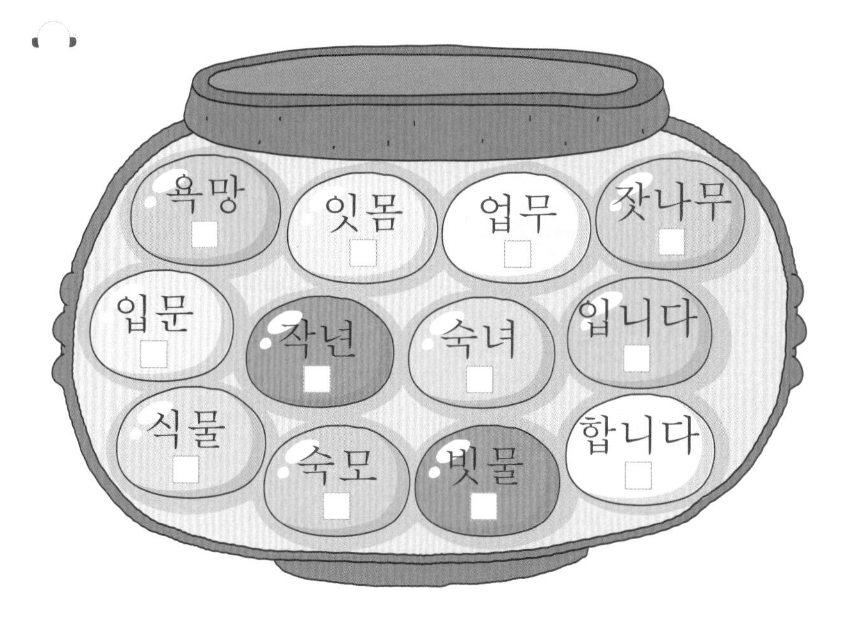

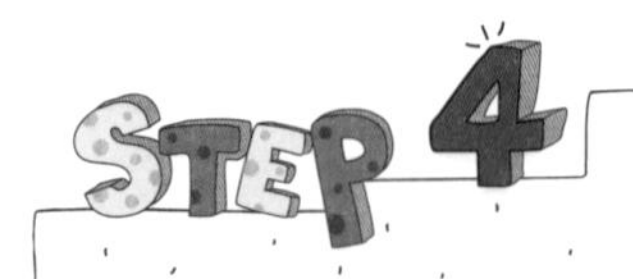

韓文寫寫看！

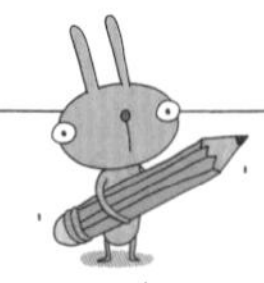

雙母音書寫筆順

▶ 書寫順序基本上遵循「從左到右」以及「從上到下」的原則。

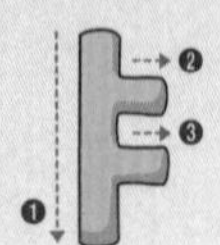
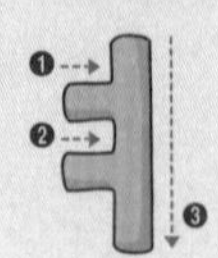
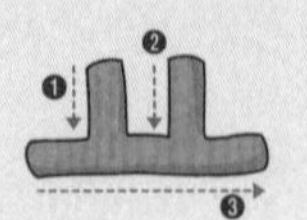
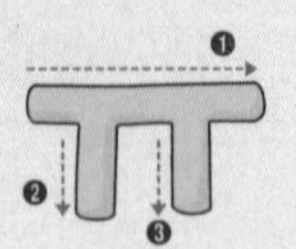

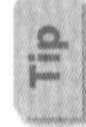

當子音ㅁ、ㅂ和母音ㅕ、ㅛ所組成一個音節時，對初學者來說，連在一起的子音、母音可能不好辨認。此時先找出音節中的母音就會比較好分辨。書寫時，試著在子音跟母音之間留點空隙吧。

例 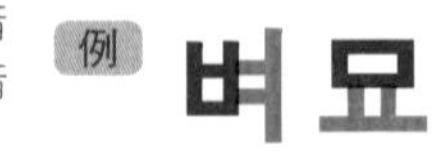

1 跟著音檔練習以下音節的發音，並練習以正確的筆劃順序書寫。

(1)			(2)			(3)		
야	야	야	냐	냐	냐	랴	랴	랴
여	여	여	녀	녀	녀	려	려	려
요	요	요	뇨	뇨	뇨	료	료	료
유	유	유	뉴	뉴	뉴	류	류	류

2 聽音檔，完成以下字彙。

(1) ＿ 기

(2) 조 ＿

(3) ＿ 니 ＿

(4) ＿ 리

(5) 동 ＿

(6) ＿ 느 ＿

(7) ＿ 습

(8) 저 ＿

(9) ＿ 수 ＿

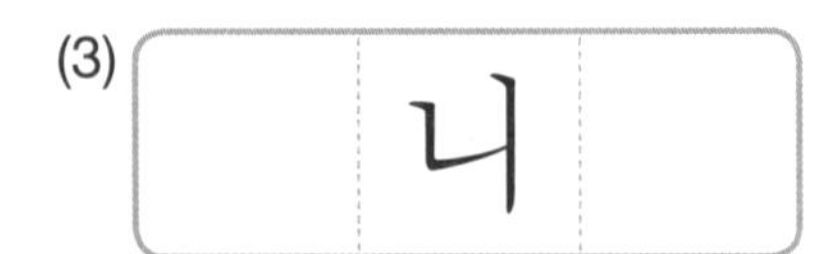

3 聽音檔，寫出以下的字彙。

약

藥

여자

女人

병

瓶子

우유

牛奶

요리

烹飪

영어

英語

안경

眼鏡

유명

有名

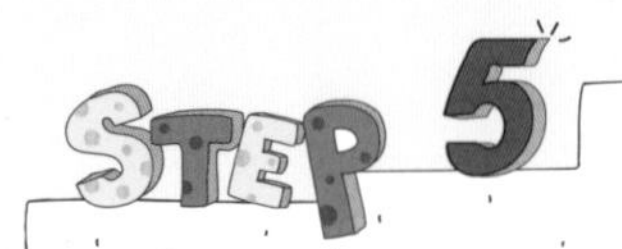

趣味小測驗！

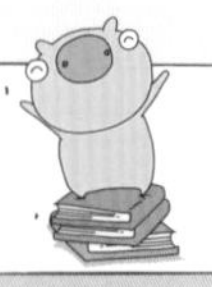

1 聽音檔，參考以下的中文翻譯，填入你所聽到的字彙。

① ①			② ②			⑤
					⑤ ⑥	
		③ ③				
				⑦		
	④		⑥			
④				⑦	⑧	
					⑧	

橫向

① 鬍子

② 空間

③ 夏天

④ 西方人

⑤ 眼鏡

⑥ 自由

⑦ 所有權的「所有」

⑧ 明洞（首爾市中心一個很熱鬧的區域）

直向

① 手續費

② 痘痘

③ 女人

④ 貓

⑤ 夜景

⑥ 哈囉；再見

⑦ 加油站

⑧ 有名

2 聽音檔，完成以下字彙。

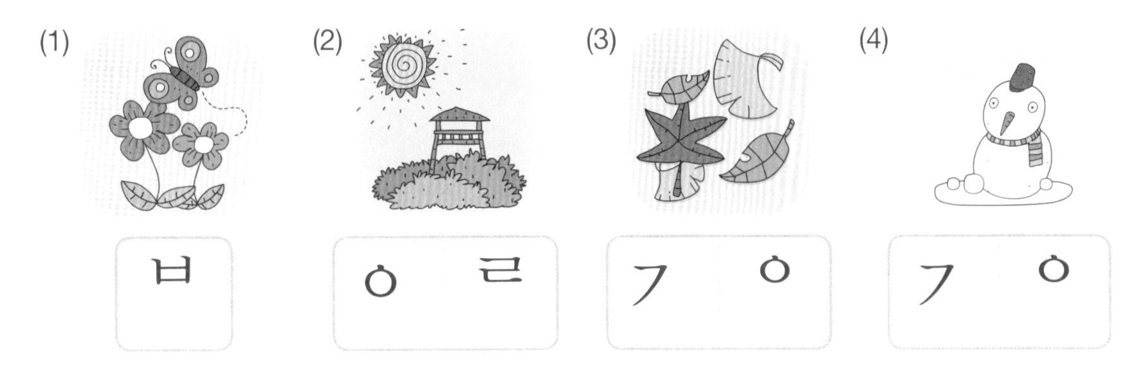

3 聽音檔，勾選出你所聽到的字彙。

起點
1
ⓐ 영어
ⓑ 연어
2
ⓐ 연기
ⓑ 용기
3
ⓐ 중요
ⓑ 중용
4
ⓐ 수료
ⓑ 수려
5
ⓐ 거울
ⓑ 겨울
6
ⓐ 수용
ⓑ 수영
7
ⓐ 면도
ⓑ 명도
8
ⓐ 여름
ⓑ 얼음
9
ⓐ 저녁
ⓑ 전염
終點！

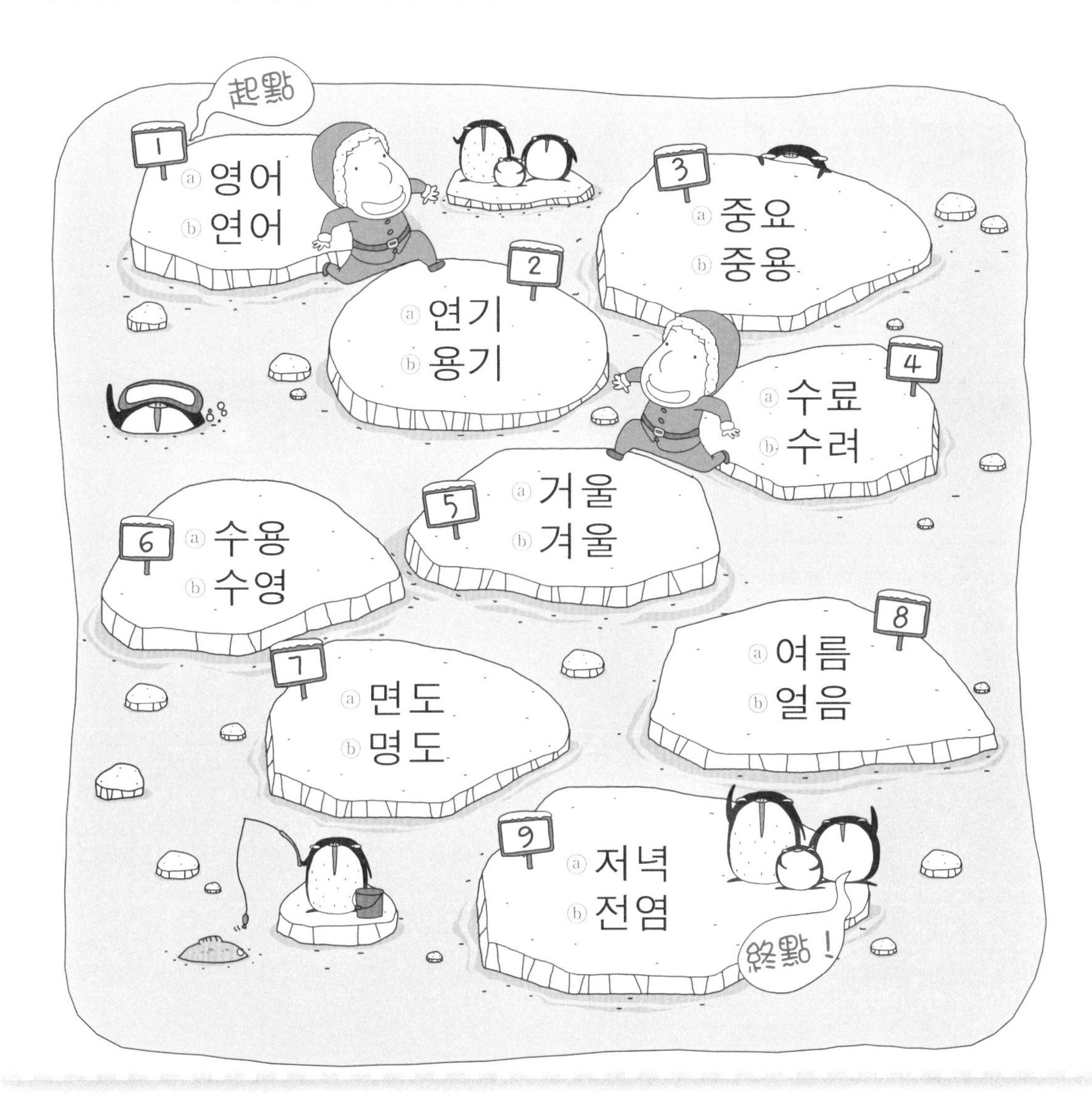

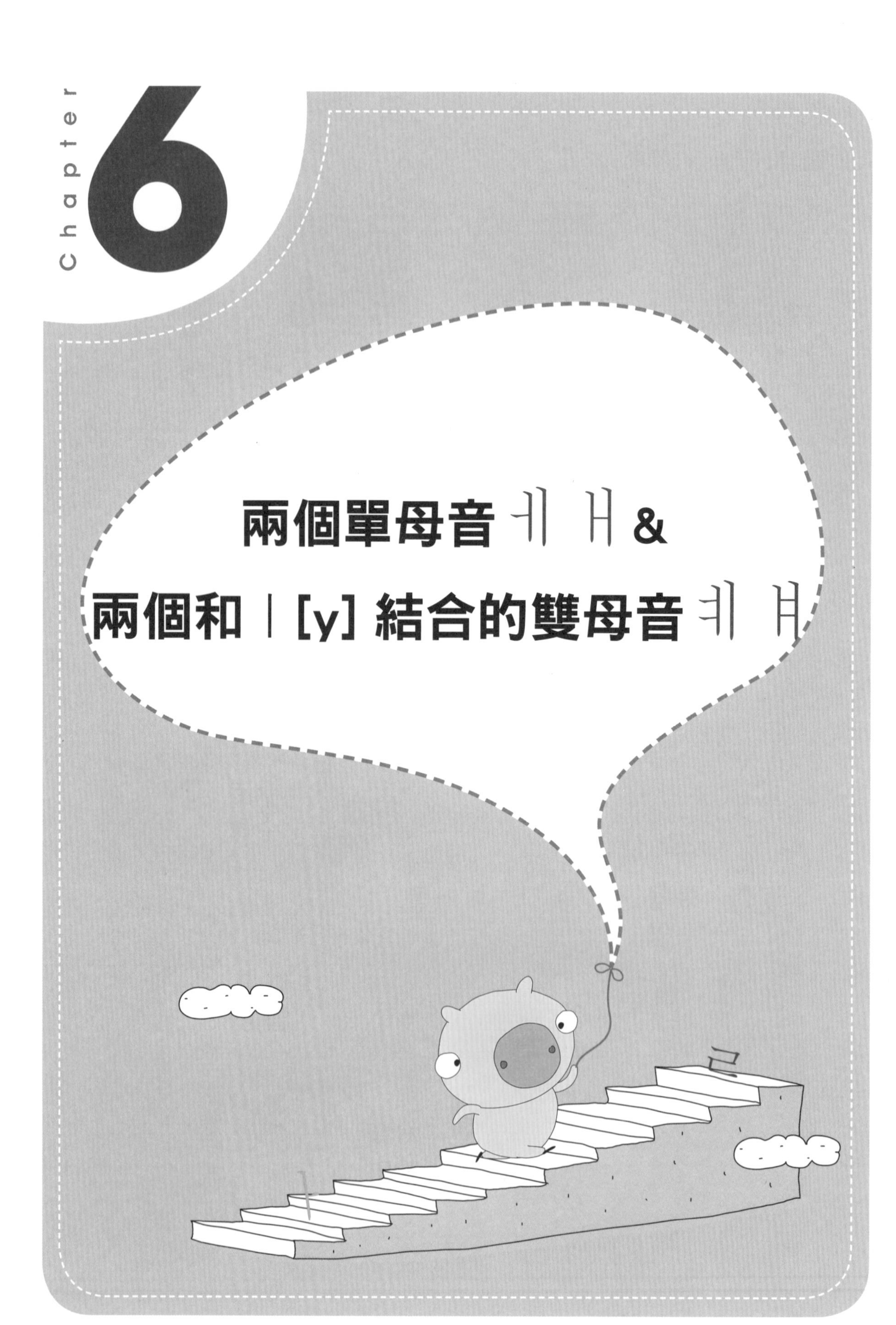
Chapter 6
兩個單母音ㅔ ㅐ&
兩個和ㅣ[y]結合的雙母音ㅖ ㅒ

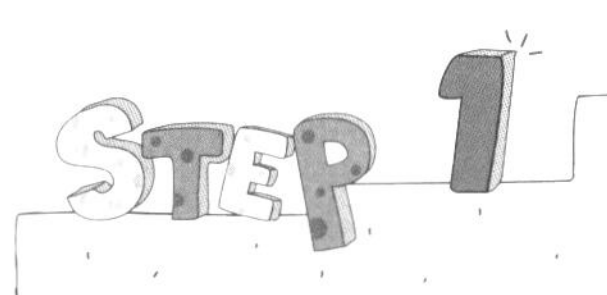

5分鐘暖身！

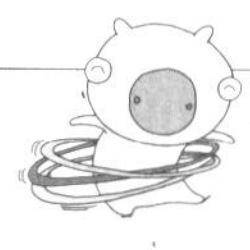

ⓒ 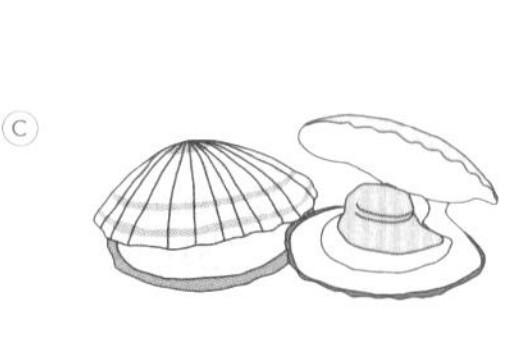

ⓕ 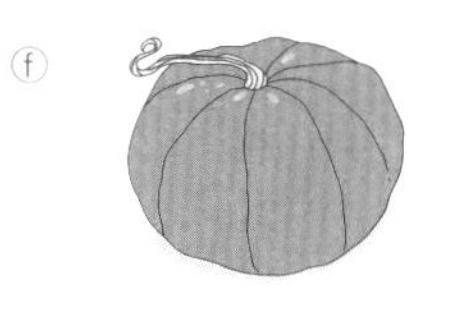

的食材。

(5) 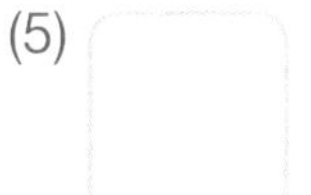

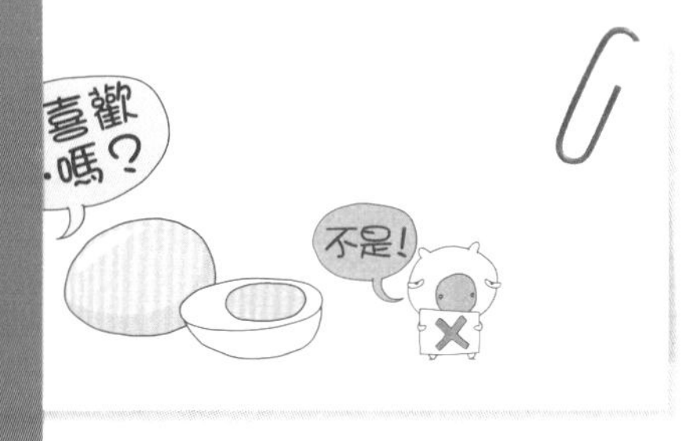

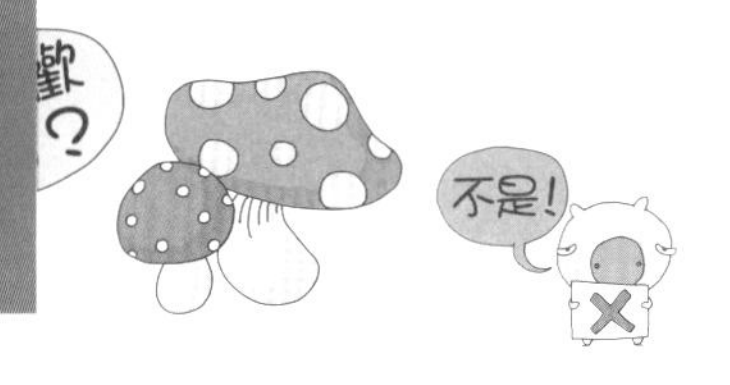

(3) 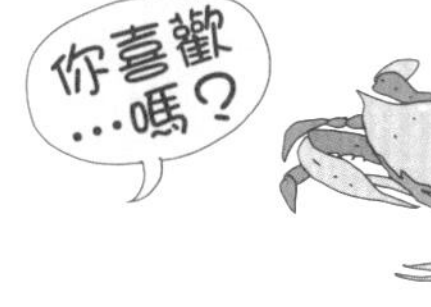

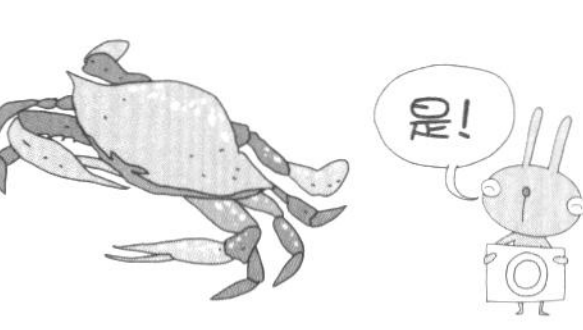

(4) 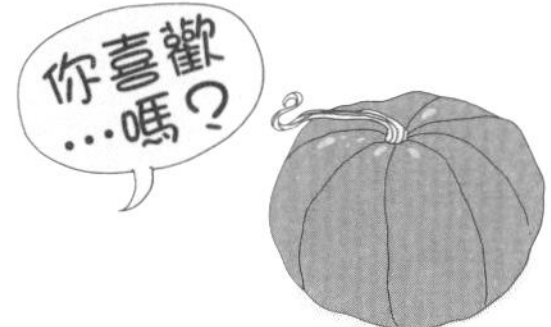

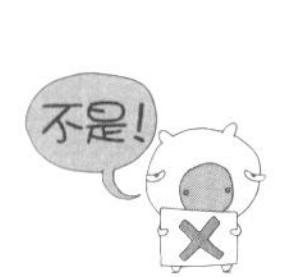

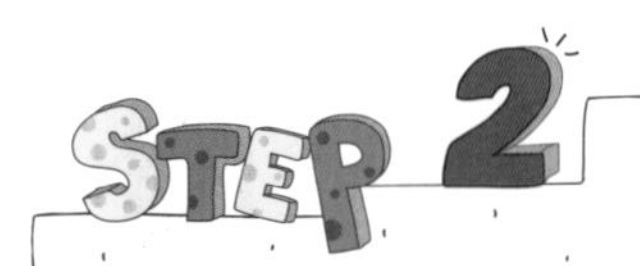

開始來學吧！

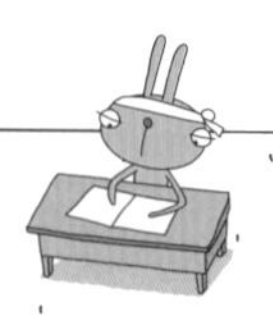

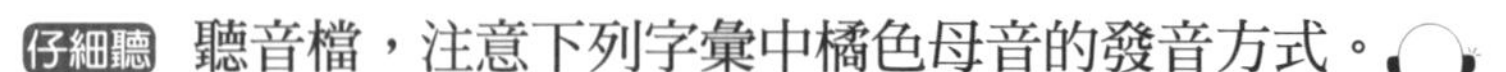

仔細聽　聽音檔，注意下列字彙中橘色母音的發音方式。

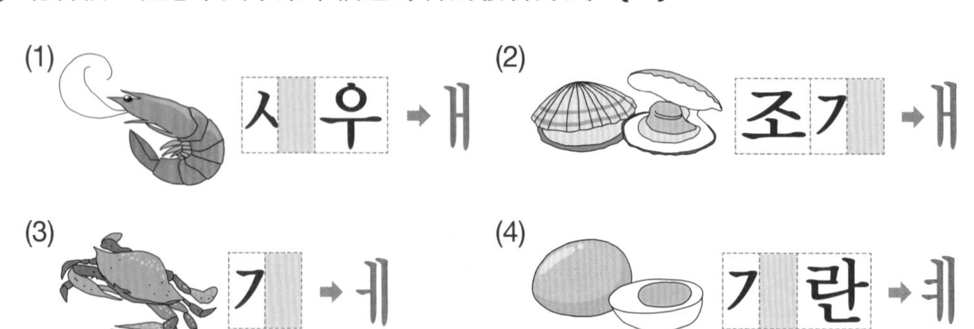

輕鬆學　以下是兩個基本母音和兩個與「ㅣ」結合的雙母音。跟著音檔，練習你的發音。

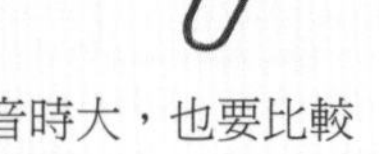

ㅐ

[ㄝ]/[ae]，類似 cat 和 pat 中的 a。

ㅐ的發音類似注音符號裡的「ㄝ」。發音時嘴巴張開的程度要比發ㅔ的音時大，也要比較用力發音。

ㅔ

[ㄟ]/[e]，類似 end 和 pen 中的 e。

ㅔ的發音類似注音符號裡的「ㄟ」。

ㅒ

[ㄧㄝ]/[yae]，類似 yak 和 yap 中的 ya。

發ㅒ這個音時，先發注音符號裡的「ㄧ」後立刻發出「ㄝ」（ㅐ）的音。發音時雖然是「ㄧ」的嘴型，但「ㄧ」的音很短，很快就轉變為「ㄝ」的音。

ㅖ

[ㄧㄟ]/[ye]，類似 yes 和 yet 中的 ye。

發ㅖ這個音時，先發注音符號裡的「ㄧ」後立刻發出「ㄟ」（ㅔ）的音。發音時雖然是「ㄧ」的嘴型，但「ㄧ」的音很短，很快就轉變為「ㄟ」的音。

基本母音ㅐ與ㅔ

母音ㅐ是由兩個基本母音結合而成（ㅏ＋ㅣ→ㅐ）；而母音ㅔ也是由兩個基本母音結合而成（ㅓ＋ㅣ→ㅔ）。母音ㅐ[ae]、ㅔ[e]的發音類似注音符號的ㄝ跟ㄟ。

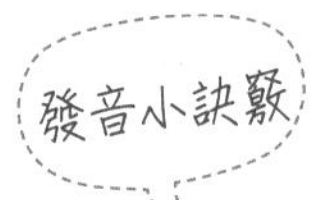

從語音學上來說，ㅐ與ㅔ的發音不同，但他們的發音非常接近，幾乎聽不出分別。

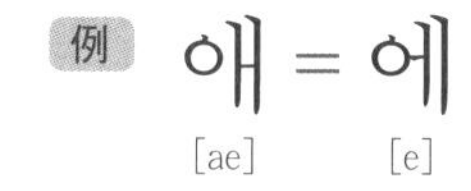

練習 聽音檔，跟著練習以下發音。ㅐ與ㅔ的發音幾乎是一模一樣的。

❶ ㅐ和 ㅣ 結合的母音

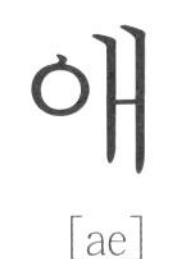

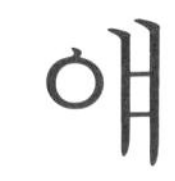
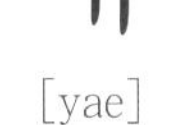

애 → 얘

[ae] [yae]

❷ ㅔ和 ㅣ 結合的母音

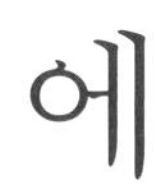

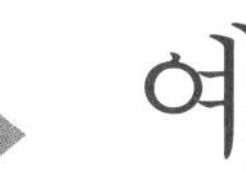

에 → 예

[e] [ye]

★ 發音重點

ㅐ、ㅔ的發音非常接近，但用於以下單字時，意義完全不同。因此，拼寫單字時請務必小心。同樣的情況也可見於ㅒ、ㅖ。

❶

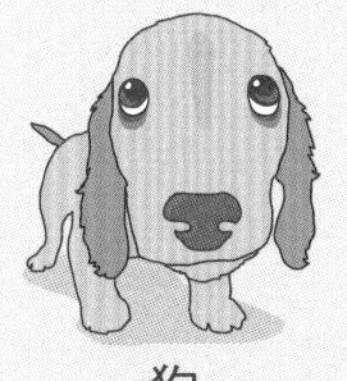

개

狗

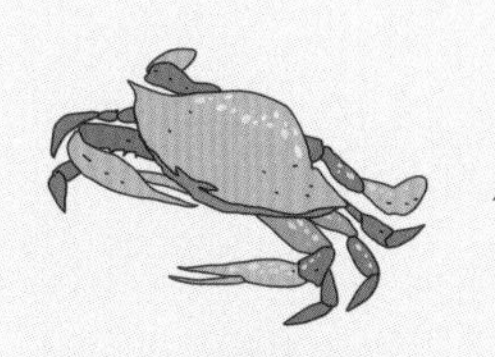

게

螃蟹

❷

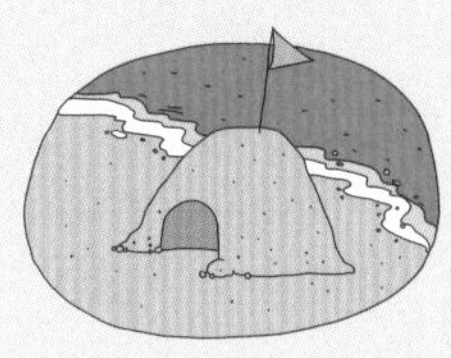

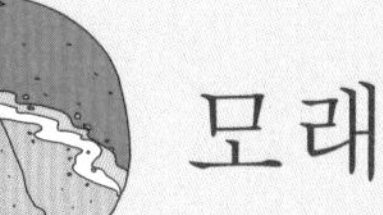

모래

沙子

모레

後天

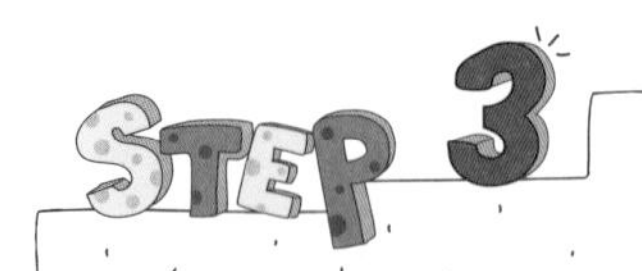

韓文輕鬆說！

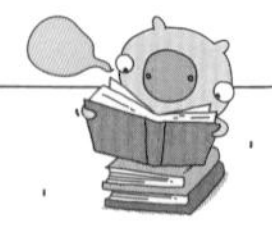

1 閱讀下列音節，跟著音檔練習你的發音。

(1) 애 에 / 얘 예

(2) 개 게 / 걔 계

(3) 내 네 / 냬 녜

(4) 래 레 / 럐 례

2 聽音檔，如果下列的音節發音正確打○，發音錯誤打×。

(1) 색 (　　　)

(2) 배 (　　　)

(3) 예 (　　　)

(4) 셈 (　　　)

(5) 넷 (　　　)

(6) 해 (　　　)

(7) 계 (　　　)

(8) 얘 (　　　)

3 聽音檔，勾選出你所聽到的音節。

(1) ⓐ 아내 □ ⓑ 안내 □

(2) ⓐ 아래 □ ⓑ 안에 □

(3) ⓐ 어제 □ ⓑ 이제 □

(4) ⓐ 예순 □ ⓑ 예술 □

(5) ⓐ 재미 □ ⓑ 제비 □

(6) ⓐ 세계 □ ⓑ 시계 □

(7) ⓐ 여기 □ ⓑ 얘기 □

(8) ⓐ 계단 □ ⓑ 계산 □

4 聽音檔，將你聽到的字彙依數字順序（1, 2, 3...）填入以下的空格中。

내일 □	숙제 □	인생 □	남동생 □
문제 □	세상 □	가게 □	제주도 □
얘기 □	계속 □	예약 □	냉장고 □

5 聽音檔，選出你所聽到的音節填入空格中，以完成字彙。

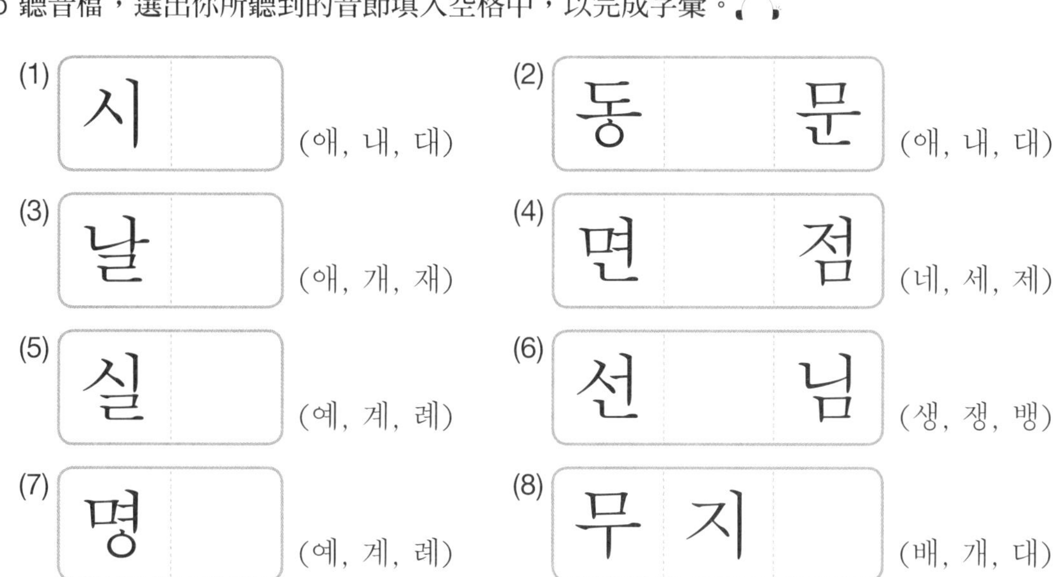

(1) 시 ☐ (애, 내, 대)

(2) 동 ☐ 문 (애, 내, 대)

(3) 날 ☐ (애, 개, 재)

(4) 면 ☐ 점 (네, 세, 제)

(5) 실 ☐ (예, 계, 례)

(6) 선 ☐ 님 (생, 쟁, 뱅)

(7) 명 ☐ (예, 계, 례)

(8) 무 지 ☐ (배, 개, 대)

6 聽音檔，將正確的答案與圖片連接起來。

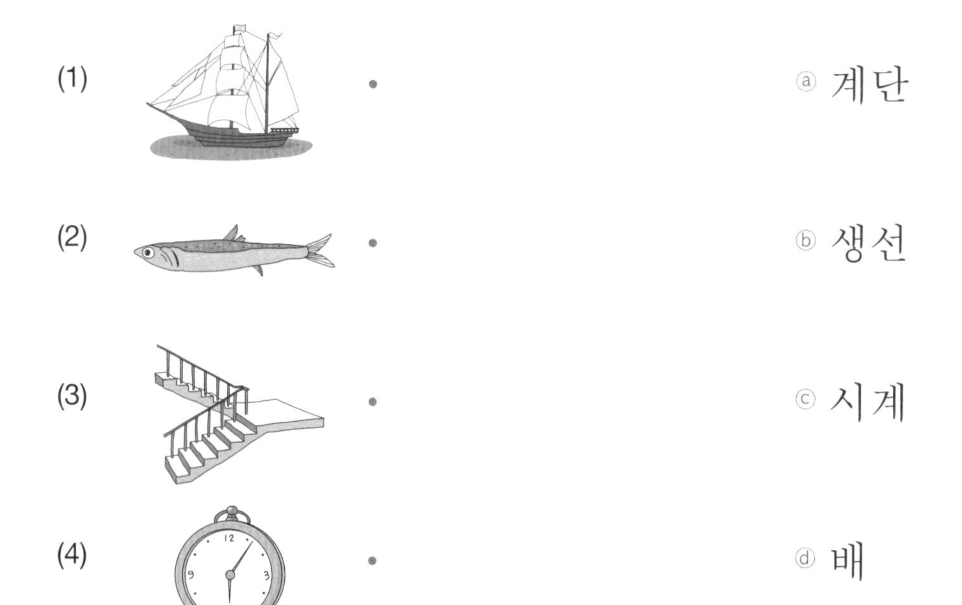

(1) • ⓐ 계단

(2) • ⓑ 생선

(3) • ⓒ 시계

(4) • ⓓ 배

7 聽音檔，將你聽到的字彙依數字順序（1, 2, 3...）填入以下的空格中。

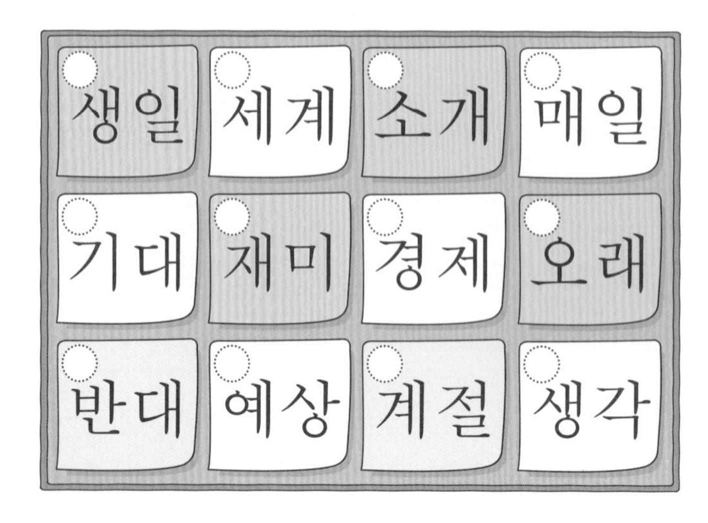

★ 特殊發音規則（流音化）

輕鬆學 當ㄴ出現在ㄹ之前或之後時，發音變音為ㄹ。

例

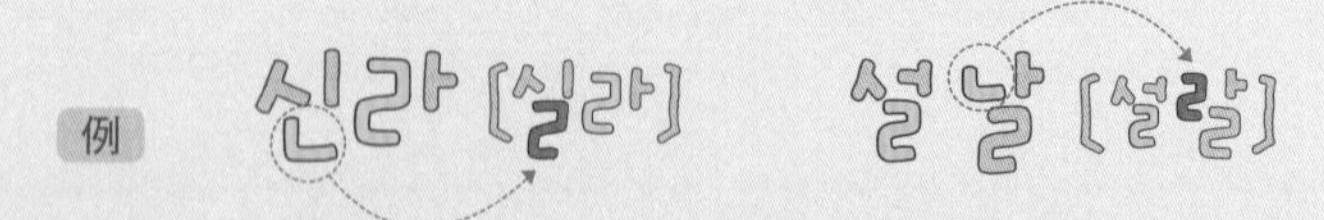

練習 聽音檔，將你聽到的字彙依數字順序（1, 2, 3...）填入以下的空格中。

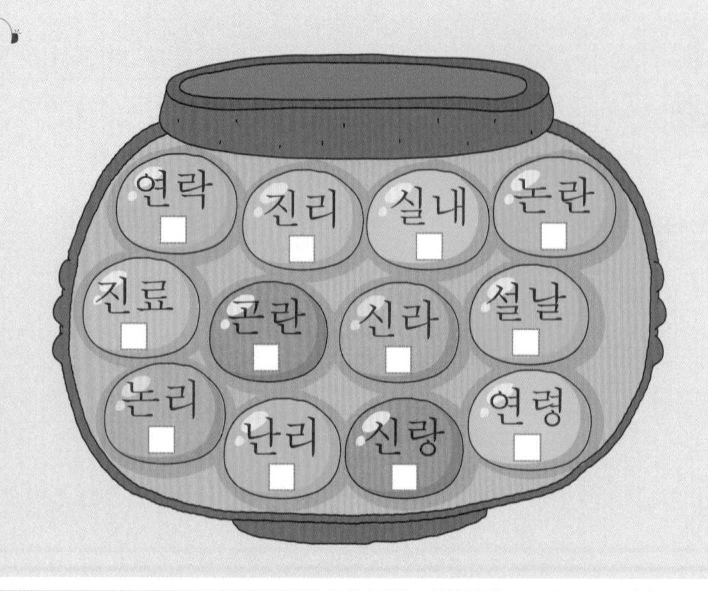

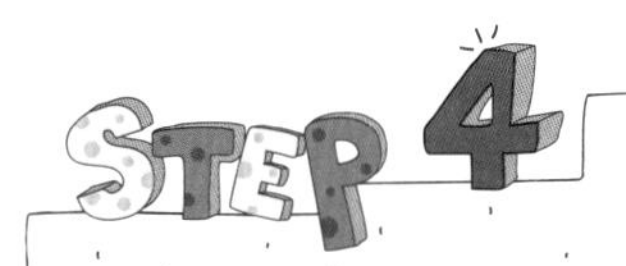

韓文寫寫看！

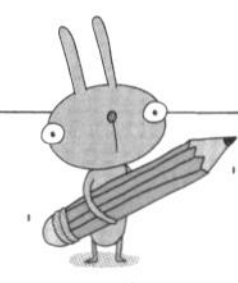

母音書寫筆順

▶ 書寫順序基本上遵循「從左到右」以及「從上到下」的原則。

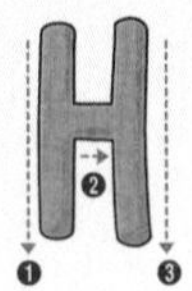

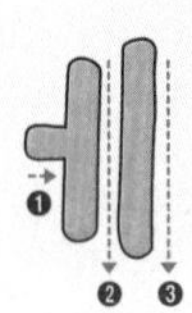

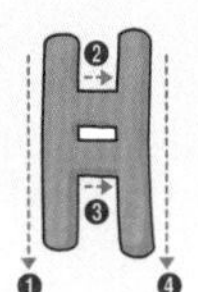

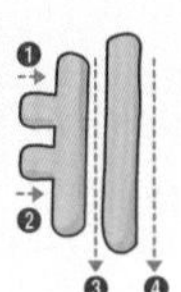

Tip

當子音跟母音連在一起書寫時，對初學者來說，音節可能會不好辨認。此時先找出音節中的母音就會比較容易分辨。書寫時，試著在子音跟母音之間留點空隙吧。

例 메 베 혜

↓ ↓ ↓

메 베 혜

1 跟著音檔練習以下音節的發音，並練習以正確的筆劃順序書寫。

(1)			(2)			(3)		
애	애	애	개	개	개	래	래	래
얘	얘	얘	걔	걔	걔	럐	럐	럐
에	에	에	게	게	게	레	레	레
예	예	예	계	계	계	례	례	례

2 聽音檔，寫出以下的字彙。

노래

歌

맥주

啤酒

계단

階梯

베개

枕頭

냄새

氣味

벌레

蟲

비행기

飛機

냉장고

冰箱

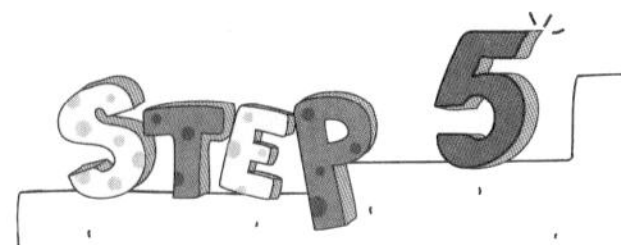

趣味小測驗！

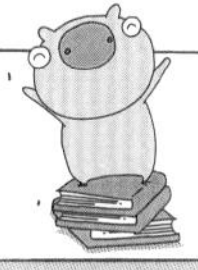

聽音檔，選出你聽到的字彙並往箭頭指示走，寫下最後得到的英文字母。

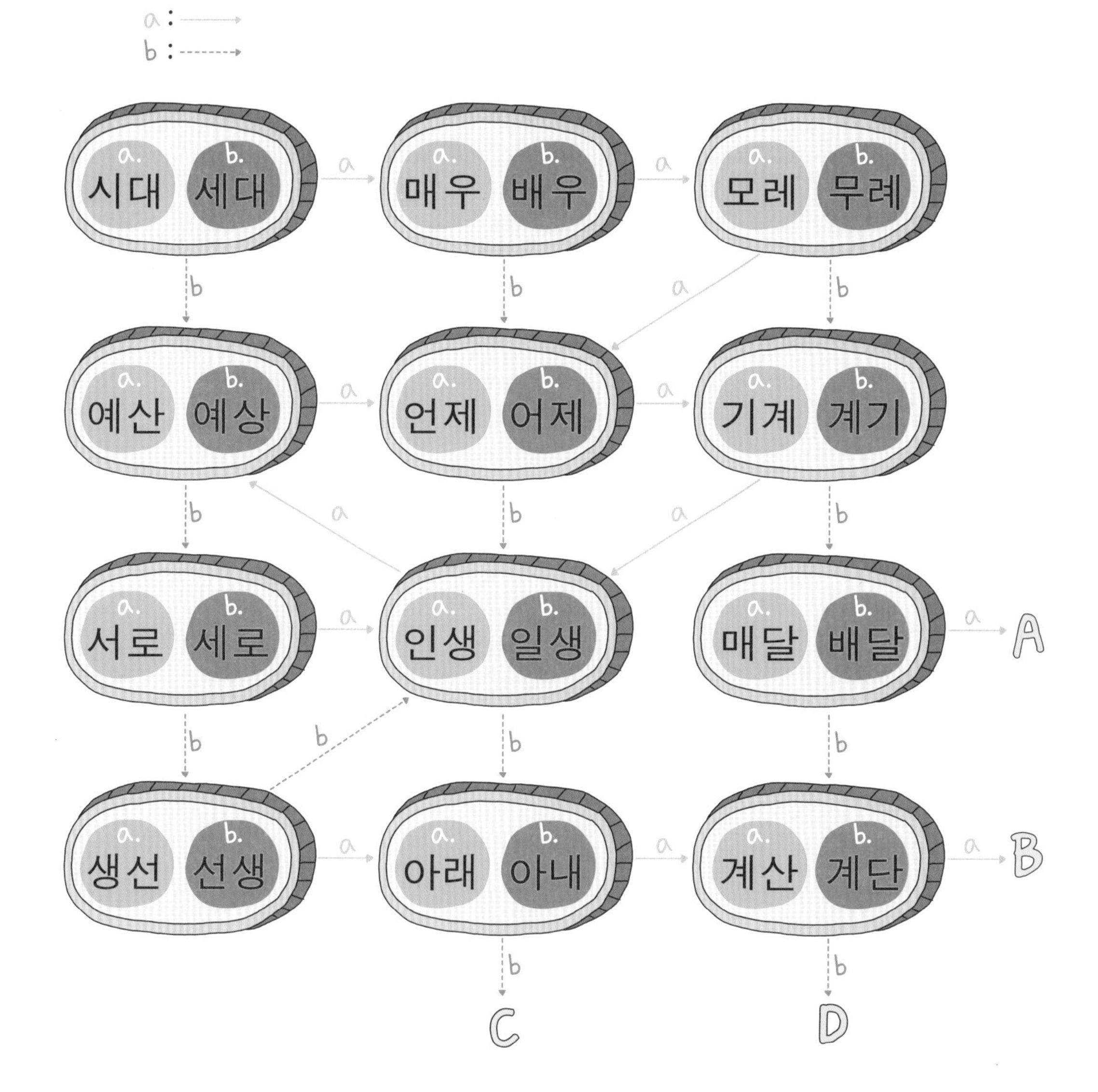

最終答案：________

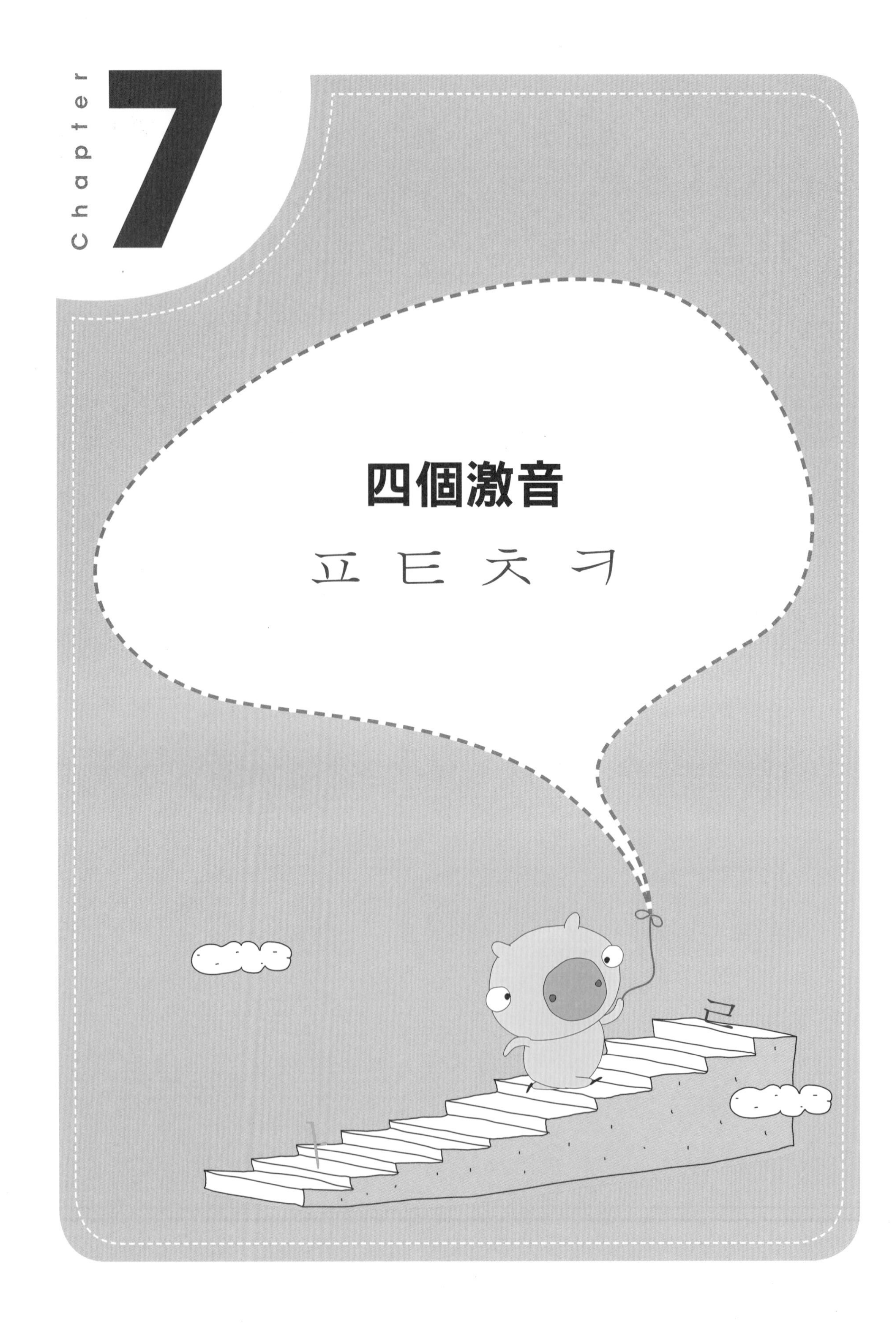
Chapter 7
四個激音
ㅍ ㅌ ㅊ ㅋ

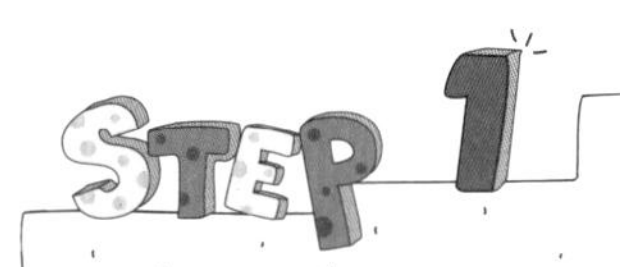

5分鐘暖身！

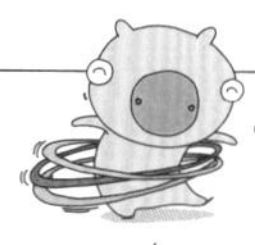

1 聽音檔，跟著朗讀下列飲料的發音。

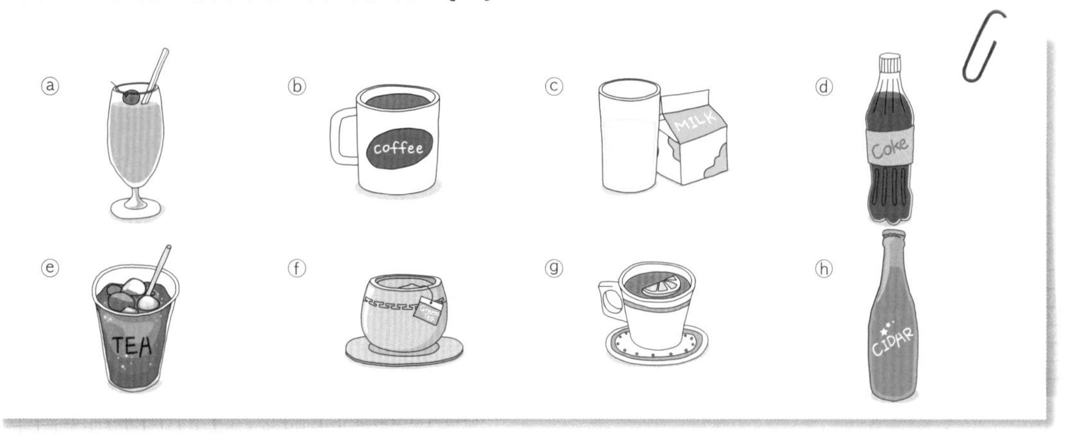

2 聽音檔，對照上列圖片，將你聽到的飲料名稱旁標記的英文字母填入空格中。

(1) 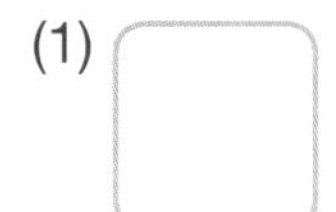
(2) 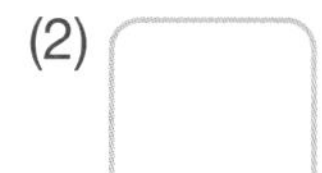
(3) 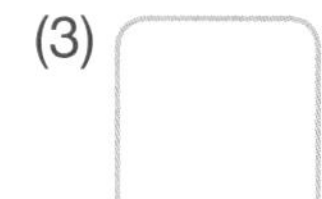
(4) 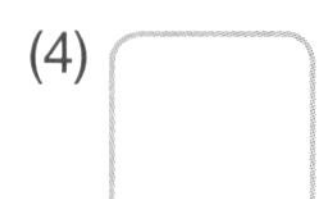
(5) 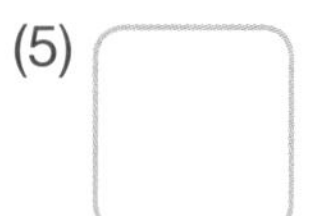

3 聽音檔，依照範例，練習點一杯你想要的飲料。

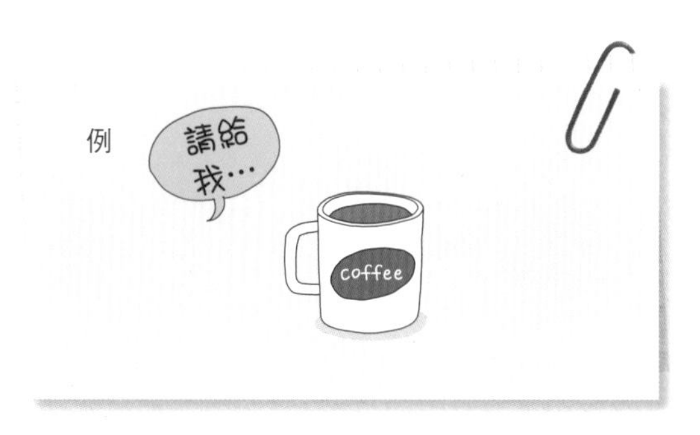

(1) 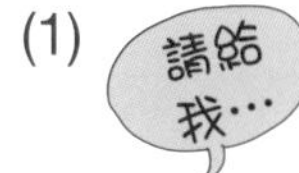

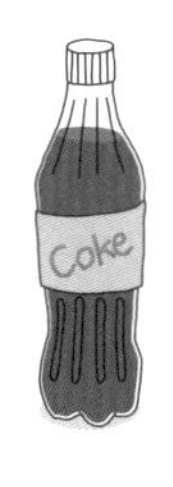

(2) 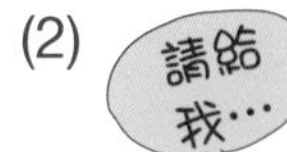

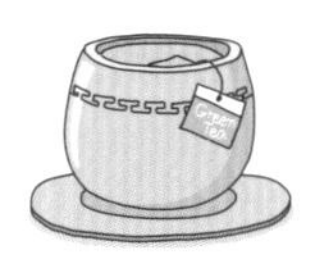

(3) 

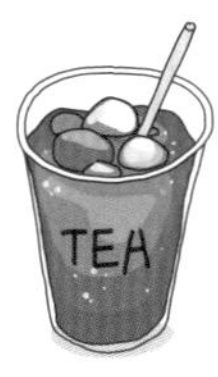

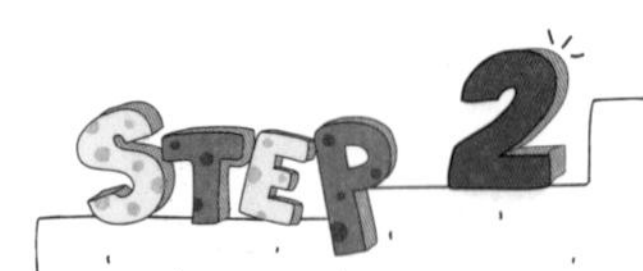

開始來學吧！

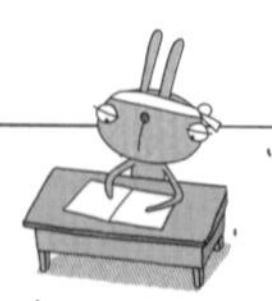

仔細聽 聽音檔，注意下列字彙中橘色子音的發音方式。

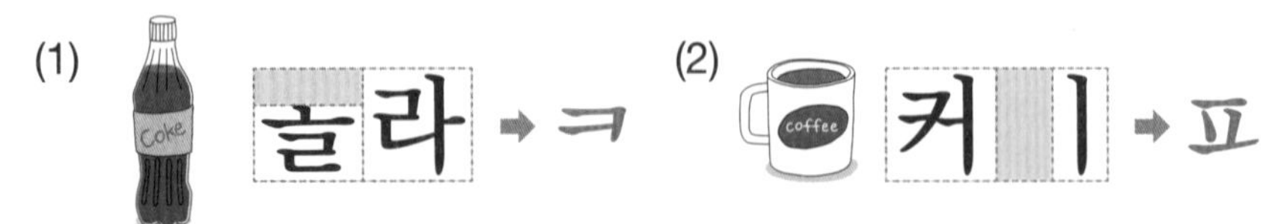

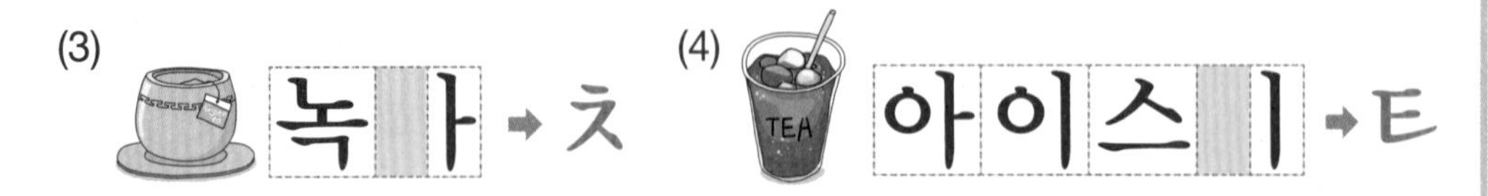

輕鬆學 以下四個子音都是激音。發音時帶有一個爆破音，送出大量空氣。

ㅍ [ㄆ]／[p]，類似 peace 中的 p。

ㅍ的發音類似注音符號裡的「ㄆ」，但比「ㄆ」的發音更用力。ㅍ有個爆破音，發這個音時，嘴巴會噴出大量空氣。

ㅌ [ㄊ]／[t]，類似 teacher 中的 t。

ㅌ的發音類似於注音符號裡的「ㄊ」，但比「ㄊ」的發音更用力。ㅌ有個爆破音，發這個音時，嘴巴會噴出大量空氣。

ㅊ [ㄑ]／[ch]，類似 chicken中的 ch。

ㅊ的發音類似注音符號裡的「ㄑ」。發ㅊ這個音時，嘴型是隨著與ㅊ一起組成的母音而改變的。例如：如果ㅊ與ㅏ組成音節，發音時嘴型就要張得大大的，如果ㅊ與ㅣ組成音節，發音時嘴型就往嘴角兩旁延展。

ㅋ [ㄎ]／[k]，類似 kitchen 中的 k。

ㅋ的發音類似注音符號裡的「ㄎ」，但比「ㄎ」的發音更用力。ㅋ有個爆破音，發這個音時，嘴巴會噴出大量空氣。

平音加上一些筆劃，就形成了激音

激音ㅍ、ㅌ、ㅊ、ㅋ是在平音ㅂ、ㄷ、ㅈ、ㄱ加上一些筆劃後形成的基本子音，且發音時舌頭的位置相同。當基本子音ㅎ與ㅂ、ㄷ、ㅈ、ㄱ相結合，ㅂ、ㄷ、ㅈ、ㄱ會發激音ㅍ、ㅌ、ㅊ、ㅋ的音（稱為激音化）。

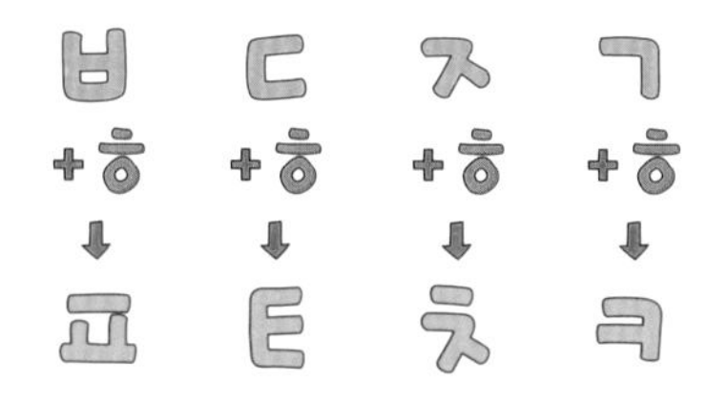

練習 **聽音檔，練習以下的平音與激音。**

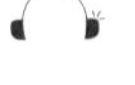

	平音		激音
❶	바 [ba]	→	파 [pa]
❷	다 [da]	→	타 [ta]
❸	자 [ja]	→	차 [cha]
❹	가 [ga]	→	카 [ka]

發音小訣竅

發這些音時，務必確認發音時會從嘴巴裡爆破出大量空氣，這才是正確的發音！練習時，可以拿一張紙放在嘴巴前面，若發音時紙張激烈飄動，表示你的發音正確。例如發激音「파」時，紙張應該會飄動，如果紙張不動的話，你可能就發成平音「바」了。

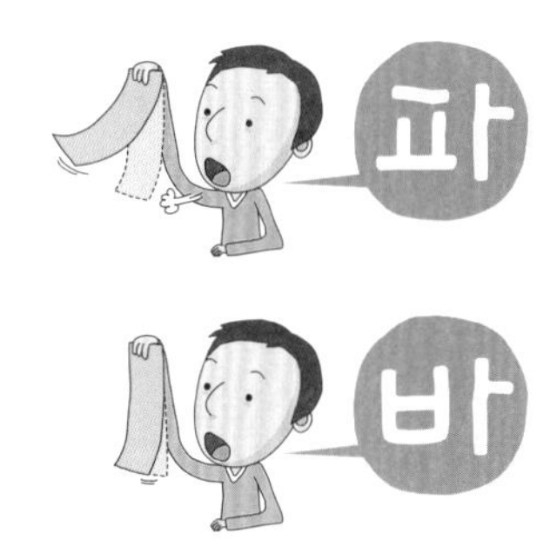

※平音、激音、硬音是韓文字母子音的發音方式。單子音ㄱ、ㄷ、ㅂ、ㅅ、ㅈ、ㅎ屬平音；單子音ㅋ、ㅌ、ㅍ、ㅊ屬激音；雙子音ㄲ、ㄸ、ㅃ、ㅆ、ㅉ屬硬音；單子音ㅁ、ㄴ、ㅇ屬鼻音；單子音ㄹ屬流音。關於基本母音和基本子音統整請參照P.23★補充知識。

★ 發音重點

以下兩兩成對的單字中，音節裡只有一個子音不同。這些字看起來相似度很高，但請特別注意它們的發音與意義都不同。分辨的方式就是仔細聽平音與激音的差別，發激音時嘴巴裡會爆破出大量空氣，發平音就沒有這個情形。

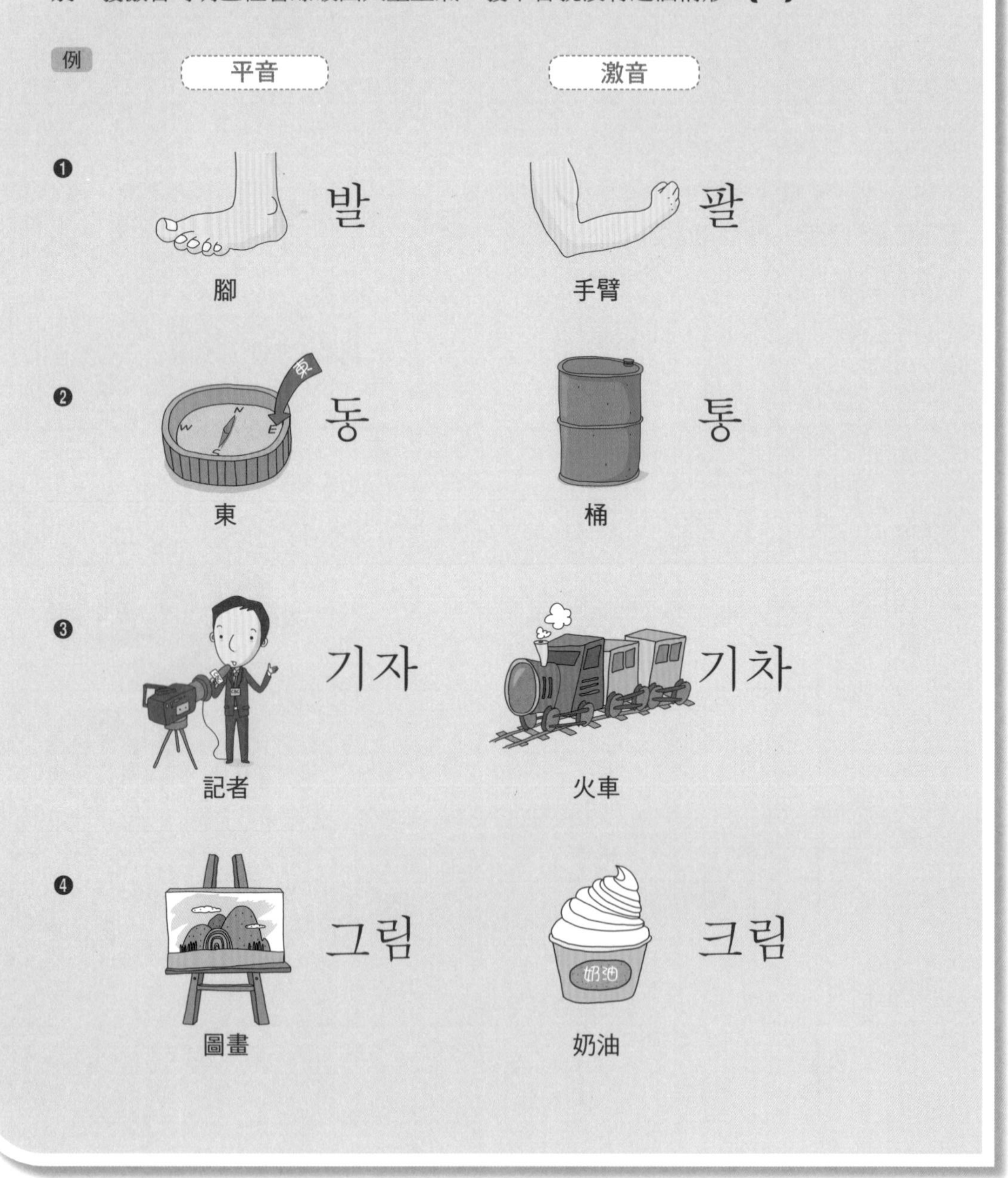

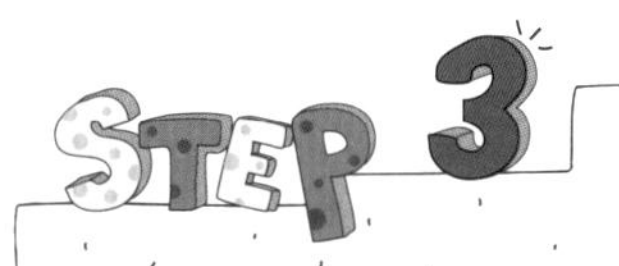

韓文輕鬆說！

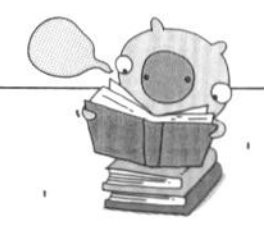

1 下列兩兩成對的是韓文中的平音與激音。閱讀下列音節，跟著音檔練習你的發音。

(1)
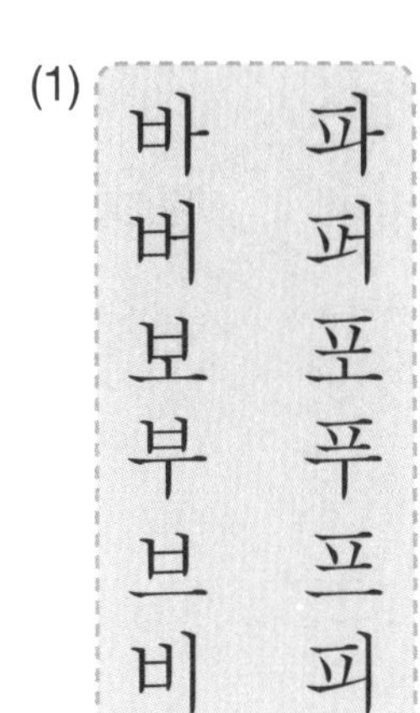

(2)
다 타
더 터
도 토
두 투
드 트
디 티

(3)
자 차
저 처
조 초
주 추
즈 츠
지 치

(4)
가 카
거 커
고 코
구 쿠
그 크
기 키

2 聽音檔，如果下列的音節發音正確打○，發音錯誤打×。

(1)
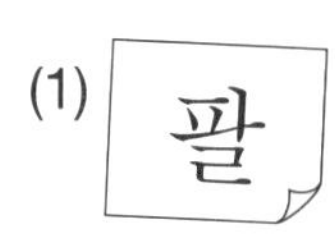

(　　　)

(2)
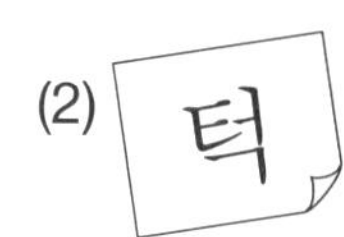

(　　　)

(3)
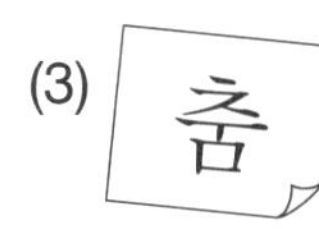

(　　　)

(4)
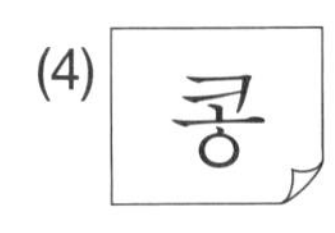

(　　　)

(5)
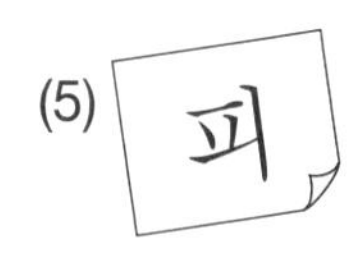

(　　　)

(6) 탕 (　　　)

(7)
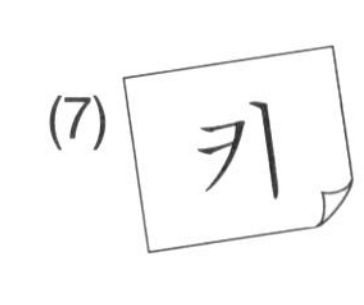

(　　　)

(8)
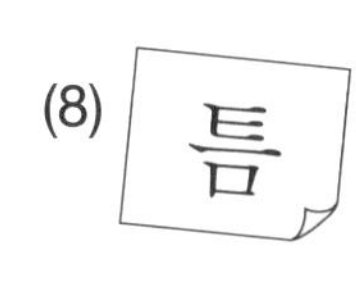

(　　　)

(9)
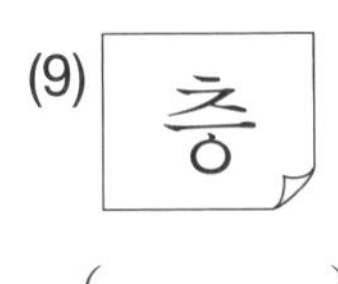

(　　　)

(10) 표 (　　　)

3 聽音檔，勾選出你所聽到的音節。

(1) ⓐ 보도 □　ⓑ 포도 □
(2) ⓐ 자요 □　ⓑ 차요 □
(3) ⓐ 동기 □　ⓑ 통기 □
(4) ⓐ 반사 □　ⓑ 판사 □
(5) ⓐ 다기 □　ⓑ 타기 □
(6) ⓐ 저음 □　ⓑ 처음 □
(7) ⓐ 저리 □　ⓑ 처리 □
(8) ⓐ 그림 □　ⓑ 크림 □

4 聽音檔，將你聽到的字彙依數字順序（1, 2, 3...）填入以下的空格中。

김치 □	크기 □	선택 □	지하철 □
통역 □	부탁 □	봉투 □	스포츠 □
추석 □	경치 □	출구 □	자동차 □

5 聽音檔，選出你所聽到的音節填入空格中，以完成字彙。

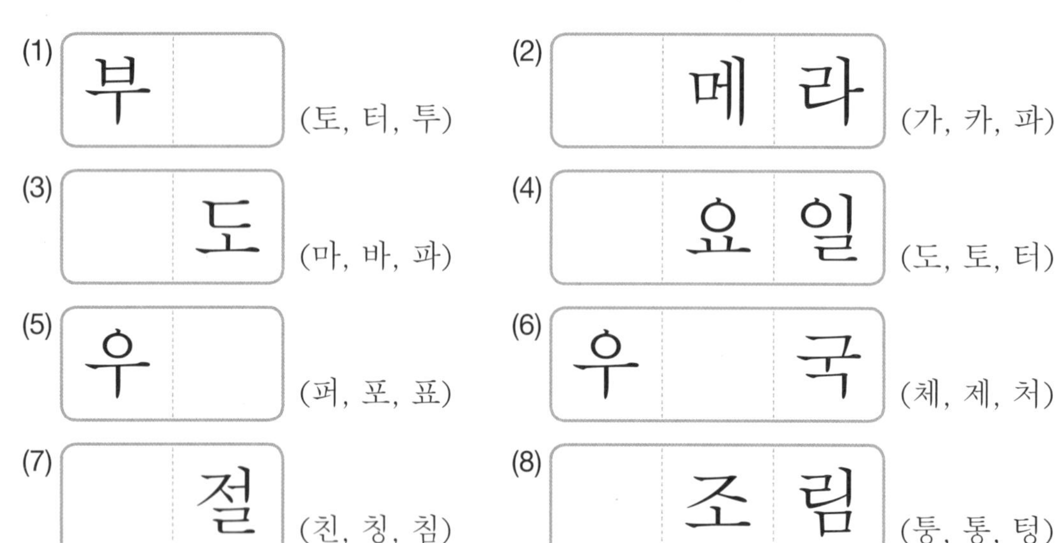

6 聽音檔，將正確的答案與圖片連接起來。

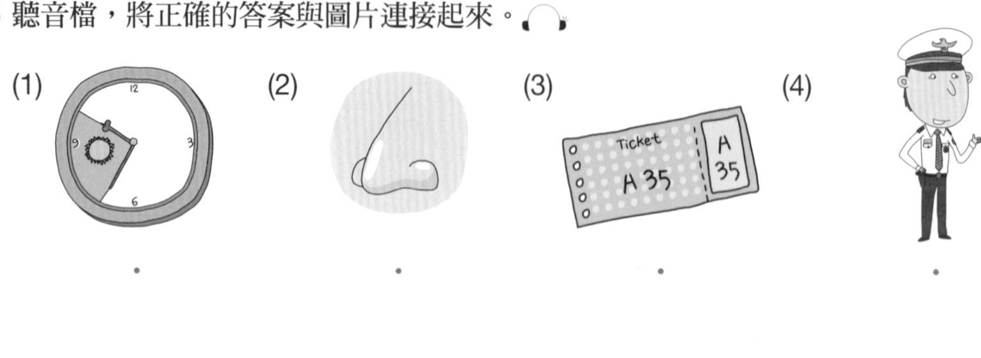

ⓐ 표　　ⓑ 아침　　ⓒ 코　　ⓓ 경찰

★ 特殊發音規則（激音化）

輕鬆學 當ㅎ與下列子音結合時，會成為激音。

(1) 如果終聲子音ㅂ、ㄷ、ㅈ、ㄱ後面接初聲子音ㅎ，ㅎ的發音會與終聲子音結合。此時終聲子音ㅂ、ㄷ、ㅈ、ㄱ的發音會激音化變成ㅍ、ㅌ、ㅊ、ㅋ的音。

例 급히 → [그피]　축하 → [추카]

(2) 如果終聲子音ㅎ後面接初聲子音ㅂ、ㄷ、ㅈ、ㄱ，ㅎ的發音會與這些子音結合。此時初聲子音ㅂ、ㄷ、ㅈ、ㄱ的發音會激音化變成ㅍ、ㅌ、ㅊ、ㅋ的音。

例 좋다 → [조타]　넣고 → [너코]

練習

1 聽音檔，將你聽到的字彙依數字順序（1, 2, 3...）填入以下的空格中。

입학☐　놓다☐　육 호선☐　이렇게☐
만형☐　좋고☐　못해요☐　그렇지☐

2 聽音檔，選出你聽到的音節填入空格中，以完成字彙。

(1) 연 ☐ 해 요 (슥, 습, 숩)

(2) 생 ☐ 해 요 (각, 갑, 갓)

(3) 행 ☐ 해 요 (복, 봄, 봅)

(4) 비 ☐ 해 요 (습, 숩, 슷)

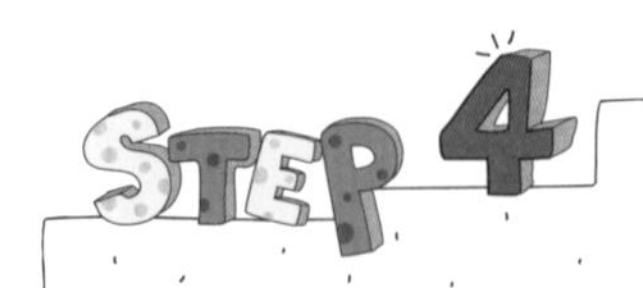

韓文寫寫看！

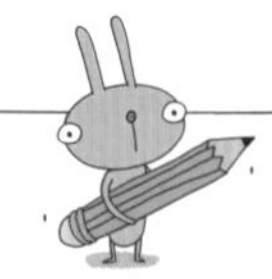

034

子音書寫筆順

▶ 書寫順序基本上遵循「從左到右」以及「從上到下」的原則。

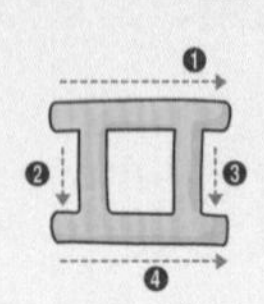

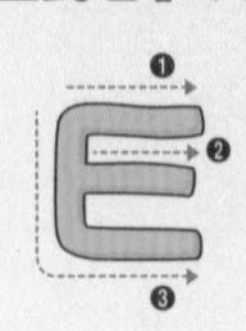

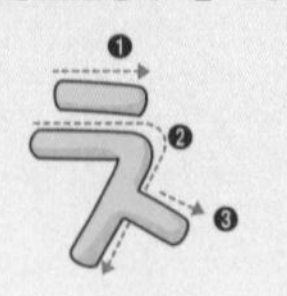

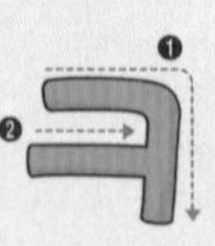

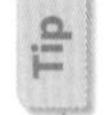

當子音跟母音連在一起書寫時，對初學者來說，ㅍ、터可能會不好辨認。此時先找出音節中的母音就會比較容易分辨。書寫時，試著在子音跟母音之間留點空隙吧。

例 표 或 터

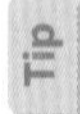

當子音ㅋ與垂直母音（如ㅏ、ㅓ、ㅣ等）組成一個音節時，應寫成ㅋ。ㄱ也是如此。

例 （水平）코 쿠 크
（垂直）카 커 키

1 跟著音檔練習以下音節的發音，並學習以正確的筆劃順序書寫。

(1)			(2)		
파	파	파	타	타	타
퍼	퍼	퍼	터	터	터
포	포	포	토	토	토
푸	푸	푸	투	투	투
프	프	프	트	트	트
피	피	피	티	티	티

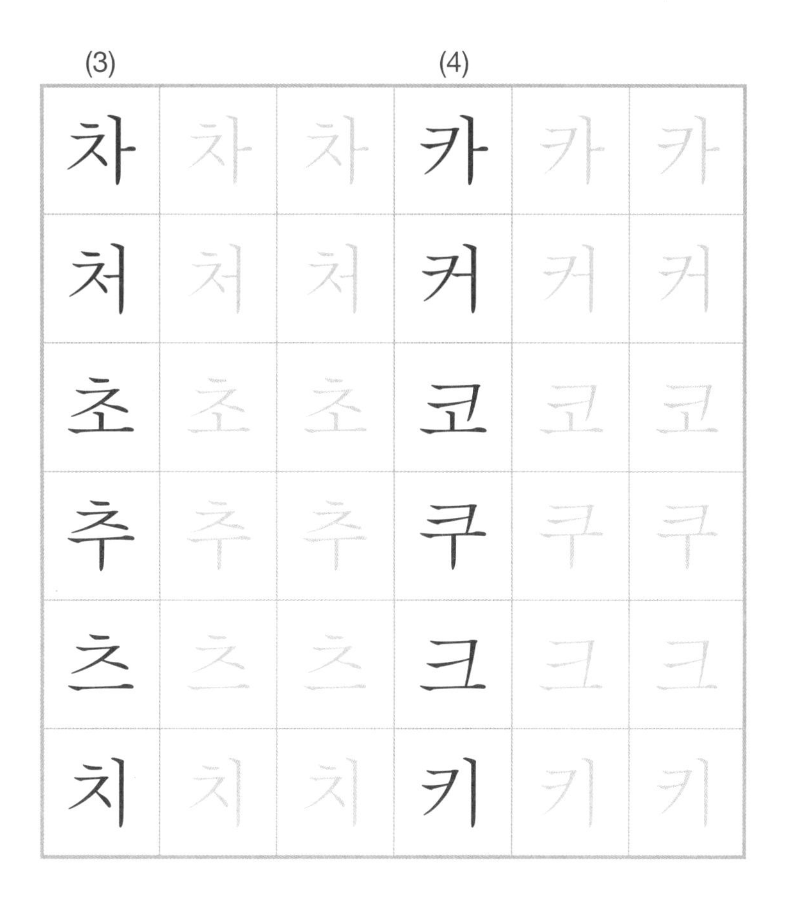

2 聽音檔，完成以下字彙。

(1)
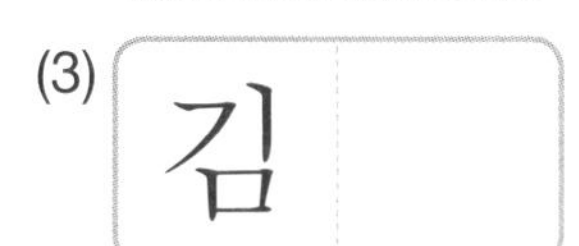

(2)
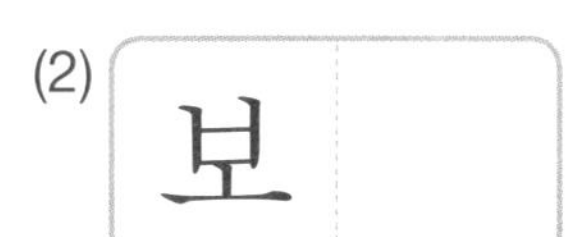

(3)
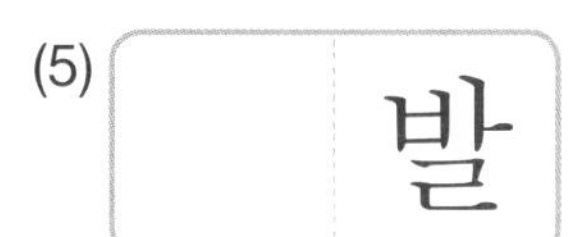

(4)
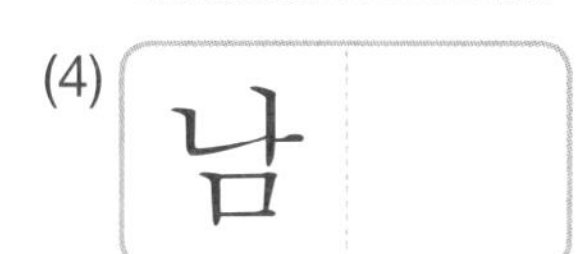

(5)
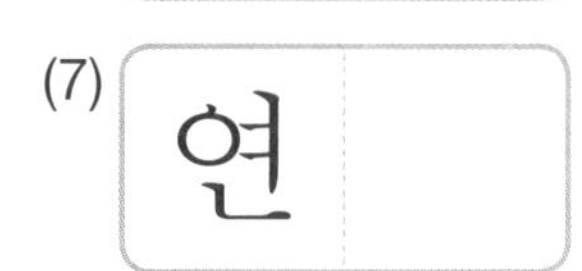

(6)
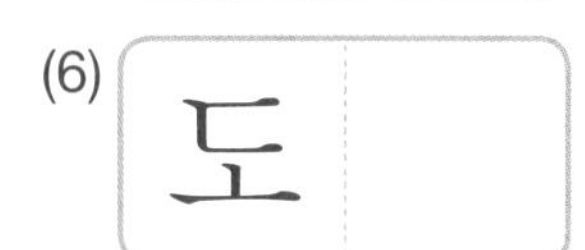

(7)
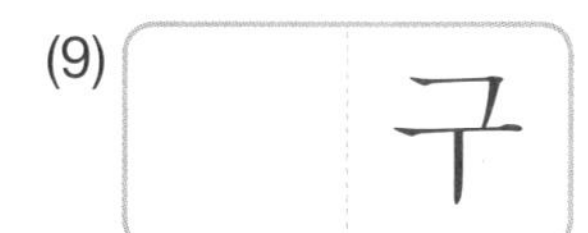

(8)
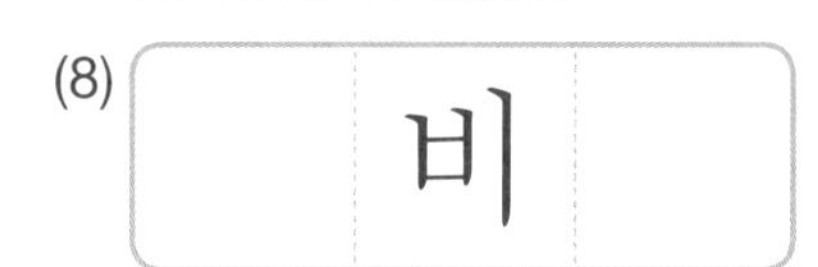

(9)
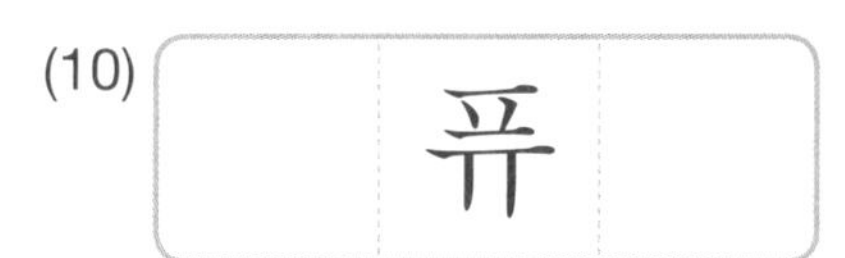

(10)

3 聽音檔，寫出以下的字彙。

韓文	中文
자동차	汽車
주차장	停車場
지하철	地鐵
택시	計程車
기차	火車
선풍기	電風扇
자판기	自動販賣機
세탁기	洗衣機

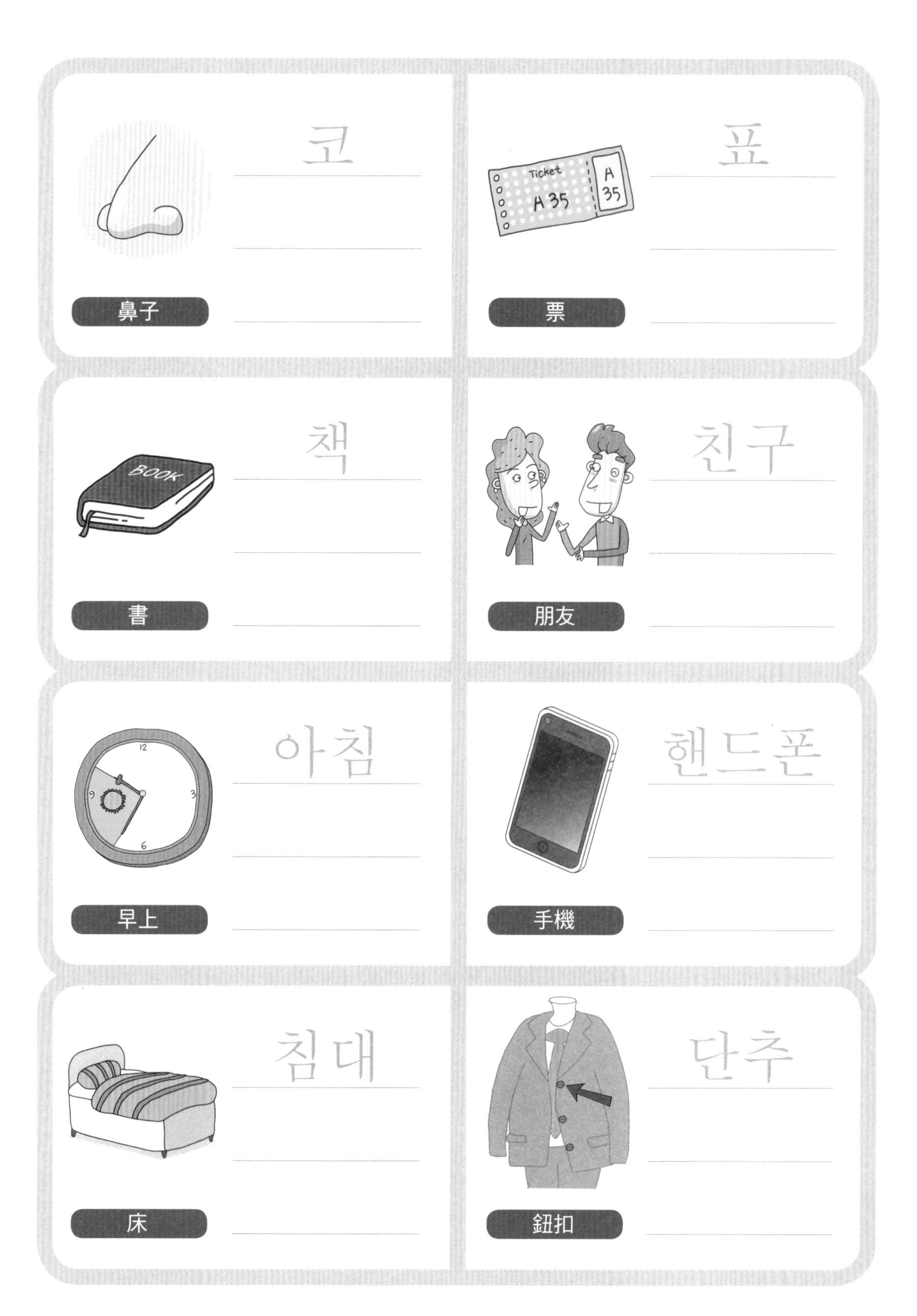
코
鼻子
표
Ticket
A 35
A
35
票
책
BOOK
書
친구
朋友
아침
12
3
6
9
早上
핸드폰
手機
침대
床
단추
鈕扣

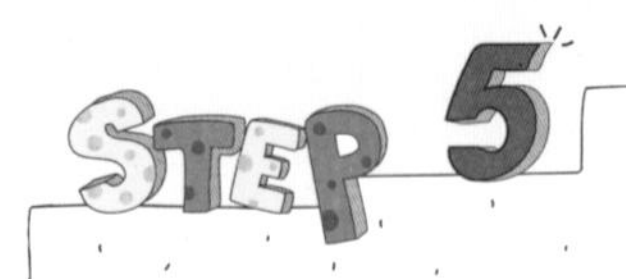

趣味小測驗！

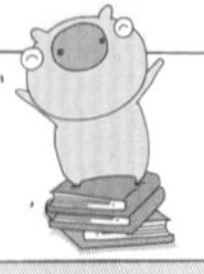

1 聽音檔，勾選出你所聽到的字彙。

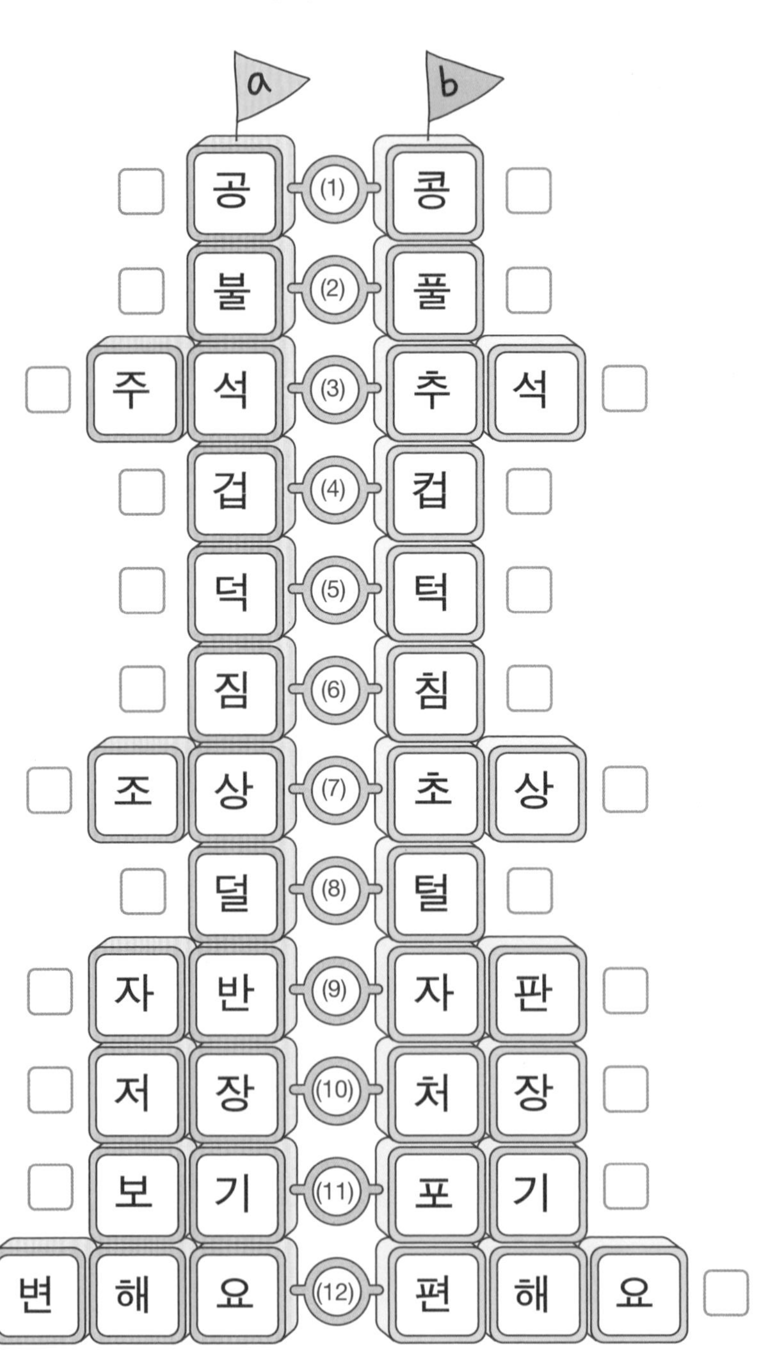

2 聽音檔，完成以下字彙。

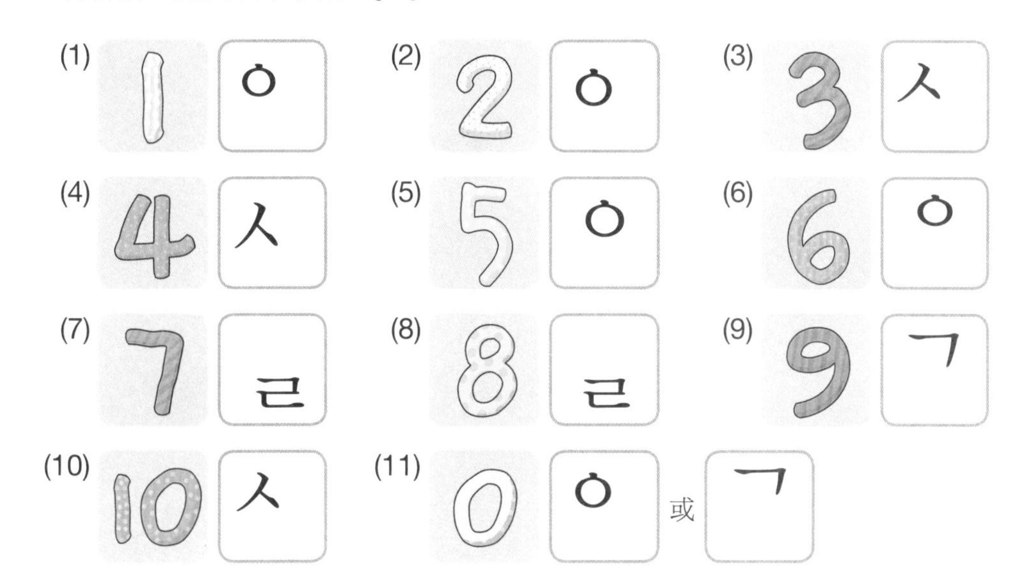

3 聽音檔，將你聽到的字彙依數字順序（1, 2, 3...）填入以下的空格中。

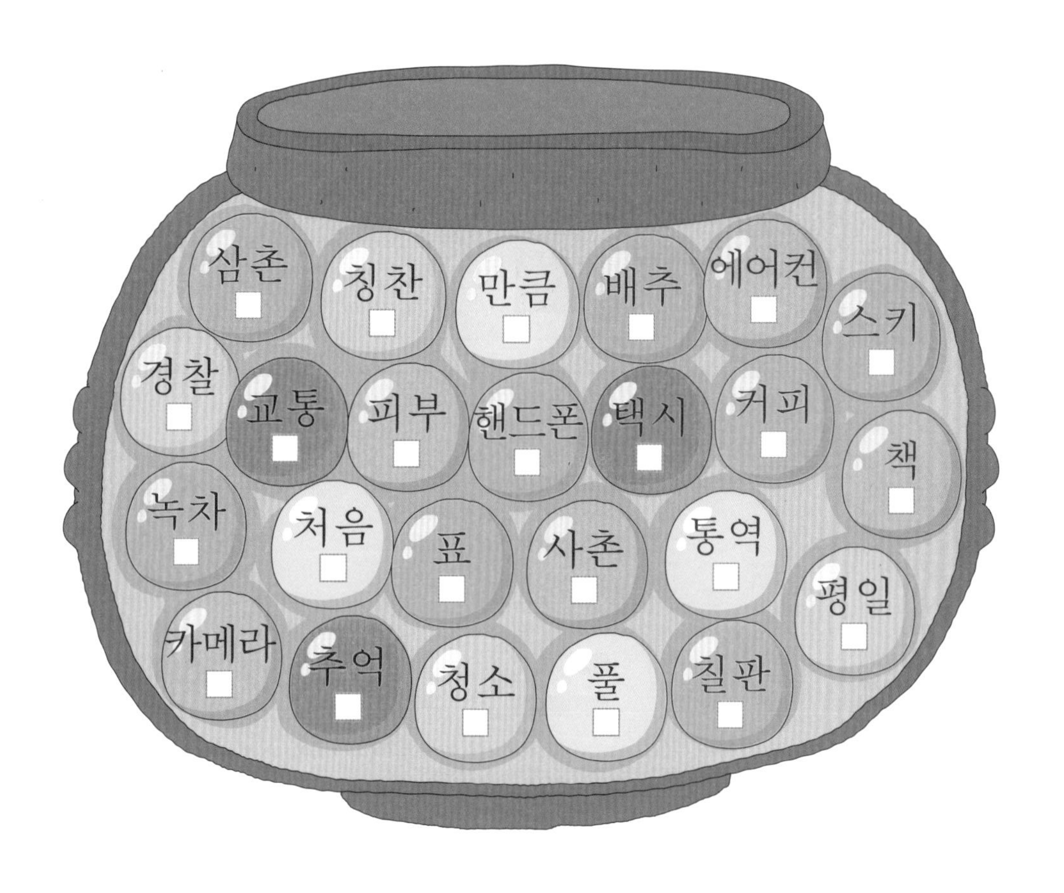

4 聽音檔，在空格中填入你所聽到的國家名稱，並在地圖上圈選出來。

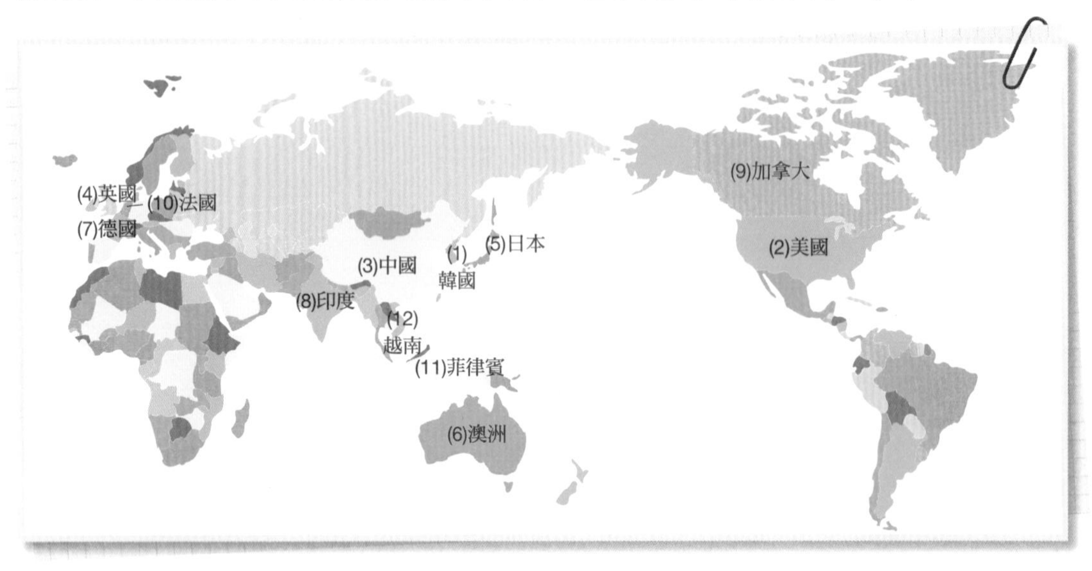

A 以국（意指「國家」）結尾的國家

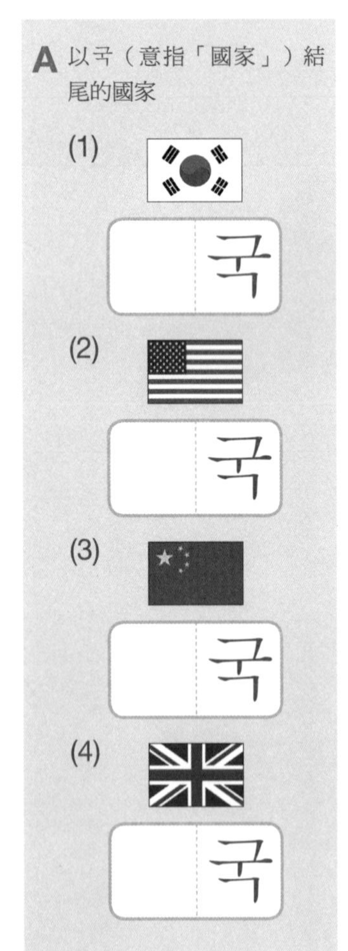

B 以漢字音發音的國家

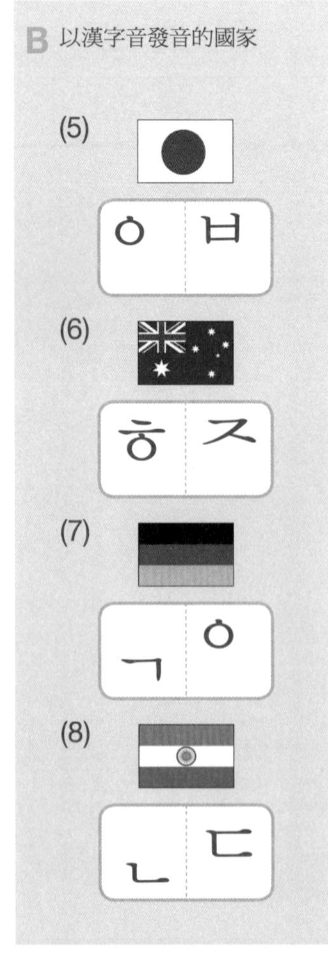

C 用韓文字母拼出英文發音的國家

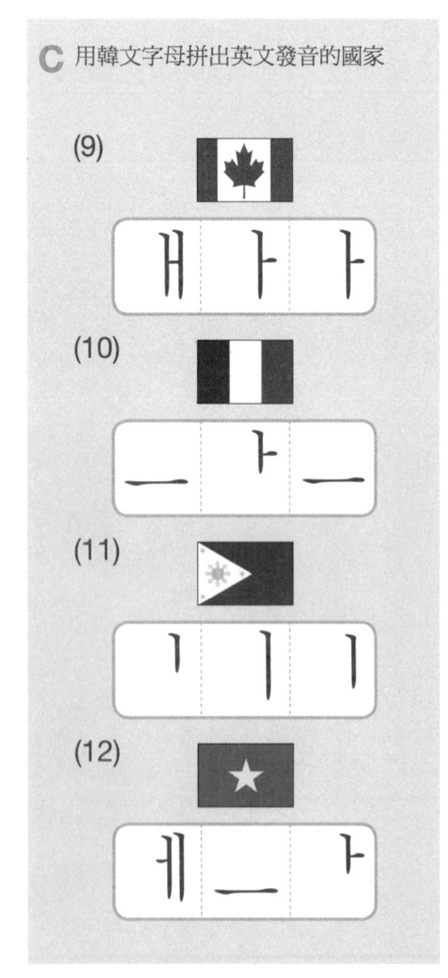

5 聽音檔，對照以下的地鐵路線圖，在空格中填入你所聽到的韓國著名景點。

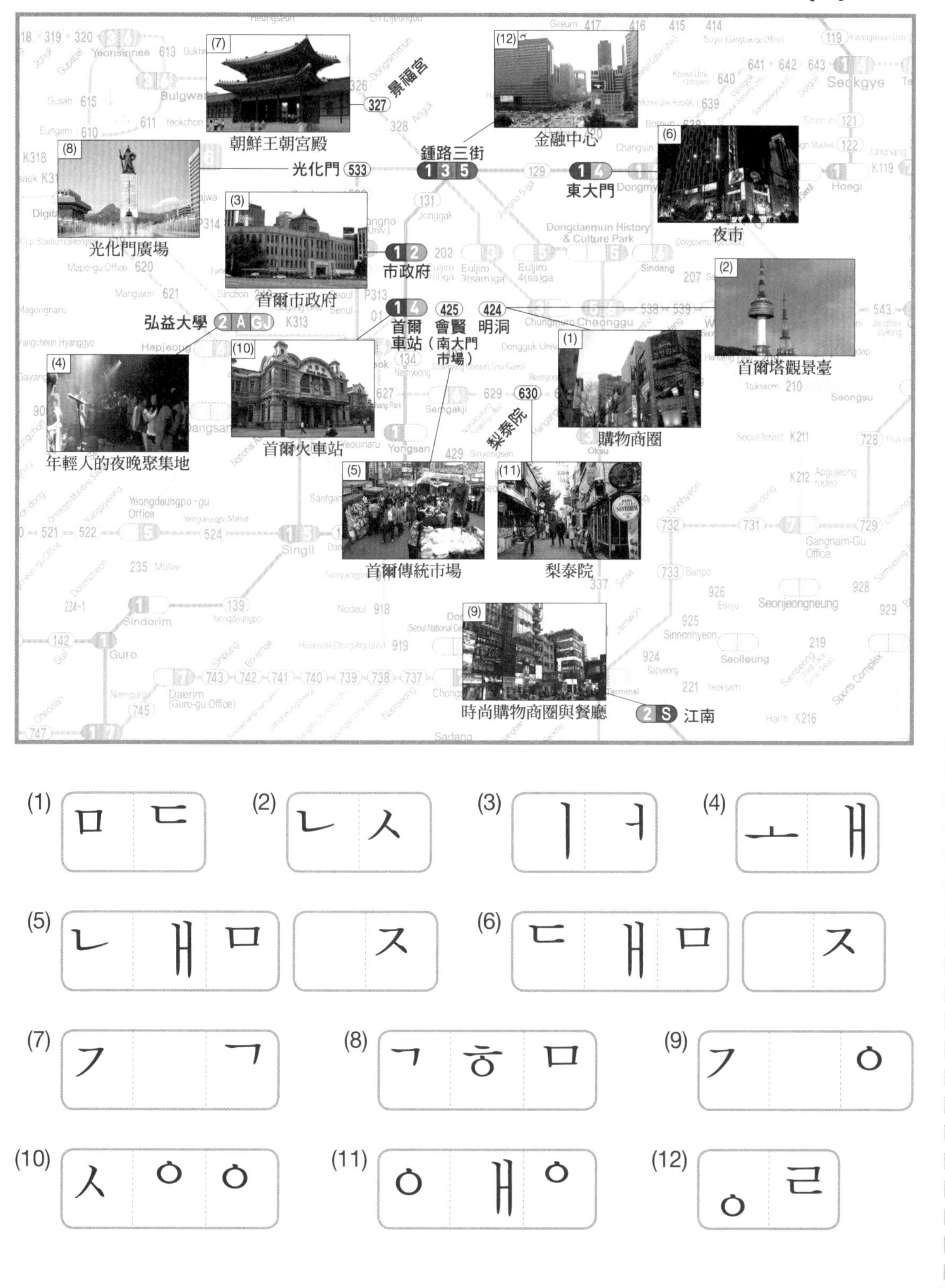

(1) ㅁ ㄷ

(2) ㄴ ㅅ

(3) ㅣ ㅓ

(4) ㅗ ㅐ

(5) ㄴ ㅐ ㅁ ｜ ㅈ

(6) ㄷ ㅐ ㅁ ｜ ㅈ

(7) ㄱ ㄱ

(8) ㄱ ㅎ ㅁ

(9) ㄱ ㅇ

(10) ㅅ ㅇ ㅇ

(11) ㅇ ㅐ ㅇ

(12) ㅇ ㄹ

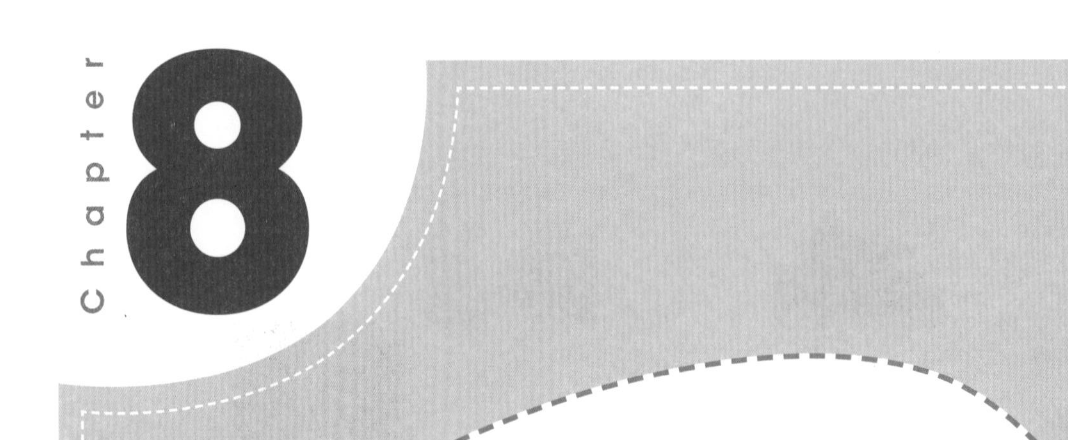

Chapter 8

七個雙母音

ㅘ ㅝ ㅙ ㅞ ㅚ ㅟ ㅢ

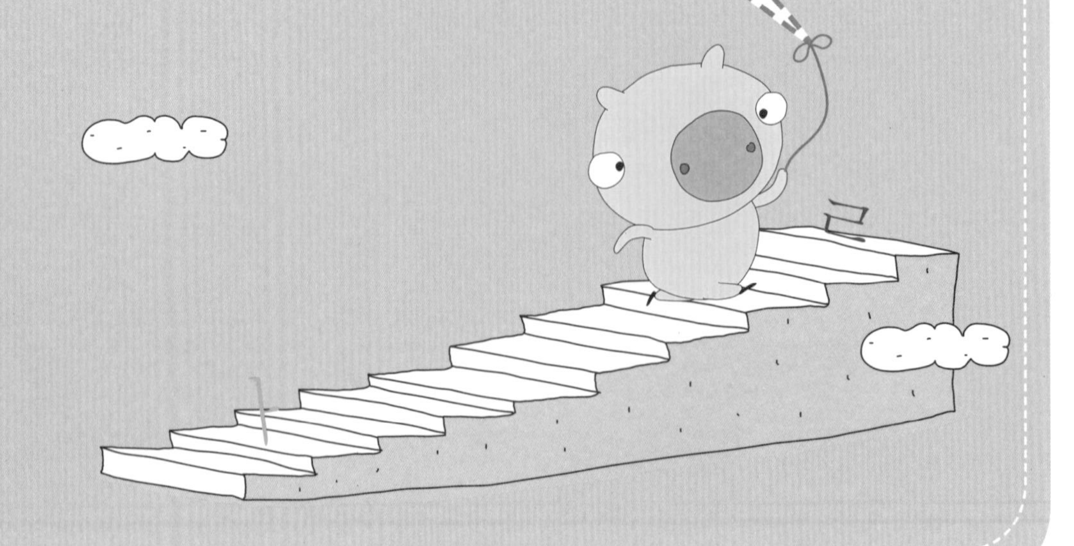

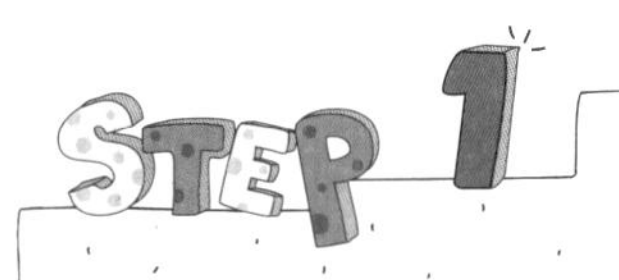

5分鐘暖身！

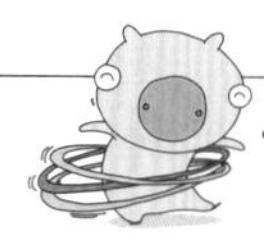

036

1 聽音檔，跟著朗讀下列旅行物品的發音。

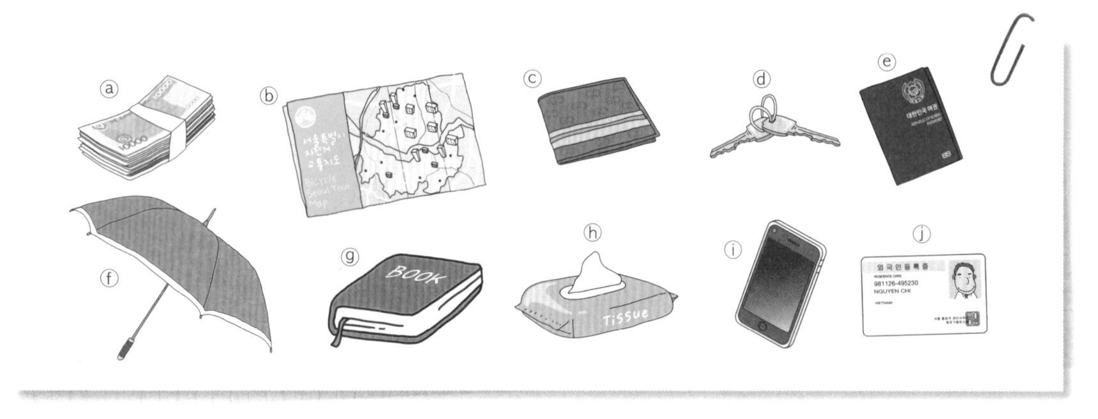

2 聽音檔，對照上列圖片，將你聽到的旅行物品旁標記的英文字母填入空格中。

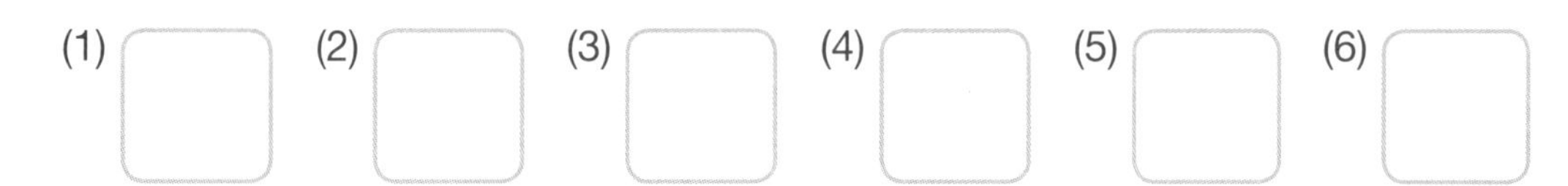

3 聽音檔，依照範例，回答以下的問題。

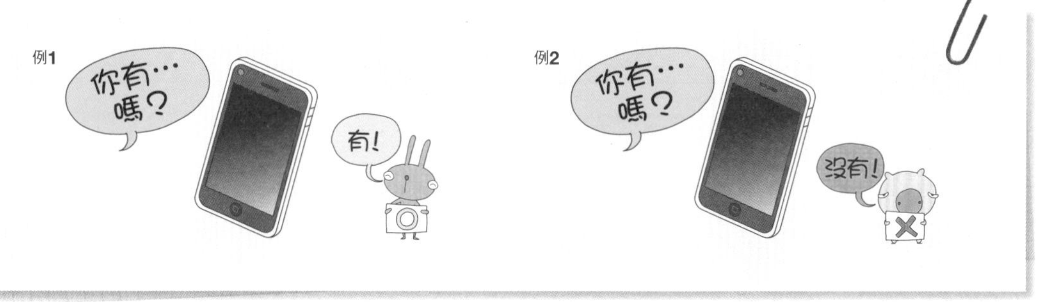

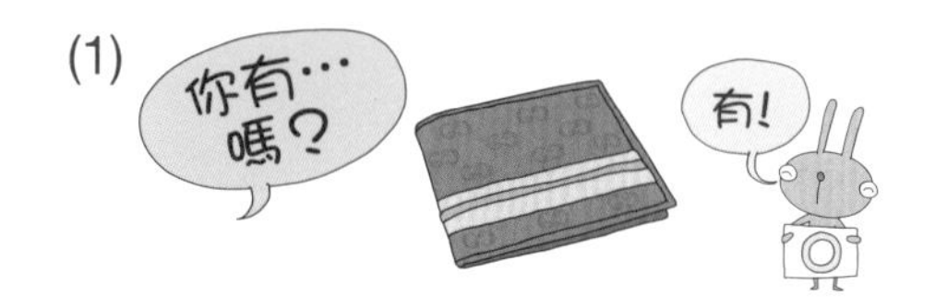

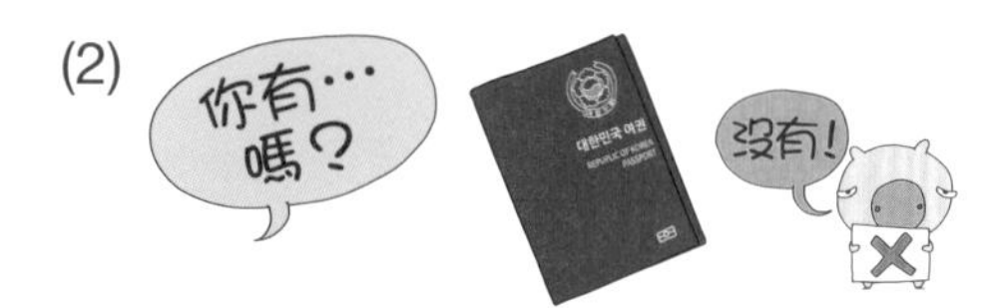

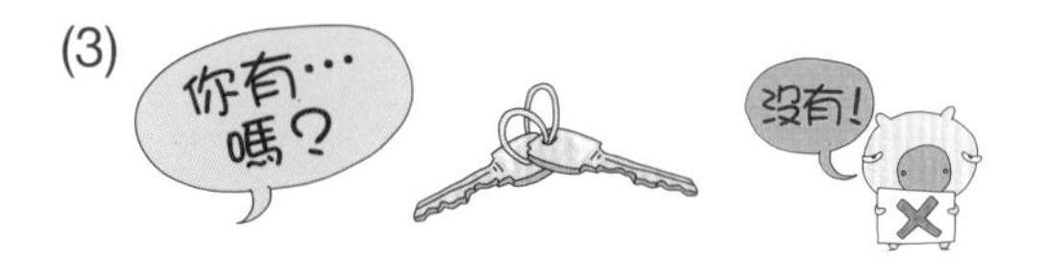

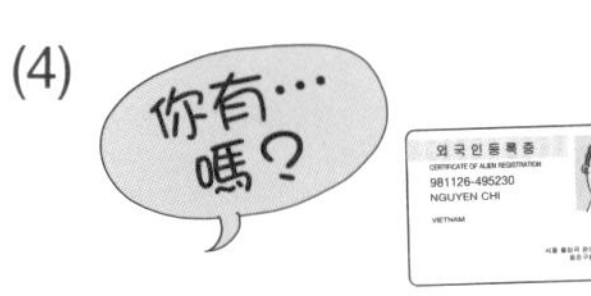

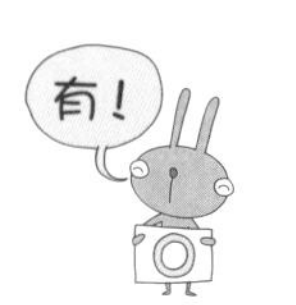

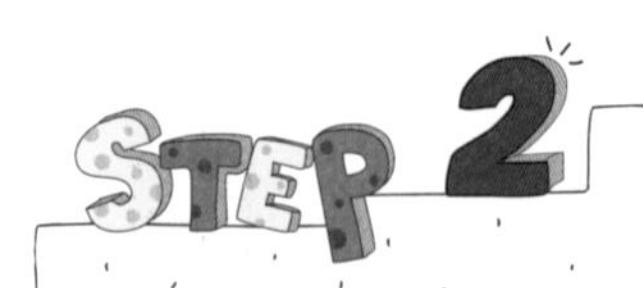

開始來學吧！

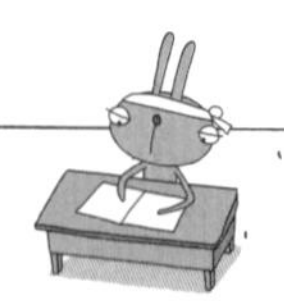

仔細聽 聽音檔，注意下列字彙中橘色母音的發音方式。

(1) 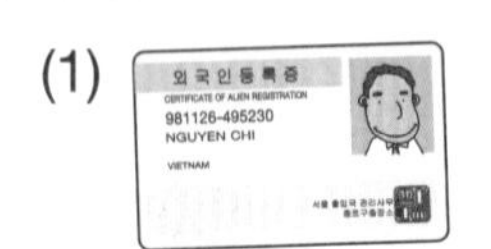 외국인 등록증 → ㅚ

(2) 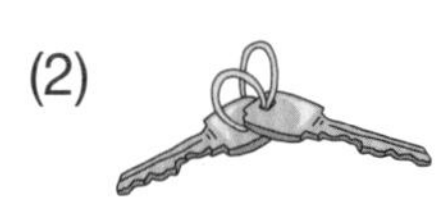 열쇠 → ㅚ

(3) 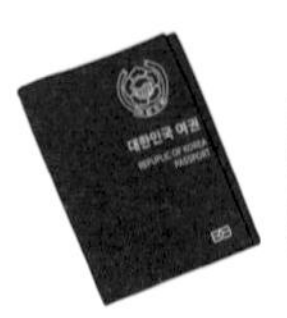 여권 → ㅝ

輕鬆學 以下介紹七個雙母音。

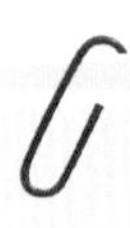

韓文字母中有六個結合[w]音的雙母音ㅘ、ㅝ、ㅙ、ㅞ、ㅚ、ㅟ，以及雙母音ㅢ（ㅡ+ㅣ）。除了ㅢ以外，其他六個雙母音都有[w]的音。發ㅗ、ㅜ的音時，一開始的嘴型是圓圓的。

ㅘ

[ㄨㄚ]/[wa]，類似 wine 中的 w。

發ㅘ這個音時，在注音符號「ㄚ」（ㅏ）之前加上「ㄨ」的音。一開始是「ㄛ」（ㅗ）的嘴型，然後很快就轉變為「ㄚ」（ㅏ）的嘴型。

ㅝ

[ㄨㄛ]/[weo]，類似 walk 中的 wa。

發ㅝ這個音時，在注音符號「ㄛ」（ㅓ）之前加上「ㄨ」的音。一開始是「ㄨ」（ㅜ）的嘴型，然後很快就轉變為「ㄛ」（ㅓ）的嘴型。

ㅙ

[ㄨㄝ]/[wae]，類似 wag 中的 wa。

發ㅙ這個音時，在注音符號「ㄝ」（ㅐ）之前加上「ㄨ」的音。一開始是「ㄛ」（ㅗ）的嘴型，然後很快就轉變為「ㄝ」（ㅐ）的嘴型。

ㅞ

[ㄨㄟ]/[we]，類似 wedding 中的 we。

發ㅞ這個音時，在注音符號「ㄟ」（ㅔ）之前加上「ㄨ」的音。一開始是「ㄨ」（ㅜ）的嘴型，然後很快就轉變為「ㄟ」（ㅔ）的嘴型。

ㅚ

[ㄨㄟ]/[oe]，類似 weight 中的 we。

ㅚ的發音類似於注音符號的「ㄨㄟ」。

ㅟ

[ㄨㄧ]/[wi]，類似 we。

發ㅟ這個音時，在注音符號「ㄧ」（ㅣ）之前加上「ㄨ」的音。一開始是「ㄨ」（ㅜ）的嘴型，然後很快就轉變為「ㄧ」（ㅣ）的嘴型。

ㅢ

[ㄜㄧ]/[ui]，類似 gooey 中的 ooe。

發音的一開始是注音符號的「ㄜ」（ㅡ）音，然後很快地轉變為「ㄧ」（ㅣ）音。

練習 如下圖所示，雙母音是由兩個母音組合而成的，發音時需快速地將兩個母音結合在一起。跟著音檔，練習以下發音。

❶ 오 [o] + 아 [a] → 와 [wa]

❷ 우 [u] + 어 [eo] → 워 [weo]

❸ 오 [o] + 애 [ae] → 왜 [wae]

❹ 우 [u] + 에 [e] → 웨 [we]

❺ 오 [o] + 이 [y] → 외 [oe]

❻ 우 [u] + 이 [y] → 위 [wi]

❼ 으 [eu] + 이 [y] → 의 [eui]

發音小訣竅 和[w]組成的雙母音，發音一開始的嘴型是圓圓的。

★ 發音重點

1 母音ㅙ、ㅞ和ㅚ的寫法雖然不同，但他們的發音很類似。

例 ㅙ ㅞ ㅚ

2 勾選出下列字彙中，劃線部分與另外兩個發音不同的母音。並聽音檔中的發音確認。

(1) ⓐ 왜 □
ⓑ 위기 □
ⓒ 외국 □

(2) ⓐ 열쇠 □
ⓑ 인쇄 □
ⓒ 부숴요 □

(3) ⓐ 전화 □
ⓑ 사회 □
ⓒ 훼손 □

(4) ⓐ 괴물 □
ⓑ 일궈요 □
ⓒ 궤도 □

★ 發音重點

1 六個結合[w]音的雙母音

六個結合[w]音的雙母音，一開始發音的嘴型是圓圓的並發ㅗ或ㅜ的音，然後再迅速發基本母音的音。

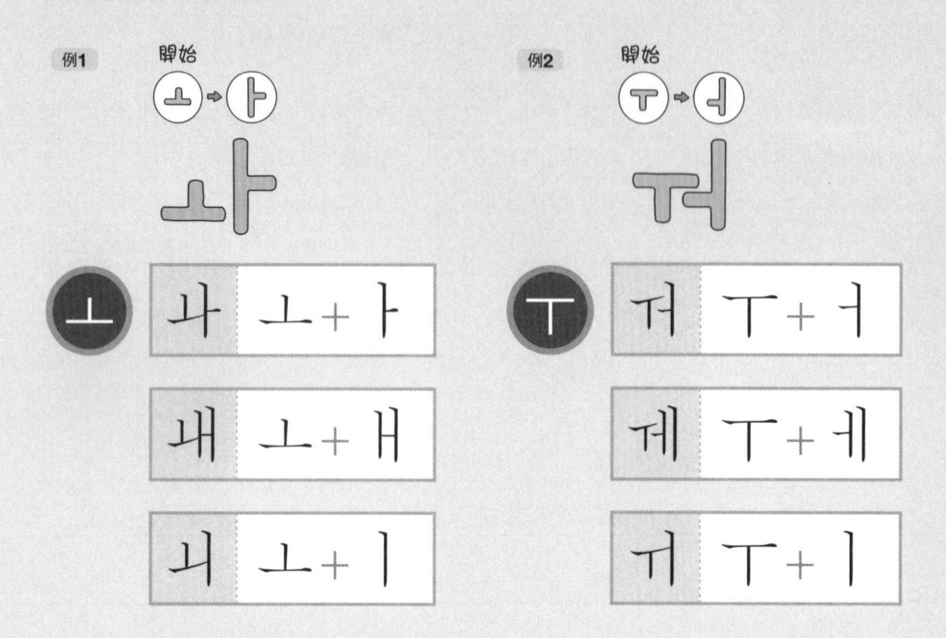

2 母音ㅢ

母音ㅢ的發音要盡可能快速將母音ㅡ與母音ㅣ念成一個音節。

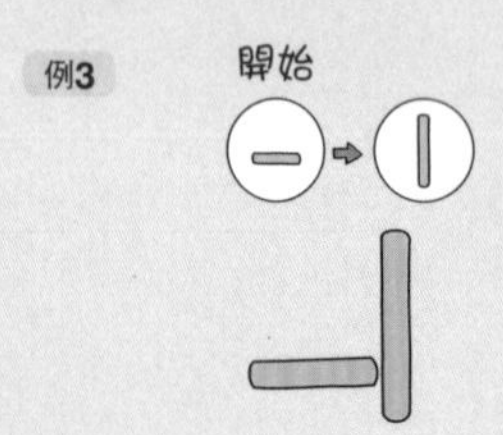

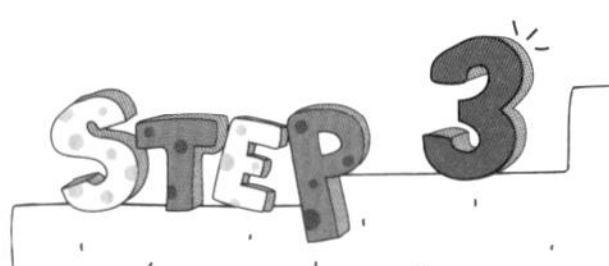

韓文輕鬆說！

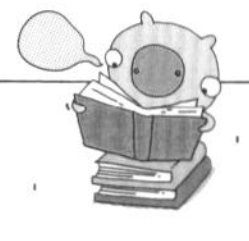

1 閱讀下列音節，跟著音檔練習你的發音。

(1)
와 워
왜 웨
외 위
의

(2)
과 궈
괘 궤
괴 귀
긔

(3)
화 훠
홰 훼
회 휘
희

2 聽音檔，如果下列的音節發音正確打○，發音錯誤打×。

(1) 왜 (　　)
(2) 위 (　　)
(3) 과 (　　)
(4) 회 (　　)
(5) 뒤 (　　)

(6) 귀 (　　)
(7) 뇌 (　　)
(8) 의 (　　)
(9) 죄 (　　)
(10) 원 (　　)

3 聽音檔，勾選出你所聽到的音節。

(1) ⓐ 쇠 □ ⓑ 세 □
(2) ⓐ 사위 □ ⓑ 사회 □
(3) ⓐ 회 □ ⓑ 해 □
(4) ⓐ 이사 □ ⓑ 의사 □
(5) ⓐ 귀 □ ⓑ 뒤 □
(6) ⓐ 주위 □ ⓑ 주의 □
(7) ⓐ 뭐 □ ⓑ 뫼 □
(8) ⓐ 인세 □ ⓑ 인쇄 □
(9) ⓐ 죄 □ ⓑ 쥐 □
(10) ⓐ 외국 □ ⓑ 애국 □

4 聽音檔，將你聽到的字彙依數字順序（1, 2, 3...）填入以下的空格中。

위험 □	취소 □	교회 □	추워요 □
병원 □	의견 □	영화 □	대사관 □
희망 □	최고 □	과일 □	매워요 □

5 聽音檔，選出你所聽到的音節填入空格中，以完成字彙。

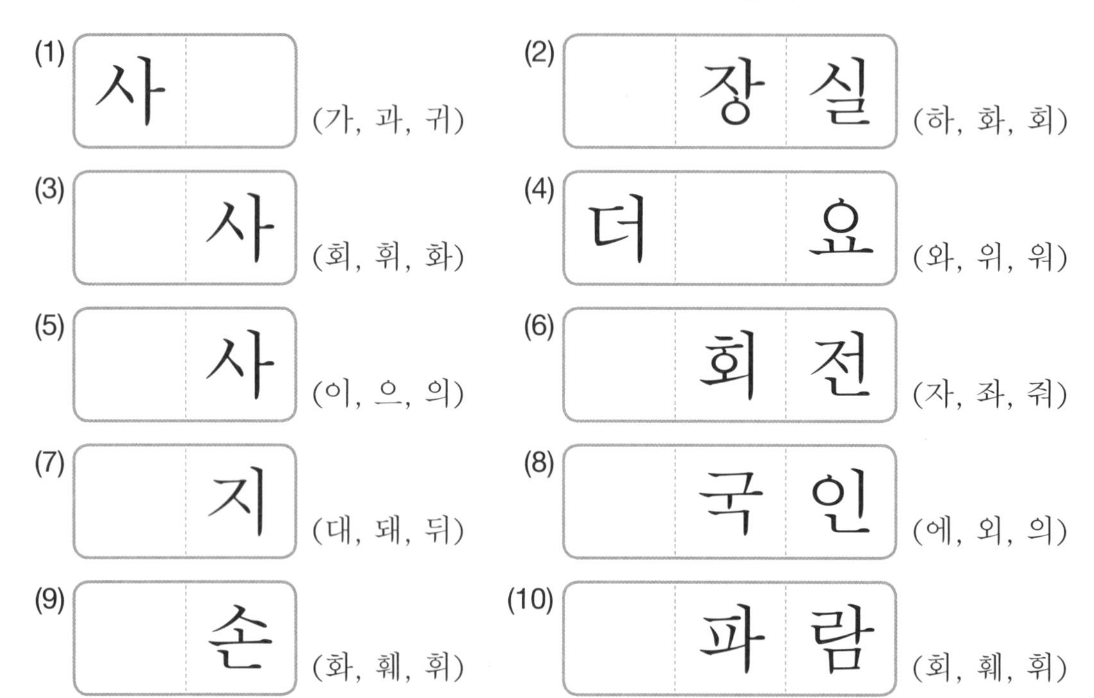

6 聽音檔，將正確的答案與圖片連接起來。

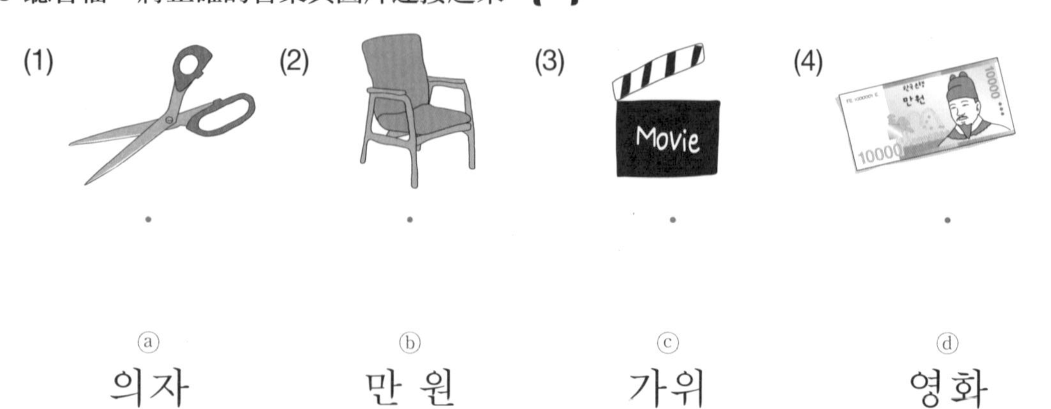

★ 特殊發音規則

輕鬆學 母音ㅢ在不同的位置有不同的發音。

(1) 當ㅢ出現在一個字彙的第一個音節時，永遠發ㅢ的音；出現在第二個音節時，發ㅢ或ㅣ的音。以下練習一下比較簡單的ㅣ發音吧。

例

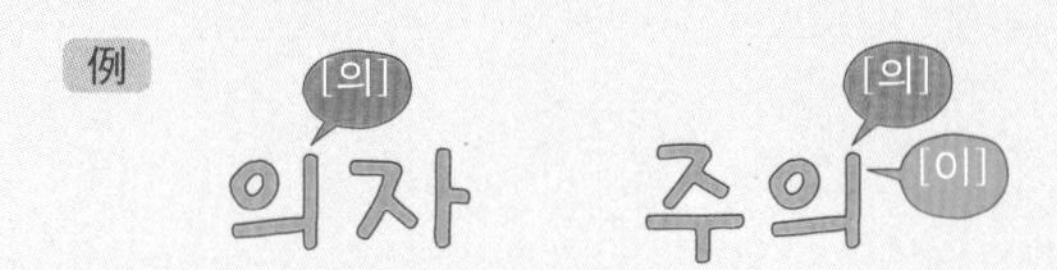

(2) 但是，當子音在ㅢ前面時，ㅢ的發音就會改變為ㅣ。

例

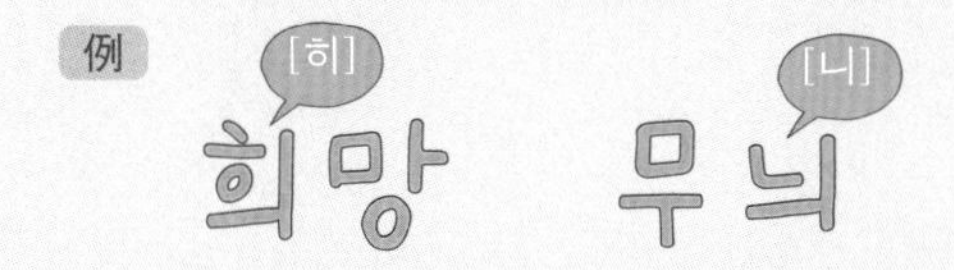

練習 聽音檔，將你聽到的字彙依數字順序（1, 2, 3...）填入以下空格中。

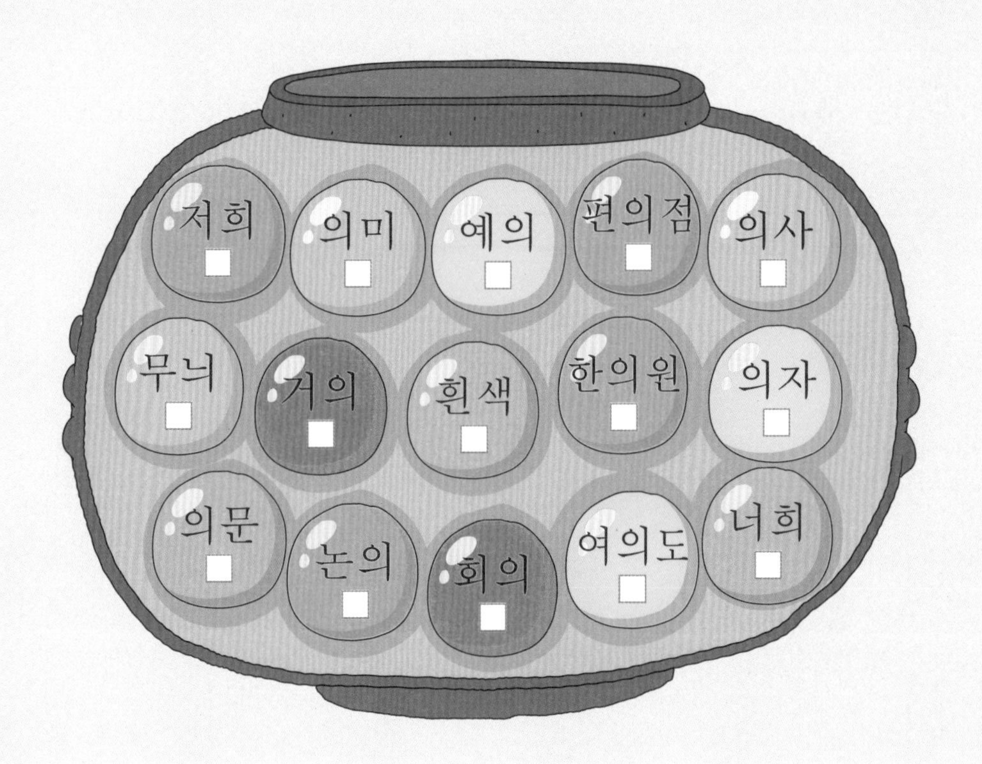

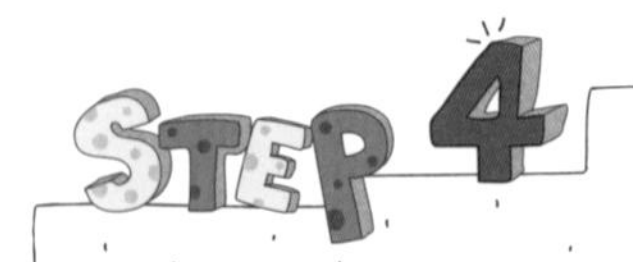

韓文寫寫看！

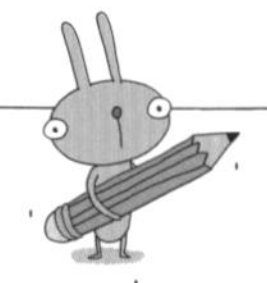

雙母音書寫筆順

▶ 書寫順序基本上遵循「從左到右」以及「從上到下」的原則。

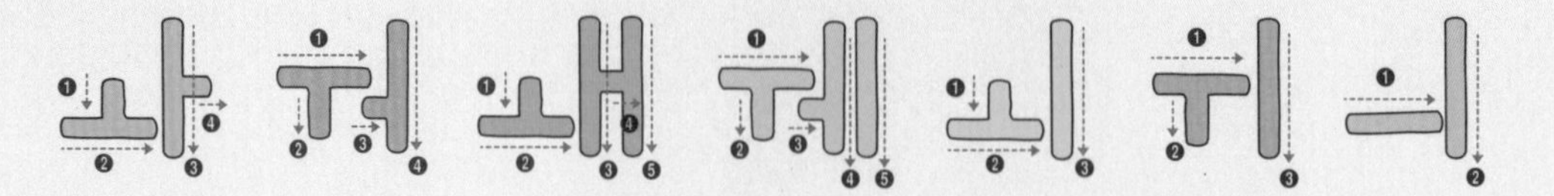

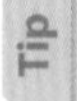

右圖所示是錯誤的雙母音書寫範例。在書寫와時，ㅏ的右橫筆劃一定要高於左邊的母音ㅗ；書寫워時，ㅓ的右橫筆劃一定要低於左邊的母音ㅜ。

例
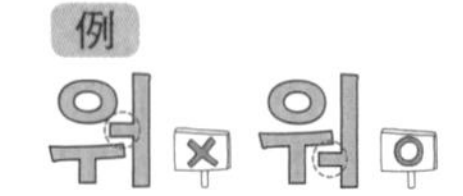

1 跟著音檔練習以下音節的發音，並練習以正確的筆劃順序書寫。

(1)			(2)			(3)		
와	와	와	과	과	과	화	화	화
워	워	워	궈	궈	궈	훠	훠	훠
왜	왜	왜	괘	괘	괘	홰	홰	홰
웨	웨	웨	궤	궤	궤	훼	훼	훼
외	외	외	괴	괴	괴	회	회	회
위	위	위	귀	귀	귀	휘	휘	휘
의	의	의	긔	긔	긔	희	희	희

2 聽音檔，完成以下字彙。

(1) 영 ＿
(2) ＿ 자
(3) 외 ＿
(4) 주 ＿
(5) 돼 ＿
(6) 죄 ＿
(7) 희 ＿
(8) 외 ＿
(9) ＿ 심
(10) 영 ＿
(11) 분 ＿ 기
(12) ＿ 워 요

3 聽音檔，完成以下字彙。

(1) ⓐ 결 ＿ ⓑ ＿ 자
(2) ⓐ 추 ＿ ⓑ ＿ 험
(3) ⓐ ＿ 심 ⓑ ＿ 미
(4) ⓐ ＿ 미 ⓑ ＿ 소
(5) ⓐ 문 ＿ ⓑ 전 ＿
(6) ⓐ 쉬 ＿ ⓑ 매 ＿

4 聽音檔，寫出以下的字彙。

과일 水果	전화 電話
쥐 老鼠	돼지 豬
바위 石頭	바퀴 車輪
영화 電影	주의 注意

Movie

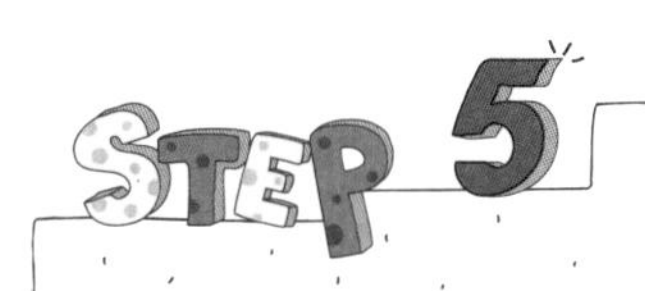

趣味小測驗！

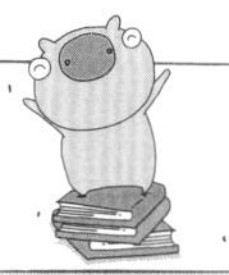

1 聽音檔，完成以下的字彙。

3 March
Mon Tue Wed Thu Fri Sat Sun
1 2 3 4 5 6 7

(1) 禮拜一 ㄹ 요 일

(2) 禮拜二 ㅎ 요 일

(3) 禮拜三 ㅅ 요 일

(4) 禮拜四 ㄱ 요 일

(5) 禮拜五 ㅁ 요 일

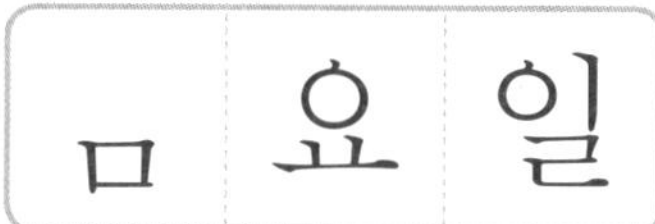

(6) 禮拜六 ㅌ 요 일

(7) 禮拜日 ㄹ 요 일

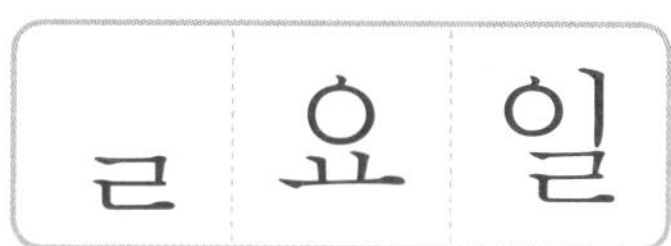

2 聽音檔，看圖將字彙寫在以下的空格中。

(1)

(2)

(3)

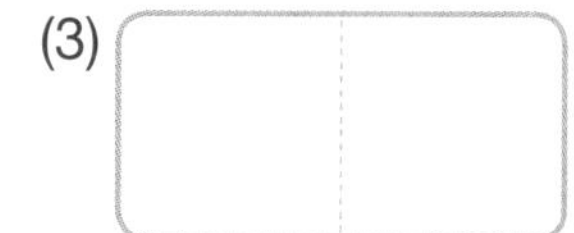

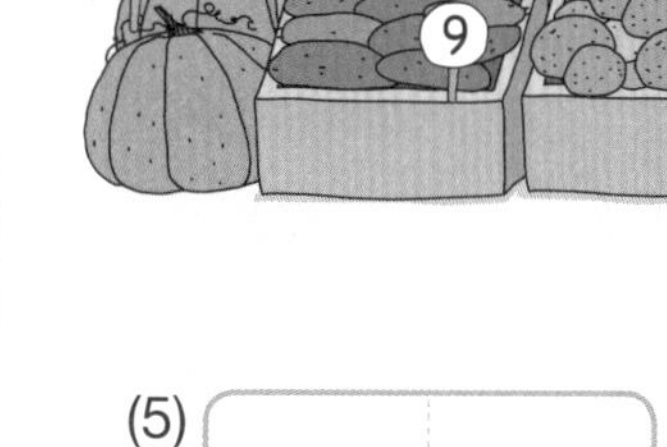

(4)

(5)

(6)

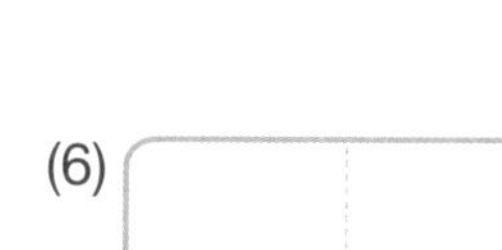

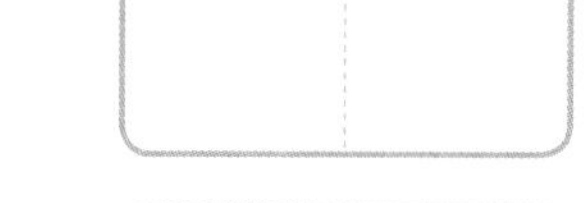

(7)

(8)

(9)

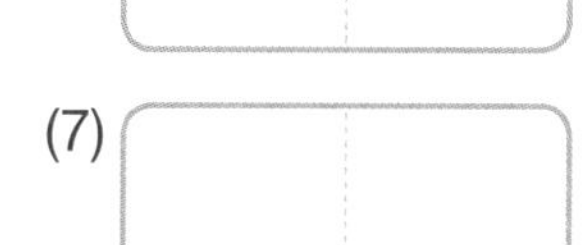

3 聽音檔，跟著你所聽到的字彙，選擇正確的路線抵達終點。

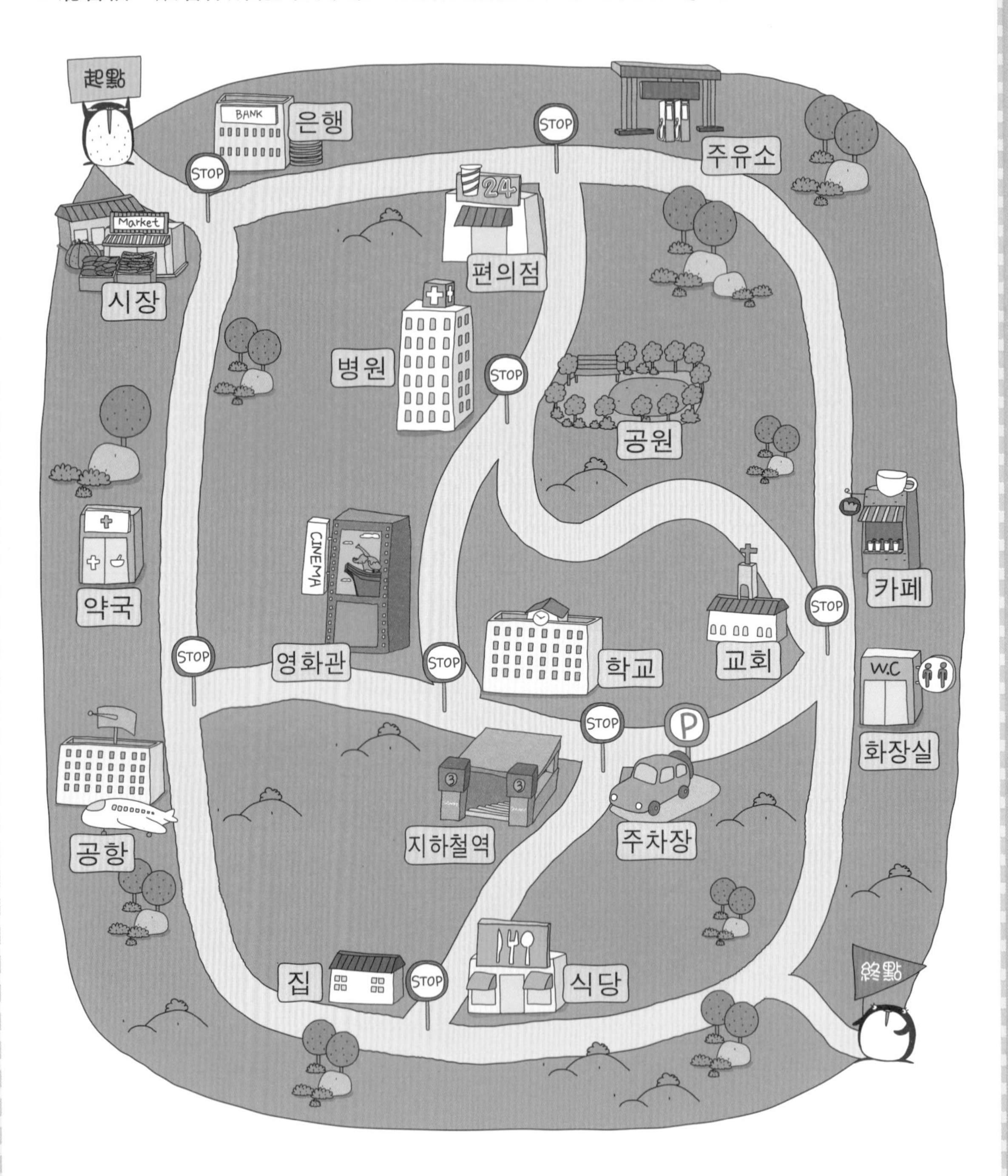

4 聽音檔，依照範例將下欄中的字彙與圖片配對。

ⓐ 경찰
ⓑ 의사
ⓒ 학생
ⓓ 기자
ⓔ 화가
ⓕ 회사원
ⓖ 간호사
ⓗ 선생님
ⓘ 주부
ⓙ 가수
직업
（職業）
(1)
(2)
(3)
(4)
(5)
(6)
(7)
(8)
(9)
(10)

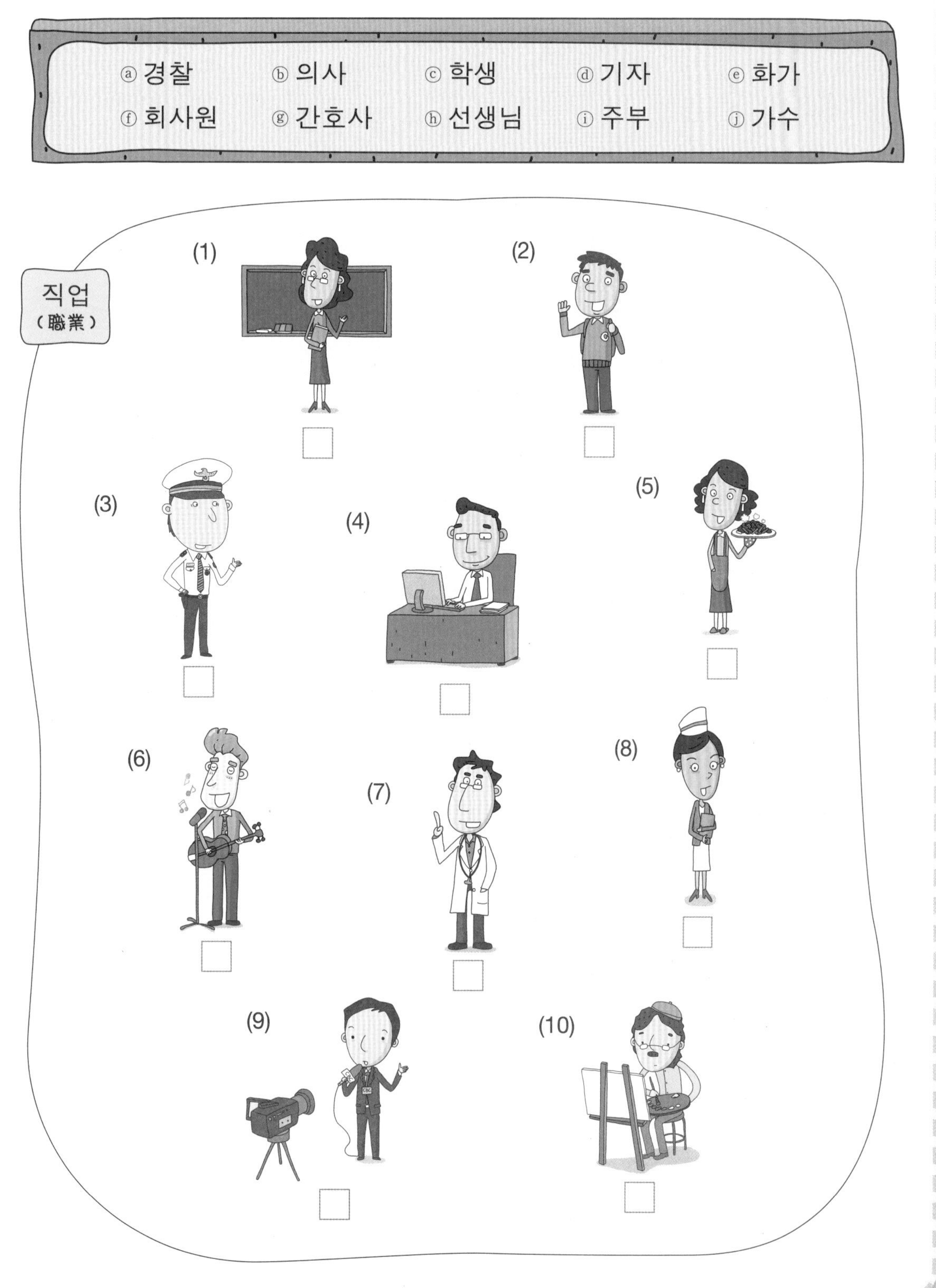

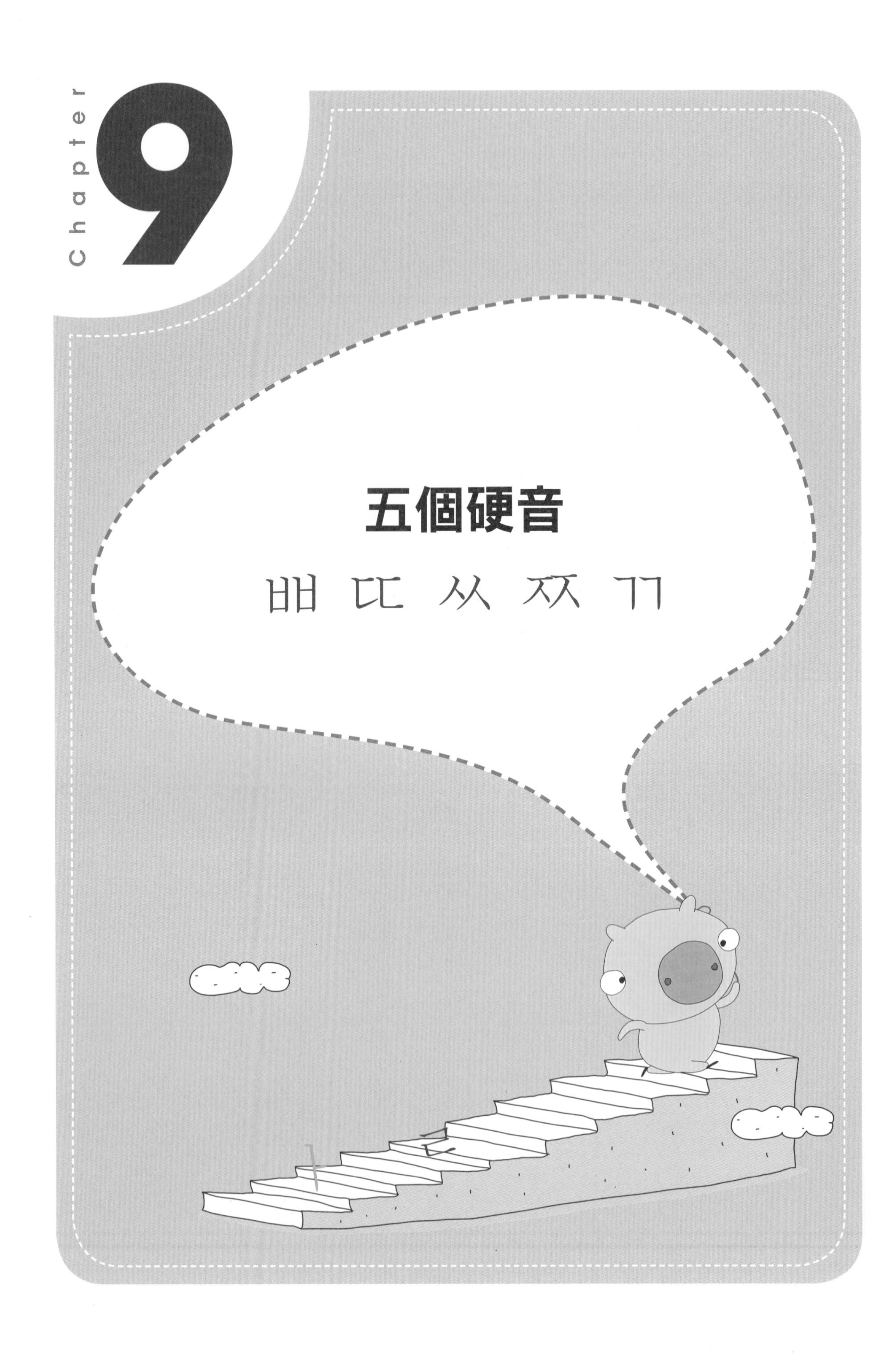
Chapter
9
五個硬音
ㅃ ㄸ ㅆ ㅉ ㄲ

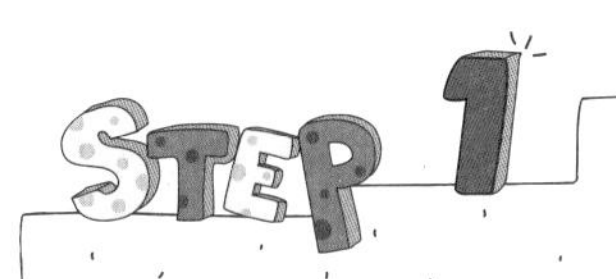

5分鐘暖身！

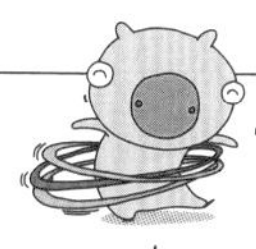

1 聽音檔，跟著朗讀下列親屬稱謂的發音。

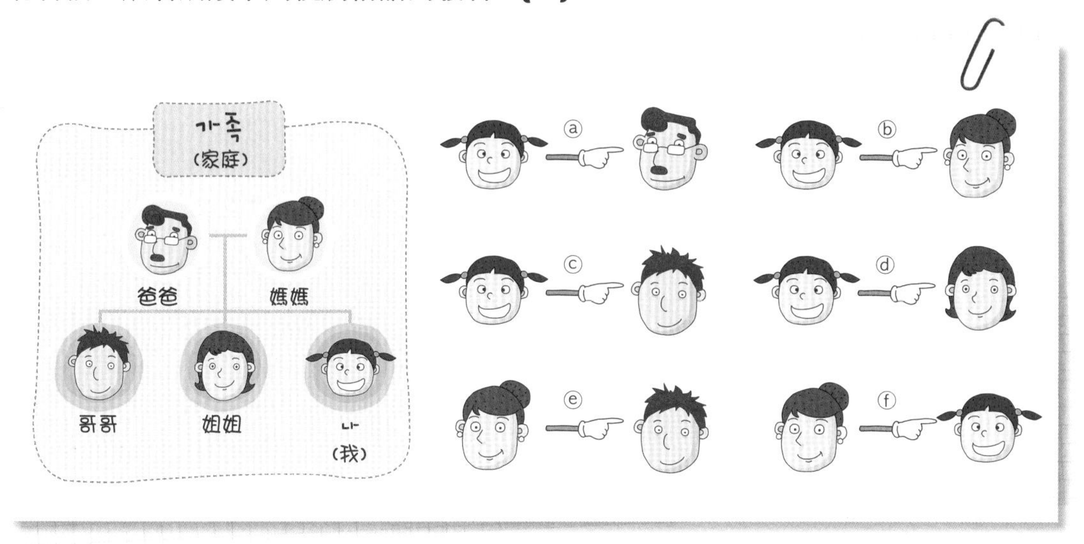

2 聽音檔，對照上列圖片，將你聽到的那一組親屬稱謂標記的英文字母填入空格中。

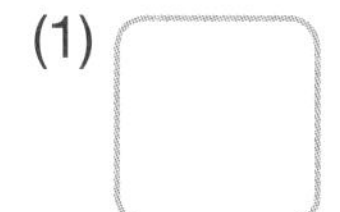

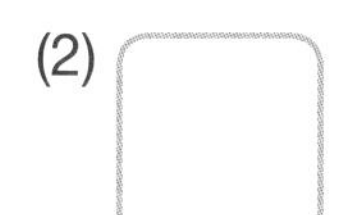

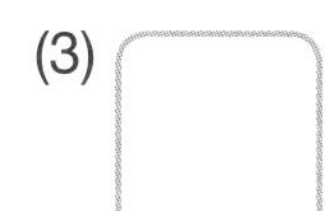

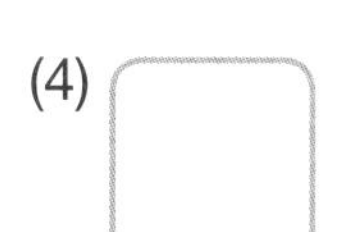

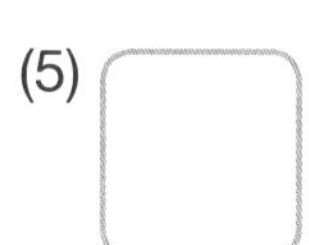

3 聽音檔，依照範例，回答以下的問題。

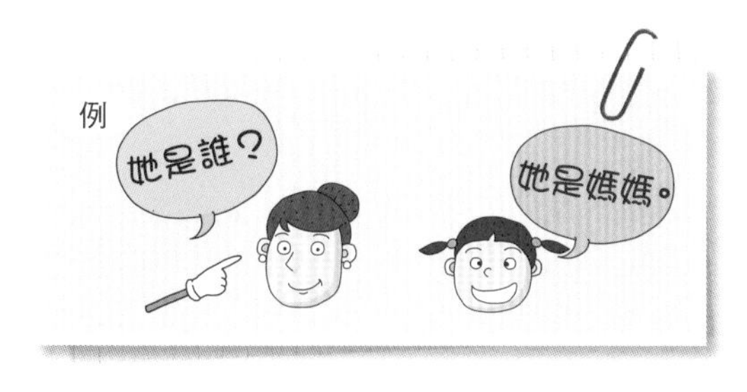

(1)

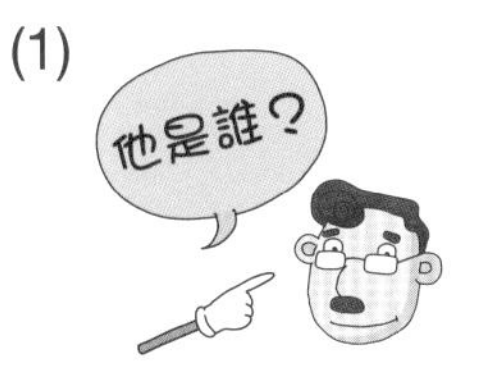

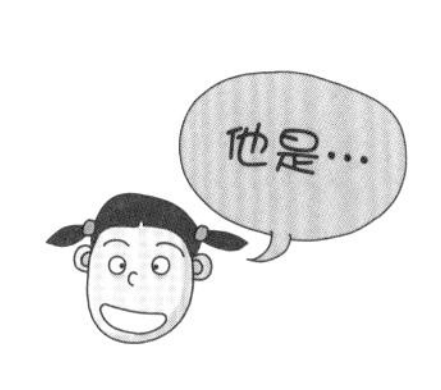

(2)

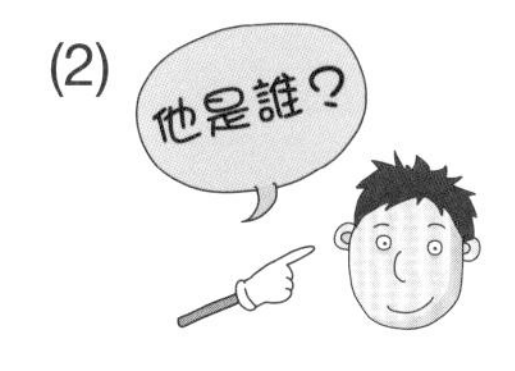

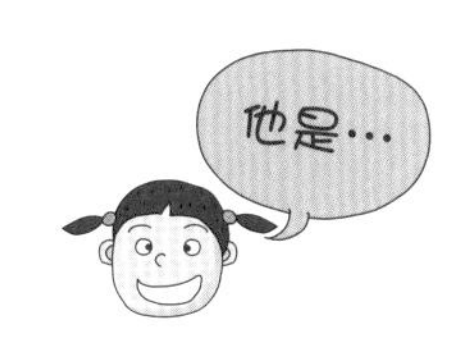

(3)

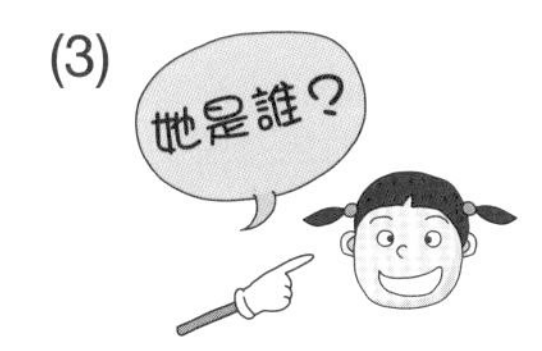

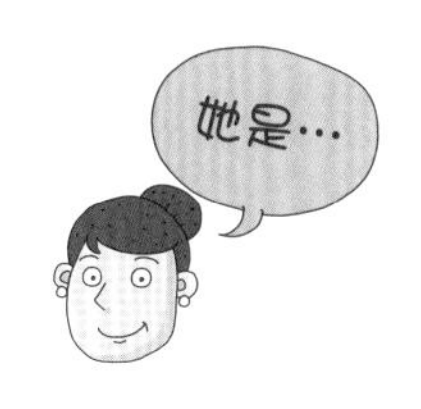

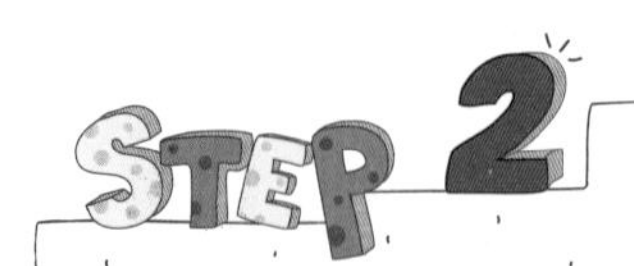

開始來學吧！

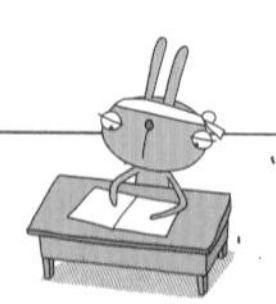

仔細聽 聽音檔，注意下列字彙中橘色子音的發音方式。

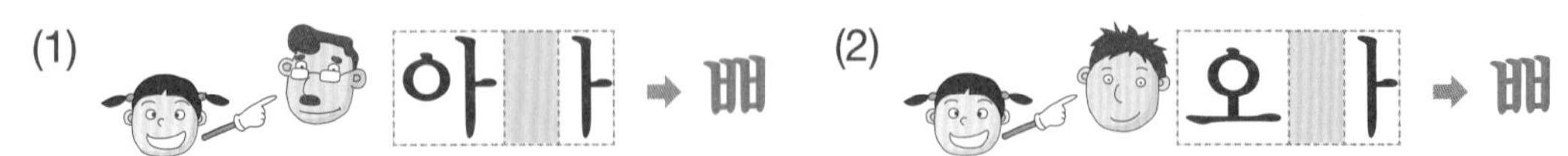

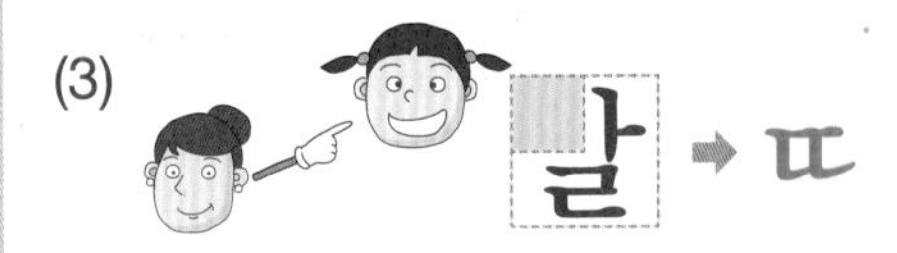

輕鬆學 以下要介紹的是五個硬音。這些雙子音的發音都有一個爆破音（空氣通過幾乎閉合的聲帶時，經由聲帶的震動所產生的音）。發音時，想像肺部的空氣壓縮，只釋放出一點點空氣後，聲帶又很快地閉合。

ㅃ **[ㄅ]／[pp]，類似 "Bad!" 中的 b 。**

ㅃ的發音類似注音符號裡用力唸出的「ㄅ」。發這個音時，喉嚨要拉緊，聲音較強且較大。

ㄸ **[ㄉ]／[tt]，類似 "Duh!" 中的 d。**

ㄸ的發音類似注音符號裡用力唸出的「ㄉ」。發這個音時，喉嚨要拉緊，聲音較強且較大。

ㅆ **[ㄙ]／[ss]，類似 sang 中的 s。**

ㅆ的發音類似注音符號裡用力唸出的「ㄙ」。發這個音時，喉嚨要拉緊，聲音較強且較大。

ㅉ **[ㄐ]／[jj]，類似 "gotcha!" 中的 ch。**

ㅉ的發音類似注音符號裡用力唸出的「ㄐ」。發這個音時，喉嚨要拉緊，聲音較強且較大。

ㄲ **[ㄍ]／[kk]，類似 "gotcha!" 中的 g。**

ㄲ的發音類似注音符號裡用力唸出的「ㄍ」。發這個音時，喉嚨要拉緊，聲音較強且較大。

如何形成硬音

硬音的形成方式，是重複兩個平音的ㅂ、ㄷ、ㅅ、ㅈ、ㄱ（硬音與平音的發音位置相同），在原本的ㅂ、ㄷ、ㅅ、ㅈ、ㄱ旁邊加上一個相同的ㅂ、ㄷ、ㅅ、ㅈ、ㄱ即可。

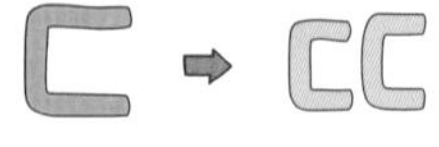

練習 **聽音檔，練習以下平音與硬音的發音。**

	平音		硬音
❶	바 [ba]	→	빠 [ppa]
❷	다 [da]	→	따 [tta]
❸	사 [sa]	→	싸 [ssa]
❹	자 [ja]	→	짜 [jja]
❺	가 [ga]	→	까 [kka]

發音小訣竅 發硬音時，嘴巴短暫釋放出一點點空氣後，喉嚨就要拉緊、立刻停止空氣流動，不可將空氣從嘴巴裡送出。你可以拿著一張紙放在嘴巴前面練習，一邊發音一邊觀察紙是否飄動。

平音

→ 紙張很輕微地飄動。

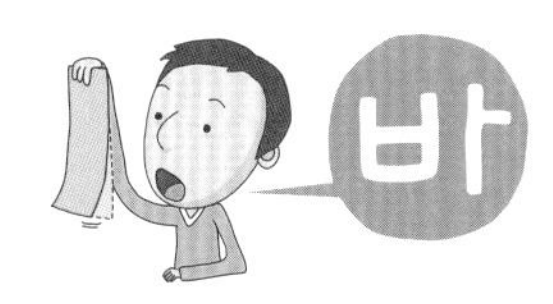

激音

→ 紙張激烈飄動。

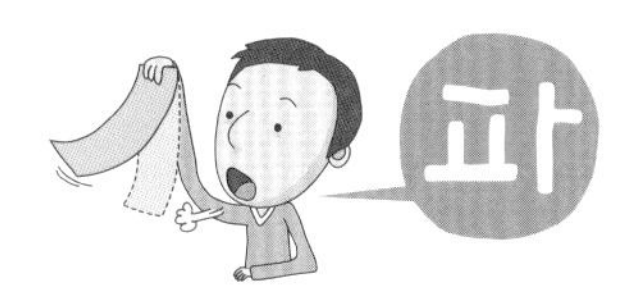

硬音

→ 紙張完全不動。

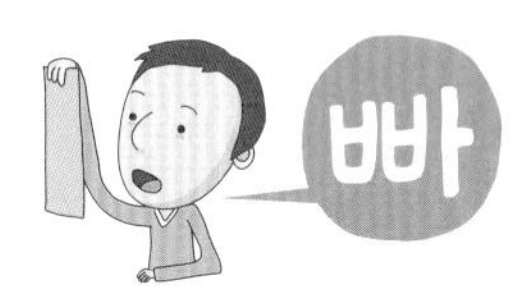

※平音、激音、硬音是韓文字母子音的發音方式。單子音ㄱ、ㄷ、ㅂ、ㅅ、ㅈ、ㅎ屬平音；單子音ㅋ、ㅌ、ㅍ、ㅊ屬激音；雙子音ㄲ、ㄸ、ㅃ、ㅆ、ㅉ屬硬音；單子音ㅁ、ㄴ、ㅇ屬鼻音；單子音ㄹ屬流音。關於基本母音和基本子音統整請參照P.23★補充知識。

★ 發音重點

以下的單字中，音節裡都只有一個子音不同。這些字看起來很像，但請特別注意它們的發音與意義都不一樣。

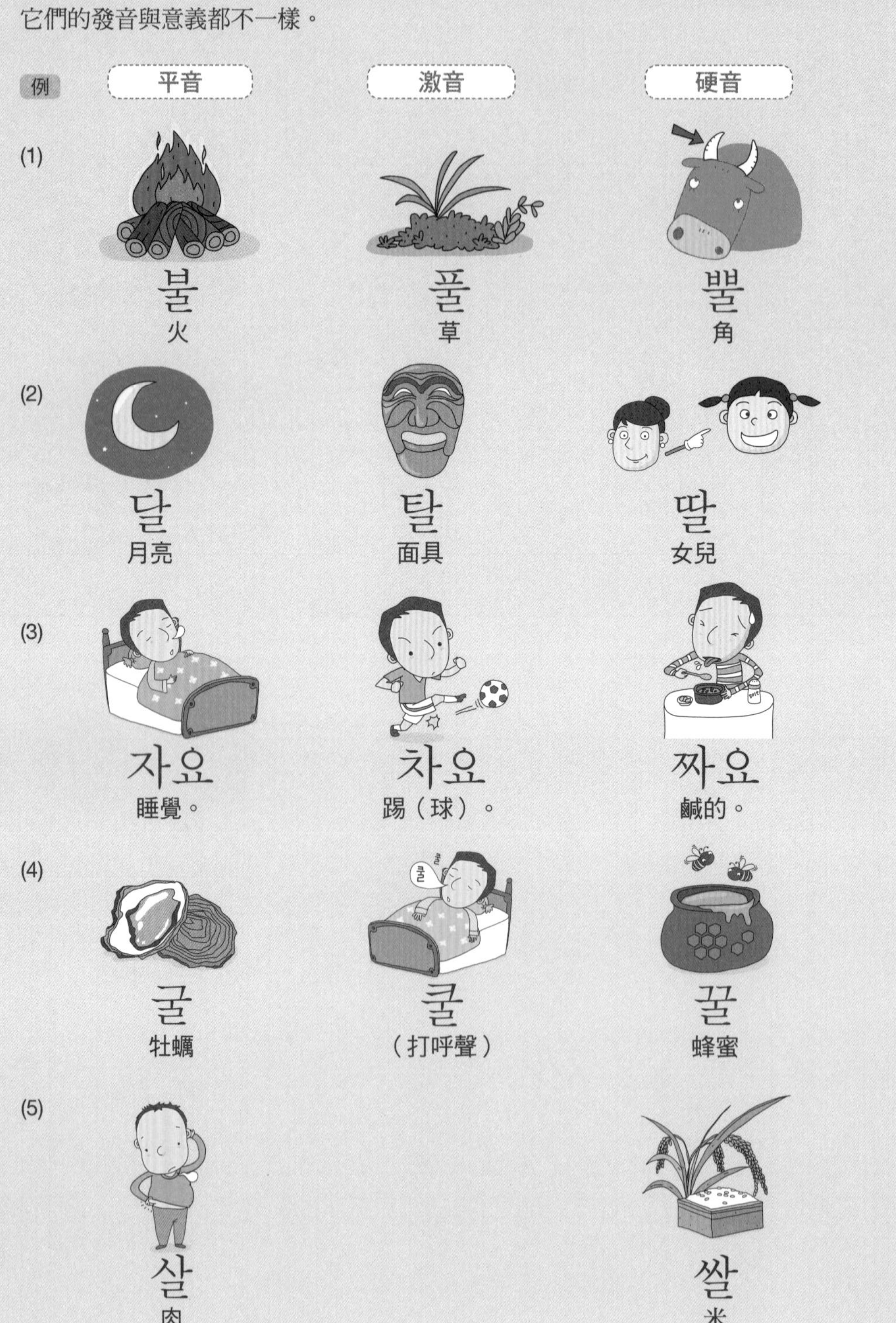

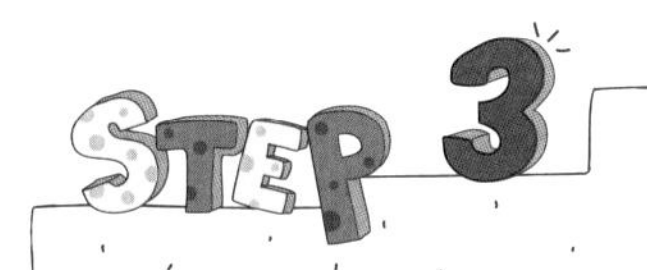

韓文輕鬆說！

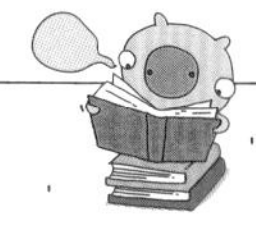

1 閱讀下列音節，跟著音檔練習你的發音。

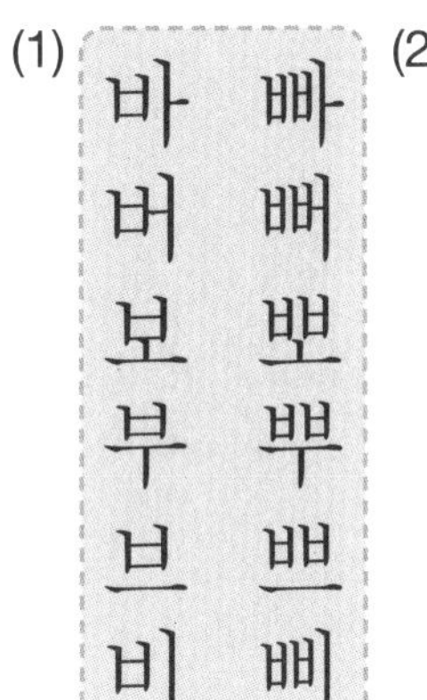

(1)		(2)		(3)		(4)		(5)	
바	빠	다	따	사	싸	자	짜	가	까
버	뻐	더	떠	서	써	저	쩌	거	꺼
보	뽀	도	또	소	쏘	조	쪼	고	꼬
부	뿌	두	뚜	수	쑤	주	쭈	구	꾸
브	쁘	드	뜨	스	쓰	즈	쯔	그	끄
비	삐	디	띠	시	씨	지	찌	기	끼

2 聽音檔，如果下列的音節發音正確打○，發音錯誤打×。

(1) 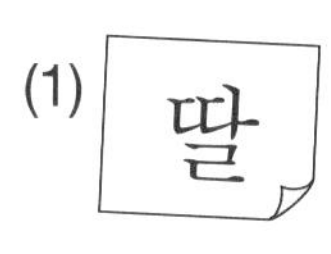

(　　　)

(2) 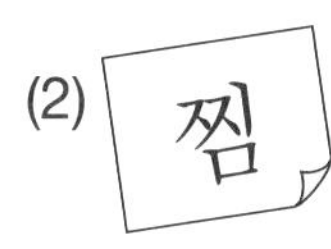

(　　　)

(3) 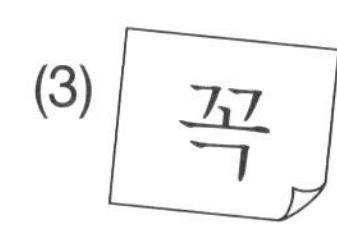

(　　　)

(4) 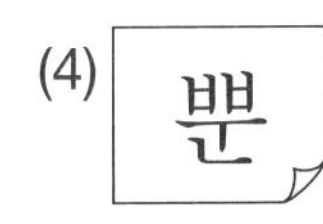

(　　　)

(5) 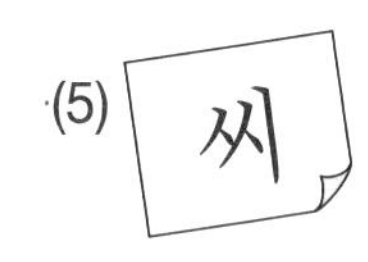

(　　　)

(6) 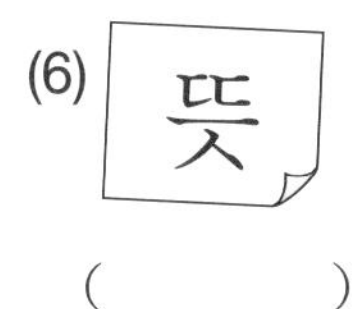

(　　　)

(7) 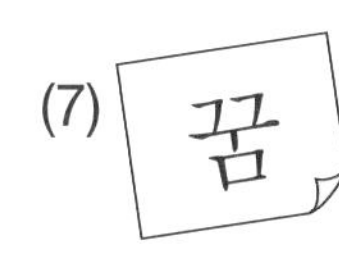

(　　　)

(8) 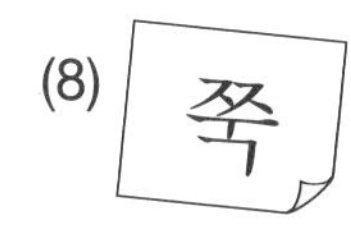

(　　　)

(9) 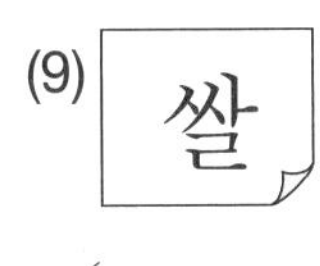

(　　　)

(10) 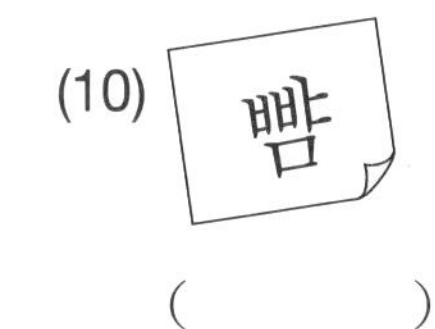

(　　　)

3 聽音檔，勾選出你所聽到的字彙。

(1) ⓐ 방 □　ⓑ 빵 □　　(2) ⓐ 대문 □　ⓑ 때문 □

(3) ⓐ 삼 □　ⓑ 쌈 □　　(4) ⓐ 가지 □　ⓑ 까지 □

(5) ⓐ 곡 □　ⓑ 꼭 □　　(6) ⓐ 사요 □　ⓑ 싸요 □

(7) ⓐ 벼 □　ⓑ 뼈 □　　(8) ⓐ 자리 □　ⓑ 짜리 □

4 聽音檔，將你聽到的字彙依數字順序（1, 2, 3...）填入以下的空格中。

떡 □	뿌리 □	씨름 □	아저씨 □
짝 □	가끔 □	토끼 □	깨끗이 □
빵 □	눈썹 □	뚜껑 □	어쩐지 □

5 聽音檔，選出你所聽到的音節填入空格中，以完成字彙。

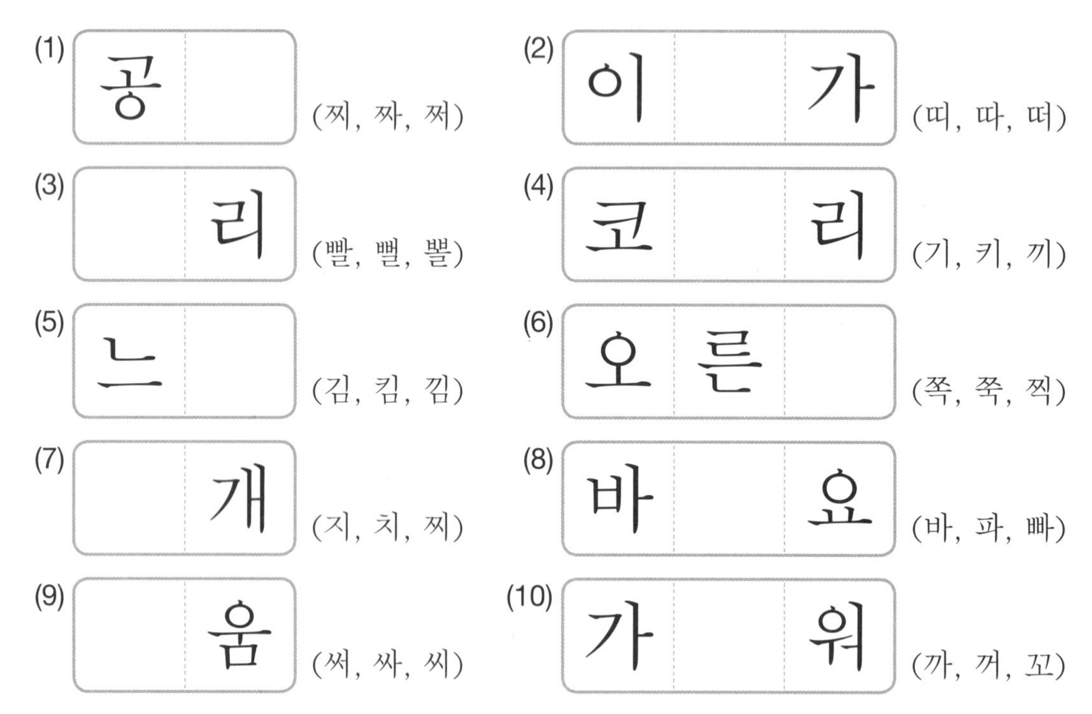

6 聽音檔，將正確的答案與圖片連接起來。

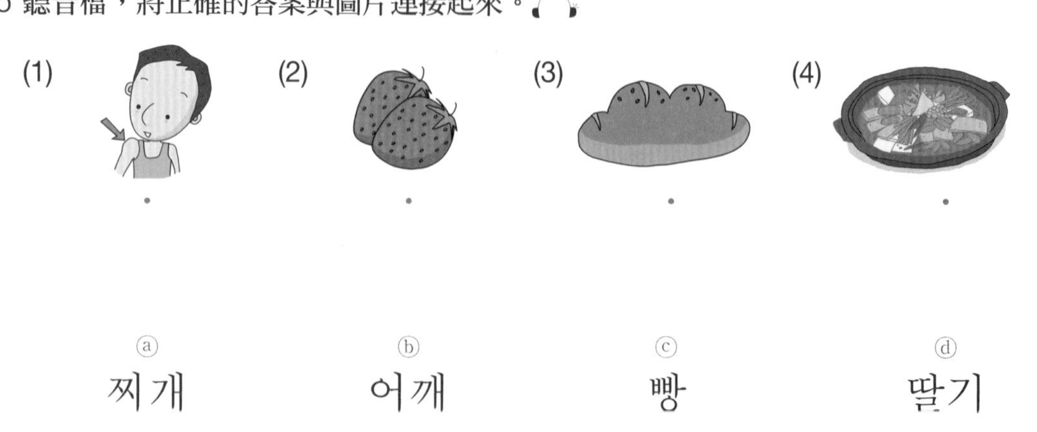

★ 特殊發音規則（硬音化）

輕鬆學 當終聲子音ㅂ、ㄷ、ㄱ後面接初聲子音ㅂ、ㄷ、ㅅ、ㅈ、ㄱ，初聲子音ㅂ、ㄷ、ㅅ、ㅈ、ㄱ的發音會硬音化發ㅃ、ㄸ、ㅆ、ㅉ、ㄲ的音。

例 입구 ➡ [입꾸]　곧장 ➡ [곧짱]

식당 ➡ [식땅]　역시 ➡ [역씨]

練習

1 聽音檔，將你聽到的字彙依數字順序（1, 2, 3...）填入以下的空格中。

목적 □	늦게 □	혹시 □	숟가락 □
역시 □	습관 □	집중 □	갑자기 □
옷장 □	덕분 □	각각 □	목소리 □

2 一邊聽音檔一邊看圖，完成以下字彙。

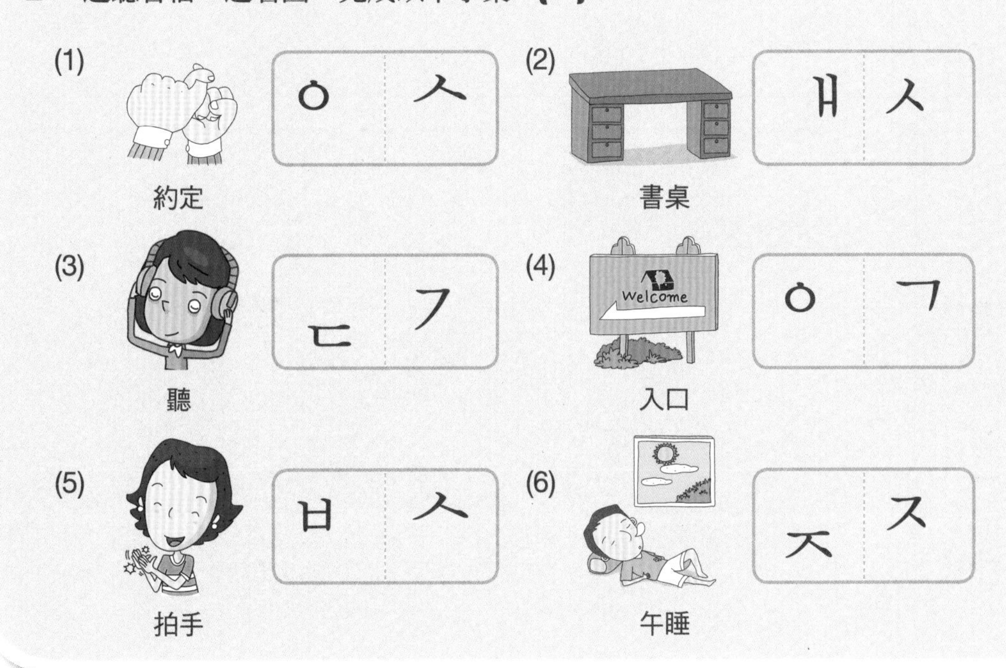

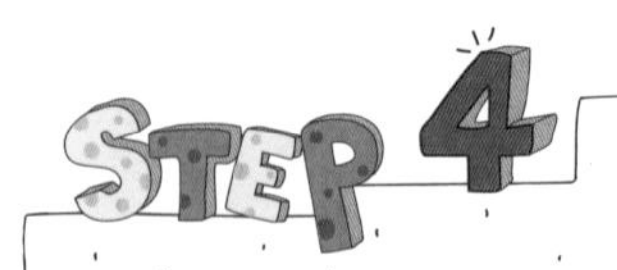

韓文寫寫看！

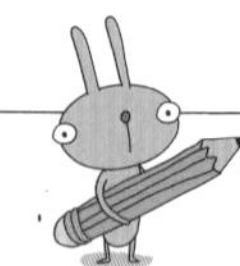

子音書寫筆順

▶ 書寫順序基本上遵循「從左到右」以及「從上到下」的原則。雙子音是由重複書寫兩個基本子音所形成的，兩個相同的子音左右並列。

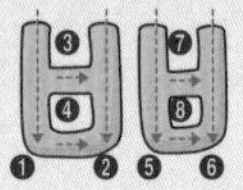
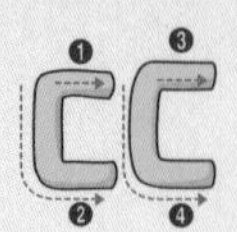
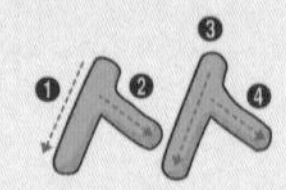
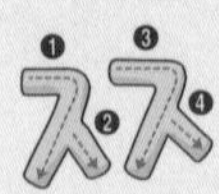
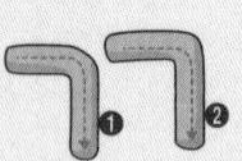

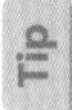

雙子音ㅃ的兩個ㅂ之間，書寫時會因字體的不同，可能留有空間也可能完全相連，看起來或許樣子不太一樣，其實都是ㅃ。不過建議書寫時，應該要練習在兩個ㅂ之間留下一些空間。

例
뿌 = 뿌

1 跟著音檔練習以下音節的發音，並練習以正確的筆劃順序書寫。

(1)			(2)			(3)		
빠	빠	빠	따	따	따	싸	싸	싸
뻐	뻐	뻐	떠	떠	떠	써	써	써
뽀	뽀	뽀	또	또	또	쏘	쏘	쏘
뿌	뿌	뿌	뚜	뚜	뚜	쑤	쑤	쑤
쁘	쁘	쁘	뜨	뜨	뜨	쓰	쓰	쓰
삐	삐	삐	띠	띠	띠	씨	씨	씨

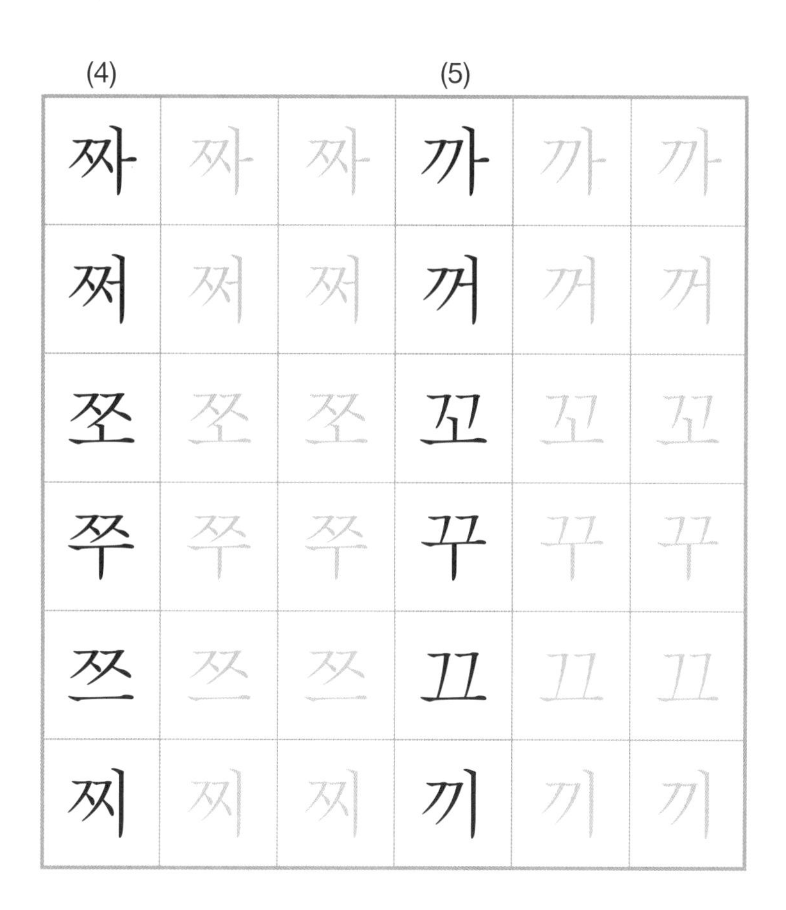

(4)			(5)		
짜	짜	짜	까	까	까
쩌	쩌	쩌	꺼	꺼	꺼
쪼	쪼	쪼	꼬	꼬	꼬
쭈	쭈	쭈	꾸	꾸	꾸
쯔	쯔	쯔	끄	끄	끄
찌	찌	찌	끼	끼	끼

2 聽音檔，完成以下字彙。

(1) 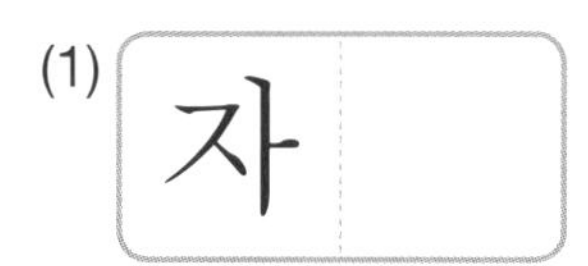

(2) 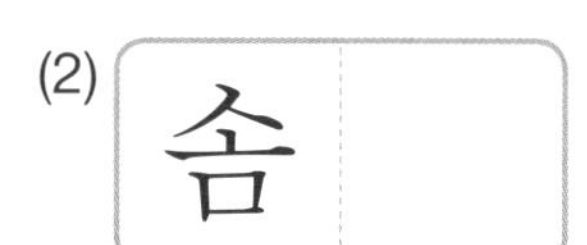

(3) 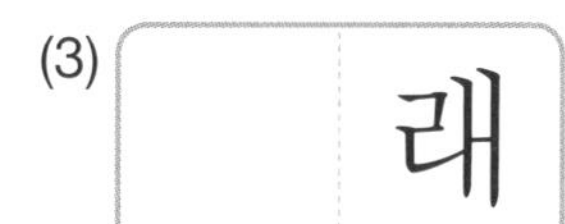

(4) 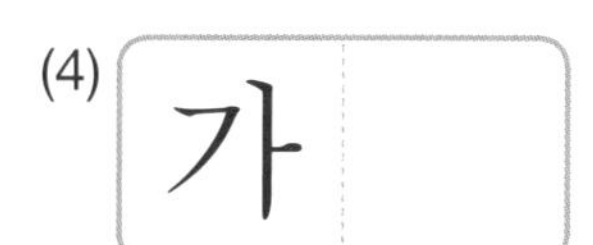

(5) 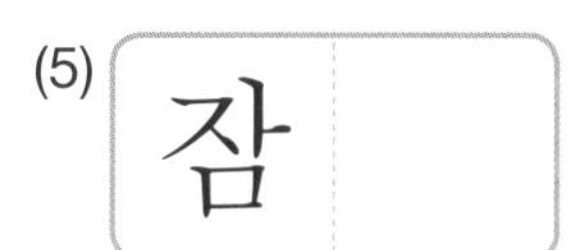

(6) 비 ＿ 요

(7) 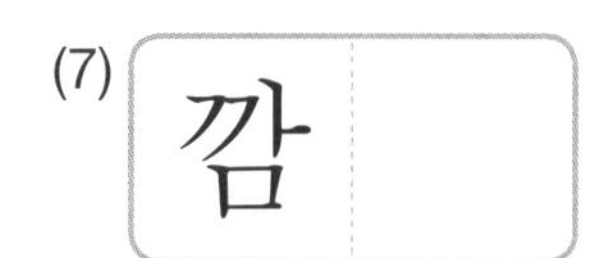

(8) 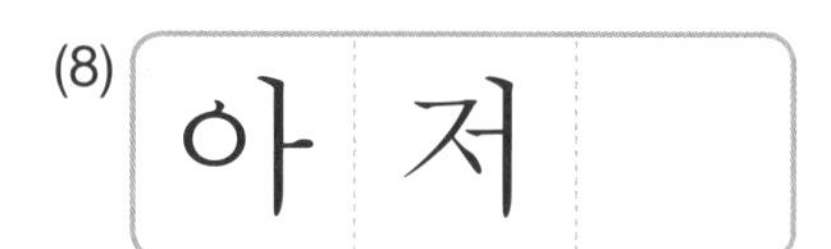

(9) 말 ＿

(10) 기 ＿ 요

3 聽音檔，寫出以下的字彙。

韓文	中文
꿈	夢
꼬리	尾巴
땀	汗
뚜껑	蓋子
쓰레기통	垃圾筒
짜요	鹹的
찜질방	桑拿房
오빠	（女性）哥哥

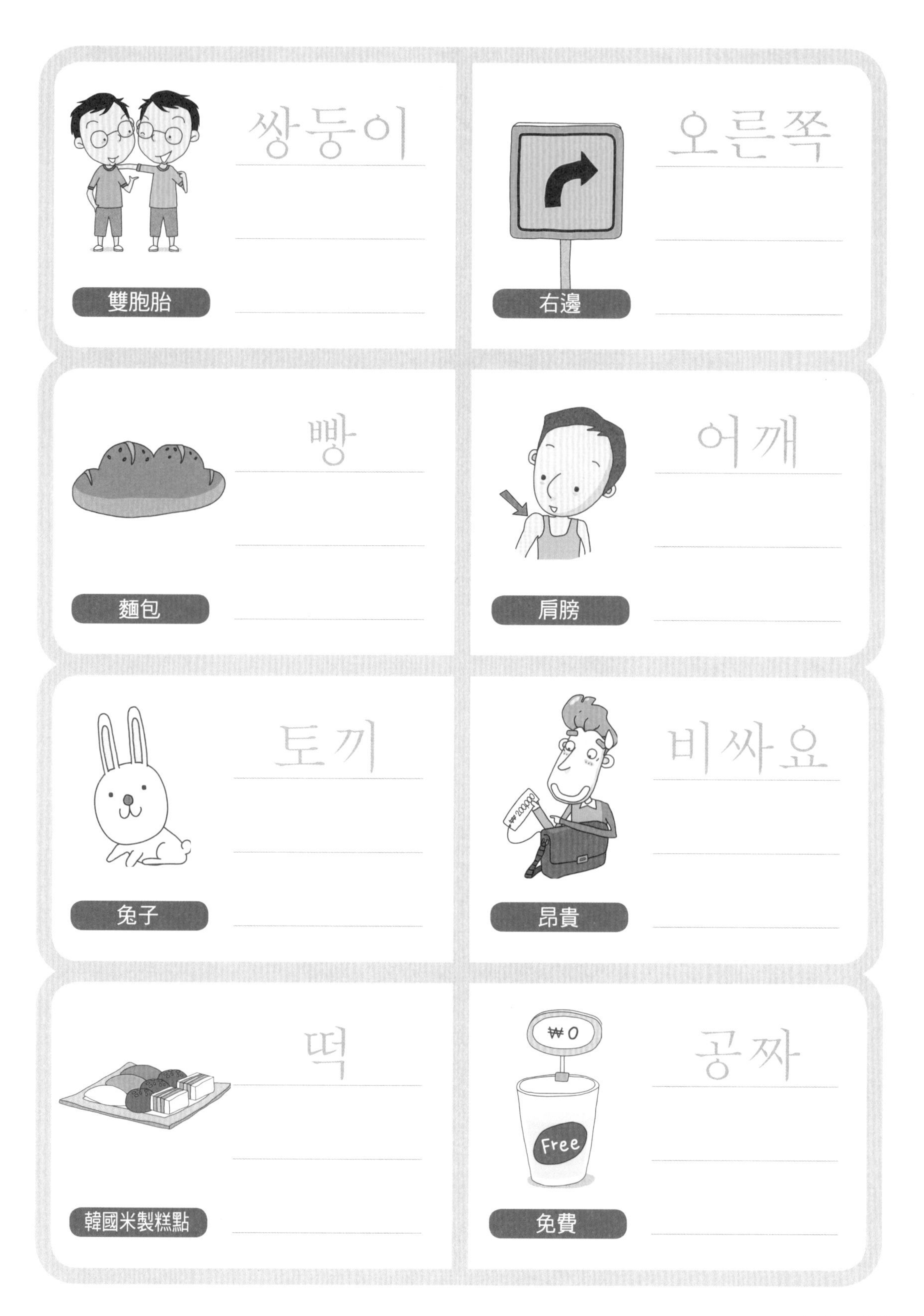
쌍둥이
雙胞胎
오른쪽
右邊
빵
麵包
어깨
肩膀
토끼
兔子
비싸요
昂貴
떡
韓國米製糕點
₩0
Free
공짜
免費

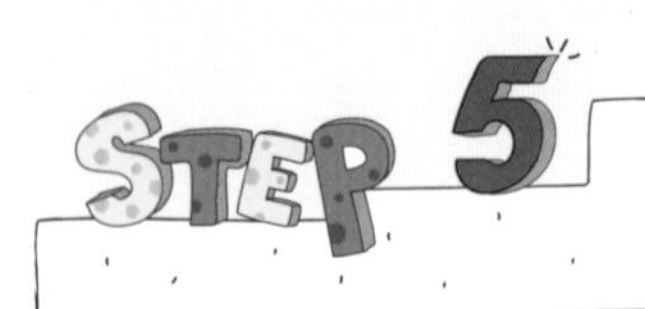

趣味小測驗！

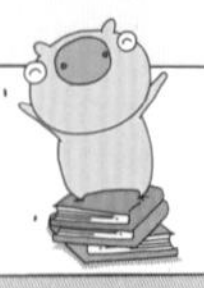

1 聽音檔，選出你所聽到的字彙。

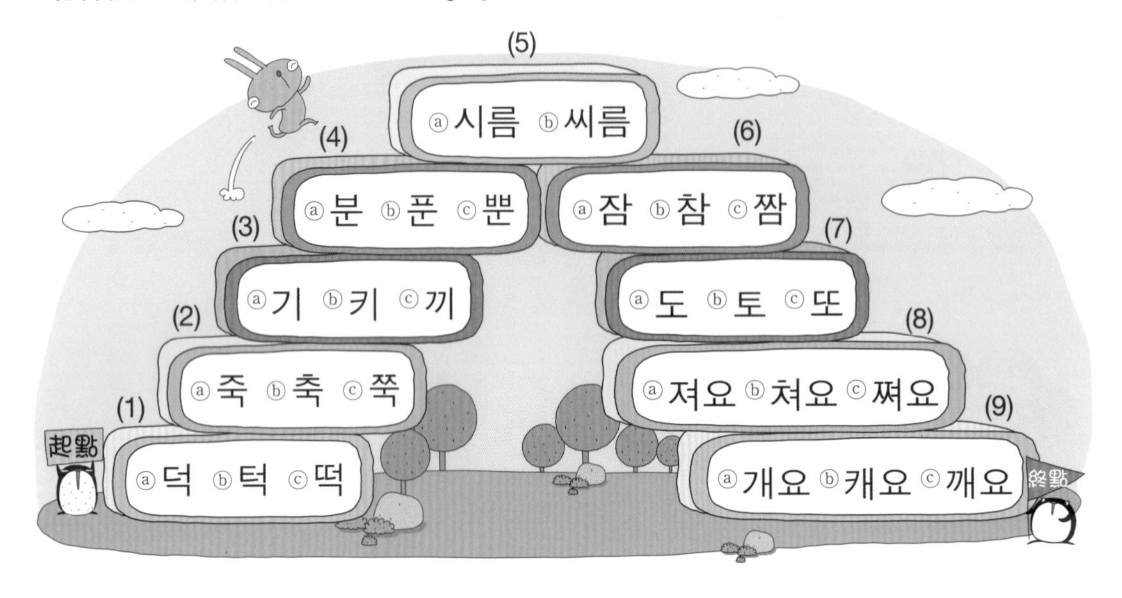

2 聽音檔，將你聽到的字彙依數字順序（1, 2, 3...）填入以下的空格中。

빵집	글쎄	똑바로	쯤	일찍
벌써	짜증	쑥	따로	꼭지
싸움	나빠요	함께	손뼉	예뻐요
팔꿈치	뿌리	쓰기	꾸중	그때
진짜	깜짝	짜리	살짝	또

3 聽音檔，看圖完成以下字彙。

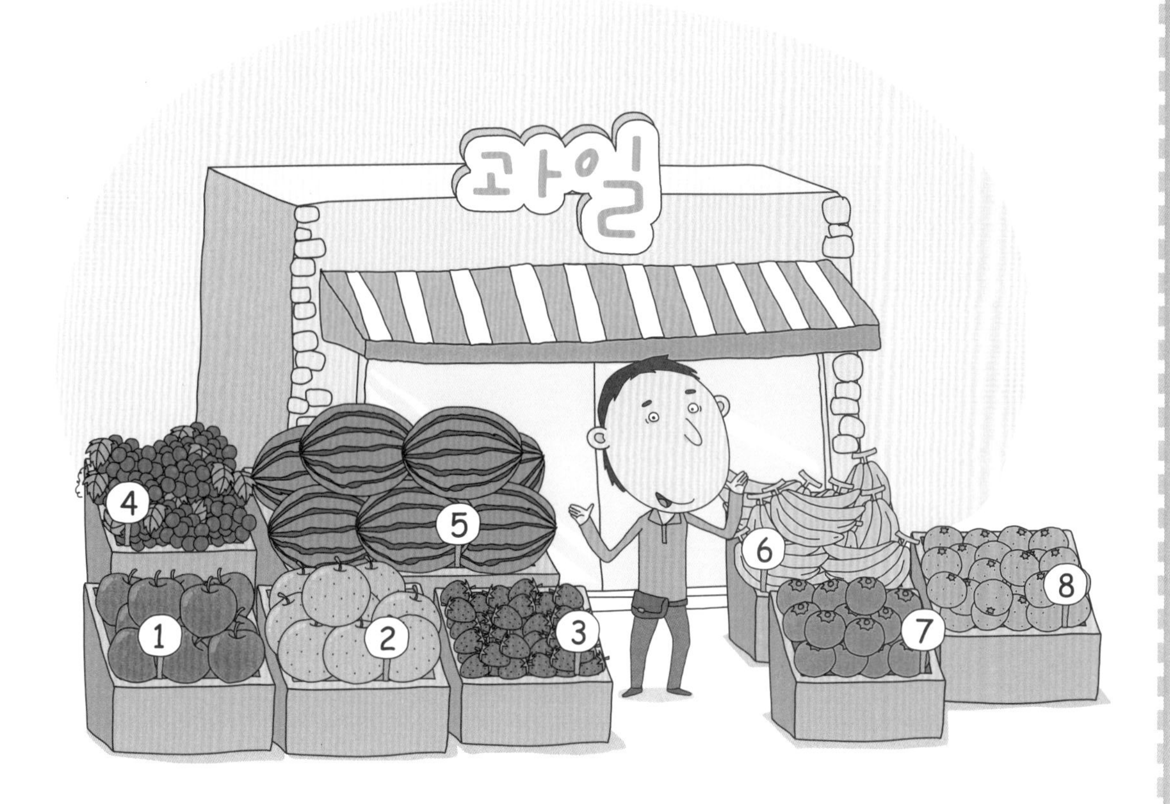

(1)
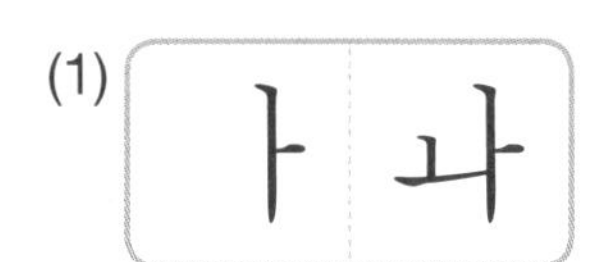

(2)
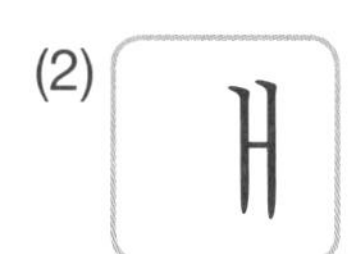

(3)
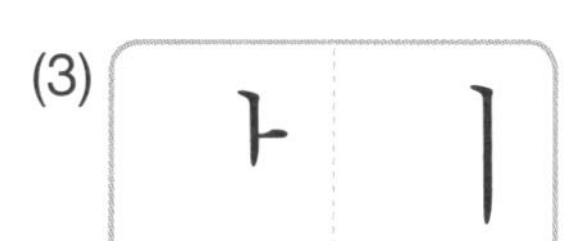

(4)
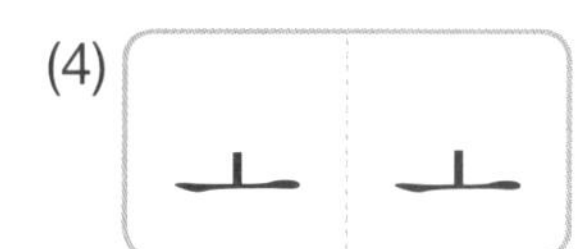

(5)
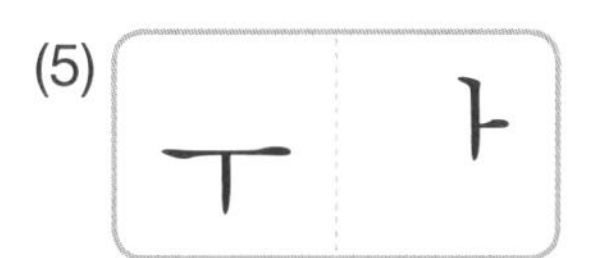

(6)
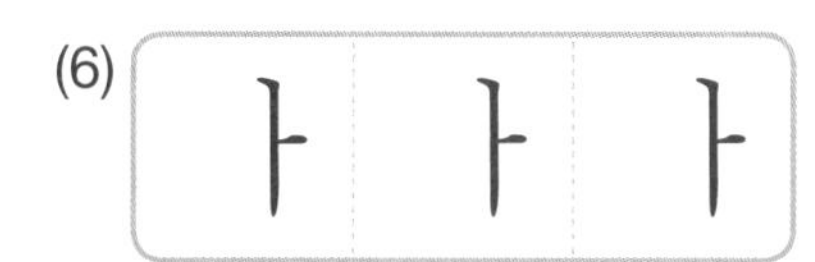

(7)
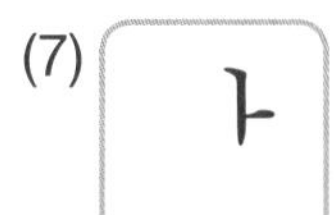

(8) ㅠ

Chapter 10

終聲

ㅍ ㅌ ㅊ ㅋ ㅆ ㄲ

& 雙終聲

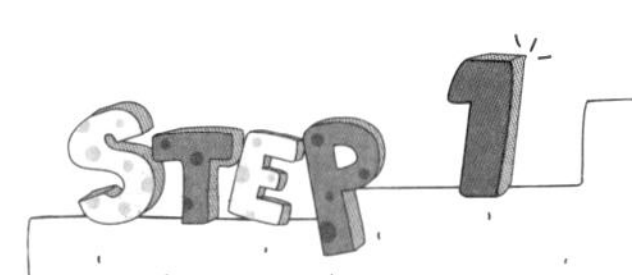

5分鐘暖身！

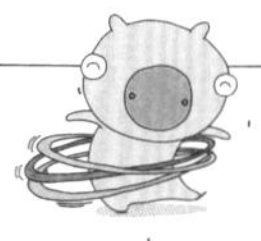

1 聽音檔，將正確的答案填入空格中。

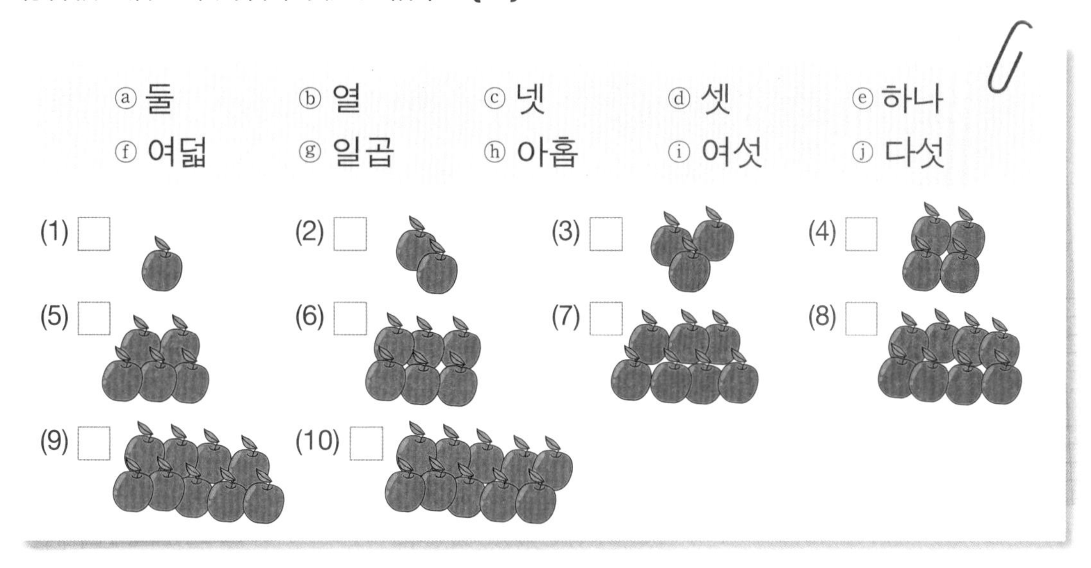

2 聽音檔，將正確的答案與圖片連接起來。

(1) 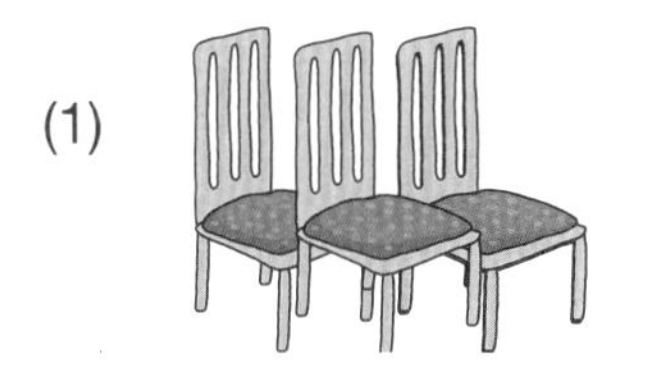 • ⓐ 두 개

(2) 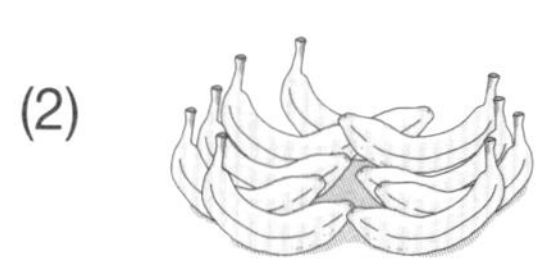 • ⓑ 세 개

(3) 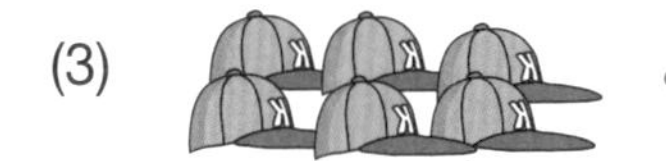 • ⓒ 아홉 개

(4) 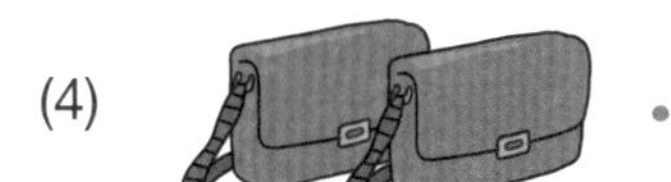 • ⓓ 여섯 개

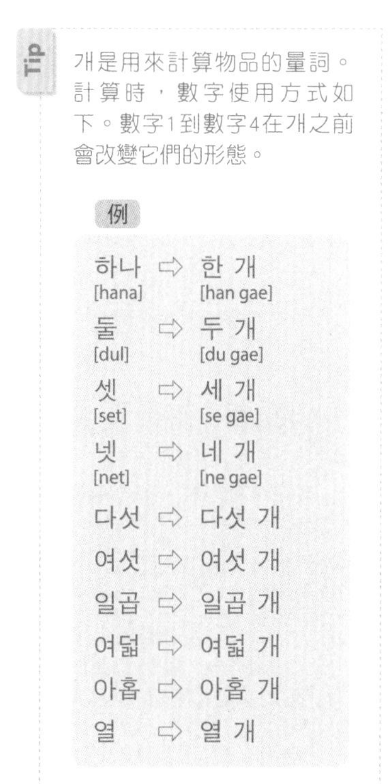

Tip

개是用來計算物品的量詞。計算時，數字使用方式如下。數字1到數字4在개之前會改變它們的形態。

例

하나 [hana] ⇨ 한 개 [han gae]
둘 [dul] ⇨ 두 개 [du gae]
셋 [set] ⇨ 세 개 [se gae]
넷 [net] ⇨ 네 개 [ne gae]
다섯 ⇨ 다섯 개
여섯 ⇨ 여섯 개
일곱 ⇨ 일곱 개
여덟 ⇨ 여덟 개
아홉 ⇨ 아홉 개
열 ⇨ 열 개

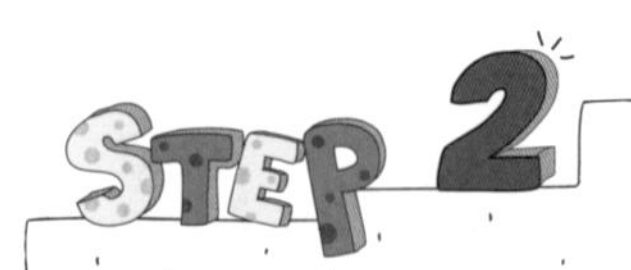

開始來學吧！

047

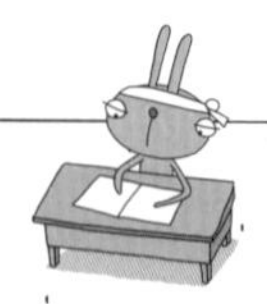

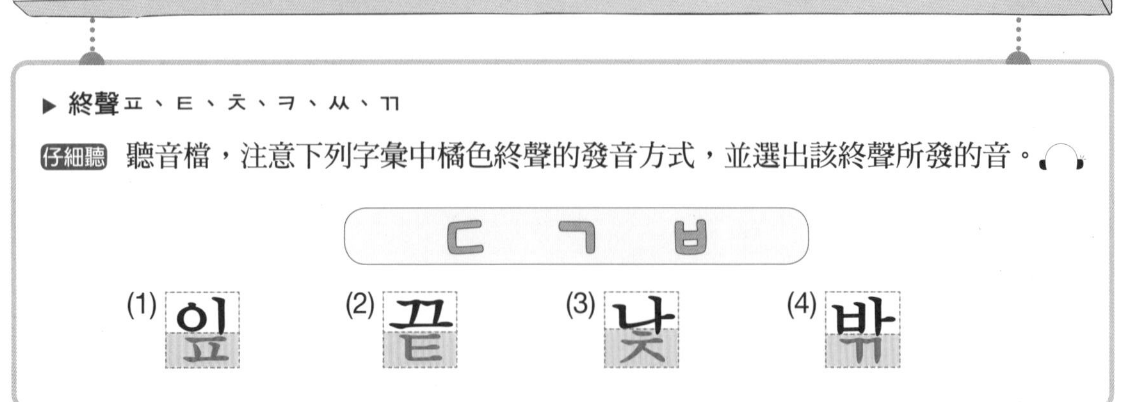

輕鬆學 當基本子音ㅍ、ㅌ、ㅊ、ㅋ、ㅆ、ㄲ寫在音節最後當作終聲使用時，這幾個子音不會維持原本的發音，它們在終聲位置會改發終聲的音。P.56提過終聲只有七個音，ㅍ作為終聲唸[ㅂ]、ㅌ作為終聲唸[ㄷ]、ㅊ作為終聲唸[ㄷ]、ㅋ作為終聲唸[ㄱ]、ㅆ作為終聲唸[ㄷ]、ㄲ作為終聲唸[ㄱ]的音。

ㅍ [ㄆ]／[p]，類似 chip 中的 p。
ㅋ [ㄎ]／[k]
ㄲ [ㄎ]／[k]
類似 Mac 中的 c。
ㅌ [ㄊ]／[t]
ㅊ [ㄊ]／[t]
ㅆ [ㄊ]／[t]
發音類似 pot 中的 t。

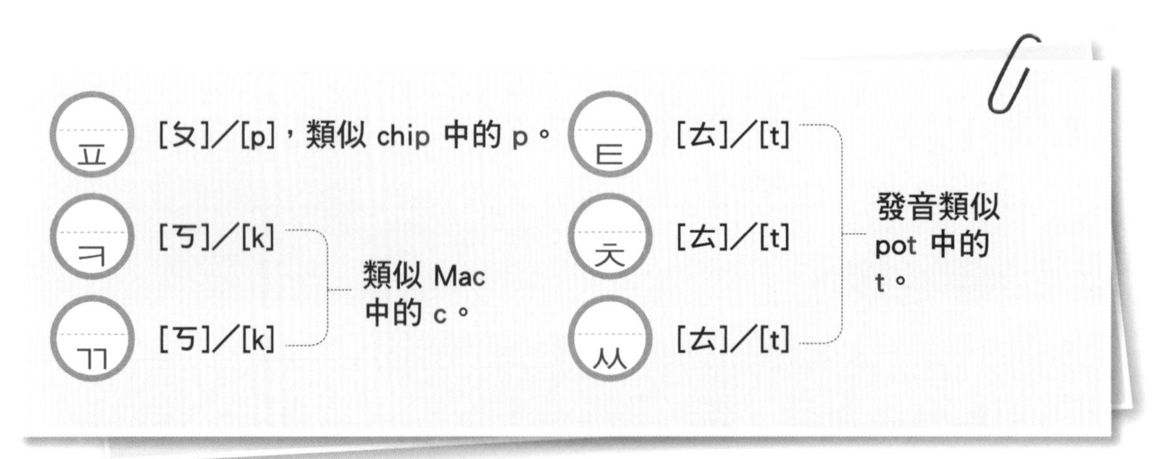

終聲的七個代表音

大部分的時候，寫在音節初聲位置的子音也可以寫在音節末端當終聲使用。然而，終聲的發音只有[ㅁ、ㄴ、ㄹ、ㅇ、ㅂ、ㄷ、ㄱ]七個音。當其他子音（如ㅍ）寫在音節末端作為終聲時，終聲位置的子音會改發七個代表音中的其中一個音（如ㅍ→[ㅂ]）。

ㅁ ㄴ ㅇ ㄹ
[m] [n] [ng] [ℓ]

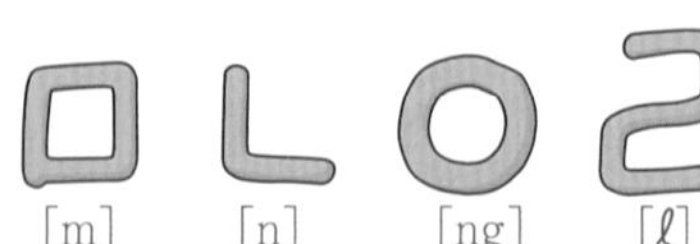

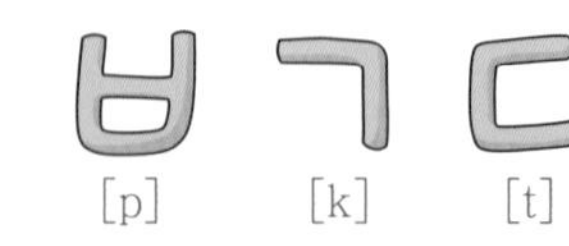

ㅍ

ㅋ
ㄲ

ㅅㅈㅊ
ㅌㅎㅆ

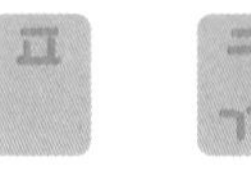

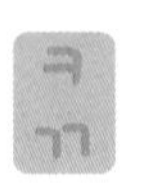

練習 聽音檔中的發音，並辨別兩組發音有何不同。

❶ 當子音位於音節的初聲

[a] [pa]

❷ 當子音位於音節的終聲

아 ➔ 앞

[a] [ap]

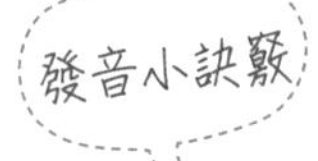

發終聲的音時，為避免聽起來像在唸兩個音節，要快速地將兩個音結合在一起。

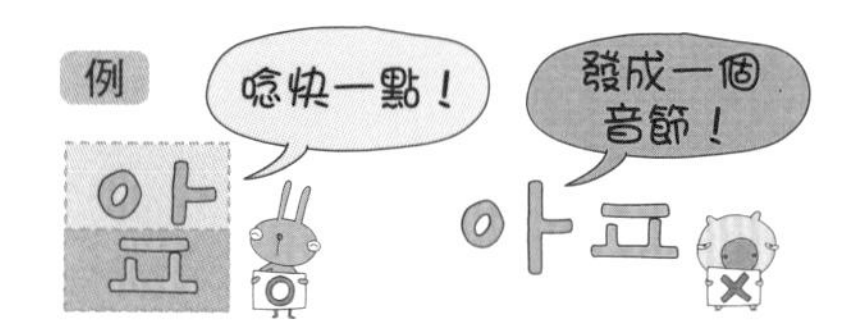

練習 讓我們在母音下方加上子音吧。聽音檔，練習以下的發音。

❶ 아 ➔ 앞 = 압

[a] [ap] [ap]

❷ 아 ➔ 앜 = 악

[a] [ak] [ak]

❸ 아 ➔ 앆 = 악

[a] [ak] [ak]

★ 發音重點

基本子音ㅂ、ㅍ作為終聲要發[ㅂ]的音；ㄱ、ㅋ、ㄲ要發[ㄱ]的音；ㄷ、ㅌ、ㅅ、ㅆ、ㅈ、ㅊ、ㅎ要發[ㄷ]的音。這些子音作為終聲使用時，有相同的發音，但意思不一樣。

(1)

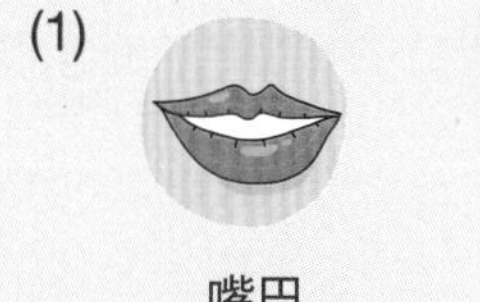

嘴巴

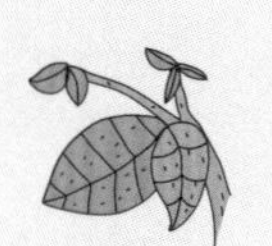

葉子

입 [입] = 잎 [입]

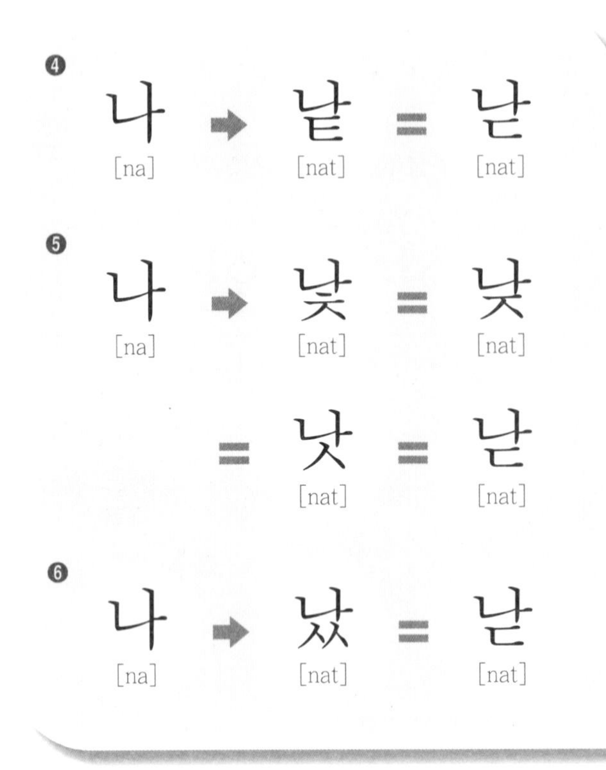

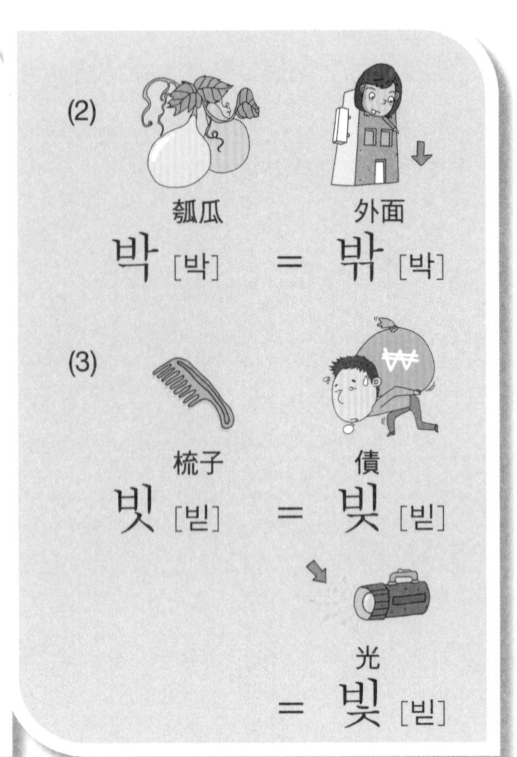

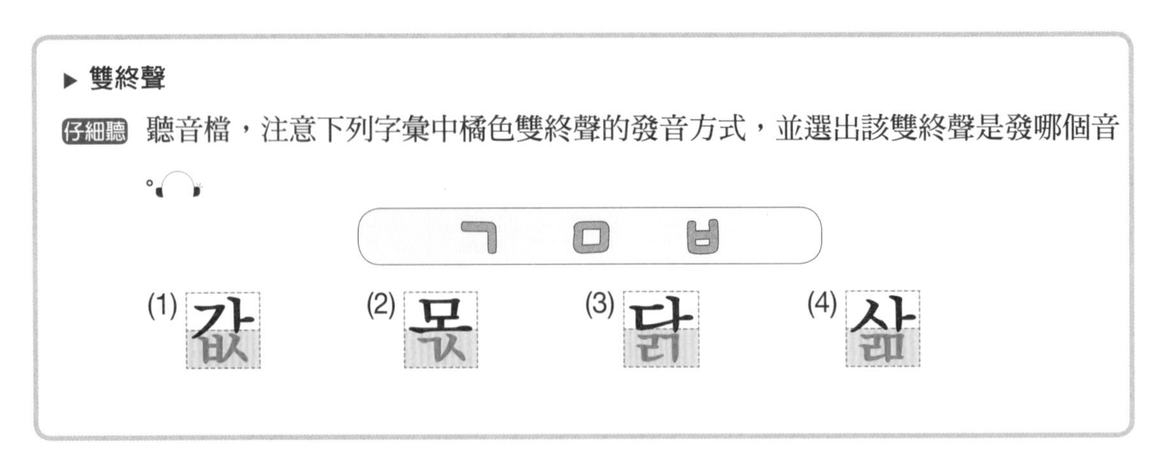

輕鬆學 音節末端寫在一起的兩個子音稱為雙終聲（＝雙收尾音）。發雙終聲的音時，某些情況只會發第一個子音（左邊）的音，而有些情況只會發第二個子音（右邊）的音。

(1) 以下雙終聲（ㄵ、ㄶ、ㄼ、ㄾ、ㅀ、ㅄ、ㄳ等）只發第一個子音（左邊）的音。

앉다 많고 여덟 핥다 옳지 없다 삯

(2) 以下雙終聲（ㄺ、ㄻ等）只發第二個子音（右邊）的音。

흙 까닭 앎 삶

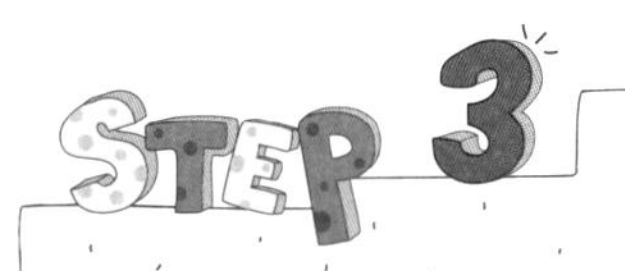

韓文輕鬆說！

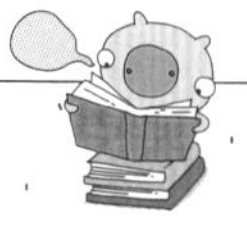

1 閱讀下列音節，跟著音檔練習你的發音。

(1) 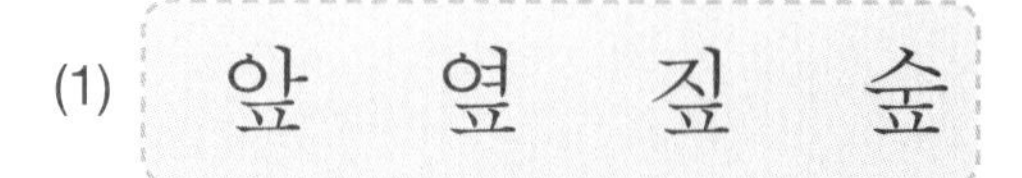

(2) 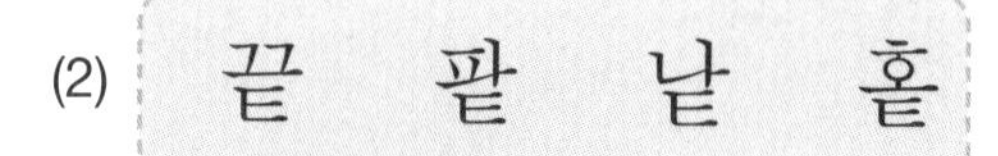

(3) 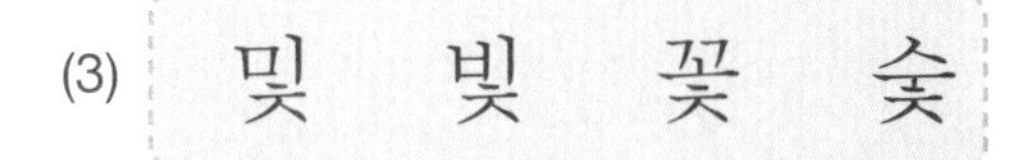

(4) 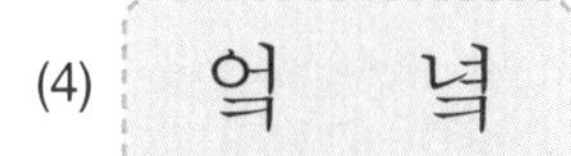

(5) 었 갔 섰 했

(6) 밖 닦 낚 솎

(7) 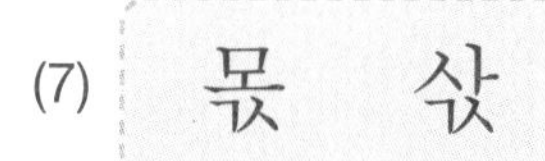

(8) 값 없

(9) 닭 칡

(10) 앎 삶

2 聽音檔，如果下列的音節發音正確打○，發音錯誤打×。

(1) 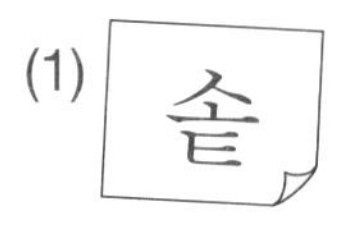

(　　　　)

(2) 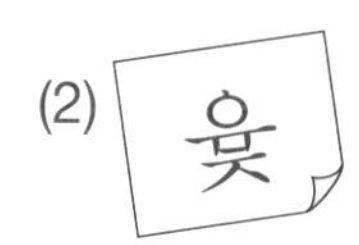

(　　　　)

(3) 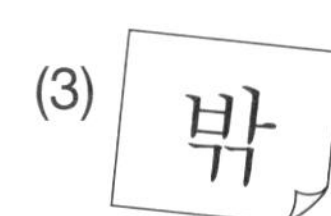

(　　　　)

(4) 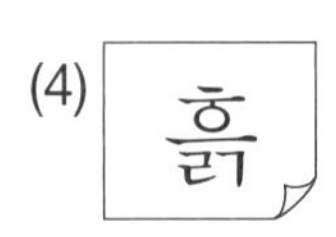

(　　　　)

(5) 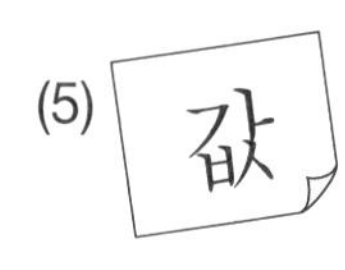

(　　　　)

(6) 꽃
(　　　　)

(7) 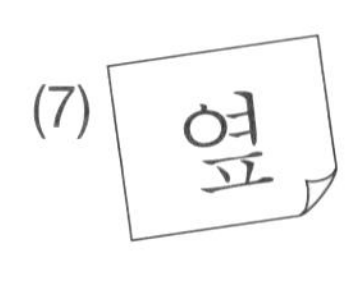

(　　　　)

(8) 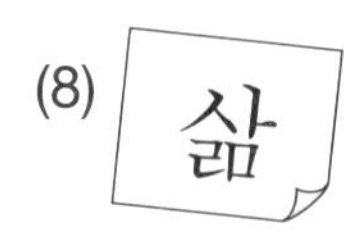

(　　　　)

(9) 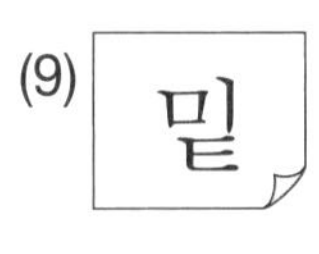

(　　　　)

(10) 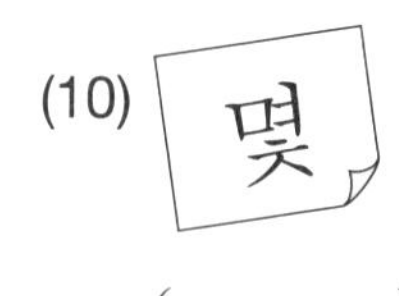

(　　　　)

3 在下列選項中，選出與另外兩個發音不同的音節。並聽音檔中的發音確認。

(1) ⓐ 꼭 ⓑ 꽂 ⓒ 꽃

(2) ⓐ 숍 ⓑ 숨 ⓒ 숲

(3) ⓐ 낙 ⓑ 낚 ⓒ 났

(4) ⓐ 숯 ⓑ 숫 ⓒ 숙

4 聽音檔，勾選出正確答案。

(1) ⓐ 겉 □ ⓑ 겁 □

(2) ⓐ 갚다 □ ⓑ 같다 □

(3) ⓐ 몇 □ ⓑ 멱 □

(4) ⓐ 낫어요 □ ⓑ 낚아요 □

(5) ⓐ 달 □ ⓑ 닭 □

(6) ⓐ 했어요 □ ⓑ 해서요 □

(7) ⓐ 못 □ ⓑ 뭊 □

(8) ⓐ 않아요 □ ⓑ 앉아요 □

5 聽音檔，將你聽到的字彙依數字順序（1, 2, 3...）填入以下的空格中。

부엌 □	여덟 □	눈빛 □	있어요 □
까닭 □	꽃병 □	돌솥 □	닭고기 □
바깥 □	무릎 □	숯불 □	갔어요 □

6 聽音檔，將正確的答案與圖片連接起來。

(1) • ⓐ 빛

(2) • ⓑ 흙

(3) • ⓒ 돌솥

(4) • ⓓ 잎

★ 特殊發音規則

輕鬆學 終聲的發音規則如下：

1 當子音作為單一音節的終聲，且後面沒有接其他音節時，終聲的發音方式會跟後面有接母音的發音方式不同。

當子音作為單一音節的終聲，且後面沒有接其他音節時，終聲位置的子音ㅍ、ㅋ、ㄲ、ㅌ、ㅊ、ㅆ發音如下：ㅍ → [ㅂ]；ㅋ、ㄲ → [ㄱ]；ㅌ、ㅊ、ㅆ → [ㄷ]。然而，當子音作為單一音節的終聲，且後面接母音（另一音節）時，終聲位置的子音會維持原本的發音，連音至下一個音節的初聲作為初聲子音。

例 (1) 앞 [압] 앞이 [아피] (2) 밖 [박] 밖에 [바께]
(3) 꽃 [꼳] 꽃이 [꼬치] (4) 빛 [빋] 빛을 [비츨]

2 當單一音節的末端是雙終聲，且後面沒有接其他音節時，雙終聲的發音方式會跟後面有接母音的發音方式不同。

當單一音節的末端是雙終聲，且後面沒有接其他音節時，雙終聲要根據發音規則發第一個子音（左邊）或第二個子音（右邊）的音（如값 [갑]）。然而，當音節的末端是雙終聲，且後面接母音（另一音節）時，要發雙終聲第一個子音（左邊）的音，第二個子音（右邊）維持子音原本的發音，連音至下一個音節的初聲作為初聲子音（如값을 [갑슬]）。

例 (1) 닭 [닥] 닭이 [달기] (2) 값 [갑] 값을 [갑슬]
(3) 삶 [삼] 삶에 [살메] (4) 삯 [삭] 삯을 [삭슬]

3 當雙終聲的其中一個子音是ㅎ，且後面接另一音節的母音時，ㅎ脫落不發音。

當雙終聲的第二個子音（右邊）是ㅎ（ㄶ、ㅀ），且後面接另一音節的母音時，雙終聲的第一個子音（左邊）會發[ㄴ、ㄹ]的音，而第二個子音（右邊）ㅎ會脫落不發音。

例 (1) 많이 [마니] (2) 않아요 [아나요]
(3) 싫어요 [시러요] (4) 잃어요 [이러요]

練習 聽音檔，將你聽到的字彙依數字順序（1, 2, 3...）填入以下的空格中。

옆집 □	읽은 □	꽃을 □	무릎에 □
몇 살 □	많이 □	볶음 □	싫어요 □
밑줄 □	젊음 □	끝에 □	없어요 □

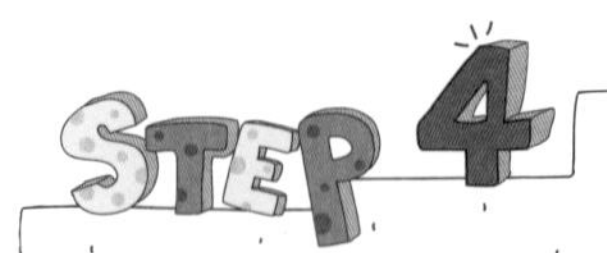

韓文寫寫看！

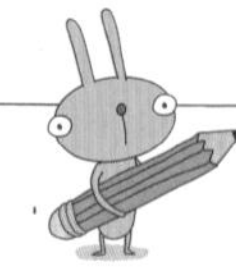

終聲書寫位置

▶ 作為一個音節的尾音，終聲寫在音節的末端。如果終聲是雙終聲，雙終聲的兩個子音會平分終聲的位置，從左寫到右。

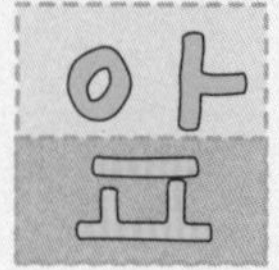

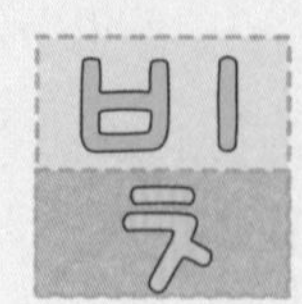

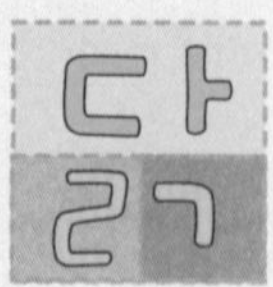

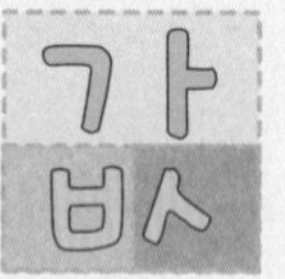

1 跟著音檔練習以下音節的發音，並練習以正確的筆劃順序書寫。

(1)			(2)			(3)		
앞	앞	앞	꽃	꽃	꽃	닭	닭	닭
숲	숲	숲	낮	낮	낮	삶	삶	삶
짚	짚	짚	빛	빛	빛	값	값	값
끝	끝	끝	엌	엌	엌	몫	몫	몫
밭	밭	밭	밖	밖	밖	앉	앉	앉
팥	팥	팥	있	있	있	않	않	않

2 聽音檔，寫出以下的字彙。

結束
開始
끝
結束
숲
森林
무릎
膝蓋
꽃
花
부엌
廚房
밖
外面
닭
雞
₩200,000
값
價格

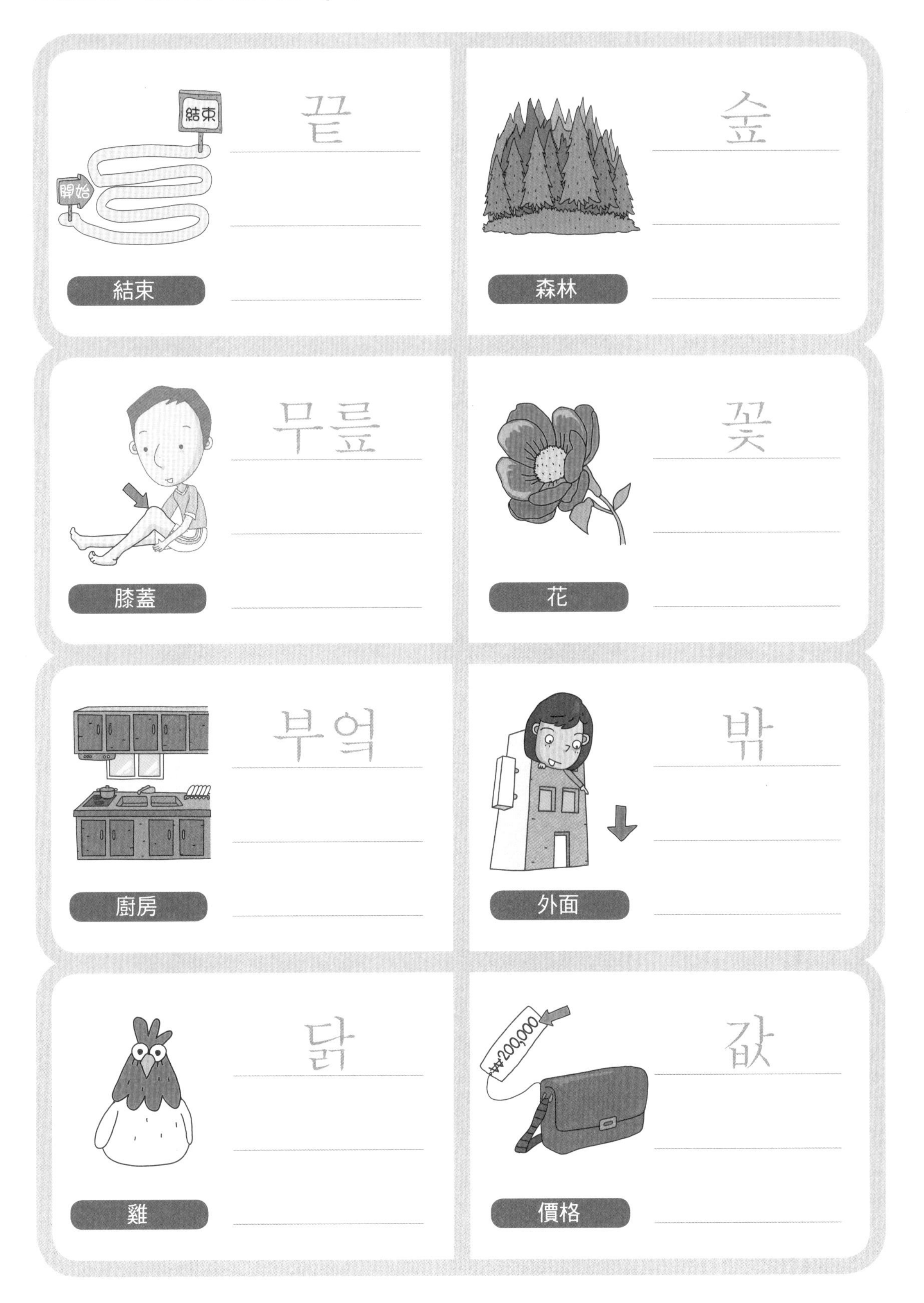

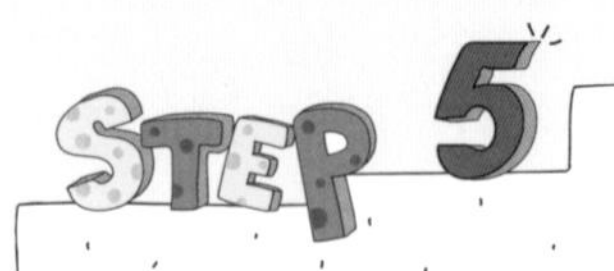

趣味小測驗！

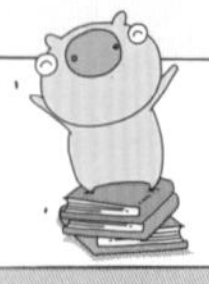

1 在下列選項中，選出與另外兩個發音不同的選項。並聽音檔中的發音確認。

(1) ⓐ 마이　　ⓑ 마니　　ⓒ 많이

(2) ⓐ 안자서　　ⓑ 앉아서　　ⓒ 안아서

(3) ⓐ 일어요　　ⓑ 일러요　　ⓒ 잃어요

(4) ⓐ 다가요　　ⓑ 다까요　　ⓒ 닦아요

2 聽音檔，將你聽到的字彙依數字順序（1, 2, 3...）填入以下的空格中。

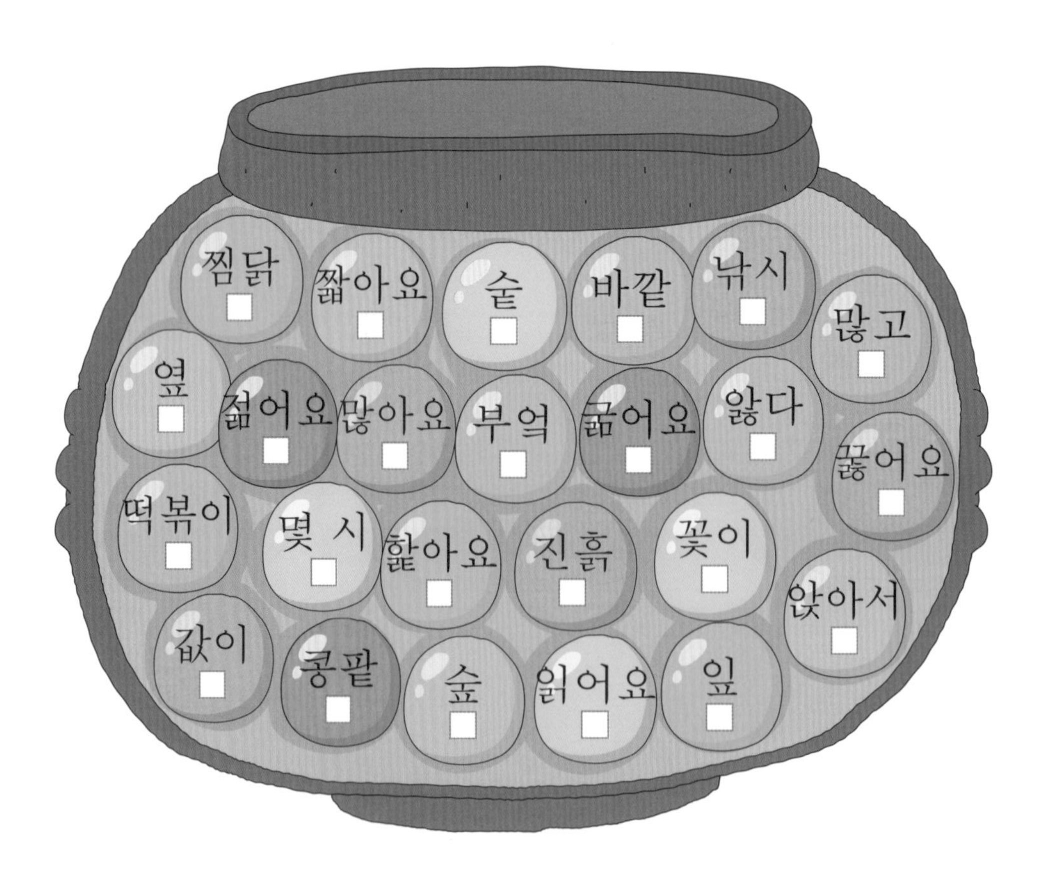

3 聽音檔，選出你所聽到的字彙並往箭頭指示走，寫下最後得到的英文字母。

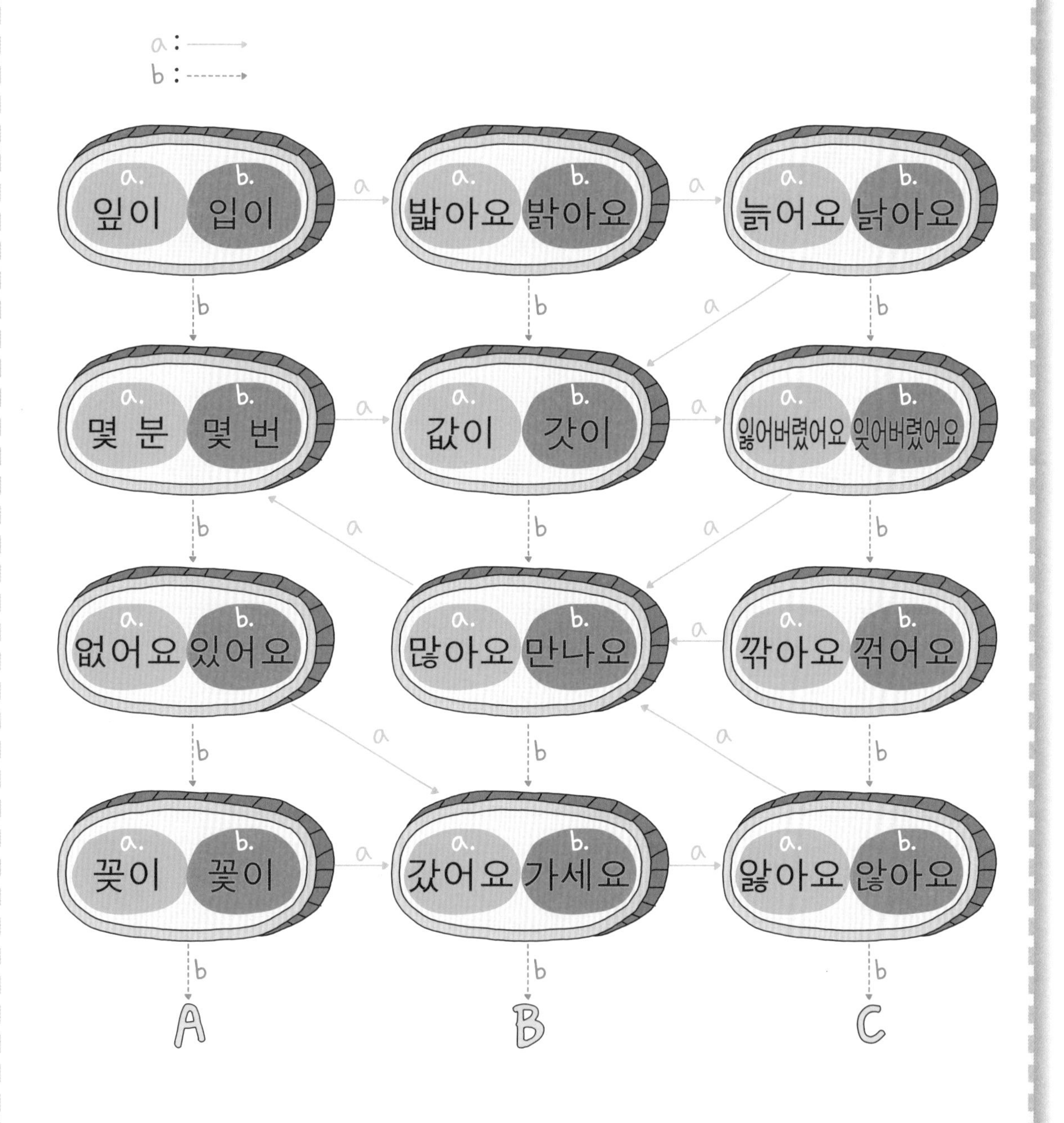

最終答案：

4 聽音檔，將下欄中的字彙與圖片配對。

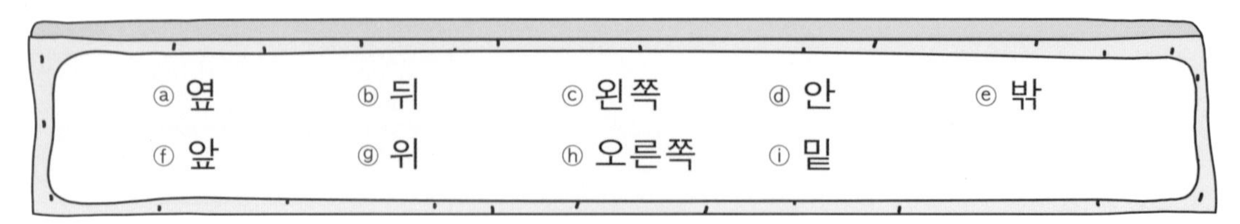

(1) ☐

(2)

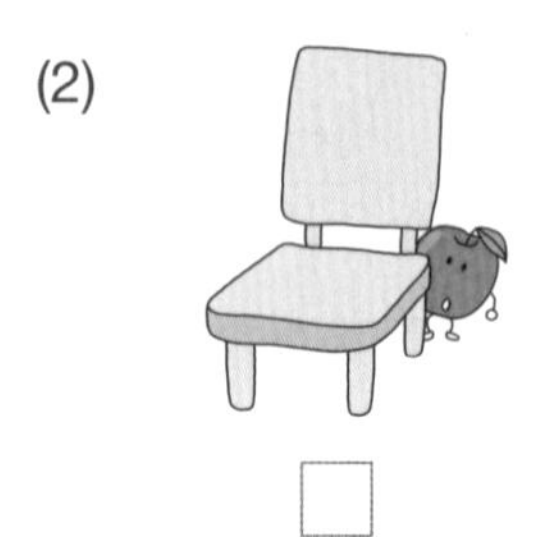

☐

(3)

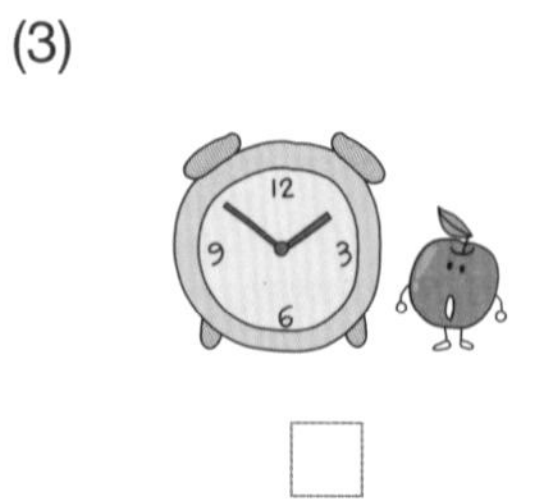

☐

(4) ☐

(5)

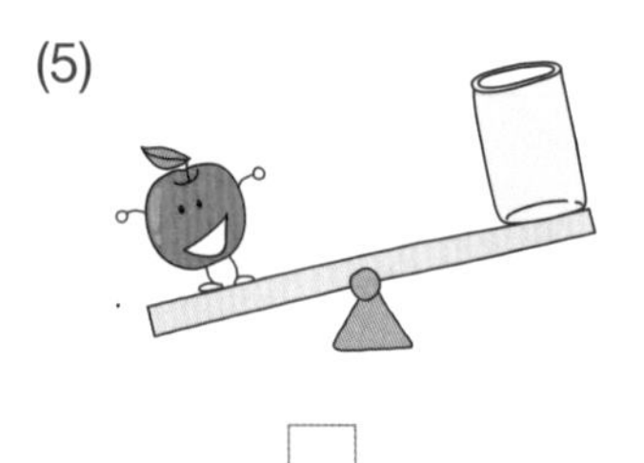

☐

(6)

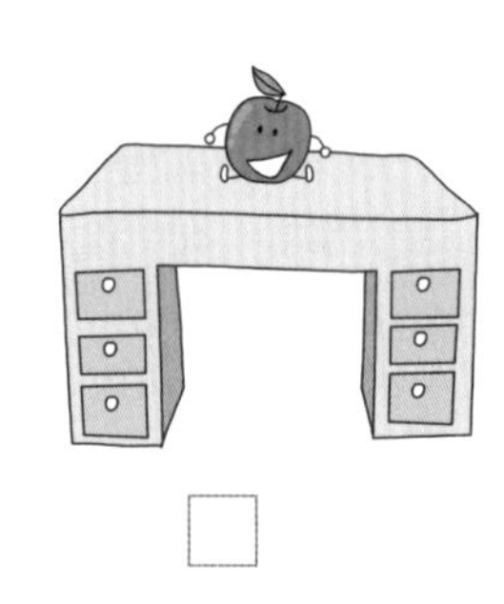

☐

(7)

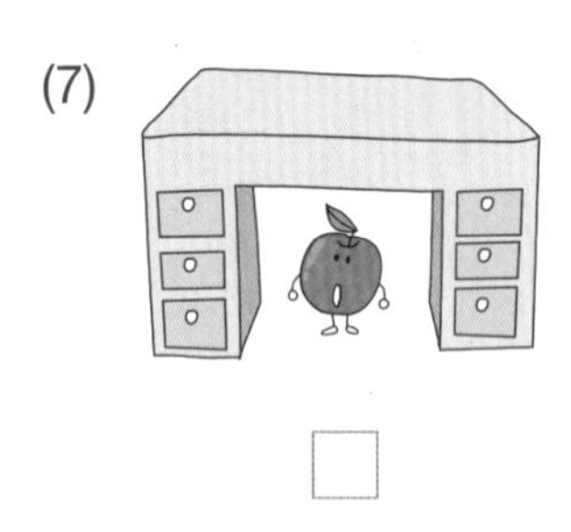

☐

(8)

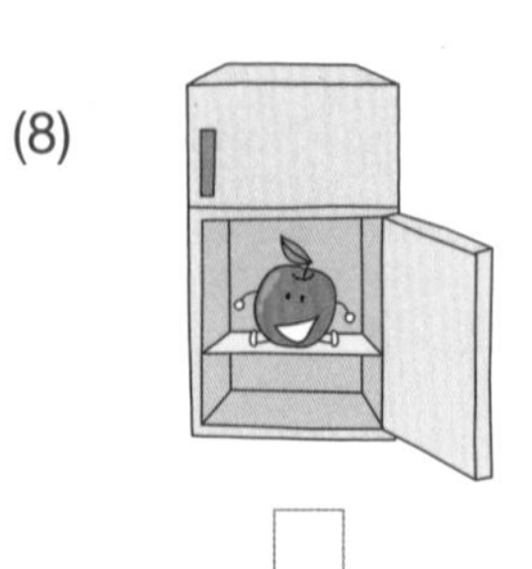

☐

(9)

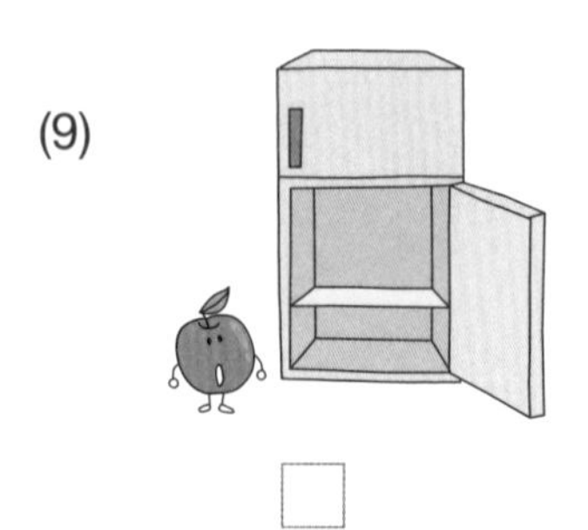

☐

5 聽音檔，看圖完成以下字彙。

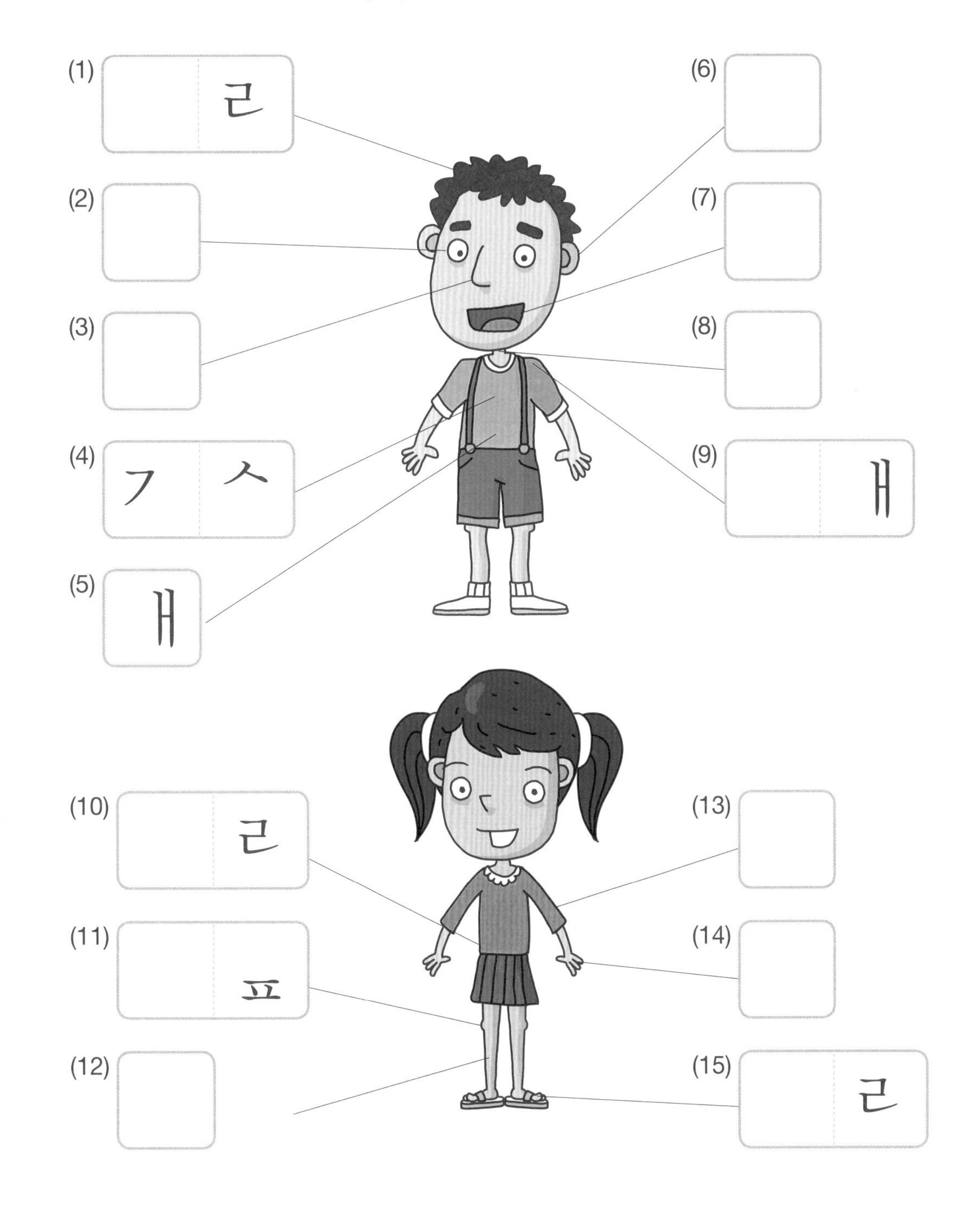

總複習

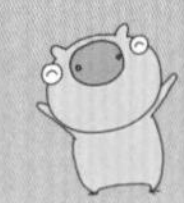

● 十九個子音

根據發音時的氣流強度分為

- 平音
（不使用很多氣來發音）
- 激音
（使用很多氣來發音）
- 硬音
（不使用很多氣且繃緊喉嚨來發出比較重的音）

<table>
<tr><th colspan="2">發音位置
發音方法</th><th colspan="2">雙唇音
（使用嘴唇來發音）</th><th colspan="2">齒齦音
（舌尖抵在上排牙齒之後來發音）</th></tr>
<tr><td rowspan="3">塞音／爆發音
（發音時要噴出強烈的氣）</td><td>平音</td><td>ㅂ</td><td>[b] table
[p] pop</td><td>ㄷ</td><td>[d] studio
[t] bet</td></tr>
<tr><td>激音</td><td>ㅍ</td><td>[p] peace</td><td>ㅌ</td><td>[t] teacher</td></tr>
<tr><td>硬音</td><td>ㅃ</td><td>[pp] bad!</td><td>ㄸ</td><td>[tt] duh!
（發音比較重）</td></tr>
<tr><td rowspan="2">擦音
（透過收縮發音器官來發出帶摩擦的音）</td><td>平音</td><td colspan="2" rowspan="2"></td><td>ㅅ</td><td>[s] sky
[sh] she
（在ㅣ、ㅑ、ㅕ、ㅛ、ㅠ之前）</td></tr>
<tr><td>硬音</td><td>ㅆ</td><td>[ss] sang</td></tr>
<tr><td rowspan="3">塞擦音
（噴出帶摩擦的氣來發音）</td><td>平音</td><td colspan="2" rowspan="3"></td><td colspan="2" rowspan="3"></td></tr>
<tr><td>激音</td></tr>
<tr><td>硬音</td></tr>
<tr><td colspan="2">鼻音
（用鼻子來發音）</td><td>ㅁ</td><td>[m] money, moon</td><td>ㄴ</td><td>[n] no, now</td></tr>
<tr><td colspan="4">流音
[r] 透過舌尖觸碰上排牙齒之後來發音
[ℓ] 透過將舌尖放在上排門牙後牙齦的位置並讓氣從一側流往另一側來發音</td><td>ㄹ</td><td>[r] X-ray
[ℓ] lollipop</td></tr>
</table>

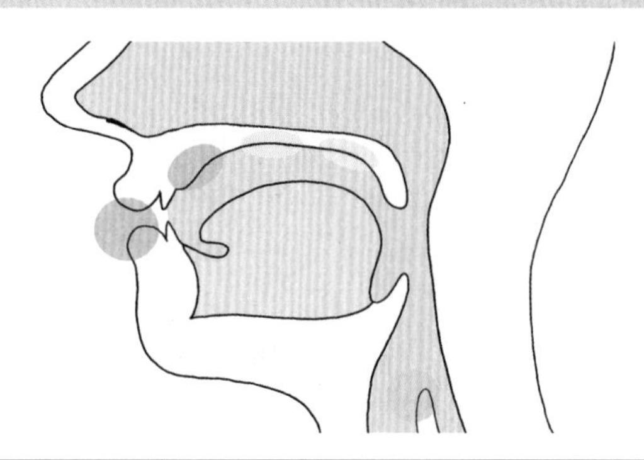

硬顎音 （舌頭觸碰著上顎前端來發音）	軟顎音 （舌頭觸碰著上顎後方來發音）	喉音 （用喉頭發音）
	ㄱ [g] baggage [k] pick	
	ㅋ [k] kitchen	
	ㄲ [kk] gotcha!	
		ㅎ [h] him
ㅈ [j] juice [ch] church		
ㅊ [ch] chicken		
ㅉ [jj] gotcha!		
	ㅇ [ng] song （只有當終聲子音時發音）	

● 21個母音

母音	和 l（[y]）組成的母音	母音	和 l（[y]）組成的母音
ㅏ [ㄚ]；[a] father	ㅑ [ㄧㄚ]；[ya] yard	ㅓ [ㄛ]；[eo] honest	ㅕ [ㄧㄛ]；[yeo] yawn
ㅗ [ㄛ]；[o] nobody, hola	ㅛ [ㄧㄛ]；[yo] yoga	ㅜ [ㄨ]；[u] who	ㅠ [ㄧㄨ]；[yu] you
ㅡ [ㄜ]；[eu] taken		ㅣ [ㄧ]；[i] bee, teeth	
ㅐ [ㄝ]；[ae] and, pat	ㅒ [ㄧㄝ]；[yae] yak, yap	ㅔ [ㄟ]；[e] end, pen	ㅖ [ㄧㄟ]；[ye] yes, yet

和 w 音組成的雙母音		w 音組成的雙母音
ㅘ [wa] wine	ㅝ [weo] walk	ㅢ [ui] gooey
ㅙ [wae] wag	ㅞ [we] wedding	
ㅚ [oe] weight	ㅟ [wi] we	

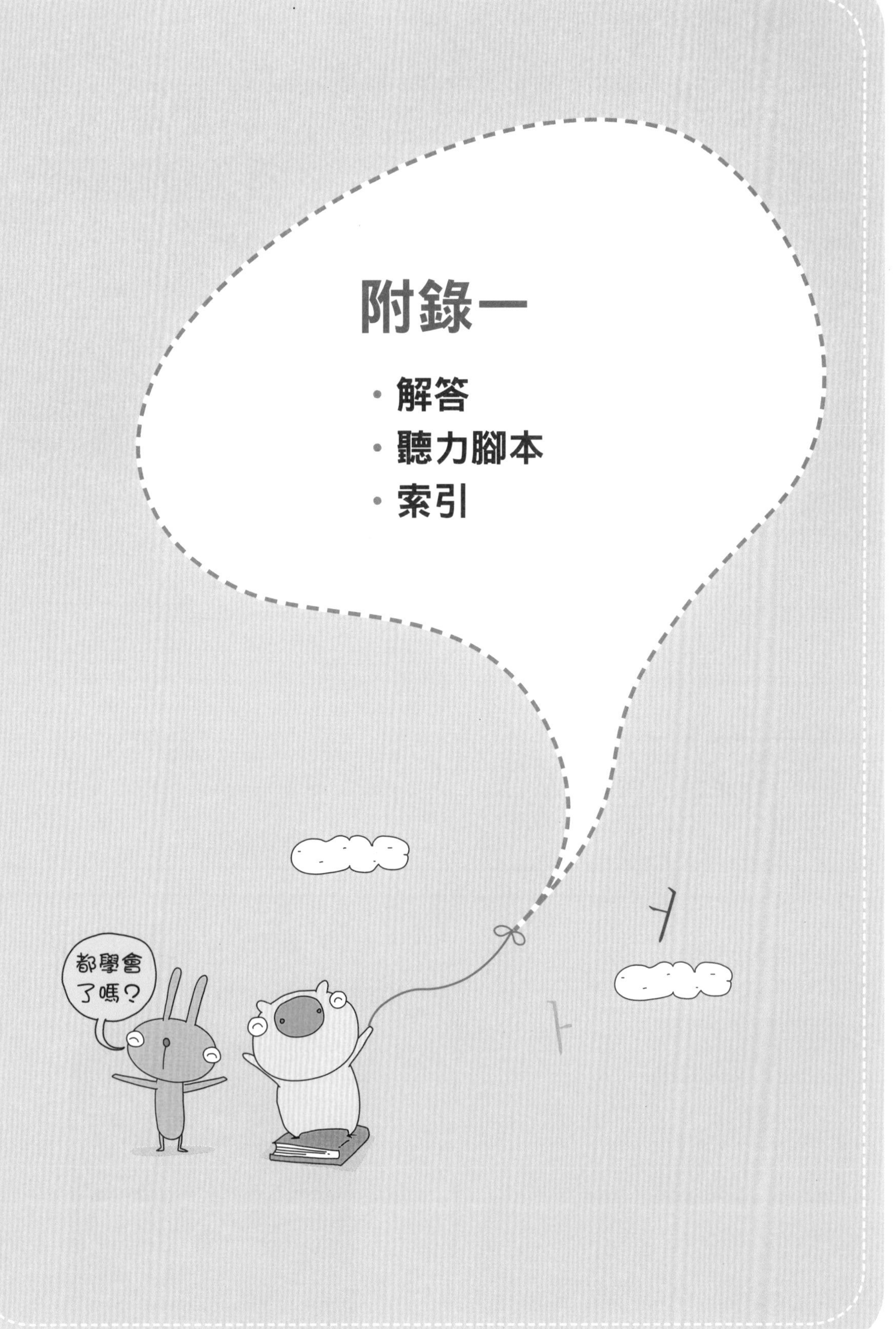
附錄一
・解答
・聽力腳本
・索引
都學會了嗎？

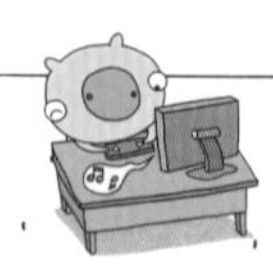

解答

Chapter 1

STEP 1 5分鐘暖身！

2 (1) 1 (2) 4 (3) 8 (4) 6

3 (1) 2 (2) 5 (3) 7 (4) 9

STEP 2 開始來學吧！

＊發音重點

2 (1) ⓑ (2) ⓑ (3) ⓐ (4) ⓐ

STEP 3 韓文輕鬆說！

2 (1) ⓑ → ⓒ → ⓕ → ⓐ → ⓔ → ⓓ
(2) ⓕ → ⓒ → ⓑ → ⓓ → ⓐ → ⓔ

3

아 4	이 6	아이 5	아우 3
오 1	어이 7	오이 2	우이 8

4 (1) ⓒ (2) ⓐ (3) ⓓ (4) ⓑ

STEP 4 韓文寫寫看！

2 (1) 아 (2) 우 (3) 어 (4) 으
(5) 오이 (6) 아이
(7) 아우 (8) 이

STEP 5 趣味小測驗！

1 (1) × (2) ○ (3) × (4) ○

2

이	오이	아우
우	아이	오
아	어이	우이

3 (1) 아이 (2) 오이
(3) 아우 (4) 어이

Chapter 2

STEP 1 5分鐘暖身！

2 (1) ⓓ (2) ⓑ (3) ⓔ (4) ⓐ (5) ⓒ

STEP 3 韓文輕鬆說！

2 (1) ○ (2) × (3) × (4) ○

3 (1) ⓑ (2) ⓐ (3) ⓐ (4) ⓑ (5) ⓑ (6) ⓐ

4

④ 라	⑦ 미	① 누
② 모	⑨ 너	⑥ 로
⑤ 니	③ 루	⑧ 마

5

이미 5	이마 1	나라 11	누나 4
어미 8	머리 6	모이 2	머루 9
나무 3	너무 10	우리 7	노루 12

6 (1) 모 (2) 너 (3) 리 (4) 미

7 (1) ⓒ (2) ⓐ (3) ⓓ (4) ⓑ

STEP 4 韓文寫寫看！

2 (1) 모 (2) 미 (3) 너 (4) 누 (5) 리
(6) 어,머 (7) 라 (8) 마,리

3 (1) ①우 (2) ②마 (3) ①너 (4) ①머 (5) ②라

STEP 5 趣味小測驗！

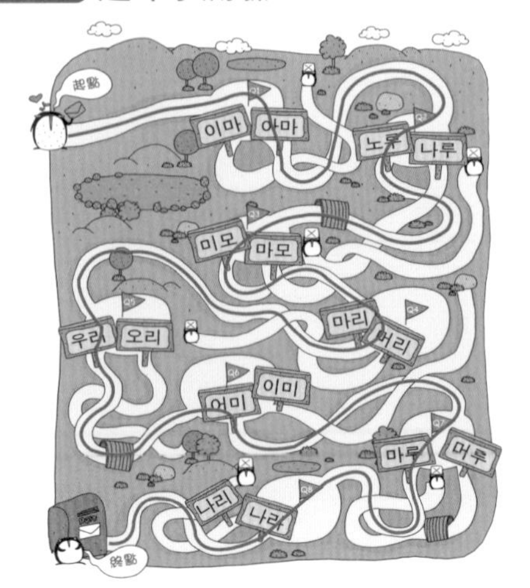

Chapter 3

STEP 1 5分鐘暖身！

2 (1) ⓔ (2) ⓐ (3) ⓒ (4) ⓑ (5) ⓓ

STEP 3 韓文輕鬆說！

2 (1) × (2) ○ (3) × (4) ○ (5) ×
(6) ○ (7) × (8) × (9) ○ (10) ×

3 (1) ⓐ (2) ⓑ (3) ⓑ (4) ⓑ (5) ⓐ
(6) ⓑ (7) ⓑ (8) ⓑ (9) ⓐ

4

바지 9	기자 4	지하 7	드라마 2
가로 3	두부 11	고사 10	아버지 8
무시 6	후기 1	자비 12	도자기 5

5 (1) 서 (2) 다 (3) 두 (4) 구 (5) 버
(6) 지 (7) 시 (8) 주 (9) 후 (10) 도

6 (1) ⓓ (2) ⓐ (3) ⓑ (4) ⓒ

7

10 거리	3 허리	8 바다	5 사자
13 바로	6 구이	15 기사	2 우주
1 하나	16 자리	11 지하	7 오후
9 조사	14 도시	4 가수	12 모기

STEP 4 韓文寫寫看！

2 (1) 구 (2) 시 (3) 기 (4) 수 (5) 두 (6) 리,고
(7) 보 (8) 버,지 (9) 하 (10) 비,스

STEP 5 趣味小測驗！

1 (1) ⓐ 조리 ✓ ⓑ 저리 □ (2) ⓐ 바지 ✓ ⓑ 비자 □
(3) ⓐ 고리 □ ⓑ 거리 ✓ (4) ⓐ 조사 □ ⓑ 주사 ✓
(5) ⓐ 수다 ✓ ⓑ 다수 □ (6) ⓐ 나리 □ ⓑ 다리 ✓
(7) ⓐ 서기 ✓ ⓑ 사기 □ (8) ⓐ 소수 □ ⓑ 조수 ✓

2

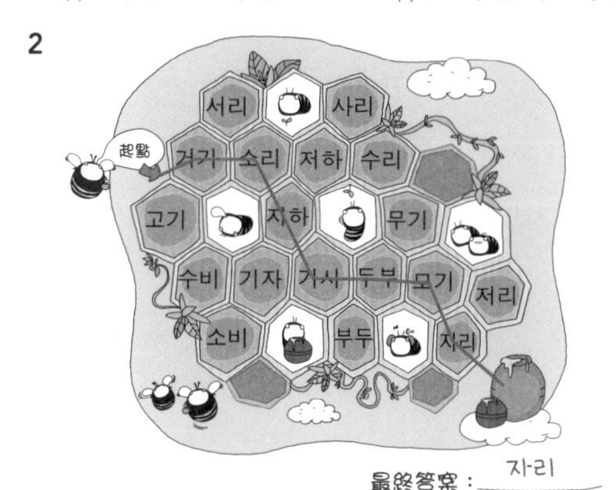

Chapter 4

STEP 1 5分鐘暖身！

2 (1) ⓔ (2) ⓐ (3) ⓖ (4) ⓓ (5) ⓑ (6) ⓕ

STEP 2 開始來學吧！

仔細聽 (1) ㅂ (2) ㄹ (3) ㅁ (4) ㄱ

STEP 3 韓文輕鬆說！

2 (1) ○ (2) × (3) × (4) ○ (5) ×
(6) × (7) ○ (8) × (9) ○ (10) ×

3 (1) ⓑ (2) ⓐ (3) ⓐ (4) ⓐ (5) ⓐ
(6) ⓑ (7) ⓑ (8) ⓑ (9) ⓐ

4

아들 3	도장 9	이름 1	아줌마 6
한국 11	음식 4	거울 10	밀가루 12
시간 2	남산 7	수업 5	젓가락 8

5 (1) 람 (2) 국 (3) 진 (4) 곱 (5) 장 (6) 섯

6 (1) ⓓ (2) ⓐ (3) ⓒ (4) ⓑ

7 (1) ⓑ (2) ⓐ (3) ⓐ (4) ⓑ (5) ⓐ (6) ⓑ

＊特殊發音規則

1

발음 8	얼음 12	웃음 5	녹음 3
만일 4	단어 1	언어 9	본인 7
직업 10	믿음 6	금일 2	길이 11

2 (1) 발 (2) 음 (3) 단 (4) 업
(5) 음 (6) 음 (7) 종 (8) 인

STEP 4 韓文寫寫看！

2 (1) 름 (2) 작 (3) 부,님
(4) 불 (5) 랑 (6) 아,줌

STEP 5 趣味小測驗！

1 (1) ⓐ 삼 □ ⓑ 섬 ✓ ⓒ 솜 □ ⓓ 숨 □
(2) ⓐ 반 □ ⓑ 번 □ ⓒ 본 □ ⓓ 분 ✓
(3) ⓐ 성 ✓ ⓑ 선 □ ⓒ 섬 □ ⓓ 설 □
(4) ⓐ 공 □ ⓑ 곤 □ ⓒ 곰 □ ⓓ 골 ✓

2

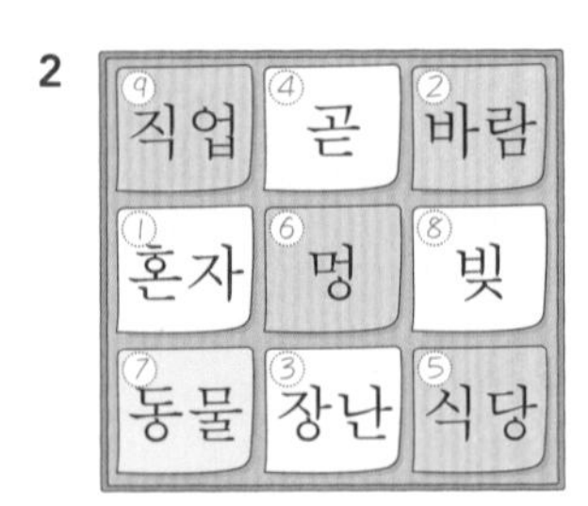

3

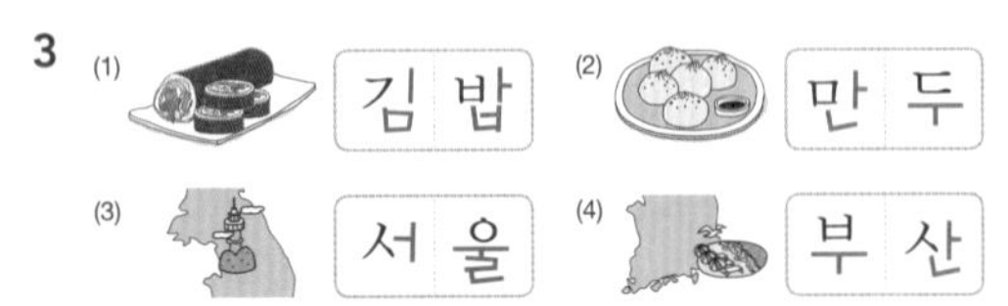

4

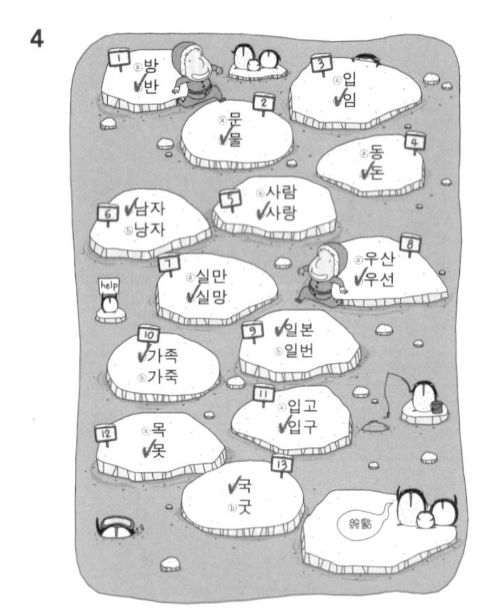

1 ⓐ방 ✓반
3 ⓐ입 ✓임
2 ⓐ문 ✓물
4 ⓐ동 ✓돈
5 ⓐ사람 ✓사랑
6 ✓남자 ⓑ남자
7 ⓐ실만 ✓실망
8 ⓐ우산 ✓우선
help
9 ✓일본 ⓑ일번
10 ✓가족 ⓑ가죽
11 ⓐ입고 ✓입구
12 ⓐ목 ✓못
13 ✓국 ⓑ굿

5

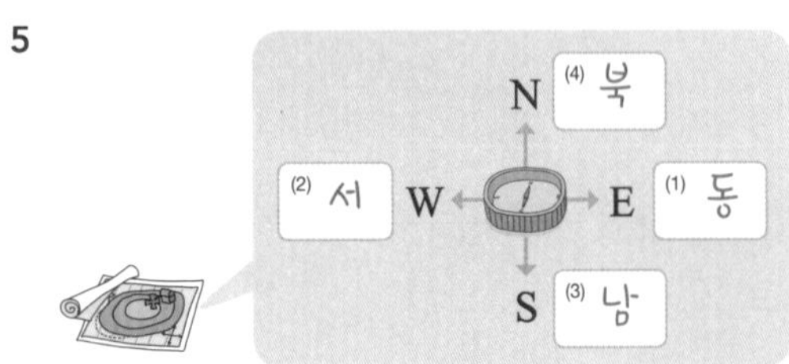

6

(7) 하 늘
(10) 눈
(1) 산
(9) 비
(8) 바 람
(2) 나 무
(3) 강
(4) 절
(5) 바 다
(6) 섬

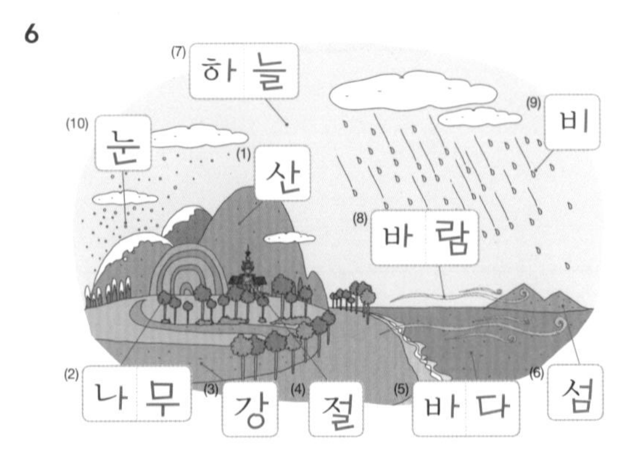

Chapter 5

STEP 1 5分鐘暖身！

2 (1) ⓒ (2) ⓑ (3) ⓓ (4) ⓔ (5) ⓖ

STEP 2 開始來學吧！

＊發音重點

2 (1) ⓐ (2) ⓑ (3) ⓑ (4) ⓑ

STEP 3 韓文輕鬆說！

2 (1) ╳ (2) ◯ (3) ◯ (4) ◯ (5) ╳

3 (1) ⓑ (2) ⓐ (3) ⓐ (4) ⓑ
(5) ⓑ (6) ⓐ (7) ⓐ (8) ⓑ

4

② 무료
⑧ 경기
⑤ 공연
⑥ 현금
① 서양
⑨ 연구
④ 학교
⑦ 노력
③ 기념

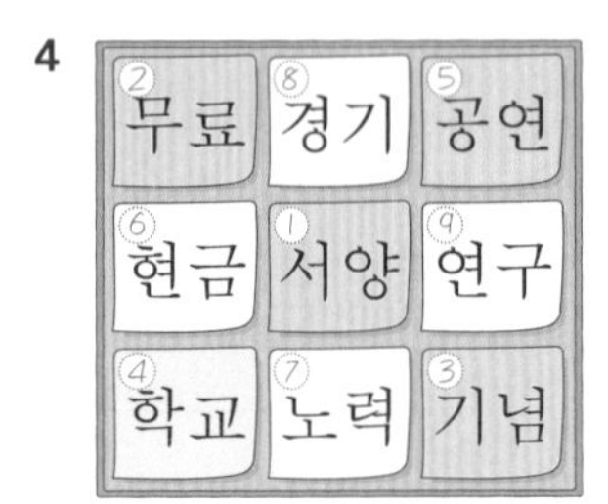

5

우유 11	중요 7	여자 5	수요일 3
여유 4	여름 10	양말 1	일요일 12
무역 8	안경 2	영어 9	주유소 6

6 (1) 야 (2) 유 (3) 영 (4) 겨
(5) 료 (6) 명 (7) 연 (8) 녕

7 (1) ⓒ (2) ⓓ (3) ⓐ (4) ⓑ

＊特殊發音規則

욕망 2
잇몸 9
업무 3
잣나무 12
입문 6
작년 1
숙녀 11
입니다 5
식물 8
숙모 4
빗물 7
합니다 10

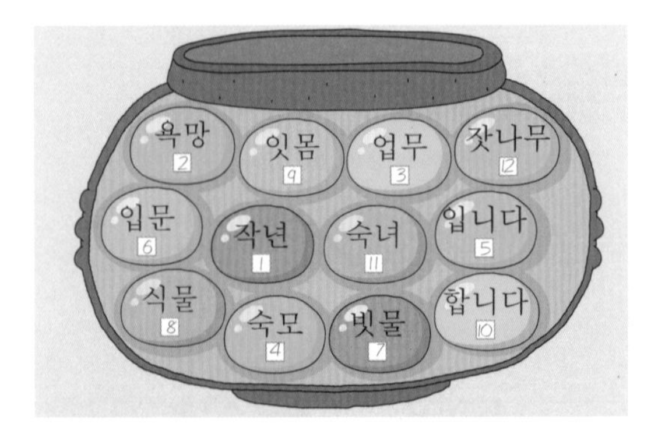

STEP 4 韓文寫寫看！

2 (1) 여 (2) 용 (3) 아, 요 (4) 유 (5) 양
(6) 며, 리 (7) 연 (8) 녁 (9) 영, 증

STEP 5 趣味小測驗！

1

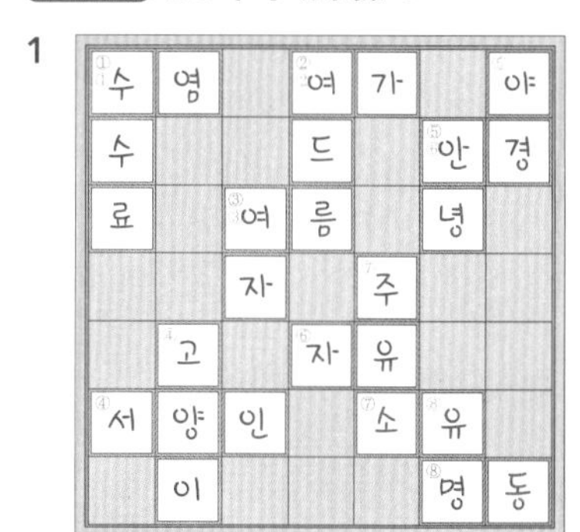

2 (1) (2) (3) (4)

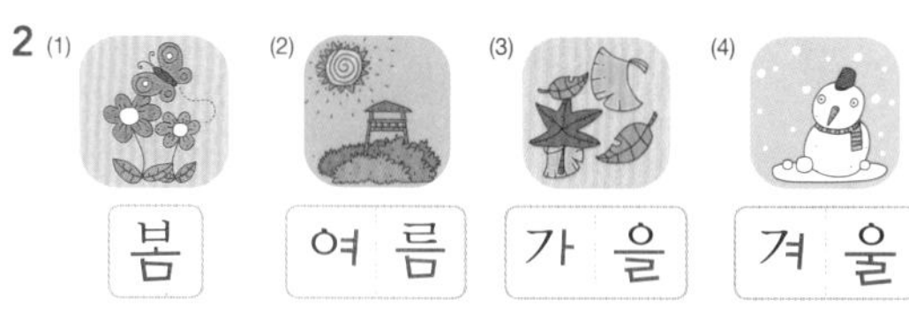

3

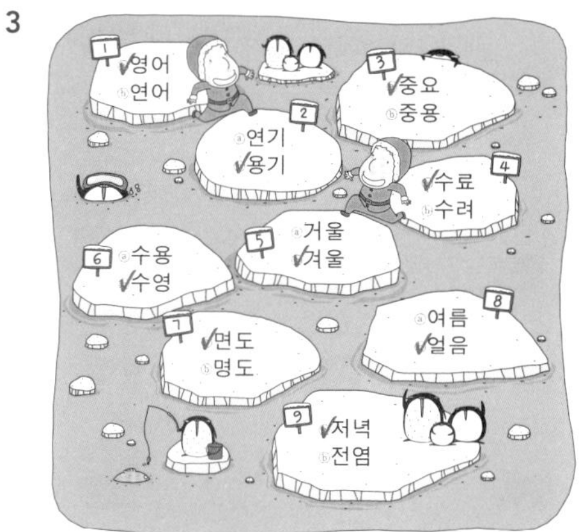

Chapter 6

STEP 1 5分鐘暖身！

2 (1) ⓒ (2) ⓐ (3) ⓔ (4) ⓑ (5) ⓓ

STEP 3 韓文輕鬆說！

2 (1) ○ (2) × (3) ○ (4) ×
(5) ○ (6) ○ (7) × (8) ×

3 (1) ⓑ (2) ⓐ (3) ⓐ (4) ⓑ
(5) ⓐ (6) ⓑ (7) ⓑ (8) ⓐ

4

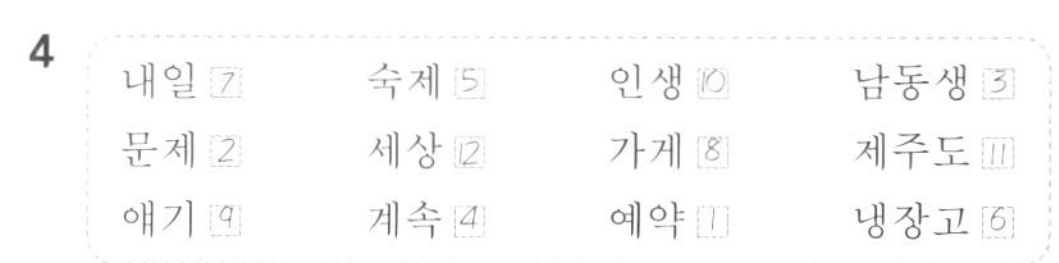

내일 7	숙제 5	인생 10	남동생 3
문제 2	세상 12	가게 8	제주도 11
얘기 9	계속 4	예약 1	냉장고 6

5 (1) 내 (2) 대 (3) 개 (4) 세
(5) 례 (6) 생 (7) 애 (8) 개

6 (1) ⓓ (2) ⓑ (3) ⓐ (4) ⓒ

7

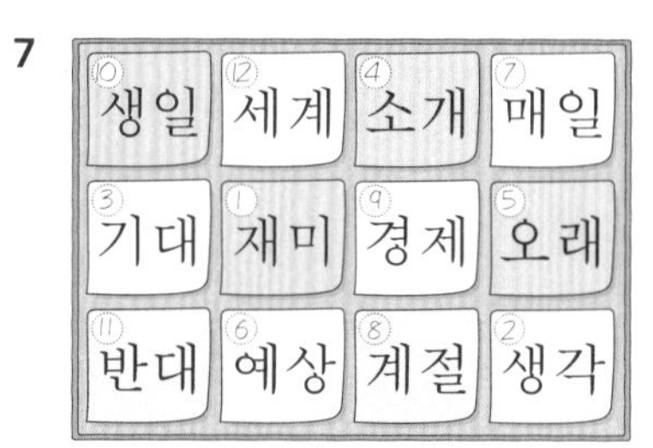

＊特殊發音規則

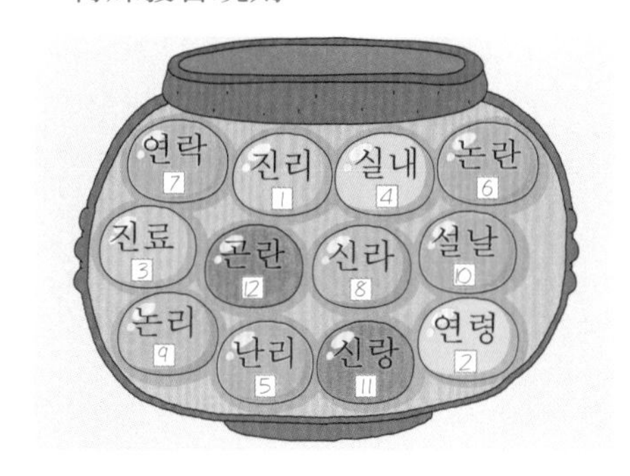

STEP 5 趣味小測驗！

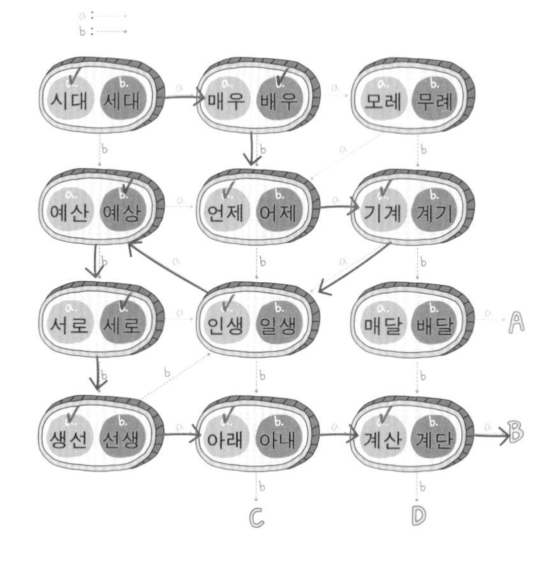

最終答案：B

Chapter 7

STEP 1 5分鐘暖身！

2 (1) ⓕ (2) ⓓ (3) ⓑ (4) ⓔ (5) ⓒ

STEP 3 韓文輕鬆說！

2 (1) ◯ (2) ✕ (3) ◯ (4) ✕ (5) ◯
(6) ◯ (7) ◯ (8) ✕ (9) ◯ (10) ✕

3 (1) ⓑ (2) ⓑ (3) ⓐ (4) ⓑ
(5) ⓐ (6) ⓑ (7) ⓑ (8) ⓐ

4

김치 4	크기 1	선택 7	지하철 9
통역 10	부탁 12	봉투 2	스포츠 5
추석 8	경치 6	출구 11	자동차 3

5 (1) 터 (2) 카 (3) 파 (4) 토
(5) 표 (6) 체 (7) 친 (8) 통

6 (1) ⓑ (2) ⓒ (3) ⓐ (4) ⓓ

＊特殊發音規則

1

입학 2	놓다 5	육호선 7	이렇게 4
만형 6	좋고 1	못해요 3	그렇지 8

2 (1) 습 (2) 각 (3) 복 (4) 슷

STEP 4 韓文寫寫看！

2 (1) 포 (2) 통 (3) 치 (4) 편 (5) 출
(6) 착 (7) 필 (8) 갈, 탕 (9) 친 (10) 컴, 터

STEP 5 趣味小測驗！

1

	ⓐ		ⓑ	
☐	공	(1)	콩	☑
☑	불	(2)	풀	☐
☐	주석	(3)	추석	☑
☐	겁	(4)	컵	☑
☐	덕	(5)	턱	☑
☑	짐	(6)	침	☐
☑	조상	(7)	초상	☐
☐	덜	(8)	털	☑
☐	자반	(9)	자판	☑
☑	저장	(10)	처장	☐
☐	보기	(11)	포기	☑
☐	변해요	(12)	편해요	☑

2

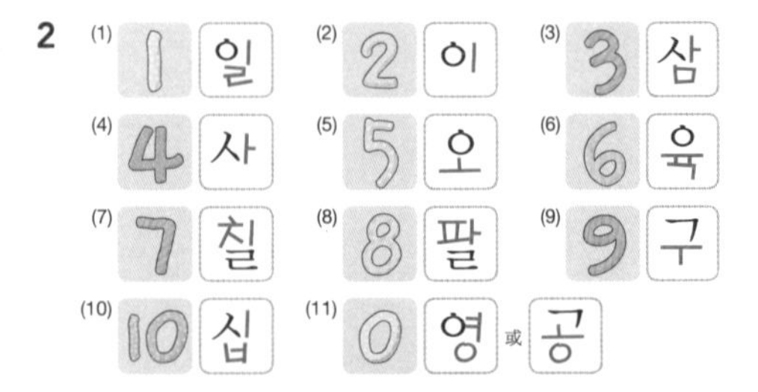

3

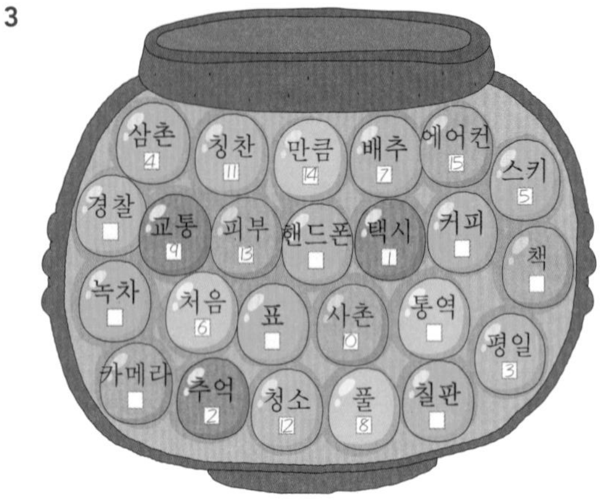

4

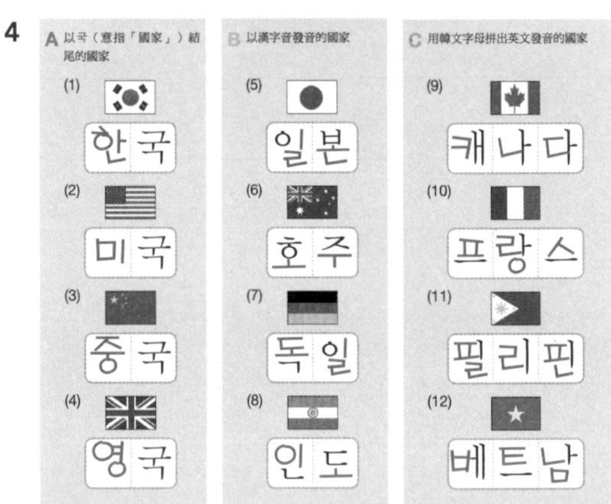

5

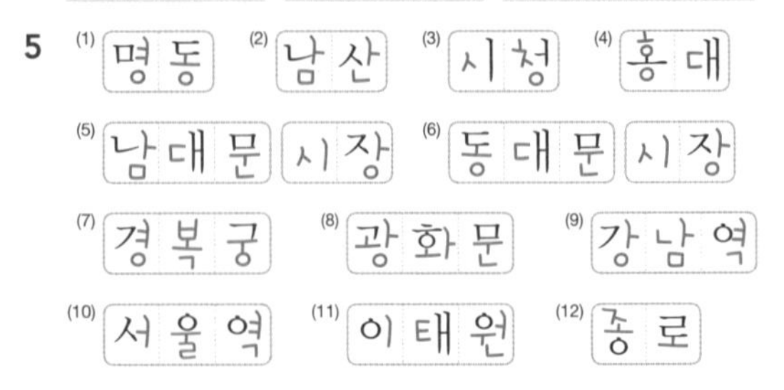

Chapter 8

STEP 1 5分鐘暖身！

2 (1) ⓒ (2) ⓔ (3) ⓐ (4) ⓓ (5) ⓖ (6) ⓙ

STEP 2 開始來學吧！

＊發音重點

2 (1) ⓑ (2) ⓒ (3) ⓐ (4) ⓑ

STEP 3 韓文輕鬆說！

2 (1) ◯ (2) × (3) × (4) ◯ (5) ×
(6) ◯ (7) × (8) ◯ (9) × (10) ◯

3 (1) ⓐ (2) ⓑ (3) ⓑ (4) ⓑ (5) ⓑ
(6) ⓐ (7) ⓐ (8) ⓑ (9) ⓐ (10) ⓐ

4

위험 4	취소 11	교회 8	추워요 2
병원 7	의견 3	영화 5	대사관 10
희망 9	최고 12	과일 1	매워요 6

5 (1) 과 (2) 화 (3) 회 (4) 워 (5) 의
(6) 좌 (7) 돼 (8) 외 (9) 훼 (10) 휘

6 (1) ⓒ (2) ⓐ (3) ⓓ (4) ⓑ

＊特殊發音規則

저희 5
의미 7
예의 1
편의점 3
의사 13
무늬 9
거의 14
흰색 6
한의원 11
의자 15
의문 4
논의 2
회의 10
여의도 8
너희 12

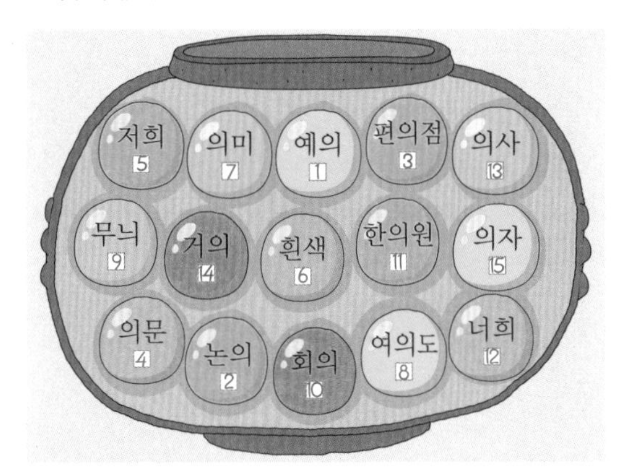

STEP 4 韓文寫寫看！

2 (1) 화 (2) 의 (3) 교 (4) 위 (5) 지 (6) 송
(7) 망 (8) 국 (9) 관 (10) 원 (11) 위 (12) 쉬

3 (1) 과 (2) 위 (3) 의 (4) 취 (5) 화 (6) 워

STEP 5 趣味小測驗！

1

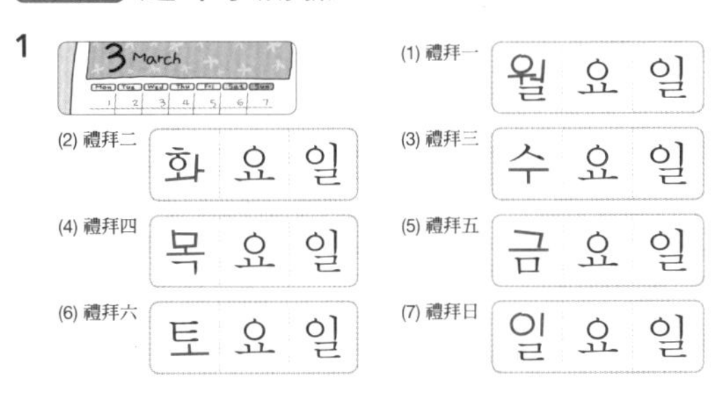

(1) 禮拜一 월 요 일
(2) 禮拜二 화 요 일
(3) 禮拜三 수 요 일
(4) 禮拜四 목 요 일
(5) 禮拜五 금 요 일
(6) 禮拜六 토 요 일
(7) 禮拜日 일 요 일

2

(1) 호 박
(2) 파
(3) 오 이
(4) 양 파
(5) 고 추
(6) 마 늘
(7) 당 근
(8) 감 자
(9) 고 구 마

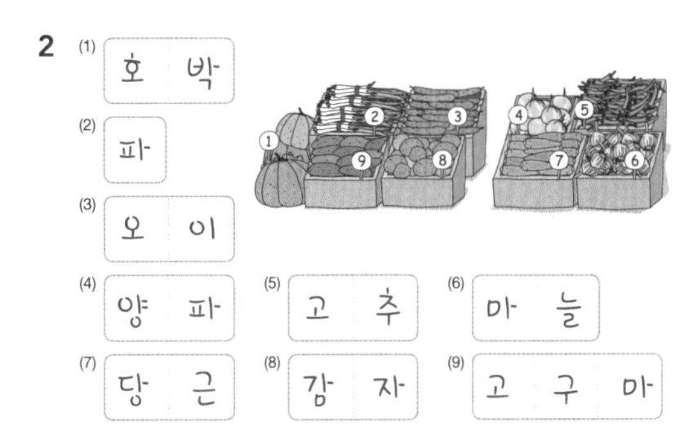

3

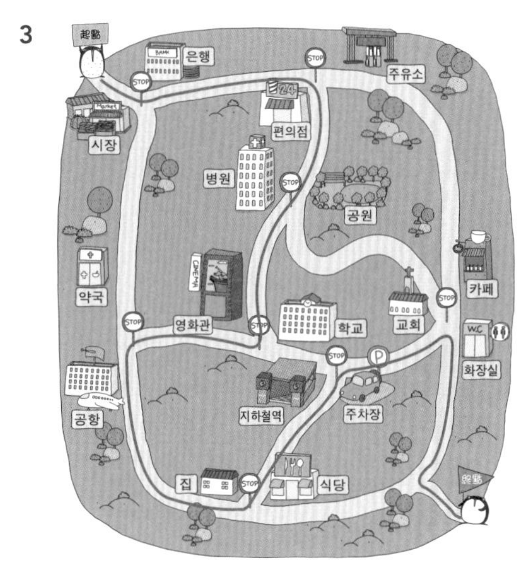

4

직업
(職業)
(1) h
(2) c
(3) a
(4) f
(5) i
(6) j
(7) b
(8) g
(9) d
(10) e

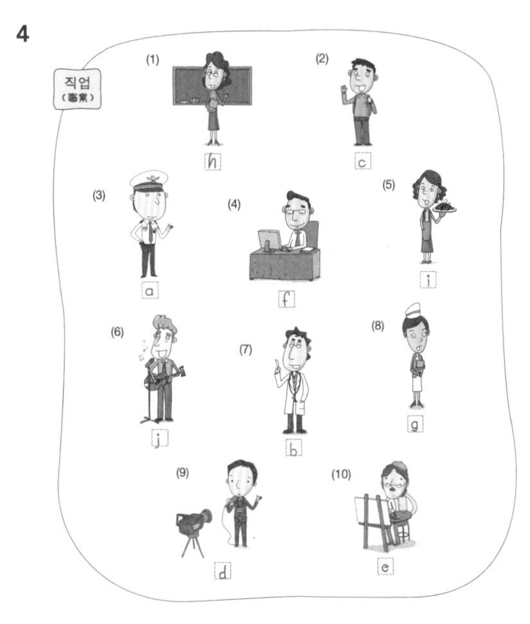

Chapter 9

STEP 1 5分鐘暖身！

2 (1) ⓒ (2) ⓓ (3) ⓑ (4) ⓐ (5) ⓕ

STEP 3 韓文輕鬆說！

2 (1) ◯ (2) ✕ (3) ◯ (4) ✕ (5) ✕
(6) ◯ (7) ✕ (8) ✕ (9) ◯ (10) ◯

3 (1) ⓐ (2) ⓑ (3) ⓑ (4) ⓐ
(5) ⓐ (6) ⓑ (7) ⓑ (8) ⓐ

4

떡 6	뿌리 8	씨름 12	아저씨 9
짝 10	가끔 3	토끼 1	깨끗이 4
빵 2	눈썹 5	뚜껑 11	어쩐지 7

5 (1) 짜 (2) 따 (3) 빨 (4) 끼 (5) 낌
(6) 쪽 (7) 찌 (8) 빠 (9) 싸 (10) 까

6 (1) ⓑ (2) ⓓ (3) ⓒ (4) ⓐ

＊特殊發音規則

1

목적 5	늦게 10	혹시 1	숟가락 12
역시 8	습관 11	집중 7	갑자기 3
옷장 2	덕분 4	각각 9	목소리 6

2

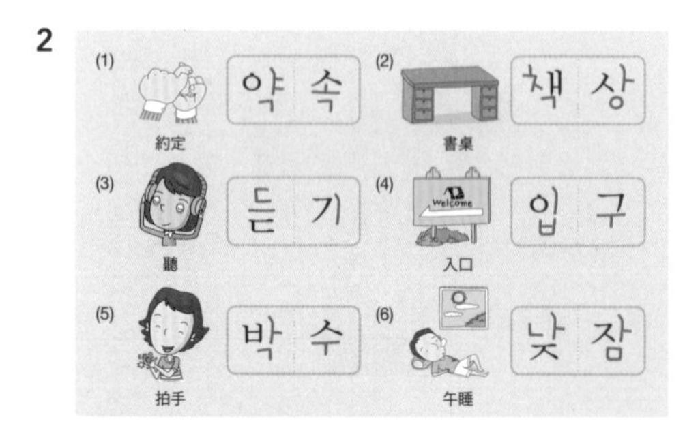

STEP 4 韓文寫寫看！

2 (1) 꾸 (2) 씨 (3) 빨 (4) 짜 (5) 깐
(6) 싸 (7) 짝 (8) 씨 (9) 씀 (10) 빠

STEP 5 趣味小測驗！

1

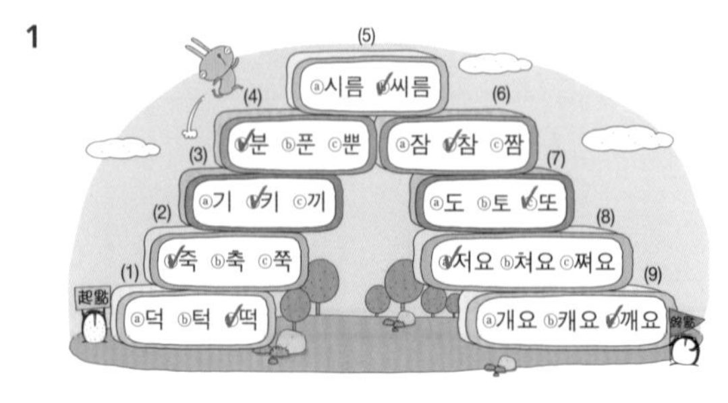

2

빵집	④ 글쎄	⑭ 똑바로	② 쯤	⑥ 일찍
⑨ 벌써	⑮ 짜증	쑥	⑫ 따로	꼭지
⑬ 싸움	⑩ 나빠요	⑦ 함께	손뼉	예뻐요
팔꿈치	뿌리	① 쓰기	꾸중	⑪ 그때
③ 진짜	깜짝	짜리	⑤ 살짝	⑧ 또

3 (1) 사과 (2) 배
(3) 딸기 (4) 포도
(5) 수박 (6) 바나나
(7) 감 (8) 귤

Chapter 10

STEP 1 5分鐘暖身！

1 (1) ⓔ (2) ⓐ (3) ⓓ (4) ⓒ (5) ⓙ
(6) ⓘ (7) ⓖ (8) ⓕ (9) ⓗ (10) ⓑ

2 (1) ⓑ (2) ⓒ (3) ⓓ (4) ⓐ

STEP 2 開始來學吧！

仔細聽

終聲 ㅍ, ㅌ, ㅊ, ㅋ, ㅆ, ㄲ
(1) ㅂ (2) ㄷ (3) ㄷ (4) ㄱ

雙終聲
(1) ㅂ (2) ㄱ (3) ㄱ (4) ㅁ

STEP 3 韓文輕鬆說！

2 (1) ◯ (2) ✕ (3) ◯ (4) ✕ (5) ◯
(6) ◯ (7) ✕ (8) ◯ (9) ◯ (10) ✕

3 (1) ⓐ (2) ⓑ (3) ⓒ (4) ⓒ

4

(1) ⓐ 걸 ✔ ⓑ 겁 ☐	(2) ⓐ 갚다 ✔ ⓑ 같다 ☐
(3) ⓐ 몇 ✔ ⓑ 멱 ☐	(4) ⓐ 났어요 ☐ ⓑ 낚아요 ✔
(5) ⓐ 달 ☐ ⓑ 닭 ✔	(6) ⓐ 했어요 ✔ ⓑ 해서요 ☐
(7) ⓐ 못 ☐ ⓑ 몫 ✔	(8) ⓐ 않아요 ✔ ⓑ 앉아요 ☐

5

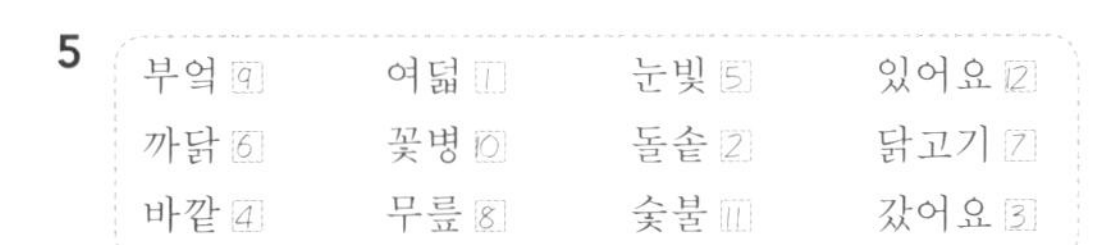

부엌 9	여덟 1	눈빛 5	있어요 12
까닭 6	꽃병 10	돌솥 2	닭고기 7
바깥 4	무릎 8	숯불 11	갔어요 3

6 (1) ⓒ (2) ⓓ (3) ⓐ (4) ⓑ

＊特殊發音規則

옆집 10	읽은 7	꽃을 5	무릎에 3
몇살 8	많이 1	볶음 11	싫어요 6
밑줄 4	젊음 9	끝에 2	없어요 12

STEP 5 趣味小測驗！

1
(1) ✓마이 ⓑ 마니 ⓒ 많이
(2) ⓐ 안자서 ⓑ 앉아서 ✓안아서
(3) ⓐ 일어요 ✓일러요 ⓒ 잃어요
(4) ✓다가요 ⓑ 다까요 ⓒ 닦아요

2

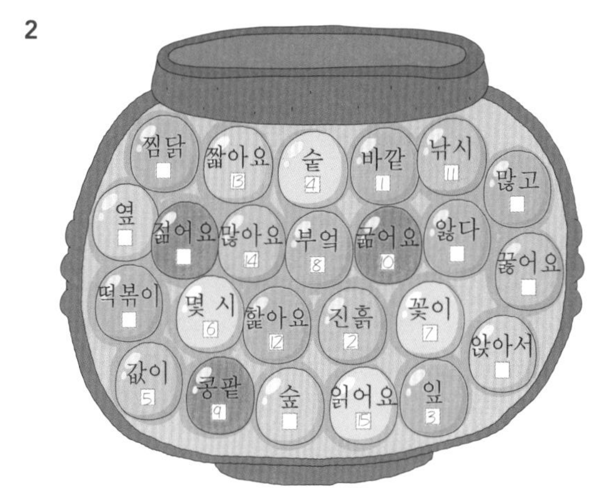

3

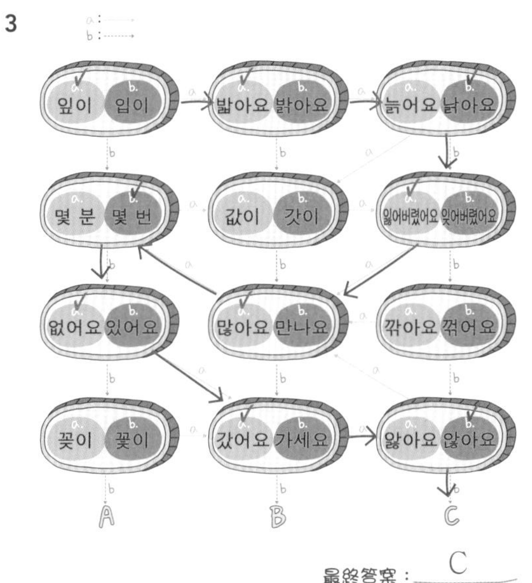

最終答案：C

4

5

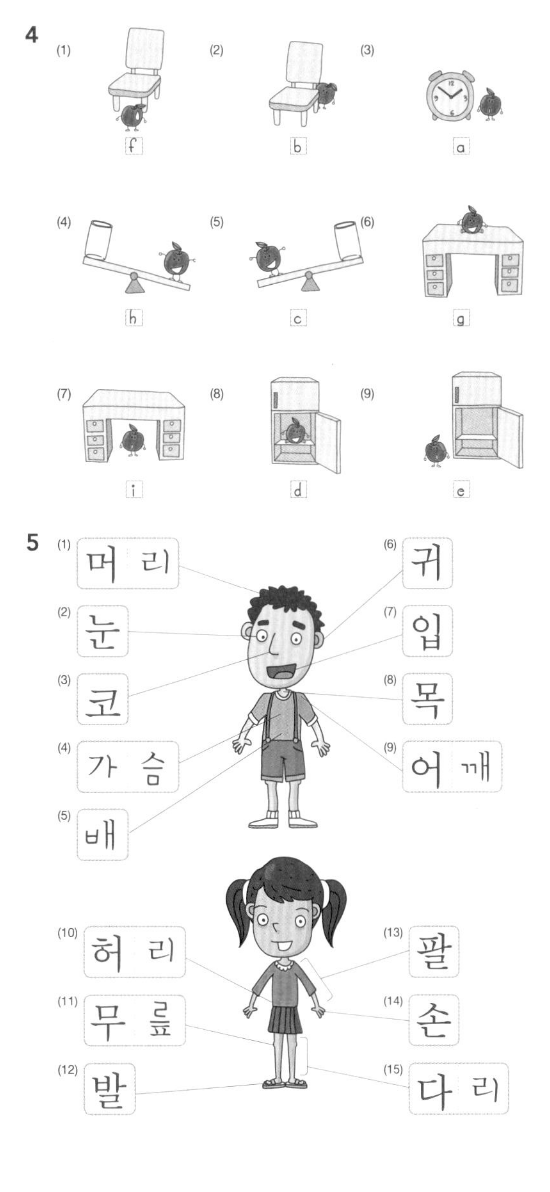

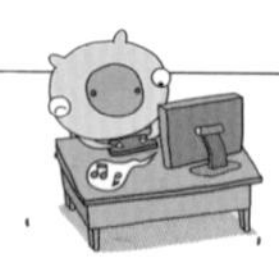

聽力腳本

Chapter 1

STEP 1 5分鐘暖身！

1 ⓐ 일 ⓑ 이 ⓒ 삼 ⓓ 사
ⓔ 오 ⓕ 육 ⓖ 칠 ⓗ 팔
ⓘ 구 ⓙ 십

2 (1) 일 (2) 사 (3) 팔 (4) 육

3 (1) 이 (2) 오 (3) 칠 (4) 구

4 (1) 삼일오이
(2) 공일공에 구칠사팔에 육이삼오
(3) 구팔일일이삼에 사구오이삼공

STEP 2 開始來學吧！

仔細聽 (1) 이 (2) 오

輕鬆學 아, 어, 오, 우, 으, 이

＊發音重點

1 (1) 오, 어 (2) 우, 으

2 (1) 오 (2) 어 (3) 우 (4) 으

STEP 3 韓文輕鬆說！

1 ⓐ 아 ⓑ 어 ⓒ 오 ⓓ 우
ⓔ 으 ⓕ 이

2 (1) 어, 오, 이, 아, 으, 우
(2) 이, 오, 어, 우, 아, 으

3 (1) 오 (2) 오이 (3) 아우 (4) 아
(5) 아이 (6) 이 (7) 어이 (8) 우이

4 (1) 이 (2) 오 (3) 오이 (4) 아이

STEP 4 韓文寫寫看！

1 아, 어, 오, 우, 으, 이

2 (1) 아 (2) 우 (3) 어 (4) 으
(5) 오이 (6) 아이 (7) 아우 (8) 이

3 이, 오, 아이, 오이, 이, 아, 아우, 우이

STEP 5 趣味小測驗！

1 (1) 어 (2) 오 (3) 우 (4) 어

2 (1) 오 (2) 아 (3) 아우 (4) 어이
(5) 이 (6) 우이 (7) 오이 (8) 우
(9) 아이

3 (1) 아이 (2) 오이 (3) 아우 (4) 어이

Chapter 2

STEP 1 5分鐘暖身！

1 ⓐ 김밥 ⓑ 라면 ⓒ 만두 ⓓ 비빔밥
ⓔ 불고기 ⓕ 찌개

2 (1) 비빔밥 (2) 라면 (3) 불고기 (4) 김밥
(5) 만두

3 例1 A: 김밥이에요? B: 네.
例2 A: 김밥이에요? B: 아니요.
(1) A: 라면이에요? B: 네.
(2) A: 만두예요? B: 아니요.
(3) A: 찌개예요? B: 아니요.
(4) A: 비빔밥이에요? B: 네.

STEP 2 開始來學吧！

仔細聽 (1) 만두 (2) 네 (3) 라면

練習

(1) 아, 마 (2) 아, 나 (3) 아, 라 (4) 오, 모
(5) 오, 노 (6) 오, 로 (7) 이, 미 (8) 이, 니
(9) 이, 리

＊發音重點

(1) 라라 (2) 루루 (3) 리리

STEP 3 韓文輕鬆說！

1 (1) 아, 어, 오, 우, 으, 이
(2) 마, 머, 모, 무, 므, 미
(3) 나, 너, 노, 누, 느, 니
(4) 라, 러, 로, 루, 르, 리

2 (1) 머 (2) 너 (3) 라 (4) 무

3 (1) 리 (2) 너 (3) 느 (4) 무
(5) 노 (6) 머

4 (1) 누 (2) 모 (3) 루 (4) 라
(5) 니 (6) 로 (7) 미 (8) 마
(9) 너

5 (1) 이마 (2) 모이 (3) 나무 (4) 누나
(5) 이미 (6) 머리 (7) 우리 (8) 어미
(9) 머루 (10) 너무 (11) 나라 (12) 노루

6 (1) 모이 (2) 너무 (3) 나리 (4) 미리

7 (1) 머리 (2) 이마 (3) 어머니 (4) 나무

STEP 4 韓文寫寫看！

1 (1) 마, 머, 모, 무, 므, 미
(2) 나, 너, 노, 누, 느, 니
(3) 라, 러, 로, 루, 르, 리

2 (1) 이모 (2) 이미 (3) 너무 (4) 누나
(5) 우리 (6) 어머니 (7) 나라 (8) 마무리

3 例 누이 (1) 우리 (2) 이마 (3) 너무
(4) 머리 (5) 나라

4 나이, 나무, 이마, 오리, 어머니, 머리, 누나, 나라

STEP 5 趣味小測驗！

1 (1) 아마 (2) 노루 (3) 미모 (4) 마리
(5) 우리 (6) 어미 (7) 마루 (8) 나라

Chapter 3

STEP 1 5分鐘暖身！

1 ⓐ서울 ⓑ경주 ⓒ부산 ⓓ대전
ⓔ제주도

2 (1) 제주도 (2) 서울 (3) 부산 (4) 경주
(5) 대전

3 例 A: 어디예요? B: 서울이에요.
(1) A: 어디예요? B: 제주도예요.
(2) A: 어디예요? B: 부산이에요.
(3) A: 어디예요? B: 경주예요.

STEP 2 開始來學吧！

仔細聽 (1) 부산 (2) 대전 (3) 제주도
(4) 경주 (5) 서울 (6) 한국

練習
(1) 아, 바 (2) 아, 다 (3) 아, 사 (4) 아, 자
(5) 아, 가 (6) 아, 하

＊發音重點

1 (1) 부부 (2) 도도 (3) 주주 (4) 기기

2 사시, 스시

STEP 3 韓文輕鬆說！

1 (1) 바, 버, 보, 부, 브, 비
(2) 다, 더, 도, 두, 드, 디
(3) 사, 서, 소, 수, 스, 시
(4) 자, 저, 조, 주, 즈, 지
(5) 가, 거, 고, 구, 그, 기
(6) 하, 허, 호, 후, 흐, 히

2 (1) 부 (2) 서 (3) 저 (4) 그
(5) 바 (6) 더 (7) 주 (8) 거
(9) 시 (10) 호

3 (1) 거 (2) 디 (3) 주 (4) 바
(5) 더 (6) 구 (7) 보 (8) 시
(9) 허

4 (1) 후기 (2) 드라마 (3) 가로 (4) 기자
(5) 도자기 (6) 무시 (7) 지하 (8) 아버지
(9) 바지 (10) 고사 (11) 두부 (12) 자비

5 (1) 서로 (2) 사다리 (3) 모두 (4) 고구마
(5) 버스 (6) 나머지 (7) 다시 (8) 주머니
(9) 오후 (10) 도무지

6 (1) 아버지 (2) 바지 (3) 구두 (4) 모자

7 (1) 하나 (2) 우주 (3) 허리 (4) 가수
(5) 사자 (6) 구이 (7) 오후 (8) 바다
(9) 조사 (10) 거리 (11) 지하 (12) 모기
(13) 바로 (14) 도시 (15) 기사 (16) 자리

STEP 4 韓文寫寫看！

1 (1) 바, 버, 보, 부, 브, 비
(2) 다, 더, 도, 두, 드, 디
(3) 사, 서, 소, 수, 스, 시
(4) 자, 저, 조, 주, 즈, 지
(5) 가, 거, 고, 구, 그, 기
(6) 하, 허, 호, 후, 흐, 히

2 (1) 지구 (2) 도시 (3) 고기 (4) 가수
(5) 두부 (6) 그리고 (7) 보기 (8) 아버지
(9) 하루 (10) 서비스

3 비, 모자, 바지, 구두, 지도, 바다, 가수, 사자

STEP 5 趣味小測驗！

1 (1) 조리 (2) 바지 (3) 거리 (4) 주사
(5) 수다 (6) 다리 (7) 서기 (8) 조수

2 (1) 거기 (2) 소리 (3) 지하 (4) 기사
(5) 두부 (6) 모기 (7) 자리

Chapter 4

STEP 1 5分鐘暖身！

1 ⓐ 밥 ⓑ 국 ⓒ 숟가락 ⓓ 젓가락
ⓔ 물 ⓕ 김치 ⓖ 김 ⓗ 찌개

2 (1) 물 (2) 밥 (3) 김 (4) 젓가락
(5) 국 (6) 김치

3 例 A: 뭐예요? B: 밥이에요.
(1) A: 뭐예요? B: 김치예요.
(2) A: 뭐예요? B: 젓가락이에요.
(3) A: 뭐예요? B: 물이에요.

STEP 2 開始來學吧！

仔細聽 (1) 밥 (2) 물 (3) 김 (4) 국

練習 (1) 아, 마 (2) 아, 암

練習
(1) 아, 암 (2) 아, 안 (3) 아, 알 (4) 아, 앙
(5) 아, 압 (6) 아, 악 (7) 아, 앋 (8) 아, 앗
(9) 아, 앚 (10) 아, 앟

＊發音重點

1 (1) 삼, 산, 상 (2) 감, 간, 강
(3) 밤, 반, 방 (4) 담, 단, 당
(5) 잠, 잔, 장 (6) 맘, 만, 망

2 (1) 맏, 맛, 맞, 맣 (2) 낟, 낫, 낮, 낳

3 (1) 곡, 곧 (2) 목, 못 (3) 낙, 낫

4 (1) 좋아요 (2) 놓아요 (3) 넣어요

STEP 3 韓文輕鬆說！

1 (1) 암, 엄, 옴, 움, 음, 임
(2) 간, 건, 곤, 군, 근, 긴
(3) 날, 널, 놀, 눌, 늘, 닐
(4) 상, 성, 송, 숭, 승, 싱
(5) 압, 업, 옵, 웁, 읍, 입
(6) 닥, 덕, 독, 둑, 득, 딕
(7) 앋, 얻, 옫, 욷, 읃, 읻
(8) 갇, 걷, 곧, 굳, 귿, 긷

2 (1) 강 (2) 남 (3) 돔 (4) 맏
(5) 굽 (6) 빅 (7) 낫 (8) 짐
(9) 곳 (10) 밤

3 (1) 곰 (2) 근 (3) 장 (4) 성
(5) 목 (6) 옷 (7) 몸 (8) 동
(9) 북

4 (1) 이름 (2) 시간 (3) 아들 (4) 음식
(5) 수업 (6) 아줌마 (7) 남산 (8) 젓가락
(9) 도장 (10) 거울 (11) 한국 (12) 밀가루

5 (1) 바람 (2) 미국 (3) 사진 (4) 일곱
(5) 장소 (6) 다섯

6 (1) 사진 (2) 가방 (3) 주말 (4) 버섯

7 (1) 전문 (2) 정말 (3) 방문 (4) 전기
(5) 성공 (6) 선물

＊特殊發音規則

輕鬆學 음악, 종이

練習

1 (1) 단어 (2) 금일 (3) 녹음 (4) 만일
(5) 웃음 (6) 믿음 (7) 본인 (8) 발음
(9) 언어 (10) 직업 (11) 길이 (12) 얼음

2 (1) 발음 (2) 웃음 (3) 단어 (4) 직업
(5) 음악 (6) 얼음 (7) 종이 (8) 성인

STEP 4 韓文寫寫看！

1 (1) 밤, 반, 발, 방, 밥, 박
(2) 담, 단, 달, 당, 답, 닥
(3) 곧, 곳, 곶, 낫, 낮, 낳

2 (1) 기름 (2) 시작 (3) 부모님 (4) 이불
(5) 사랑 (6) 아줌마

3 집, 문, 발, 목, 돈, 눈, 운동, 공항, 음식, 점심, 한복, 옷, 우산, 선물, 남자, 가방

STEP 5 趣味小測驗！

1 (1) 섬 (2) 분 (3) 성 (4) 골

2 (1) 혼자 (2) 바람 (3) 장난 (4) 곧
(5) 식당 (6) 멍 (7) 동물 (8) 빗
(9) 직업

3 (1) 김밥 (2) 만두 (3) 서울 (4) 부산

4 (1) 반 (2) 물 (3) 입 (4) 돈
(5) 사랑 (6) 남자 (7) 실망 (8) 우선
(9) 일본 (10) 가족 (11) 입구 (12) 못
(13) 국

5 (1) 동 (2) 서 (3) 남 (4) 북

6 (1) 산 (2) 나무 (3) 강 (4) 절
(5) 바다 (6) 섬 (7) 하늘 (8) 바람
(9) 비 (10) 눈

Chapter 5

STEP 1 5分鐘暖身！

1 ⓐ 테니스 ⓑ 야구 ⓒ 수영 ⓓ 태권도
ⓔ 요가 ⓕ 스키 ⓖ 축구

2 (1) 수영 (2) 야구 (3) 태권도 (4) 요가
(5) 축구

3 例1 A: 테니스 잘해요? B: 네, 잘해요.
例2 A: 축구 잘해요? B: 아니요, 못해요.
(1) A: 수영 잘해요? B: 네, 잘해요.
(2) A: 야구 잘해요? B: 아니요, 못해요.
(3) A: 요가 잘해요? B: 아니요, 못해요.
(4) A: 태권도 잘해요? B: 네, 잘해요.

STEP 2 開始來學吧！

仔細聽 (1) 야구 (2) 요가 (3) 수영

輕鬆學 야, 여, 요, 유

練習

(1) 아, 야 (2) 어, 여 (3) 오, 요 (4) 우, 유

＊發音重點

1 요, 여

2 (1) 요리 (2) 여기 (3) 여가 (4) 영

練習

1 (1) 야, 냐 (2) 여, 벼 (3) 요, 묘 (4) 유, 규

2 (1) 사, 샤 (2) 소, 쇼

STEP 3 韓文輕鬆說！

1 (1) 야, 여, 요, 유 (2) 갸, 겨, 교, 규
(3) 샤, 셔, 쇼, 슈 (4) 약, 역, 욕, 육

2 (1) 용 (2) 병 (3) 교 (4) 류
(5) 향

3 (1) 역 (2) 연기 (3) 별 (4) 귤
(5) 조용 (6) 요금 (7) 목욕 (8) 금연

4 (1) 서양 (2) 무료 (3) 기념 (4) 학교
(5) 공연 (6) 현금 (7) 노력 (8) 경기
(9) 연구

5 (1) 양말 (2) 안경 (3) 수요일 (4) 여유
(5) 여자 (6) 주유소 (7) 중요 (8) 무역
(9) 영어 (10) 여름 (11) 우유 (12) 일요일

6 (1) 야구 (2) 유리 (3) 수영 (4) 겨울
(5) 무료 (6) 유명 (7) 연결 (8) 안녕

7 (1) 수염 (2) 저녁 (3) 양복 (4) 주유소

＊特殊發音規則

輕鬆學 (1) 입문, 습니다 (2) 잇몸, 벚나무
(3) 국민, 작년

練習

1 (1) 작년 (2) 욕망 (3) 업무 (4) 숙모
(5) 입니다 (6) 입문 (7) 빗물 (8) 식물
(9) 잇몸 (10) 합니다 (11) 숙녀 (12) 잣나무

STEP 4 韓文寫寫看！

1 (1) 야, 여, 요, 유
(2) 냐, 녀, 뇨, 뉴
(3) 랴, 려, 료, 류

2 (1) 여기 (2) 조용 (3) 아니요 (4) 유리
(5) 동양 (6) 며느리 (7) 연습 (8) 저녁
(9) 영수증

3 약, 여자, 병, 우유, 요리, 영어, 안경, 유명

STEP 5 趣味小測驗！

1 橫向 ① 수염 直向 ① 수수료
橫向 ② 여가 直向 ② 여드름
橫向 ③ 여름 直向 ③ 여자

橫向④서양인　直向④고양이
橫向⑤안경　直向⑤야경
橫向⑥자유　直向⑥안녕
橫向⑦소유　直向⑦주유소
橫向⑧명동　直向⑧유명

2 (1) 봄 (2) 여름 (3) 가을 (4) 겨울

3 (1) 영어 (2) 용기 (3) 중요 (4) 수료
(5) 겨울 (6) 수영 (7) 면도 (8) 얼음
(9) 저녁

Chapter 6

STEP 1 5分鐘暖身！

1 ⓐ새우 ⓑ게 ⓒ조개 ⓓ계란
ⓔ버섯 ⓕ호박

2 (1) 조개 (2) 새우 (3) 버섯 (4) 게
(5) 계란

3 例1 A: 새우 좋아해요? B: 네, 좋아해요.
例2 A: 계란 좋아해요? B: 아니요, 안 좋아해요.
(1) A: 조개 좋아해요? B: 네, 좋아해요.
(2) A: 버섯 좋아해요? B: 아니요, 안 좋아해요.
(3) A: 게 좋아해요? B: 네, 좋아해요.
(4) A: 호박 좋아해요? B: 아니요, 안 좋아해요.

STEP 2 開始來學吧！

仔細聽 (1) 새우 (2) 조개 (3) 게 (4) 계란

輕鬆學 애, 에, 얘, 예

練習 (1) 애, 얘 (2) 에, 예

＊發音重點

(1) 개, 게 (2) 모래, 모레

STEP 3 韓文輕鬆說！

1 (1) 애, 에, 얘, 예 (2) 개, 게, 걔, 계
(3) 내, 네, 냬, 녜 (4) 래, 레, 럐, 례

2 (1) 색 (2) 매 (3) 예 (4) 생
(5) 넷 (6) 해 (7) 걔 (8) 에

3 (1) 안내 (2) 아래 (3) 어제 (4) 예술
(5) 재미 (6) 시계 (7) 얘기 (8) 계단

4 (1) 예약 (2) 문제 (3) 남동생 (4) 계속
(5) 숙제 (6) 냉장고 (7) 내일 (8) 가게
(9) 얘기 (10) 인생 (11) 제주도 (12) 세상

5 (1) 시내 (2) 동대문 (3) 날개 (4) 면세점
(5) 실례 (6) 선생님 (7) 명예 (8) 무지개

6 (1) 배 (2) 생선 (3) 계단 (4) 시계

7 (1) 재미 (2) 생각 (3) 기대 (4) 소개
(5) 오래 (6) 예상 (7) 매일 (8) 계절
(9) 경제 (10) 생일 (11) 반대 (12) 세계

＊特殊發音規則

輕鬆學 신라, 설날

練習

(1) 진리 (2) 연령 (3) 진료 (4) 실내
(5) 난리 (6) 논란 (7) 연락 (8) 신라
(9) 논리 (10) 설날 (11) 신랑 (12) 곤란

STEP 4 韓文寫寫看！

1 (1) 애, 얘, 에, 예
(2) 개, 걔, 게, 계
(3) 래, 럐, 레, 례

2 노래, 맥주, 계단, 베개, 냄새, 벌레, 비행기, 냉장고

STEP 5 趣味小測驗！

1 시대, 배우, 언제, 기계, 인생, 예상, 세로, 생선, 아래, 계산

Chapter 7

STEP 1 5分鐘暖身！

1 ⓐ주스 ⓑ커피 ⓒ우유 ⓓ콜라
ⓔ아이스티 ⓕ녹차 ⓖ홍차
ⓗ사이다

2 (1) 녹차 (2) 콜라 (3) 커피 (4) 아이스티
(5) 우유

3 例 커피 주세요. (1) 콜라 주세요.
(2) 녹차 주세요. (3) 아이스티 주세요.

STEP 2 開始來學吧！

仔細聽 (1) 콜라 (2) 커피 (3) 녹차 (4) 아이스티

練習

(1) 바, 파 (2) 다, 타 (3) 자, 차 (4) 가, 카

*發音重點

(1) 발, 팔 (2) 동, 통 (3) 기자, 기차
(4) 그림, 크림

STEP 3 韓文輕鬆說！

1 (1) 바, 파, 버, 퍼, 보, 포, 부, 푸, 브, 프, 비, 피
(2) 다, 타, 더, 터, 도, 토, 두, 투, 드, 트, 디, 티
(3) 자, 차, 저, 처, 조, 초, 주, 추, 즈, 츠, 지, 치
(4) 가, 카, 거, 커, 고, 코, 구, 쿠, 그, 크, 기, 키

2 (1) 팔 (2) 덕 (3) 춤 (4) 공
(5) 피 (6) 탕 (7) 키 (8) 팀
(9) 층 (10) 포

3 (1) 포도 (2) 차요 (3) 동기 (4) 판사
(5) 다기 (6) 처음 (7) 처리 (8) 그림

4 (1) 크기 (2) 봉투 (3) 자동차 (4) 김치
(5) 스포츠 (6) 경치 (7) 선택 (8) 추석
(9) 지하철 (10) 통역 (11) 출구 (12) 부탁

5 (1) 부터 (2) 카메라 (3) 파도 (4) 토요일
(5) 우표 (6) 우체국 (7) 친절 (8) 통조림

6 (1) 아침 (2) 코 (3) 표 (4) 경찰

*特殊發音規則

輕鬆學 (1) 급히, 축하 (2) 좋다, 넣고

練習

1 (1) 좋고 (2) 입학 (3) 못해요 (4) 이렇게
(5) 놓다 (6) 맏형 (7) 육 호선 (8) 그렇지

2 (1) 연습해요 (2) 생각해요
(3) 행복해요 (4) 비슷해요

STEP 4 韓文寫寫看！

1 (1) 파, 퍼, 포, 푸, 프, 피
(2) 타, 터, 토, 투, 트, 티
(3) 차, 처, 초, 추, 츠, 치
(4) 카, 커, 코, 쿠, 크, 키

2 (1) 포도 (2) 보통 (3) 김치 (4) 남편
(5) 출발 (6) 도착 (7) 연필 (8) 갈비탕
(9) 친구 (10) 컴퓨터

3 자동차, 주차장, 지하철, 택시, 기차,
선풍기, 자판기, 세탁기, 코, 표, 책,
친구, 아침, 핸드폰, 침대, 단추

STEP 5 趣味小測驗！

1 (1) 콩 (2) 불 (3) 추석 (4) 컵
(5) 턱 (6) 짐 (7) 조상 (8) 털
(9) 자판 (10) 저장 (11) 포기 (12) 편해요

2 (1) 일 (2) 이 (3) 삼 (4) 사
(5) 오 (6) 육 (7) 칠 (8) 팔
(9) 구 (10) 십 (11) 영, 공

3 (1) 택시 (2) 추억 (3) 평일 (4) 삼촌
(5) 스키 (6) 처음 (7) 배추 (8) 풀
(9) 교통 (10) 사촌 (11) 칭찬 (12) 청소
(13) 피부 (14) 만큼 (15) 에어컨 (16) 카메라
(17) 핸드폰 (18) 커피
(19) 녹차 (20) 표
(21) 책 (22) 경찰
(23) 통역 (24) 칠판

4 (1) 한국 (2) 미국 (3) 중국 (4) 영국
(5) 일본 (6) 호주 (7) 독일 (8) 인도
(9) 캐나다 (10) 프랑스 (11) 필리핀 (12) 베트남

5 (1) 명동 (2) 남산 (3) 시청 (4) 홍대
(5) 남대문 시장 (6) 동대문 시장
(7) 경복궁 (8) 광화문
(9) 강남역 (10) 서울역
(11) 이태원 (12) 종로

Chapter 8

STEP 1 5分鐘暖身！

1 ⓐ돈 ⓑ지도 ⓒ지갑 ⓓ열쇠
ⓔ여권 ⓕ우산 ⓖ책 ⓗ휴지
ⓘ핸드폰 ⓙ외국인 등록증

2 (1) 지갑 (2) 여권 (3) 돈 (4) 열쇠
(5) 책 (6) 외국인 등록증

3 例1 A: 핸드폰 있어요? B: 네, 있어요.
例2 A: 핸드폰 있어요? B: 아니요, 없어요.
(1) A: 지갑 있어요? B: 네, 있어요.
(2) A: 여권 있어요? B: 아니요, 없어요.
(3) A: 열쇠 있어요? B: 아니요, 없어요.

(4) A: 외국인 등록증 있어요?
B: 네, 있어요.

STEP 2 開始來學吧！

仔細聽 (1) 외국인 등록증 (2) 열쇠 (3) 여권

輕鬆學 와, 워, 왜, 웨, 외, 위, 의

練習

(1) 오, 아, 와 (2) 우, 어, 워
(3) 오, 애, 왜 (4) 우, 에, 웨
(5) 오, 이, 외 (6) 우, 이, 위
(7) 으, 이, 의

＊發音重點

1 왜, 웨, 외

2 (1) ⓐ 왜 ⓑ 위기 ⓒ 외국
(2) ⓐ 열쇠 ⓑ 인쇄 ⓒ 부숴요
(3) ⓐ 전화 ⓑ 사회 ⓒ 훼손
(4) ⓐ 괴물 ⓑ 일궈요 ⓒ 궤도

STEP 3 韓文輕鬆說！

1 (1) 와, 워, 왜, 웨, 외, 위, 의
(2) 과, 궈, 괘, 궤, 괴, 귀, 긔
(3) 화, 훠, 홰, 훼, 회, 휘, 희

2 (1) 왜 (2) 와 (3) 괴 (4) 회
(5) 되 (6) 귀 (7) 늬 (8) 의
(9) 쥐 (10) 원

3 (1) 쇠 (2) 사회 (3) 해 (4) 의사
(5) 뒤 (6) 주위 (7) 뭐 (8) 인쇄
(9) 죄 (10) 외국

4 (1) 과일 (2) 추워요 (3) 의견 (4) 위험
(5) 영화 (6) 매워요 (7) 병원 (8) 교회
(9) 희망 (10) 대사관 (11) 취소 (12) 최고

5 (1) 사과 (2) 화장실 (3) 회사 (4) 더워요
(5) 의사 (6) 좌회전 (7) 돼지 (8) 외국인
(9) 훼손 (10) 휘파람

6 (1) 가위 (2) 의자 (3) 영화 (4) 만 원

＊特殊發音規則

輕鬆學 (1) 의자, 주의 (2) 희망, 무늬

練習

(1) 예의 (2) 논의 (3) 편의점 (4) 의문
(5) 저희 (6) 흰색 (7) 의미 (8) 여의도

(9) 무늬 (10) 회의 (11) 한의원 (12) 너희
(13) 의사 (14) 거의 (15) 의자

STEP 4 韓文寫寫看！

1 (1) 와, 워, 왜, 웨, 외, 위, 의
(2) 과, 궈, 괘, 궤, 괴, 귀, 긔
(3) 화, 훠, 홰, 훼, 회, 휘, 희

2 (1) 영화 (2) 의자 (3) 외교 (4) 주위
(5) 돼지 (6) 죄송 (7) 희망 (8) 외국
(9) 관심 (10) 영원 (11) 분위기 (12) 쉬워요

3 (1) ⓐ 결과 ⓑ 과자 (2) ⓐ 추위 ⓑ 위험
(3) ⓐ 의심 ⓑ 의미 (4) ⓐ 취미 ⓑ 취소
(5) ⓐ 문화 ⓑ 전화 (6) ⓐ 쉬워 ⓑ 매워

4 과일, 전화, 쥐, 돼지, 바위, 바퀴, 영화, 주의

STEP 5 趣味小測驗！

1 (1) 월요일 (2) 화요일 (3) 수요일 (4) 목요일
(5) 금요일 (6) 토요일 (7) 일요일

2 (1) 호박 (2) 파 (3) 오이 (4) 양파
(5) 고추 (6) 마늘 (7) 당근 (8) 감자
(9) 고구마

3 은행, 편의점, 병원, 영화관, 공항, 집, 주차장, 화장실

4 (1) 선생님 (2) 학생 (3) 경찰 (4) 회사원
(5) 주부 (6) 가수 (7) 의사 (8) 간호사
(9) 기자 (10) 화가

Chapter 9

STEP 1 5分鐘暖身！

1 ⓐ 아빠 ⓑ 엄마 ⓒ 오빠 ⓓ 언니
ⓔ 아들 ⓕ 딸

2 (1) 오빠 (2) 언니 (3) 엄마 (4) 아빠
(5) 딸

3 例 A: 누구예요? B: 엄마예요.
(1) A: 누구예요? B: 아빠예요.
(2) A: 누구예요? B: 오빠예요.
(3) A: 누구예요? B: 딸이에요.

STEP 2 開始來學吧！

仔細聽 (1) 아빠 (2) 오빠 (3) 딸

練習

(1) 바, 빠 (2) 다, 따 (3) 사, 싸
(4) 자, 짜 (5) 가, 까

＊發音重點

(1) 불, 풀, 뿔 (2) 달, 탈, 딸
(3) 자요, 차요, 짜요 (4) 굴, 쿨, 꿀
(5) 살, 쌀

STEP 3 韓文輕鬆說！

1 (1) 바, 빠, 버, 뻐, 보, 뽀, 부, 뿌, 브, 쁘, 비, 삐
(2) 다, 따, 더, 떠, 도, 또, 두, 뚜, 드, 뜨, 디, 띠
(3) 사, 싸, 서, 써, 소, 쏘, 수, 쑤, 스, 쓰, 시, 씨
(4) 자, 짜, 저, 쩌, 조, 쪼, 주, 쭈, 즈, 쯔, 지, 찌
(5) 가, 까, 거, 꺼, 고, 꼬, 구, 꾸, 그, 끄, 기, 끼

2 (1) 딸 (2) 짐 (3) 꼭 (4) 분
(5) 시 (6) 뜻 (7) 꿈 (8) 죽
(9) 쌀 (10) 빰

3 (1) 방 (2) 때문 (3) 쌈 (4) 가지
(5) 곡 (6) 싸요 (7) 뼈 (8) 자리

4 (1) 토끼 (2) 빵 (3) 가끔 (4) 깨끗이
(5) 눈썹 (6) 떡 (7) 어쩐지 (8) 뿌리
(9) 아저씨 (10) 짝 (11) 뚜껑 (12) 씨름

5 (1) 공짜 (2) 이따가 (3) 빨리 (4) 코끼리
(5) 느낌 (6) 오른쪽 (7) 찌개 (8) 바빠요
(9) 싸움 (10) 가까워

6 (1) 어깨 (2) 딸기 (3) 빵 (4) 찌개

＊特殊發音規則

輕鬆學 입구, 곧장, 식당, 역시

練習

1 (1) 혹시 (2) 옷장 (3) 갑자기 (4) 덕분
(5) 목적 (6) 목소리 (7) 집중 (8) 역시
(9) 각각 (10) 늦게 (11) 습관 (12) 숟가락

2 (1) 약속 (2) 책상 (3) 듣기 (4) 입구
(5) 박수 (6) 낮잠

STEP 4 韓文寫寫看！

1 (1) 빠, 뻐, 뽀, 뿌, 쁘, 삐
(2) 따, 떠, 또, 뚜, 뜨, 띠
(3) 싸, 써, 쏘, 쑤, 쓰, 씨
(4) 짜, 쩌, 쪼, 쭈, 쯔, 찌
(5) 까, 꺼, 꼬, 꾸, 끄, 끼

2 (1) 자꾸 (2) 솜씨 (3) 빨래 (4) 가짜
(5) 잠깐 (6) 비싸요 (7) 깜짝 (8) 아저씨
(9) 말씀 (10) 기뻐요

3 꿈, 꼬리, 땀, 뚜껑, 쓰레기통, 짜요,
찜질방, 오빠, 쌍둥이, 오른쪽, 빵,
어깨, 토끼, 비싸요, 떡, 공짜

STEP 5 趣味小測驗！

1 (1) 떡 (2) 죽 (3) 키 (4) 분
(5) 씨름 (6) 참 (7) 또 (8) 져요
(9) 깨요

2 (1) 쓰기 (2) 쯤 (3) 진짜 (4) 글쎄
(5) 살짝 (6) 일찍 (7) 함께 (8) 또
(9) 벌써 (10) 나빠요 (11) 그때 (12) 따로
(13) 싸움 (14) 똑바로 (15) 짜증 (16) 꾸중
(17) 빵집 (18) 짜리 (19) 뿌리 (20) 꼭지
(21) 쑥 (22) 손뼉 (23) 깜짝 (24) 예뻐요
(25) 팔꿈치

3 (1) 사과 (2) 배 (3) 딸기 (4) 포도
(5) 수박 (6) 바나나 (7) 감 (8) 귤

Chapter 10

STEP 1 5分鐘暖身！

1 (1) 하나 (2) 둘 (3) 셋 (4) 넷
(5) 다섯 (6) 여섯 (7) 일곱 (8) 여덟
(9) 아홉 (10) 열

2 (1) 세 개 (2) 아홉 개 (3) 여섯 개 (4) 두 개

STEP 2 開始來學吧！

終聲 ㅍ, ㅌ, ㅊ, ㅋ, ㅆ, ㄲ

仔細聽 (1) 잎 (2) 끝 (3) 낯 (4) 밖

練習 (1) 아, 파 (2) 아, 앞

練習

(1) 아, 앞, 압 (2) 아, 앜, 악
(3) 아, 앆, 악 (4) 나, 낱, 낟
(5) 나, 낮, 낯, 낫, 낟 (6) 나, 났, 낟

＊發音重點

(1) 입, 잎 (2) 박, 밖 (3) 빗, 빚, 빛

雙終聲

仔細聽 (1) 값 (2) 몫 (3) 닭 (4) 삶

輕鬆學 (1) 앉다, 많고, 여덟, 핥다, 옳지, 없다, 삯
(2) 흙, 까닭, 앎, 삶

STEP 3 韓文輕鬆說！

1 (1) 앞, 엽, 짚, 숲 (2) 끝, 팥, 낱, 홑
(3) 및, 빛, 꽃, 숯 (4) 엌, 녘
(5) 었, 갔, 섰, 했 (6) 밖, 닦, 낚, 솎
(7) 몫, 삯 (8) 값, 없
(9) 닭, 칡 (10) 앎, 삶

2 (1) 솥 (2) 윷 (3) 밖 (4) 흘
(5) 값 (6) 꽃 (7) 역 (8) 삶
(9) 밑 (10) 멱

3 (1) ⓐ꼭 ⓑ꽂 ⓒ꽃 (2) ⓐ숩 ⓑ숨 ⓒ숲
(3) ⓐ낙 ⓑ낚 ⓒ났 (4) ⓐ숯 ⓑ숫 ⓒ숙

4 (1) 겉 (2) 갚다 (3) 몇 (4) 낚아요
(5) 닭 (6) 했어요 (7) 몫 (8) 않아요

5 (1) 여덟 (2) 돌솥 (3) 갔어요 (4) 바깥
(5) 눈빛 (6) 까닭 (7) 닭고기 (8) 무릎
(9) 부엌 (10) 꽃병 (11) 숯불 (12) 있어요

6 (1) 돌솥 (2) 잎 (3) 빛 (4) 흙

＊特殊發音規則

輕鬆學

1 (1) 앞, 앞이 (2) 밖, 밖에
(3) 꽃, 꽃이 (4) 빛, 빛을

2 (1) 닭, 닭이 (2) 값, 값을
(3) 삶, 삶에 (4) 삯, 삯을

3 (1) 많이 (2) 않아요 (3) 싫어요 (4) 잃어요

練習

(1) 많이 (2) 끝에 (3) 무릎에 (4) 밑줄
(5) 꽃을 (6) 싫어요 (7) 읽은 (8) 몇살
(9) 젊음 (10) 옆집 (11) 볶음 (12) 없어요

STEP 4 韓文寫寫看！

1 (1) 앞, 숲, 짚, 끝, 밭, 팥
(2) 꽃, 낮, 빛, 엌, 밖, 있
(3) 닭, 삶, 값, 몫, 앉, 않

2 끝, 숲, 무릎, 꽃, 부엌, 밖, 닭, 값

STEP 5 趣味小測驗！

1 (1) ⓐ마이 ⓑ마니 ⓒ많이
(2) ⓐ안자서 ⓑ앉아서 ⓒ안아서
(3) ⓐ일어요 ⓑ일러요 ⓒ잃어요
(4) ⓐ다가요 ⓑ다까요 ⓒ닦아요

2 (1) 바깥 (2) 진흙
(3) 잎 (4) 숱
(5) 값이 (6) 몇 시
(7) 꽃이 (8) 부엌
(9) 콩팥 (10) 굵어요
(11) 낚시 (12) 핥아요
(13) 짧아요 (14) 많아요
(15) 읽어요 (16) 끓어요
(17) 젊어요 (18) 앉아서
(19) 숲 (20) 옆
(21) 많고 (22) 앓다
(23) 찜닭 (24) 떡볶이

3 잎이, 밟아요, 낡아요, 잃어버렸어요, 많아요, 몇 번, 없어요, 갔어요, 않아요

4 (1) 앞 (2) 뒤 (3) 옆 (4) 오른쪽
(5) 왼쪽 (6) 위 (7) 밑 (8) 안
(9) 밖

5 (1) 머리 (2) 눈 (3) 코 (4) 가슴
(5) 배 (6) 귀 (7) 입 (8) 목
(9) 어깨 (10) 허리 (11) 무릎 (12) 발
(13) 팔 (14) 손 (15) 다리

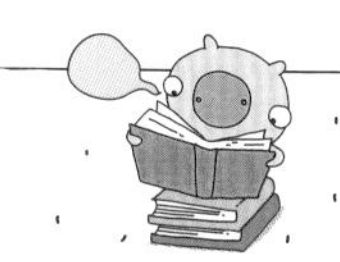

索引

ㄱ

가게 商店 85
가까워 近 126
가끔 有時 126
가로 橫向 48
가방 包包 60, 64
가세요 去、走 145
가수 歌手 49, 51, 52, 119
가슴 胸部 147
가위 剪刀 112
가을 秋天 79
가족 家庭 66, 121
가죽 毛皮 66
가지 樹枝、茄子 125
가짜 假的 129
각각 每一個 127
간 肝 57
간호사 護理師 119
갈비탕 牛排骨湯 99
감 柿子 57, 133
감자 馬鈴薯 117
갑자기 突然地 127
값 價值 138, 141, 142, 143, 144, 145
갓 剛 145
갔어요 走了 140, 145
강 河 57, 67
강남역 江南站 105
같다 相同 140
갚다 報答 140
개 狗 83
개 個（計數的單位） 135
개요 概要 132
거기 那裡 53
거리 街 49, 53
거울 鏡子 60, 79
거의 幾乎 113
겁 恐懼 140
겉 表面 140
게 螃蟹 81, 82, 83
겨울 冬天 74, 79
결과 結果 115
경기 比賽 73
경복궁 景福宮 105
경제 經濟 86
경주 慶州 43, 44
경찰 警察 96, 103, 119
경치 景色 96
계기 契機 89
계단 樓梯 84, 85, 88, 89
계란 蛋 81, 82
계산 計算 84, 89
계속 持續、繼續 85
계절 季節 86
고구마 地瓜 48, 117
고기 肉 51, 53
고리 環節、圈圈 53
고사 考試 48
고양이 貓 78
고추 辣椒 117
곡 首（歌曲的量詞） 58, 125
곤란 麻煩 86
곧 一…就…、即刻 58, 65
곧장 直接、立刻 127
곰 熊 59
공 球 59, 102
공 零 25, 103
공연 表演、公演 73
공원 公園 118
공짜 免費 126, 131
공항 機場 63, 118
과일 水果 112, 116
과자 餅乾 115
관심 關心；在意的事 115

괴물 怪物 109
교통 交通 103
교회 教會 112, 118
구 九 25, 103
구두 鞋 49, 52
구이 烤 49
국 湯 55, 56, 66
국민 國民 75
굴 牡蠣 73, 124
굶어요 餓肚子 144
굿 巫術 66
궤도 軌道 109
귀 耳朵 111, 147
귤 橘子 73, 133
그때 那個時候 132
그리고 和 51
그림 圖畫 94, 95
근 斤（肉的計量單位） 59
근면 勤奮 73
글쎄 韓國人常用感嘆詞，相當於中文的「嗯…」 132
금 金子 59
금연 禁煙 73
금요일 禮拜五 117
금일 今天 61
급히 趕忙 97
기 氣、元氣 132
기계 機械 89
기기 機器 46
기념 紀念 73
기대 期待 86
기름 油 62
기뻐요 歡喜 129
기사 司機 49, 53
기자 記者 48, 53, 94, 119
기차 火車 94, 100
길이 長度 61
김 海苔 55, 56
김밥 紫菜飯捲 33, 65
김치 泡菜 55, 96, 99
까닭 理由 138, 140
까지 直到 125
깎아요 殺價 145
깜짝 （眼睛）眨、嚇一跳 129, 132
깨끗이 乾淨 126
깨요 打破（某樣東西） 132
꺾어요 折斷（某樣東西） 145
꼬리 尾巴 130
꼭 必定、一定 125
꼭지 柄 132
꽃 花 141, 143, 144, 145
꽃병 花瓶 140
꾸중 責備 132
꿀 蜂蜜 124
꿇어요 跪 144
꿈 夢 130
끝 結束 136, 141, 143
끼 一餐 132

ㄴ

나라 國家 37, 39, 40, 41
나루 碼頭 41
나리 百合 37, 39, 41, 53
나머지 剩餘 48
나무 樹 37, 39, 40, 67
나빠요 不好 132
나이 年紀 39, 40
낙 樂、樂趣 58
낚시 釣魚 144
낚아요 釣（魚）、誘騙 140
난리 戰亂 86
날개 翅膀 85
낡아요 陳舊 145
남 南方 67
남대문 시장 南大門市場（首爾的一個傳統市場） 105
남동생 弟弟 85
남산 南山（是從高處遠眺首爾的著名景點） 60, 105
남자 男人 64, 66
남편 丈夫 99
났어요 「發出」（香味或聲音）的過去式 140
낭자 娘子（古時對未婚女性的尊稱，如同中文的「姑娘」） 66
낮 日間 58
낮잠 午睡 127
낯 臉 136

내일 明天 85
냄새 味道 88
냉장고 冰箱 85, 88
너무 太、過於 37, 39
너희 你們 113
넣어요 放入 58
네 是的、對 33, 34, 69, 81, 107
넷 四 135
노래 歌 88
노력 努力 73
노루 獐子 37, 41
녹음 錄音 61
녹차 綠茶 91, 92, 103
논란 爭論 86
논리 邏輯 86
논의 討論、議論 113
놓다 放 97
놓아요 放下（例如：「放」心） 58
누구 誰 121
누나 姊姊 37, 39, 40
누이 姐姐或妹妹 39
눈 眼睛 147
눈 雪 63, 67
눈빛 眼神 140
눈썹 眉毛 126
느낌 感覺 126
늙어요 老 145
늦게 晚、遲 127

ㄷ

다기 茶具 95
다리 橋 53
다리 腿 147
다섯 五 60, 135
다수 多數 53
다시 再次 48
닦아요 擦拭 144
단 但是、只有 57
단어 單字 61
단추 鈕扣 101
달 月亮 124, 140
닭 雞 138, 140, 141, 142, 143
닭고기 雞肉 140
담 牆壁 57
당 每一 57
당근 紅蘿蔔 117
대문 大門 125
대사관 大使館 112
대전 大田（韓國城市名） 43, 44
더워요 熱 112
덕 道德 102, 132
덕분 多虧、托福 127
덜 少、不夠 102
도 道（韓國的行政區之一，相當於我們所說的「省份」） 132
도무지 完全 48
도시 城市 49, 51
도자기 陶瓷器 48
도장 印章 60
도착 抵達 99
독일 德國 104
돈 錢 59, 63, 66, 107
돌솥 石鍋 140
동 東方 59, 66, 67, 94
동기 同期、同屆 95
동대문 東大門（首爾東方的一個老城門） 85
동대문 시장 東大門市場（首爾的一個夜市） 105
동물 動物 65
동양 東方、東洋 76
돼지 豬 112, 115, 116
두부 豆腐 48, 51, 53
둘 二 135
뒤 後面 111, 146
드라마 戲劇 48
드라이브 駕駛 45
듣기 聽力 127
따로 另行 132
딸 女兒 121, 122, 124
딸기 草莓 126, 133
땀 汗 130
때문 因為 126
떡 韓式米製糕點 126, 131, 132
떡볶이 辣炒年糕（韓式） 144
또 再次 132

똑바로 正、直 132
뚜껑 蓋子 126, 130

ㄹ

라면 泡麵 33, 34

ㅁ

마늘 大蒜 117
마루 （韓屋的）地板 41
마리 隻（動物的計數單位） 41
마모 磨損 41
마무리 收尾 39
만 萬 57
만나요 遇見 145
만두 餃子 33, 34, 65
만원 一萬元 112
만일 假如 61
만큼 像…一樣… 103
많아요 多（形容詞） 144, 145
많이 多（副詞） 141, 144
맏형 最年長的哥哥 97
말씀 話（敬語） 129
맘 心情（마음）的略詞 57
망 網（例如交通「網」） 57
매달 每個月 89
매우 非常 89
매워요 辣 112, 115
매일 每天 86
맥주 啤酒 88
머루 山葡萄 37, 41
머리 頭 37, 39, 40, 41, 147
멍 瘀青 65
며느리 媳婦 76
멱 （數學）冪 140
면도 刮鬍子 79
면세점 免稅店 85
명도 亮度 79
명동 明洞（位在首爾的一處購物區） 78, 105
명예 名譽 85
몇 若干、幾 140
몇 번 幾次？ 145
몇 분 幾分？（用於詢問時間） 145
몇 살 幾歲？ 141
몇 시 幾點？（用於詢問時間） 144
모기 蚊子 49, 53
모두 全部 48
모래 沙子 83
모레 後天 83, 89
모욕 污辱 73
모이 飼料（禽飼料） 37
모자 帽子 49, 52
목 脖子，喉嚨 58, 59, 63, 66, 147
목소리 聲音 127
목요일 禮拜四 117
목욕 洗澡 73
목적 目的 127
몫 份 138, 140
몸 身體 59
못 釘子 58, 59, 66, 140
못해요 不會、不能 69, 97
몽 夢 59
뫼 膳食 111
무기 武器 53
무늬 花紋 113
무례 無禮 89
무료 免費 73, 74
무릎 膝蓋 140, 141, 143, 147
무리 勉強 39
무시 無視、輕視 48
무역 貿易 74
무지개 彩虹 85
문 門 63, 66
문제 問題 85
문화 文化 115
물 水 55, 56, 66
뭐 什麼 55, 111
미국 美國 60, 104
미리 事先 37
미모 美貌 41
믿음 信任 61
밀가루 麵粉 60
밑줄 底線 141

ㅂ

바깥 外面 ... 140, 144
바나나 香蕉 ... 133
바다 海 ... 49, 52, 67
바람 風 ... 60, 65, 67
바로 就是、直接 ... 49
바빠요 忙碌 ... 126
바위 岩石 ... 116
바지 褲子 ... 48, 49, 52, 53
바퀴 輪子 ... 116
박 瓢 ... 138
박수 拍手 ... 127
밖 外面 ... 138, 139, 141, 143, 146
반 一半 ... 57, 66
반대 對面 ... 86
반문 反問 ... 60
반사 反射 ... 95
발 腳 ... 63, 94, 147
발음 發音 ... 61
밝아요 明亮 ... 145
밟아요 踩踏 ... 145
밤 夜晚 ... 57
밥 飯 ... 55, 56
방 夜晚 ... 57, 66, 125
방문 門 ... 60
배 梨子 ... 133
배 肚子，腹部 ... 147
배 船 ... 85
배달 寄送 ... 89
배우 演員 ... 89
배추 大白菜 ... 103
버섯 香菇，蕈類 ... 60, 81
벌 蜜蜂 ... 73
벌레 蟲 ... 88
벌써 已經 ... 132
벚나무 櫻花樹 ... 75
베개 枕頭 ... 88
베트남 越南 ... 104
벼 稻子 ... 125
변해요 改變 ... 102
별 星星 ... 73
병 瓶子 ... 77
병원 醫院 ... 112, 118
보기 範例 ... 51, 102
보도 步道 ... 95
보통 普通 ... 99
볶음 炒 ... 141
본인 本人 ... 61
봄 春天 ... 79
봉투 信封 ... 96
부두 碼頭 ... 53
부모님 父母親 ... 62
부부 夫婦 ... 46
부산 釜山 ... 43, 44, 65
부숴요 毀壞、粉碎 ... 109
부엌 廚房 ... 140, 143, 144
부탁 請求 ... 96
부터 從 ... 96
북 北 ... 59, 67
분 分鐘 ... 132
분위기 氣氛，氛圍 ... 115
불 火 ... 102, 124
불고기 韓式烤肉 ... 33
붓 畫筆、毛筆 ... 59
비 雨 ... 52, 67
비빔밥 韓式拌飯 ... 33
비슷해요 類似 ... 97
비싸요 貴 ... 129, 131
비자 簽證 ... 53
비행기 飛機 ... 88
빗 梳子 ... 138
빗물 雨水 ... 75
빚 債 ... 65, 138
빛 光 ... 138, 140, 141, 142
빨래 洗衣 ... 129
빨리 迅速地 ... 126
빵 麵包 ... 125, 126, 131
빵집 麵包店 ... 132
뼈 骨頭 ... 125
뿌리 根 ... 126, 132
뿐 只有 ... 132
뿔 角 ... 124

ㅅ

사 四 25, 103
사과 蘋果 112, 133
사기 詐欺 53
사다리 梯子 48
사람 人 66
사랑 愛 62, 66
사리 把（量詞） 53
사시 四時、四季 46
사요 購買 125
사위 女婿 111
사이다 汽水 91
사자 獅子 49, 52
사진 照片 60
사촌 表（堂）兄弟姐妹 103
사회 社會 109, 111
삯 薪水、報酬、租金 138, 141
산 山 57, 67
살 肉 124
살짝 稍微 132
삶 生活 138, 141
삼 三 25, 57, 103, 125
삼촌 叔叔 103
상 桌子 57
새우 蝦子 81, 82
생각 思考 86
생각해요 想 97
생선 魚 85, 89
생일 生日 86
서 西方 67
서기 西元 53
서로 互相 48, 89
서리 霜 53
서비스 服務 51
서양 西方的 73
서양인 西方人 78
서울 首爾 43, 44, 65
서울역 首爾車站 105
선 線、善 59
선공 （棒球、足球等運動）先攻 60
선물 禮物 60, 64
선생(님) 老師 85, 119
선택 選擇 96
선풍기 電風扇 100
설날 新年 86
섬 島嶼 67
성 城、城池、性別、省 59
성공 成功 60
성물 神聖的東西或祭品 60
성인 成人 61
세 租金、三、世 111
세계 世界 84, 86
세대 世代 89
세로 縱向 89
세상 世界、世上 85
세탁기 洗衣機 100
셋 三 135
소개 介紹 86
소리 聲音 53
소비 消費 53
소수 少數 53
소유 （表示擁有之）所有 78
손 手 147
손뼉 手掌 132
솜씨 手藝 129
쇠 鐵 111
수다 閒聊，喋喋不休 53
수려 秀麗 79
수료 結業 79
수리 修理 53
수박 西瓜 133
수비 防守 53
수수료 手續費 78
수업 課程 60
수염 鬍子 74, 78
수영 游泳 69, 70, 74, 79
수요일 禮拜三 74, 117
수용 容納、接受 79
숙녀 女士，淑女 75
숙모 叔母，嬸嬸 75
숙제 功課 85
숟가락 湯匙 55, 127
숯불 炭火 140

숱 髮量 144
숲 森林 143, 144
쉬워(요) 容易 115
스시 壽司 46
스키 滑雪 69, 103
스포츠 運動 96
습관 習慣 127
시간 時間 60
시계 手錶 84, 85
시내 市區 85
시대 時代 89
시름 擔心 132
시작 開始 62
시장 市場 118
시청 市政府 105
식당 餐廳 65, 118, 127
식물 植物 75
신라 新羅 86
신랑 新郎 86
신문 報紙 60
실내 室內 86
실례 失禮 85
실망 失望 66
싫어요 不喜歡 141
십 十 25, 103
싸요 便宜 125
싸움 鬥爭 126, 132
쌀 米 124
쌈 （用生菜、白菜等包的）飯糰 125
쌍둥이 雙胞胎 131
쑥 艾草；伸或縮貌 132
쓰기 寫 132
쓰레기통 垃圾筒 130
씨름 摔角 126, 132

ㅇ

아내 老婆 84, 89
아니요 不 33, 69, 81, 107
아들 兒子 60, 121
아래 下面 84, 89
아마 也許 41
아버지 父親 48, 49, 51
아빠 爸爸 121, 122
아우 弟弟 28, 30
아이 小孩 28
아이스티 冰茶 91, 92
아저씨 叔叔 126, 129
아줌마 大嬸 60, 62
아침 早晨 96, 101
아홉 九 135
안 裡面 146
안경 眼鏡 74, 77, 78
안내 介紹、引導 84
안녕 哈囉（半語）、再見 74, 78
안에 在裡面 84
앉다／앉아요 坐 138, 140
않아요 不是 140, 141, 145
앎 知識、學問 138
앓다／앓아요 得病 144, 145
앞 前面 141, 142, 146
애국 愛國 111
야경 夜景 78
야구 棒球 69, 70, 74
약 藥 73, 77
약국 藥局 118
약속 承諾 127
양말 襪子 74
양복 西裝 74
양파 洋蔥 117
얘기 說話 84, 85
어깨 肩膀 126, 131, 147
어디 哪裡 43
어머니 母親 37, 39, 40
어미 雌的、母的，母親的謙稱 37, 41
어제 昨天 84, 89
어쩐지 怪不得 126
언니 姊姊 121
언어 語言 61
언제 何時 89
얼음 冰 61, 79
엄마 母親 121
업무 業務、工作 75
없다／없어요 沒有 107
없다／없어요 不存在 138, 141, 145

에어컨 冷氣 103
여가 空閒 71, 78
여권 護照 107, 108
여기 這裡 71, 84
여덟 八 135, 138, 140
여드름 痘痘 78
여름 夏天 74, 78, 79
여섯 六 135
여유 餘裕 74
여의도 汝矣島 113
여자 女人 74, 77, 78
역 車站 73
역시 還是 127
연결 連接 74
연구 研究 73
연기 演技 73, 79
연락 連絡 86
연령 年齡 86
연습해요 練習 97
연어 鮭魚 79
연필 鉛筆 99
열 十 135
열쇠 鑰匙 107, 108, 109
영 零 71, 103
영국 英國 104
영어 英語 74, 77, 79
영원 永遠 115
영화 電影 112, 115, 116
영화관 電影院 118
옆 旁邊 144, 146
옆집 鄰居 141
예뻐요 好看、漂亮 132
예산 預算 89
예상 預期 86, 89
예순 六十 84
예술 美術 84
예약 預約 85
예요／이에요 是（名詞） 33, 43, 55, 121
예의 禮貌 113
오 五 25, 26, 28, 103
오래 久、長時間 86
오른쪽 右邊 126, 131, 146
오리 鴨子 39, 40, 41
오빠 哥哥 121, 122, 130
오이 小黃瓜 28, 30, 117
오후 下午 48, 49
옥 玉 59
옳지 對呀！ 138
옷 衣服 59, 64
옷장 衣櫥 127
왜 為什麼 109
외교 外交 115
외국 外國 109, 111, 115
외국인 外國人 112
외국인 등록증 外國人登錄證 107, 108
왼쪽 左邊 146
요가 瑜珈 69, 70, 71
요금 收費 73
요기 充飢 71
요리 料理、烹飪 71, 77
요즘 最近 73
욕망 慾望 75
용 龍 71
용기 勇氣 73, 79
우리 我們 37, 39, 41
우산 雨傘 64, 66, 107
우선 首先 66
우유 牛奶 74, 77, 91
우이 牛耳（首爾的一個行政區） 28, 30
우주 宇宙 49
우체국 郵局 96
우표 郵票 96
운동 運動 63
웃음 笑容 61
월요일 禮拜一 117
위 上面 146
위기 危機 109
위험 危險 112, 115
유리 玻璃 71, 74
유명 有名 74, 77, 78
육 六 25, 103
육 호선 （地鐵）六號線 97
은행 銀行 118
음식 食物 60, 64

음악 音樂 61
의견 意見 112
의문 疑問 113
의미 意思 113, 115
의사 醫生 111, 112, 113, 119
의심 懷疑 115
의자 椅子 112, 113, 115
이 二 25, 26, 28, 30, 103
이 牙齒 30
이따가 稍後 126
이렇게 這樣 97
이름 名字 60
이마 前額 37, 40, 41
이모 阿姨 39
이미 已經 37, 39, 41
이불 棉被 62
이사 搬家 111
이제 現在 84
인도 印度 104
인생 人生 85, 89
인세 版稅 111
인쇄 印刷 109, 111
일 一 25, 103
일곱 七 60, 135
일궈요 開墾、掘土 109
일 번 一號 66
일본 日本 66, 104
일생 一生 89
일요일 禮拜日 74, 117
일찍 早 132
읽어요 閱讀 144
잃어버렸어요 丟失了某件物品 145
잃어요 丟失 141, 144
임 心上人 66
입 嘴巴 66, 137, 145, 147
입고 入庫 66
입구 入口 66, 127
입문 入門 75
입학 入學 97
잇몸 牙齦 75
있어요 有 107
있어요 存在 140, 145
잊어버렸어요 忘了 145
잎 葉子 136, 137, 140, 144, 145

ㅈ

자꾸 老是 129
자동차 汽車 96, 100
자리 座位 49, 50, 125
자반 鹹魚 102
자비 慈悲 48
자요 睡（覺） 95, 124
자유 自由 78
자판 鍵盤 102
자판기 自動販賣機 100
작년 去年 75
잔 杯子 57, 59
잘해요 做得好 69
잠 睡覺 57, 132
잠깐 一下子 129
잣나무 松樹 75
장 張（紙的計數單位） 57, 59
장난 開玩笑 65
장소 場所、地點 60
재미 趣味 84, 86
재산 財產 86
저녁 晚上 74, 76, 79
저리 那裡 53, 95
저음 低聲、低音 95
저장 儲藏 102
저하 下滑、卑賤 53
저희 我們 113
전기 電力 60
전말 始末、原委 60
전문 專門 60
전염 傳染 79
전화 電話 109, 115, 116
절 寺廟 67
젊어요 年輕 144
젊음 年輕（젊다的名詞化） 141
점심 午餐 64
젓가락 筷子 55, 60
정기 定期 60
정말 真的、真話 60

정문 正門 60
제비 燕子 84
제주도 濟州島 43, 44, 85
져요 打敗、輸 132
조개 貝 81, 82
조리 調養 53
조사 調查 49, 53
조상 祖先 102
조수 助手 53
조용 安靜 73, 76
종로 鍾路 105
종이 紙 61
좋다／좋아요 好 58, 97
좋아해요 喜歡 81
좌회전 向左轉 112
죄 罪 111
죄송 對不起 115
주말 週末 60
주머니 口袋 48
주부 主婦 119
주사 注射 53
주석 註釋 102
주스 果汁 91
주위 周圍 111, 115
주유소 加油站 74, 78, 118
주의 注意 111, 113, 116
주주 股東 46
주차장 停車場 100, 118
죽 粥 132
중국 中國 104
중요 重要 73, 74, 79
중용 重用、中立 79
쥐 老鼠 111, 116
지갑 皮夾 107
지구 地球 51
지도 地圖 52, 107
지하 地下 48, 49, 53
지하철 地下鐵 96, 100
지하철역 地鐵站 118
직업 職業 61, 65
진료 診療 86
진리 真理 86
진짜 真的 132
진흙 黏土 144
짐 行李 102
집 房屋、家 63, 118
집중 集中 127
짜리 表貨幣的面值或商品的單價 125, 132
짜요 鹹 124
짜증 怒氣、厭煩 132
짝 夥伴 126
짧아요 短 144
짬 空隙 132
쪄요 蒸 132
쭉 一直 132
쯤 大約 132
찌개 燉菜、鍋、湯 33, 55, 126
찜닭 燉雞 144
찜질방 桑拿房 130

ㅊ

차요 踢 95, 124
참 對了！（想起某事時使用） 132
책 書 101, 103, 107
책상 書桌 127
처리 處理 95
처음 第一次 95, 103
처장 處長 102
청소 打掃 103
쳐요 打 132
초상 肖像 102
최고 最高 112
추석 中秋節 96, 102
추억 記憶 103
추워(요) 冷 112
축 軸 132
축구 足球 69
축하 祝賀 97
출구 出口 96
출발 開始 99
취미 嗜好 115
취소 取消 112, 115
친구 朋友 99, 101
친절 親切 96

칠 七 25, 103
칠판 黑板 103
침 口水 102
침대 床 101
칭찬 讚美 103

ㅋ

카메라 照相機 96, 103
카페 咖啡店 118
캐나다 加拿大 104
캐요 折疊、放晴 132
커피 咖啡 91, 92, 103
컴퓨터 電腦 99
컵 杯子 102
코 鼻子 96, 101, 147
코끼리 大象 126
콜라 可樂 91, 92
콩 豆子 102
콩팥 腎 144
쿨 打呼 124
크기 大小 96
크림 奶油 94, 95
키 身高 132

ㅌ

타기 騎乘 95
탈 面具 124
태권도 跆拳道 69
택시 計程車 100, 103
턱 下巴 102, 132
털 毛髮 102
테니스 網球 69
토 禮拜六（簡稱） 132
토끼 兔子 126, 131
토요일 禮拜六 96, 117
통 桶 94
통기 通風、通知 95
통역 翻譯、口譯 96, 103
통조림 罐頭 96

ㅍ

파 青蔥 117
파도 波浪 96
판사 審判官、法官 95
팔 手臂 94, 147
팔 八 25, 103
팔꿈치 手肘 132
편의점 便利商店 113, 118
편해요 舒適 102
평일 平日、平常時 103
포기 放棄 102
포도 葡萄 95, 99, 133
표 票、表 96, 101, 103
푼 分（貨幣單位） 132
풀 草 102, 103, 124
프랑스 法國 104
피부 皮膚 103
필리핀 菲律賓 104

ㅎ

하나 一 49, 135
하늘 天空 67
하루 一天 51
학교 學校 73, 118
학생 學生 119
한국 韓國 44, 60, 104
한복 韓服 64
한의원 韓醫院 113
핥다／핥아요 舔 138, 144
함께 一起 132
해 太陽 111
핸드폰 手機 101, 103, 107
했어요 做了 140
행복해요 幸福 97
허리 腰 49, 147
현금 現金 73
호박 南瓜 81, 117
호주 澳洲 104
혹시 或許 127
혼자 獨自 65
홍대 弘益大學 105
홍차 紅茶 91
화가 畫家 119
화요일 禮拜二 117

화장실 洗手間 112, 118
회 生魚片 111
회사 公司 112
회사원 上班族 118
회의 會議 113
후기 後記 48
훼손 毀損 109, 112
휘파람 口哨 112
휴지 衛生紙 107
흙 泥土 138, 140
희망 希望 112, 113, 115
흰색 白色 113

附錄二

C1.mp3

・24個實用情境小卡

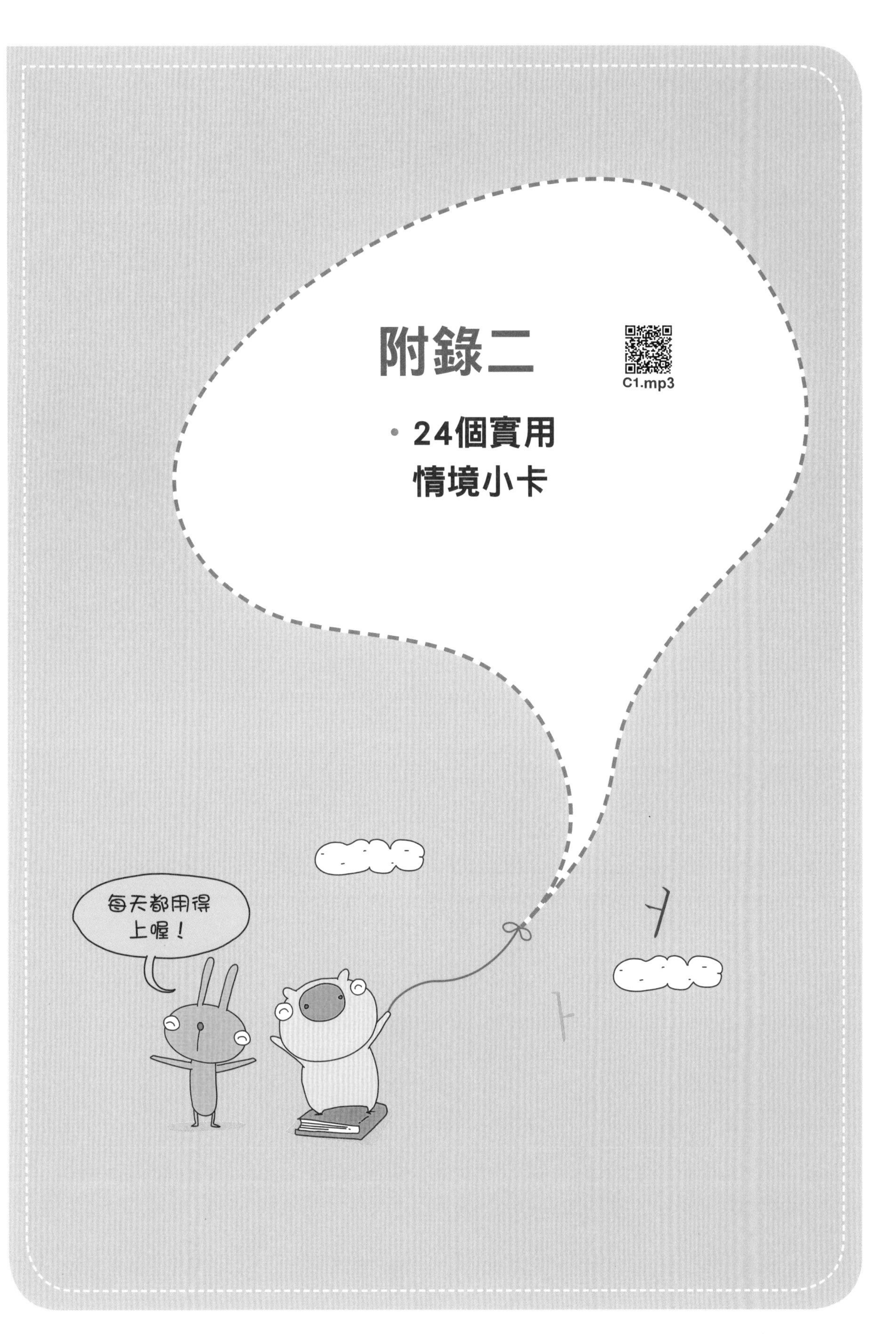

01

안녕하세요?

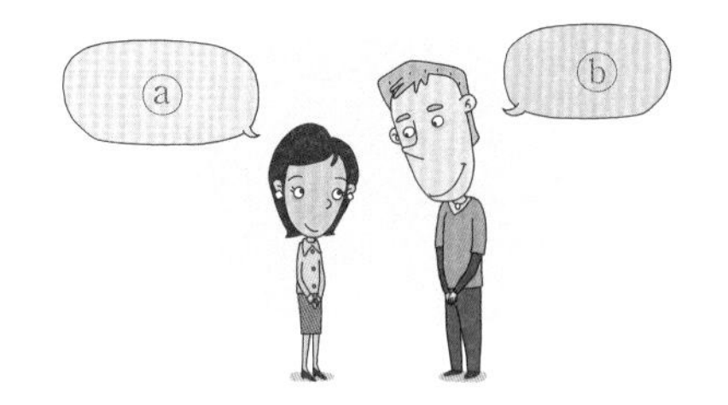

02

안녕히 가세요.

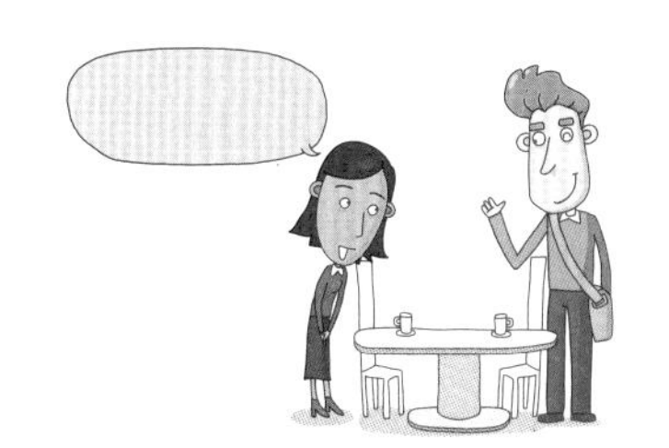

03

안녕히 계세요.

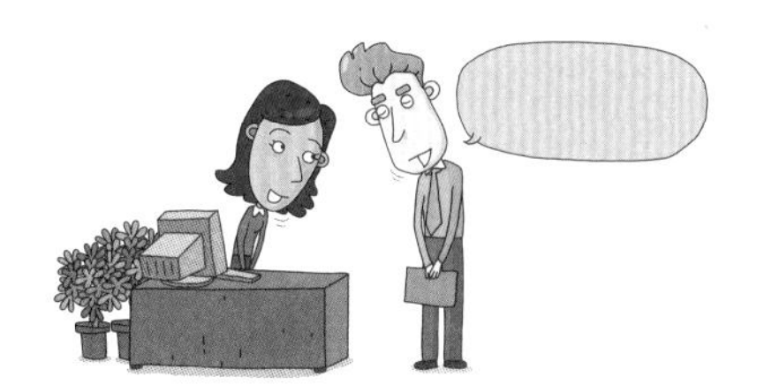

04

ⓐ 감사합니다.

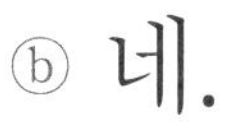
ⓑ 네.

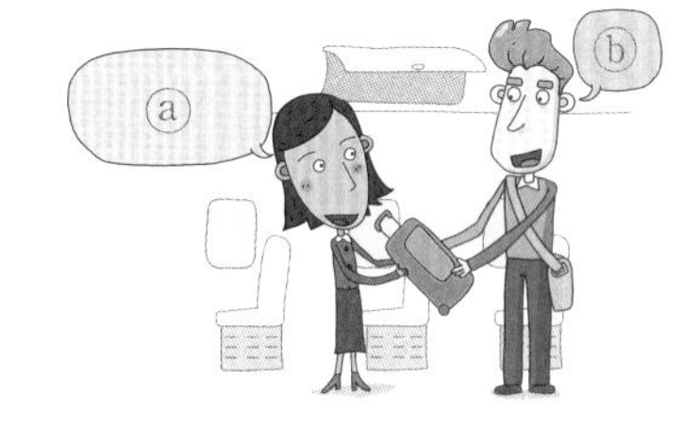

05

ⓐ 미안합니다.

ⓑ 괜찮아요.

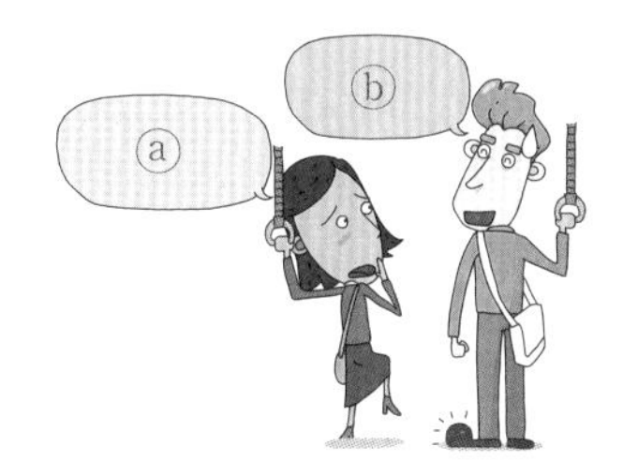

06

실례합니다.

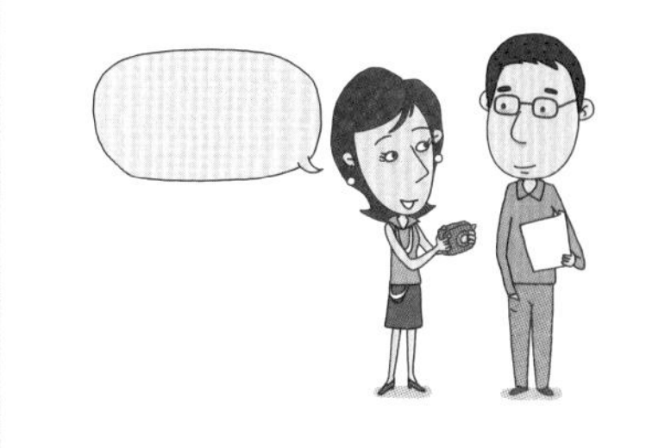

01

ⓐ 你好。
ⓑ 你好。

02

再見。

（請慢走。）

03

再見。

（請留步。）

04

ⓐ 謝謝。
ⓑ 不客氣。

05

ⓐ 對不起。
ⓑ 沒關係。

06

不好意思。

07

얼마예요?

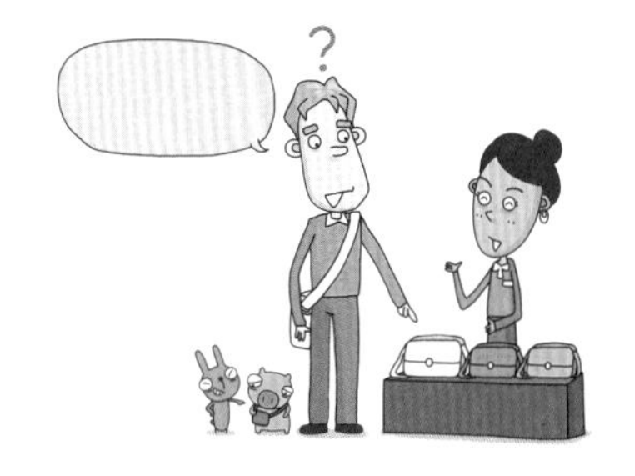

08

다른 건 없어요?

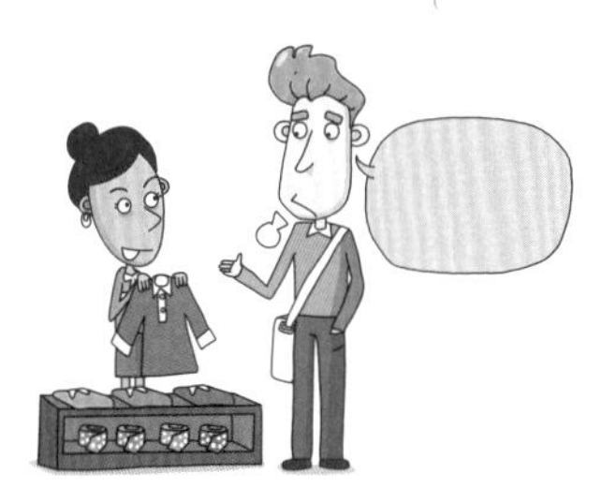

09

너무 비싸요.

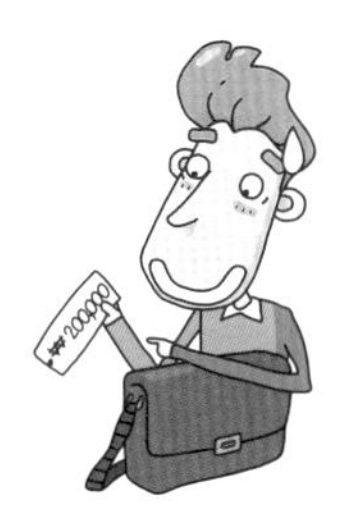

10

좀 깎아 주세요.

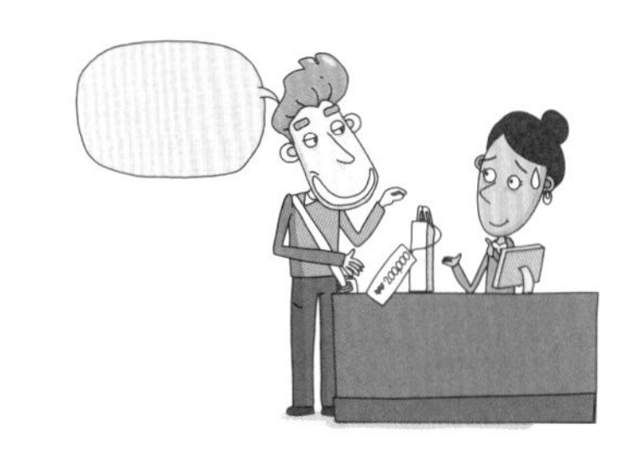

11

화장실이
어디에 있어요?

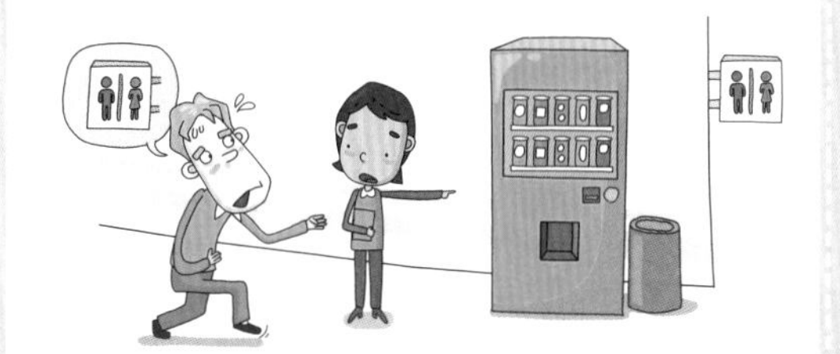

12

(경복궁)에
어떻게 가요?

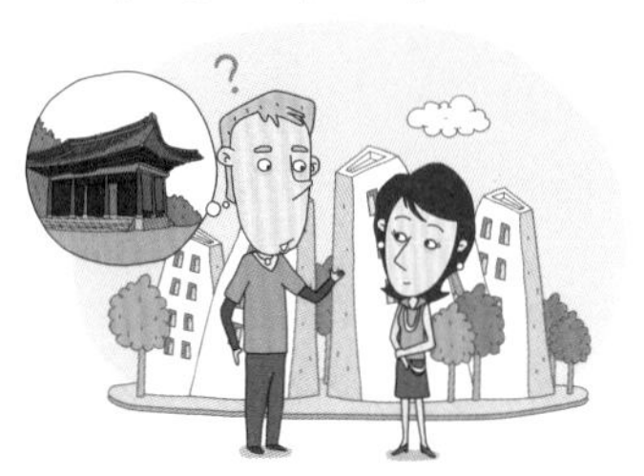

07

多少錢？

08

沒有其他款式嗎？

09

太貴了。

10

請算便宜一點。

11

洗手間在哪裡？

12

（景福宮）要怎麼走？

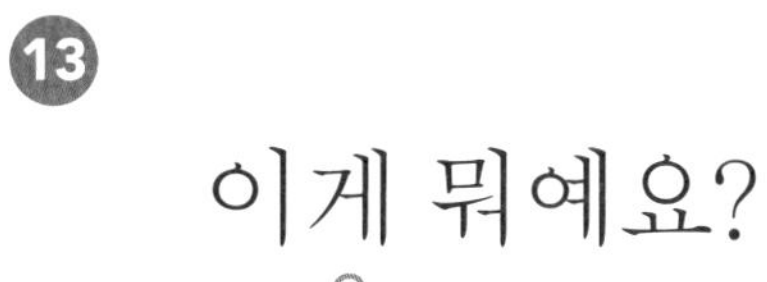

13

이게 뭐예요?

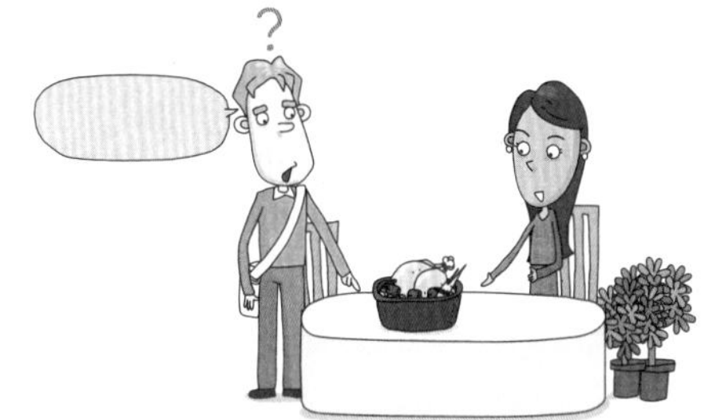

14

알겠어요.

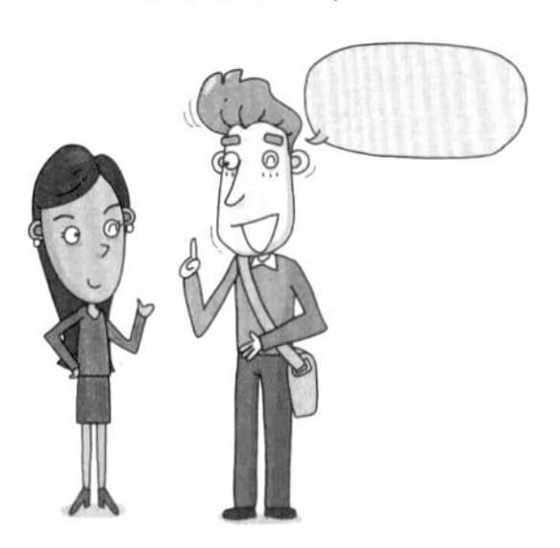

15

잘 모르겠어요.

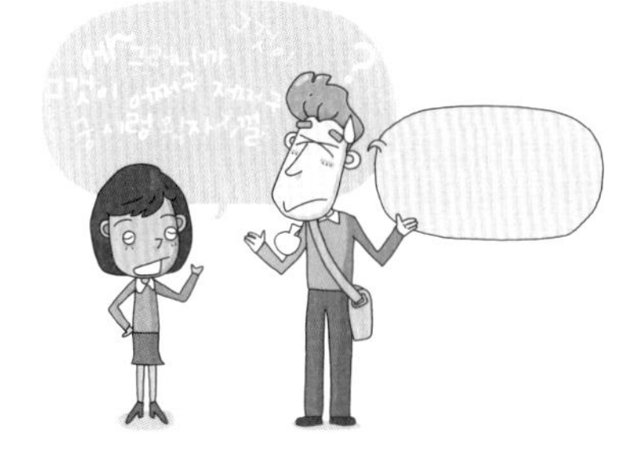

16

맛있어요.

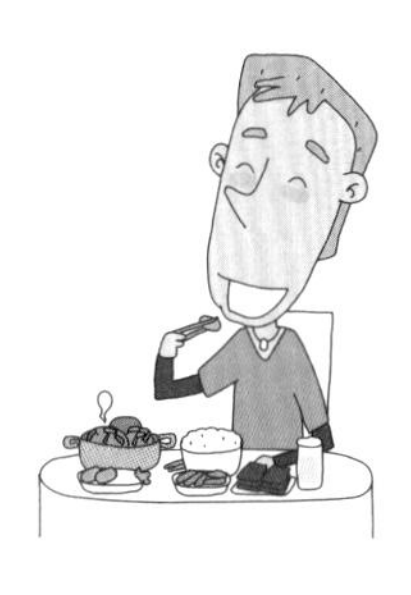

17

너무 매워요

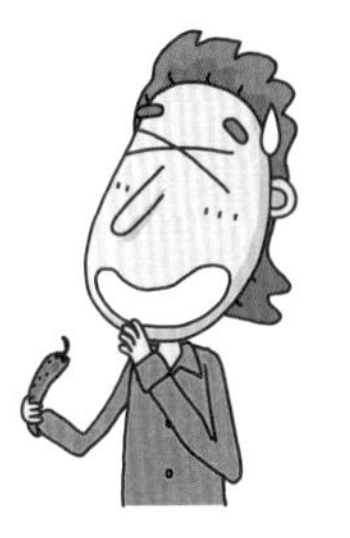

18

아니요, 괜찮아요.

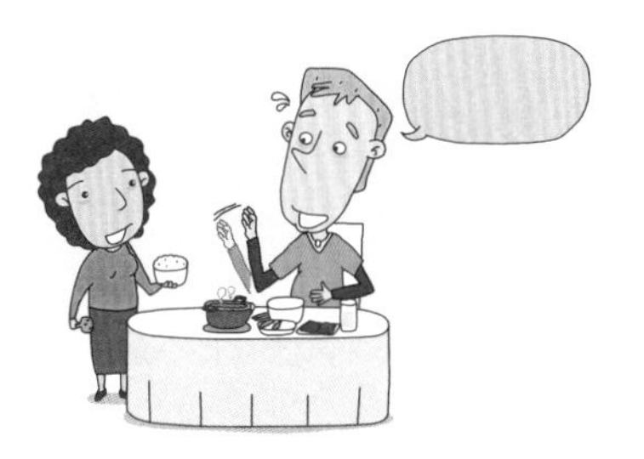

13

這是什麼？

14

我懂了。／
我了解了。

15

我不太清楚。

16

好吃。

17

太辣了。

18

不，謝謝。

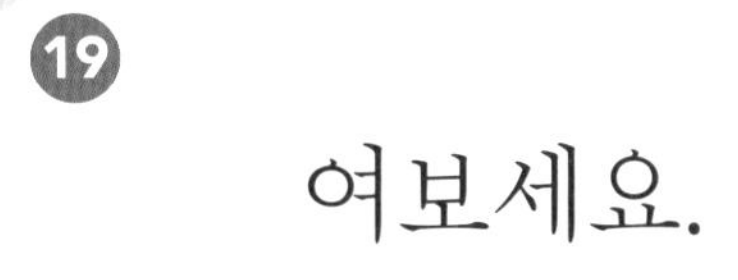

19

여보세요.

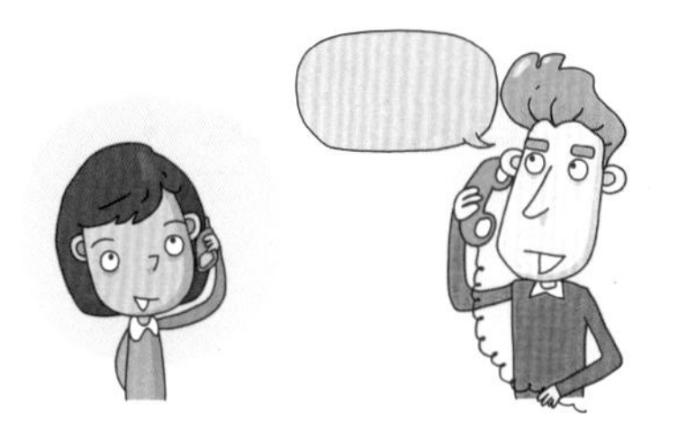

20

잠깐만요.

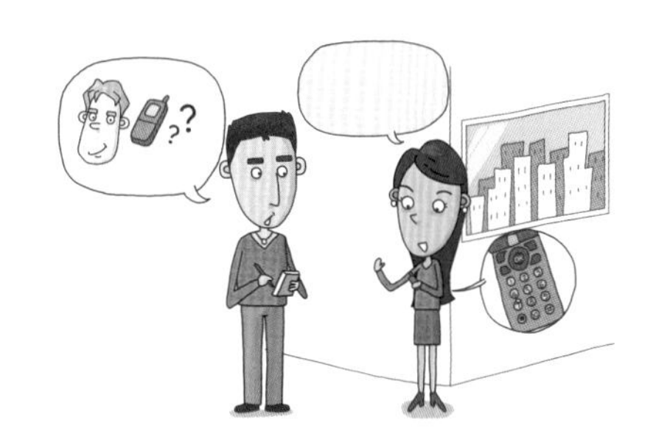

21

아파요.

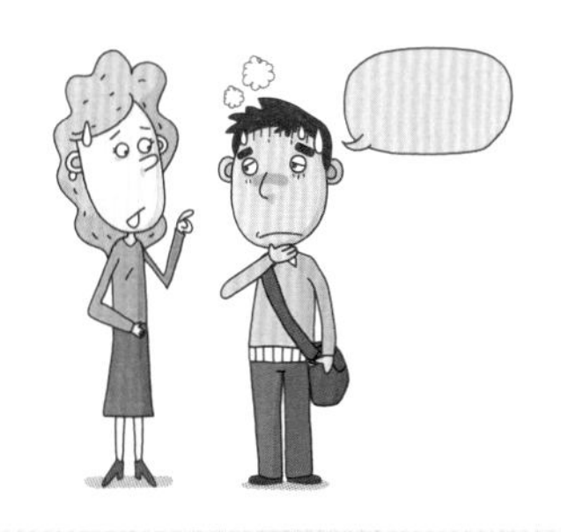

22

다시 한번
말해 주세요.

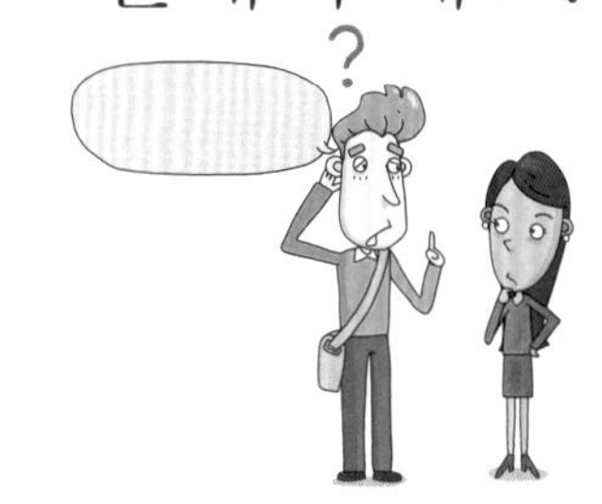

23

한국어 잘 못해요.

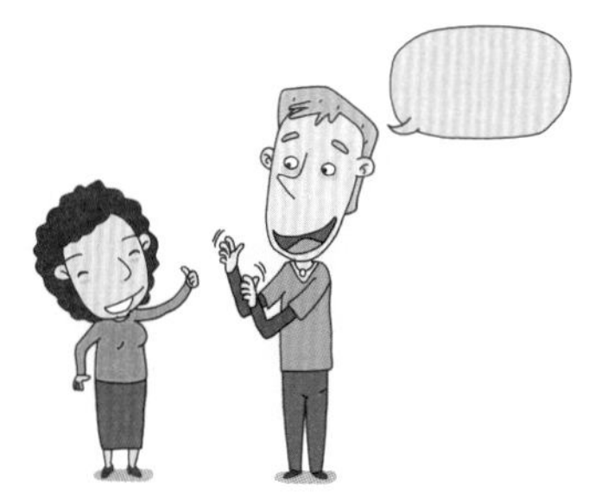

24

도와 주세요.

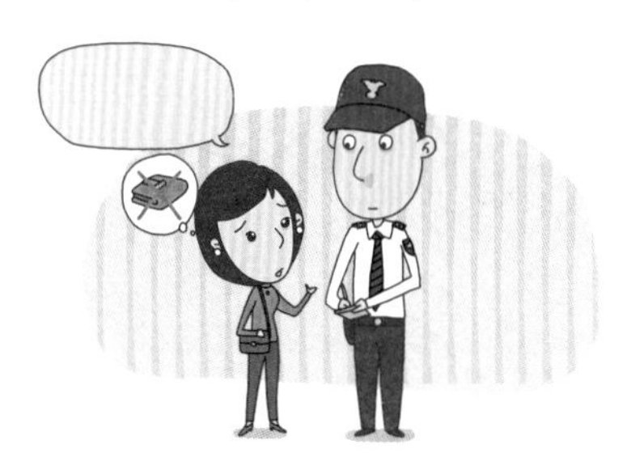

19

喂？

（接電話時的第一句招呼語）

20

請稍等一下。

21

我生病了。／很痛。

22

請再說一次。

23

我的韓語說得不好。

24

請幫助我。

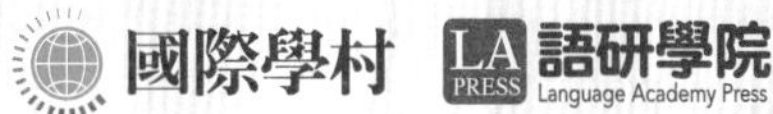

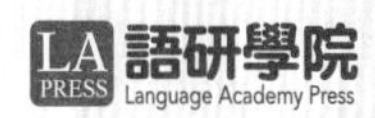

語言學習NO.1

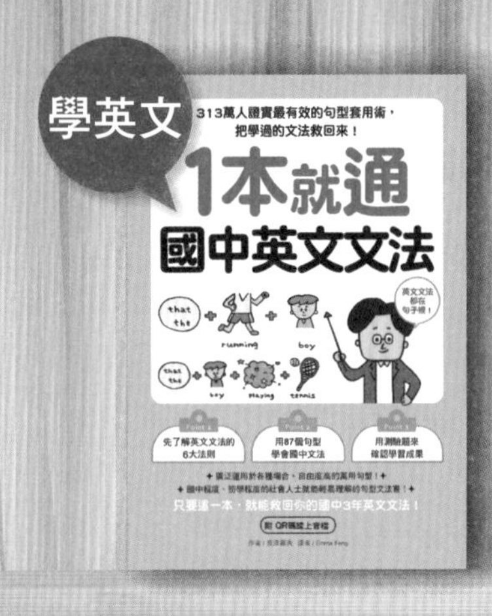

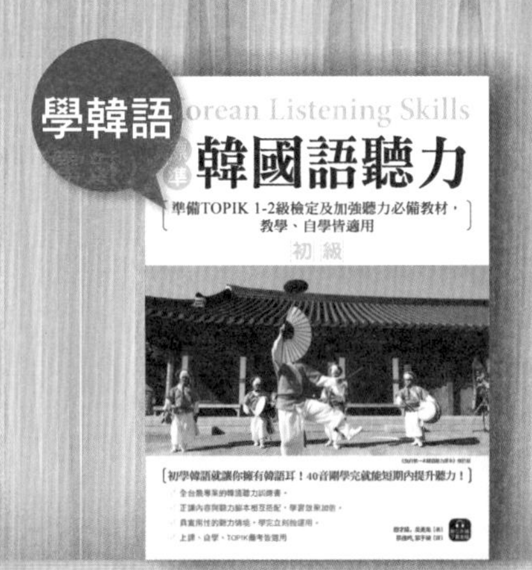

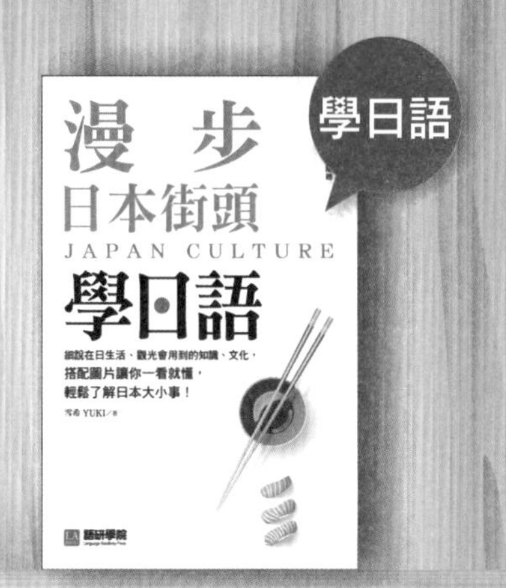

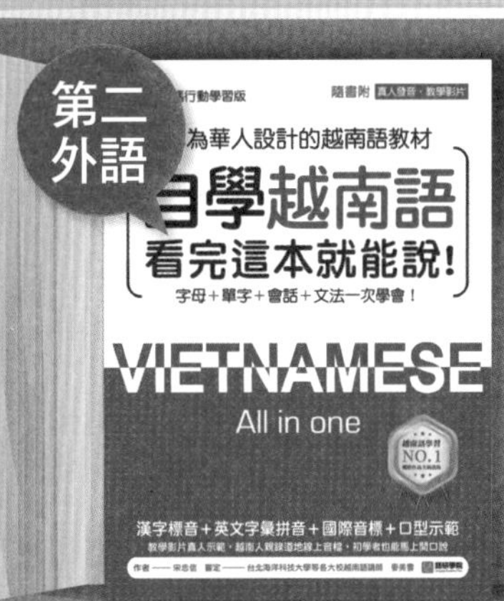

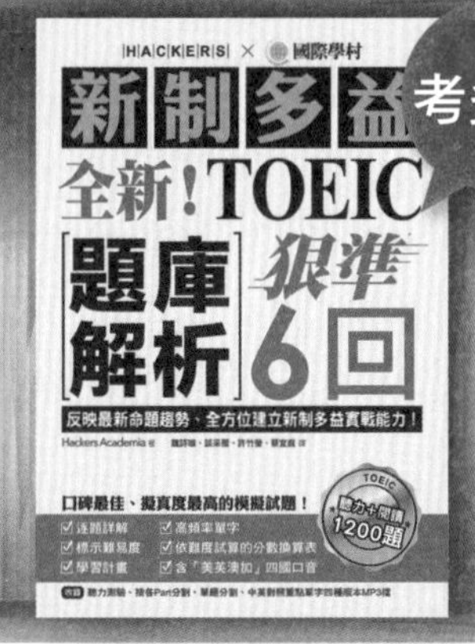

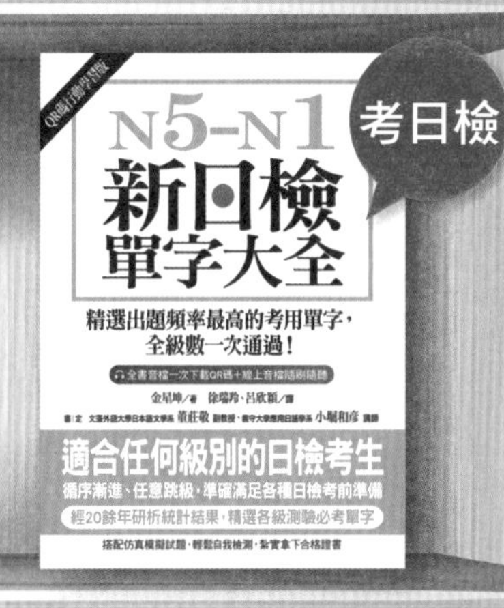

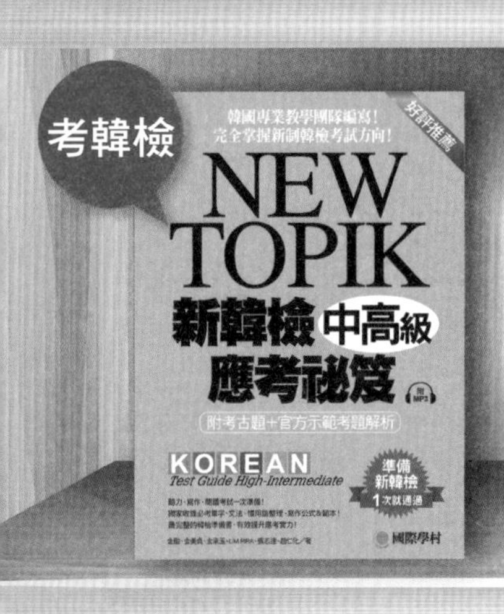

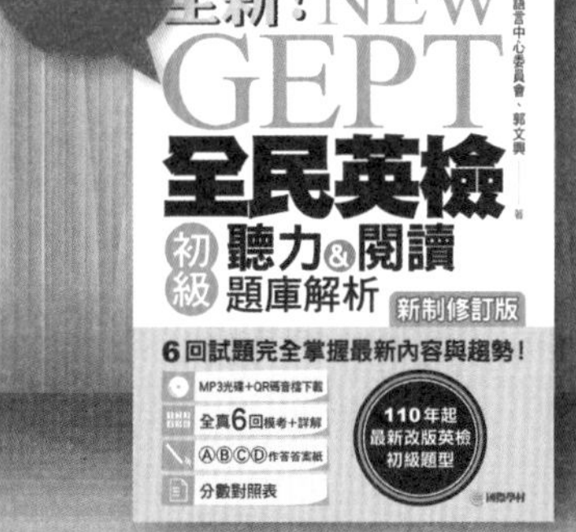

歡迎加入
國際學村&語研學院粉絲團

台灣廣廈 國際出版集團
Taiwan Mansion International Group

國家圖書館出版品預行編目（CIP）資料

全新！我的第一本韓語發音【QR碼行動學習版】/吳承恩著. -- 2版.
-- 新北市：國際學村出版社, 2023.04
面； 公分
譯自：Korean Made Easy – Starter 2nd Edition
ISBN 978-986-454-273-4(平裝)

1.CST: 韓語 2.CST: 發音

803.24 112001284

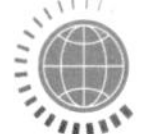

國際學村

全新！我的第一本韓語發音【QR碼行動學習版】

作　　者／吳承恩
譯　　者／Nicole Ho
編輯中心編輯長／伍峻宏
編輯／邱麗儒
封面設計／林珈伃・**內頁排版**／菩薩蠻數位文化有限公司
製版・印刷・裝訂／東豪・弼聖・紘億・秉成

行企研發中心總監／陳冠蒨
媒體公關組／陳柔彣
綜合業務組／何欣穎
線上學習中心總監／陳冠蒨
數位營運組／顏佑婷
企製開發組／江季珊

發　行　人／江媛珍
法 律 顧 問／第一國際法律事務所 余淑杏律師・北辰著作權事務所 蕭雄淋律師
出　　　版／國際學村
發　　　行／台灣廣廈有聲圖書有限公司
地址：新北市235中和區中山路二段359巷7號2樓
電話：（886）2-2225-5777・傳真：（886）2-2225-8052

代理印務・全球總經銷／知遠文化事業有限公司
地址：新北市222深坑區北深路三段155巷25號5樓
電話：（886）2-2664-8800・傳真：（886）2-2664-8801
郵 政 劃 撥／劃撥帳號：18836722
劃撥戶名：知遠文化事業有限公司（※單次購書金額未達1000元，請另付70元郵資。）

■出版日期：2023年04月・版次：2版
ISBN：978-986-454-273-4